U0273795

《灵枢经》
译注

苏 颖 编著

全国百佳图书出版单位
中国中医药出版社
·北京·

图书在版编目（CIP）数据

《灵枢经》译注 / 苏颖编著 . — 北京：中国中医
药出版社，2021.9
ISBN 978-7-5132-6058-9

Ⅰ . ①灵…　Ⅱ . ①苏…　Ⅲ . ①《灵枢经》— 译文
Ⅳ . ① R221.2

中国版本图书馆 CIP 数据核字（2020）第 006291 号

中国中医药出版社出版

北京经济技术开发区科创十三街 31 号院二区 8 号楼
邮政编码　100176
传真　010 64405721
廊坊市祥丰印刷有限公司印刷
各地新华书店经销

开本 880×1230　1/32　印张 20.75　字数 482 千字
2021 年 9 月第 1 版　2021 年 9 月第 1 次印刷
书号　ISBN 978 – 7 – 5132 – 6058 – 9

定价　109.00 元
网址　www.cptcm.com

服务热线　010-64405720
购书热线　010-89535836
侵权打假　010-64405753

微信服务号　zgzyycbs
微商城网址　https：//kdt.im/LIdUGr
官方微博　http：//e.weibo.com/cptcm
天猫旗舰店网址　https：//zgzyycbs.tmall.com

如有印装质量问题请与本社出版部联系（010 64405510）

前　言

　　《灵枢》和《素问》是《黄帝内经》的两个组成部分，是我国现存最早的中医经典古籍。《灵枢》的成书年代约为春秋战国时期，汉代有增益和完善。它是我国古代医家两千多年来医疗经验的总结，非一人一时之作。

　　《灵枢》共八十一篇。全书阐述了人体生命活动与自然规律息息相通的道理，中医阴阳五行理论的基本原理，脏腑阴阳经络气血的基本作用，以及病因病机、病证诊治等，对经络、腧穴、针具、针法、针刺原则、针刺禁忌的阐述尤为详细和具体，为后世针灸学的发展奠定了坚实的基础。因此，《灵枢》从古至今始终是学习和研究中医学的必读经典著作。

　　《灵枢》最早是九卷本，因没有正式书名，故称之为《九卷》。日本医家丹波元胤《中国医籍考》云："《灵枢》单称《九卷》者，对《素问》八卷而言之。盖东汉以降，《素问》既亡七一卷，不然则《素问》亦当称《九卷》尔。"由于反复抄录，汉以后出现了多种不同时期的早期传本及不同的书名，主要有《九卷》《针经》《九灵》《九墟》《灵枢（经）》，每种书名之下又衍化出了各自的版本流传分支。但是，唐宋以后，只有《灵枢》传本得以保留并传用，其余四种均已失传。

　　据宋·苏颂等《（嘉祐）本草图经·序》、宋·林亿等校定《素问·调经论第六十四》、宋·王惟一《铜仁腧穴针灸图经》及宋·刘温舒《素问运气入式论奥》等引用的《灵枢》原文来看，唐宋时期《灵枢》的传本亦非只有一种。据《灵枢》史崧序可知，南宋初期，《灵枢》的各种传本均已失传。绍兴二十五年（1155），史崧将家藏旧本《灵枢》九卷共计81篇献出，重新校定，并扩为二十四卷本，经一再刊行，流传至今。

史崧本《灵枢》的传本主要分为四类：第一类是24卷本，其中，有明刊本、1663年的日本刊本、咸丰二年（1852）钱熙祚守山阁校刊本。第二类是12卷本，是元代以后刊刻《灵枢》最多的一类，此12卷本最早在元代元至五年（1339）胡氏古林书堂将史崧24卷本合并为12卷本，此后，有明刊本（熊宗立刊本、赵府居敬堂刊本、《医统正脉》刊本）、清刊本（《四库全书》本、黄以周刊本）、民国刊本（《四部丛刊》本、《四部备要》本）。第三类是不同卷的传本，例如：23卷本、9卷本、1卷本等。第四类是明代医家注释《灵枢》的原文的传本，例如，马莳、张志聪、张介宾注释《灵枢》时用的原文。上述《灵枢》的四类刊本中，现存刊本最早的是胡氏古林书堂刊本、熊宗立刊本、赵府居敬堂刊本等，校勘质量较好的有钱熙祚守山阁本、赵府居敬堂本。

《灵枢》不只是一部对后世中医学发展起到奠基作用的中医经典著作，其内容也展现了我国秦汉时期的优秀传统文化及古代科技成就，说明中医学理论的形成根植于中华优秀传统文化，承载了中华优秀传统思想，并蕴含着丰富的先秦诸子百家关于天、气、道、阴阳及人的哲学思想。学习《灵枢》不难发现，它是将人体生命科学与中华传统文化及古代科技成就相融合，来探索人与自然的关系、人体生命规律、疾病规律及疾病防治规律的一部博大精深的医学典籍。由于其出发点是以人为本，其思维方法是人与自然规律整体恒动，其认识方法是将人体生命放在大自然规律的背景下研究人与自然的相应性，所以就决定了《灵枢》所包含的中医学理论的科学性和重要性，以及对于研究人体生命活动、疾病变化和防治疾病的实用性。

本书以赵府居敬堂刊本为底本，参考刘衡如校本《灵枢经》（人民卫生出版社 1964 年 4 月第 1 版）等。对引用的原文，将繁体字改为了简体字，俗写字、异体字改为了规范用字。本书各篇篇名之下设"篇解"，解释篇名的含义，并介绍全篇的主要内容。各篇原文根据内容分段，每段体例按"原文""注释""译文"之序详细阐述。"注释"尽可能精准且简明易懂，"译文"谨遵《灵枢》原文本义，尽可能明了流畅地将中医理论及中医学思想予以阐发，以便中医初学者及广大中医爱好者学习。如存有不足之处，敬请各位同仁指正。

苏颖

2020 年 8 月 24 日

于长春中医药大学杏林苑

目 录

九针十二原第一_{法天}

【篇解】

九针，九种不同形状的针具。十二原，十二经的原穴。因本篇主要介绍了九种不同形状的针具及十二原穴的应用，故篇名曰"九针十二原"。

本篇介绍了九针的名称、形状及用途，针刺的疾徐手法，迎随补泻针刺法的作用，指出了针刺注意事项，论述了井、荥、输、经、合各穴的意义及其与脏腑的关系。

篇中指出人体十二经脉各有一原穴，十二原穴是全身气血及经气会集之处，十二原穴与五脏六腑相通，五脏六腑的病变能反应到十二原穴上，故十二原穴为治疗脏病疾病的要穴。篇中"气至有效"的观点强调了"候气"在临床上的重要性，以及对提高针刺疗效具有的积极作用。篇中强调的察色在诊治上的重要意义，为后世辨证施针提供了理论根据。

【原文】

黄帝问于岐伯曰：余子^[1]万民，养百姓^[2]，而收其租税。余哀其不给，而属有疾病。余欲勿使被毒药，无用砭石，欲以微针通其经脉，调其血气，营其逆顺出入之会。令可传于后世，必明为之法。令终而不灭，久而不绝，易用难忘，为之经纪^[3]。异其章^[4]，别其表里，为之终始。令各有形，先立针经。愿闻其情。

【注释】

[1] 子：怜爱之意。

[2] 百姓：指百官。

[3] 经纪：此指规矩准绳。直者为经，周者为纪。

[4] 异其章：疑"异其"下脱"篇"字。

【译文】

黄帝问岐伯：万民就像我的孩子一样，他们需要缴纳租税而供养百官。我感到悲哀的是他们生活不富足，接连不断地生病。我想在为其治病方面，既不用药物，也不用砭石，而用细小的针，刺入肌肤中来疏通经脉，调和气血，使气血在经脉之中正常出入运行及会合，畅通无阻。为使此方法传给后世，就必须确定出针经大法来，使之永远不会湮没，经久而不失传，此方法还应易用不易忘，这样就必须有理可循。还要章篇清楚，表里辨证分明，始终都要遵循以上原则。将所用针具规定出形状，为此要先写一部《针经》，你看怎么样呢？

【原文】

岐伯答曰：臣请推而次之，令有纲纪，始于一，终于九焉。请言其道。小针之要，易陈而难入，粗守形，上守神，神乎，神客在门，未睹其疾，恶知其原。

刺之微，在速迟，粗守关，上守机[1]，机之动，不离其空[2]，空中之机，清静而微，其来不可逢，其往不可追。知机之道者，不可挂以发[3]，不知机道，叩之不发[4]，知其往来，要与之期，粗之暗乎，妙哉工独有之。往者为逆，来者为顺，明知逆顺，正行无问。逆而夺之，恶得无虚，追而济之，恶得无实，迎之随之，以意和之，针道毕矣。

【注释】

[1]机：气机的异常变化。

[2]空：同"孔"，即穴位。

[3]不可挂以发：在运用针刺补泻时要抓住时机，失之毫厘，差之千里。发，即头发。

[4]叩之不发：当刺不刺，失去时机。叩，同"扣"，如箭扣在弦上而不发。

【译文】

岐伯回答说：请让我按着顺序谈，为了使其纲举目张，有条有理，不论篇章或针的种类，都有从一到九这个规律。微针治病之理，粗浅了解容易，深入掌握较难。水平较低的医生，只能从表面识别病情，而高水平的医生，主要根据病人神气变化来针治疾病。很神啊！人体正气有盛衰，正虚时，外来邪气就要由经气往来的门户客居在人体内部。粗心的医生不懂这些情况，怎能知道发病的根源呢？

针刺微妙之处，在于针刺疾徐手法。水平低的医生只拘泥于病变局部的针刺治疗，高明的医生却能观察气机的异常，气机的变化是不会离开穴位的，腧穴的气机变化是非常精细微妙的。当邪气盛时，不可迎而补之；邪气衰时，不可追而泻之。懂得气机变化的道理，就不会有毫发的差失，不懂其道理，就像把箭扣在弦上，当发射而不发射一样，所以针刺必须掌握往来顺逆盛衰之时机而进行补泻。低水平的医生是不明白这些道理的，高明的医生才能体会到其妙处。正气去为逆，正气来为顺，明白逆顺之理，就可以正确运用补泻手法。逆着经脉的走向，朝着邪气来的方向进针，夺其邪气，邪气怎么会不虚呢？顺着经脉的走向进针，补其正气，正气怎么会不实呢？必须迎其邪而泻，随其去而补，真正动脑筋辨证来选用补泻手法，针刺之道，也就尽于此了。

【原文】

凡用针者，虚则实之，满则泄之，宛陈则除之，邪胜则虚之。大要[1]曰：徐而疾则实，疾而徐则虚。言实与虚，若有若无，察后与先，若存若亡，为虚与实，若得若失。虚实之要，九针最妙，补泻之时，以针为之。泻曰：必持内[2]之，放而出之，排阳得针，邪气得泄。按而引针，是谓内温[3]，血不得散，气不得出也。补曰随之，随之意若妄之，若行若按，如蚊虻止，如留如还，去如弦绝，令左属右，其气故止，外门已闭，中气乃实，必无留血，急取诛之。

持针之道，坚者为宝，正指直刺，无针左右，神在秋毫，属意病者，审视血脉者，刺之无殆。方刺之时，必在悬阳[4]，及与两卫[5]，神属勿去，知病存亡。血脉者，在腧横居，视之独澄，切之独坚。

【注释】

[1]大要：古医籍篇名，已佚。

[2]内：同"纳"。

[3]温：同"蕴"。

[4]悬阳：指卫气。卫气居表，属阳，卫护于外，如太阳悬挂在天，故称悬阳。

[5] 两卫：卫有两种意义。一为护卫脏腑之肌肉；二为护卫体表之卫气。

【译文】

大凡针刺均需明辨虚实，虚证用补法，实证用泻法，对血瘀日久的用泻血法，邪气盛的用攻邪法。《大要》说，慢进针，快出针，出针后急按针孔，为补法；快进针，慢出针，出针后不闭针孔，为泻法。针下得气为实，针下不得气为虚。但是得气的时候，气的来去迅速慓疾，若有若无，须细心体察。根据病情变化用补泻手法，感觉的差别是很小的。对于正气虚的用补法，使之正气实，就像若有所得一样；对于邪气实的用泻法，使之邪气虚，就像若有所失一样。补泻的要点，在于运用九针。或补或泻，均可用针刺手法来处理。在用泻法时，要持针纳入，得气后摇大针孔，排开表阳，以去邪气。如出针后随即按闭针孔，会使邪蕴于内，瘀血不散，邪气不得外泄。在用补法时，要随着经脉循行方向转针，因而补其气。运用补法，可根据病情而随意为之，以行其气。如针下有蚊虻叮咬感觉时，应停止进针，迅速出针。出针要快如箭离弓弦。当右手施行出针手法，左手随即按住针孔，针孔闭合，中气内守，才能补虚祛邪，也不会瘀血停留。若经脉恶血停留，应速刺放其恶血。

持针必须坚握而有力，针体要端正直刺，不可偏左偏右，针刺要聚精会神，精确取穴，并注意观察病人的神态。仔细看好血脉，进针时避开它，就不会有什么危险。进针时，先刺到表阳所主卫分，然后再刺到脾所主之肌肉。皮肤和肌肉是神气游行出入的地方，细心观察，方知疾病的存在和消失。若有的血脉横布在腧穴周围，观察清楚，用手去按摸也会感到触手坚实，下针时就可避开血脉刺进腧穴。

【原文】

九针之名，各不同形：一曰镵针[1]，长一寸六分；二曰员针，长一寸六分；三曰鍉针[2]，长三寸半；四曰锋针，长一寸六分；五曰铍针[3]，长四寸，广二分半；六曰员利针，长一寸六分；七曰毫针，长三寸六分；八曰长针，长七寸；九曰大针，长四寸。

镵针者，头大末锐，去泻阳气。员针者，针如卵形，揩摩分间，不得伤肌肉，以泻分气。鍉针者，锋如黍粟之锐，主按脉勿陷，以致其气。锋针者，刃三隅，以发痼疾。铍针者，末如剑锋，以取大脓。员利针者，大如氂[4]，且员且锐，中身微大，以取暴气。毫针者，尖如蚊虻喙，静以徐往，微以久留之而养，以取痛痹。长针者，锋利身薄，可以取远痹。大针者，尖如梃[5]，其锋微员，以泻机关之水也。九针毕矣。

【注释】

[1] 镵（chán）：锐利。

[2] 鍉（dí）：通"镝"，箭头。

[3] 铍（pí）针：大针。

[4] 氂（máo）：指长毛。

[5] 梃（tǐng）：木棒。

【译文】

九针的名称和形状，各不相同：第一种叫作镵针，长一寸六分；第二种叫作员针，长一寸六分；第三种叫作鍉针，长三寸五分；第四种叫作锋针，长一寸六分；第五种叫作铍针，长四寸，宽二分半；第六种叫作员利针，长一寸六分；第七种叫作毫针，长三寸六分；第八种叫作长针，长七寸；第九种叫作大针，长四寸。

镵针，针头大而针尖锐利，适用于浅刺而泻皮肤的热邪；员针，针尖形如卵之圆钝，用以按摩，既不损伤肌肉，又能疏泄分肉间的邪气；鍉针，其锋像黍粟之粒样微圆，适于按压经脉，以引正气，排除邪气；锋针（三棱针），三面有刃，用于治疗难治的久病；铍针，针尖像剑锋一样锐利，用于刺痈排脓；员利针，形状像长毛，圆而锐利，针身略粗，用治急性病；毫针，针尖细如蚊虫的嘴，可用来轻缓刺入皮肉，轻微地提插，久留其针，使之正气充实，用于治疗痛痹；长针，针尖锋利，针身略长，可治日久不愈的痹证；大针，粗大而头尖，如折竹之锐利，其锋微圆，泻关节积水之用。九针的情况，大致就这些。

【原文】

夫气之在脉也，邪气在上，浊气在中，清气在下[1]。故针陷脉[2]则邪气出，针中脉则浊气出，针太深则邪气反沉，病益[3]。故曰：皮肉筋脉各有所处，病各有所宜，各不同形，各以任其所宜。无实无虚，损不足而益有余，是谓甚病，病益甚。取五脉者死，取三脉者恇；夺阴者死，夺阳者狂，针害毕矣。刺之而气不至，无问其数；刺之而气至，乃去之，勿复针。针各有所宜，各不同形，各任其所为。刺之要，气至而有效，效之信，若风之吹云，明乎若见苍天，刺之道毕矣。

【注释】

[1] 清气在下：清气，指清冷寒湿之气。本句意为清冷寒湿

之气，多从人体下部入侵。

[2]陷脉：指穴位。因穴位多在筋脉骨陷之中，故称
"陷脉"。

[3]病益：根据《甲乙经》卷五第四"益"下有"甚"字，
可从。

【译文】

邪气侵犯经脉的部位各不相同。风热之邪气多侵犯人体上
部；寒热不适、饮食不节之浊气多滞留在人体中部之肠胃；清冷
寒湿之邪多伤人体下部。因此，针刺筋脉骨陷孔穴，就能使风热
等外邪得以外出。针刺阳明经的穴位，可使胃肠浊气得出。病在
体表而深刺，反会引邪入里，使病情加重。总之，人体的皮肉筋
脉各有其部位，不同的病证各有其适应穴位，治疗就应该根据不
同情况施针，不要实证用补法，虚证用泻法，如果那样，则损不
足而益有余，只能加重患者的痛苦和病情。在病重时，泻五脏的
五输穴，会导致死亡；泻三阳经腧穴，会导致身体虚弱衰败。如
果损伤于阴，会使脏气耗竭而死亡；损伤于阳，会导致正气虚怯
而发狂证。这都是用针不当的害处。针刺时，必须候气之到来，
气未至时要耐心等待，不在于手法的次数，气至即可。得气后即
可出针，不需再留针了。九针功能不同，形状各异。治疗时，根
据病情选针，如刺后而得气，说明有疗效。疗效显著的，如风吹
云散，重见晴天，这就是针刺的道理。

【原文】

黄帝曰：愿闻五藏六府所出之处。岐伯曰：五藏五腧，
五五二十五腧；六府六腧，六六三十六腧。经脉十二，络脉

十五，凡二十七气，以上下，所出为井，所溜为荥，所注为腧，所行为经，所入为合，二十七气所行，皆在五腧也。节之交，三百六十五会，知其要者，一言而终，不如其要，流散无穷。所言节者，神气[1]之所游行出入也，非皮肉筋骨也。睹其色，察其目，知其散复；一其形[2]，听其动静，知其邪正。右主推之，左持而御之，气至而去之。

凡将用针，必先诊脉，视气之剧易，乃可以治也。五藏之气已绝于内，而用针者反实其外，是谓重竭，重竭必死，其死也静，治之者，辄反其气，取腋与膺；五藏之气已绝于外，而用针者反实其内，是谓逆厥。逆厥则必死，其死也躁，治之者，反取四末。刺之害中而不去，则精泄；害[3]中而去，则致气。精泄则病益甚而恇，致气则生为痈疡。五藏有六府，六府有十二原[4]，十二原出于四关，四关主治五藏。五藏有疾，当取之十二原，十二原者，五藏之所以禀三百六十五节气味也。五藏有疾也，应出十二原，十二[5]原各有所出，明知其原，睹其应，而知五藏之害矣。

阳中之少阴，肺也，其原出于太渊，太渊二。阳中之太阳，心也，其原出于大陵，大陵二。阴中之少阳，肝也，其原出于太冲，太冲二。阴中之至阴，脾也，其原出于太白，太白二。阴中之太阴，肾也，其原出于太溪，太溪二。膏之原，出于鸠尾，鸠尾一。肓之原，出于脖胦，脖胦一。凡此十二原者，主治五藏六府之有疾者也。胀取三阳，飧泄取三阴。今夫五藏之有疾也，譬犹刺也，犹污也，犹结也，犹闭也。刺虽久，犹可拔也；污虽久，犹可雪也；结虽久，犹可解也；闭虽久，犹可决也。或言久疾之不可取者，非其说也。夫善用针者，取其疾也，犹拔刺也，犹雪污也，犹解结也，犹决闭也。疾虽久，犹可毕也。言不可治者，未得其术也。刺诸热者，如以手探汤；刺寒清者，如人不欲行。阴有阳疾[6]者，取之下陵三里[7]，正往无殆[8]，气下乃止，不下复始也。疾高而内者，取之阴之陵泉；疾高而外者，取之阳之陵泉也。

【注释】

[1] 神气：人体正气。

[2] 一其形：指辨别形体强弱胖瘦。一，分也（《吕氏春秋·举难》高注）。

[3] 害：据本书《寒热病》篇为"不"字，应改。

[4] 十二原：与后世所言不同，此指五脏各二穴及膏和肓各一穴，共十二穴，非六腑所属原穴。

[5] 十二：《甲乙经》卷一第六作"而"。

[6] 阴有阳疾：指热在阴分。

[7] 下陵三里：指足三里穴。

[8] 无殆：即不要疏忽懈怠。殆，同"怠"。

【译文】

黄帝说：我希望听你讲五脏六腑经脉之气循行所出之处。岐伯回答：五脏各有其经脉，每条经脉各有井、荥、输、经、合五个输穴，五条经脉就有二十五个腧穴；六腑也是各有经脉，每条经脉各有井、荥、输、原、经、合六个输穴，六条经脉就有三十六个腧穴。人体脏腑有十二经脉和十五络脉，合共二十七条经络，故经络的经气共二十七气，这二十七气在全身上下循环运行。经气所出的孔穴叫作井，经气所流过的孔穴叫作荥，经气所灌注的孔穴叫作输，经气所行走的孔穴叫作经，经气所进入的孔穴叫作合。二十七气均流注运行于五腧而循环不息。周身关节经气流行交会之处，共有三百六十五个孔穴。如掌握其特点，即经气出入流注的情况，一句话即可说清。若不掌握其要领，就会漫无边际而无法理解孔穴的意义。人身关节部位，是人体正气游行出入之地，也是三百六十五个孔穴所在部位，而不是指皮、肉、筋、骨的局部形态。在进行针刺之时，应时刻观察病人的气色和精神，就可了解正气散复情况；辨别病人形体的胖瘦强弱，听他的声音高低，可以了解邪正虚实情况。然后右手推而进针，左手扶持针身，等到针下得气，即可出针。

凡针刺之前，必先诊察脉象，根据脏腑之气虚实，然后再决定治法。若五脏之气已竭绝于内，即阴虚于内，而反用针补在外的阳经，阳愈盛而阴愈虚，这叫重竭，重竭必死。由于是脏气虚竭而死亡，故临死前其表现安静。这是误刺其脏气外出的腋膺部的腧穴，致使脏气尽泄于外而误治的缘故。如五脏之气已虚于外，是阳虚于外，若用针反补其阴，阴愈盛而阳愈虚，便会形成阴阳不相顺接的逆厥证。逆厥证也必然致死，死时烦躁不安。这是误针四肢末端而导致的阳气竭绝。刺中病而不出针，会使精气耗损；不中病而出针，会使邪气滞留不散。精气外泄会加重病情而使人虚弱，气滞则容易发生痈疡。五脏在外与六腑相通，六腑之外有十二原，十二原穴出于肘膝的四关，四关原穴主治五脏病变。故五脏有病，应取十二原穴。由于五脏原穴是五脏聚三百六十五节经气而集中的地方，故五脏有病，必然反映到十二原。而十二原又各有所属之内脏，了解原穴的性质，观察其反应，即可知五脏受病情况。

肺是阳中之少阴，其原穴是太渊，左右各一。心是阳中之太阳，其原穴是大陵，左右各一。肝脾肾三脏居膈下，属阴位。肝是阴中之少阳，其原穴是太冲，左右各一，脾是阴中之至阴，其原穴是太白，左右各一。肾是阴中之太阴，其原穴是太溪，左右各一。膏肓是胸腹腔膈上下之脂膜，膏的原穴为鸠尾，肓的原穴为脖胦，即气海，俱在任脉，各一。以上十二原穴，都是脏腑之气输注之处，故用来治疗五脏六腑的疾患。另外，腹胀之病，应取胆、胃、膀胱之足三阳经的腧穴；完谷不化的泄泻，应取脾、肾、肝之足三阴经的腧穴治疗。五脏发生疾病，犹如肌肤扎了刺，物体被污染，绳子打了结扣，河道发生淤塞一样。扎了刺虽久，还可拔掉它；污染虽久，还可洗净它；绳子结扣虽久，还可解开它；河道淤塞虽久，还可疏通它。有人认为久病不可治疗，是不对的。善于用针的医生，治病也像拔刺洗污解结通塞一样，无论日子多久，也是可以治愈的。说久病不可治的人，是因为他未全面掌握针刺的技术。针刺外感热病，邪在肌表，应浅刺疾刺，如以手探沸汤一样，一触即还；针刺阴寒凝滞肢体清冷之病，适用深刺留针之法，如人留恋家乡不愿出行一样。热在阴分，应刺足三里。要精心治疗，不能懈怠，邪气消退，即应停针，如邪气不退，还需再刺。病出现于上部，而属于内脏的，可取阴陵泉；病出现在上部，而属于外腑的，可取阳陵泉。

本输第二 法地

【篇解】

本篇推本求源地论述了各经的主要腧穴，故篇名曰"本输"。

本篇讨论了五脏六腑之气在经脉的循行流注，论述了各经的经气在肘膝关节以下出入流注经过之处，并指出各经井、荥、输、原、经、合各穴的名称和部位，及手足三阳经及任督二脉在颈项间的要穴，阐述了脏腑相合表里关系与四时取穴常法等。

篇中根据四时气候变化选取不同穴位进行针刺治疗的观点，对后世针灸医学的发展具有较深远的影响。

【原文】

黄帝问于岐伯曰：凡刺之道，必通十二经络之所终始，络脉之所别处，五输[1]之所留，六府之所与合，四时之所出入，五藏之所溜处[2]，阔数之度，浅深之状，高下所至。愿闻其解。

岐伯曰：请言其次也。肺出于少商，少商者，手大指端内侧也，为井木；溜于鱼际，鱼际者，手鱼也，为荥；注于太渊，太渊，鱼后一寸，陷者中也，为腧；行于经渠，经渠，寸口中也，动而不居，为经；入于尺泽，尺泽，肘中之动脉也，为合，手太阴经也。

心[3]出于中冲，中冲，手中指之端也，为井木；溜于劳宫，劳宫，掌中中指本节之内间也，为荥；注于大陵，大陵，掌后两骨之间方下者也，为腧；行于间使，间使之道，两筋之间，三寸之中也，有过则至，无过则止，为经；入于曲泽，曲泽，肘内廉下陷者之中也，屈而得之，为合，手少阴也。

肝出于大敦，大敦者，足大指之端及三毛之中也，为井木；溜于行间，行间，足大指间也，为荥；注于太冲，太冲，行间上二寸陷者之中也，为腧；行于中封，中封，内踝之前一寸半，陷者之中，使逆则宛，使和则通，摇足而得之，为经；入于曲泉，曲泉，辅骨之下，大筋之上也，屈膝而得之，为合，足厥阴也。

脾出于隐白，隐白者，足大指之端内侧也，为井木；溜于大都，大都，本节之后，下陷者之中也，为荥；注于太白，太白，腕骨[4]之下也，为腧；行于商丘，商丘，内踝之下，陷者之中也，为经；入于阴之陵泉，阴之陵泉，辅骨之下，陷者之中也，伸而得之，为合，足太阴也。

肾出于涌泉，涌泉者，足心也，为井木；溜于然谷，然谷，然骨之下者也，为荥；注于太溪，太溪，内踝之后，跟骨之上，陷中者也，为腧；行于复留，复留，上内踝二寸，动而不休，为经；入于阴谷，阴谷，辅骨之后，大筋之下，小筋之上也，按之应手，屈膝而得之，为合，足少阴经也。

【注释】

[1] 五输：输、俞、腧三字通用。五输即井、荥、输、经、合五穴。

[2] 溜处：形容血气运行、流动不息。溜，通"流"。

[3] 心：此为心包。因心与心包，本同一脏，其气相通。邪在于心，实则在于心包，故《邪客篇》曰："手少阴之脉独无腧。"

[4] 腕骨：据《甲乙经》《太素》应为核骨。

【译文】

黄帝向岐伯问道：如要弄清针刺理论，就必须通晓十二经脉及络脉的循行起点和终点，络脉的支别和相会的处所，井、荥、输、经、合五个腧穴在身体的部位，六腑与五脏的表里相合关系，四时气候阴阳消长对经气出入的影响，五脏之气所流注于五输的部位，尤其是经脉、络脉、孙脉的宽窄程度，浅深情况，上至头面，下至足胫的联系。想听你解释一下其中的道理。

岐伯说：请让我依次来谈吧。肺经的经气出于少商穴，少商在大指桡侧之端，称为井穴，属木；经气从井穴流入鱼际穴，鱼际在手鱼之后，称为荥穴；经气经此注入太渊穴，太渊在鱼后一寸陷中，称为输穴；经气再由此行于经渠穴，经渠在寸口陷中，此处有动脉跳动不止，称为经穴；经气由此归入尺泽穴，尺泽在肘窝横纹中央动脉应手处，称为合穴。这就是手太阴肺经所属的五输穴。

心经的经气出于心包络的中冲穴，中冲在手中指端，称为井穴，属木；经气从井穴流入劳宫穴，劳宫在手掌中央，称为荥穴；经气由此注入大陵穴，大陵在掌后腕关节前第一横纹的中央陷中，称为输穴；经气由此行于间使穴，间使在掌后三寸两筋之间凹陷中，当本经有病时，就出现反应，无病时脉气平静，称为经穴；经气再由此进入曲泽穴，曲泽在肘横纹中央，稍偏于尺侧凹陷中，屈肘可得其穴，称为合穴；这就是手少阴心经（实为心包络经）所属的五输穴。

肝经的经气出于大敦穴，大敦在足大趾外侧和三毛中间，称为井穴，属木；经气从井穴流入行间穴，行间在足大趾次趾间动脉凹陷中，称为荥穴；经气由此注于太冲穴，太冲在行间上二寸陷中，称为输穴；经气由此行于中封穴，中封在足内踝前一寸五分陷中，在该穴针刺，逆之则经气就会郁结，和之则经气就会通畅，足上翘陷凹中即是此穴，称为经穴；经气由此进入曲泉穴，曲泉在膝内侧辅骨之下，大筋之上，陷中即是，取穴时当屈膝，称为合穴。这就是足厥阴肝经所属的五输穴。

脾经的经气出于隐白穴，隐白在足大趾内侧端，称为井穴，属木；从井穴流入大都穴，大都在足大趾本节后陷中，称为荥穴；经气由此注于太白穴，太白在足内侧核骨后陷中，称为输穴；经气由此行于商丘穴，商丘在足内踝下微前陷中，称为经穴；经气由此进入阴陵泉穴，阴陵泉在膝下内侧辅骨下陷中，取穴时把足伸直，从胫骨头内侧隐中取之，称为合穴。这就是足太阴脾经所属的五输穴。

肾经的经气出于涌泉穴，涌泉在足心屈趾凹陷处，称为井穴，属木；经气从井穴流入然谷穴，然谷穴在然骨之下陷中，称为荥穴；经气由此注入太溪穴，太溪在内踝后跟骨上凹陷中，称为输穴；经气由此行于复溜穴，复溜穴在足内踝上二寸，有动脉跳动之处，称为经穴；经气由此进入阴谷穴，阴谷在膝内侧辅骨后，大筋下，小筋上，按之有动脉应手，屈膝从腘横纹内侧两筋间取之，称为合穴。这就是足少阴经所属的五输穴。

【原文】

膀胱出于至阴，至阴者，足小指之端也，为井金；溜于通谷，通谷，本节之前外侧也，为荥；注于束骨，束骨，本节之后陷者中也，为腧；过于京骨，京骨，足外侧大骨之下，为原；行于昆仑，昆仑，在外踝之后，跟骨之上，为经；入于委中，委中，腘中央，为合，委而取之，足太阳也。

　　胆出于窍阴，窍阴者，足小指次指之端也，为井金；溜于侠溪，侠溪，足小指次指之间也，为荥；注于临泣，临泣，上行一寸半陷者中也，为腧；过于丘墟，丘墟，外踝之前下，陷者中也，为原；行于阳辅，阳辅，外踝之上，辅骨之前，及绝骨之端也，为经；入于阳之陵泉，阳之陵泉，在膝外陷者中也，为合，伸而得之，足少阳也。

　　胃出于厉兑，厉兑者，足大指内次指之端也，为井金；溜于内庭，内庭，次指外间也，为荥；注于陷谷，陷谷者，上中指内间上行二寸陷者中也，为腧；过于冲阳，冲阳，足跗上五寸陷者中也，为原，摇足而得之；行于解溪，解溪，上冲阳一寸半陷者中也，为经；入于下陵，下陵，膝下三寸，胻骨[1]外三里也，为合；复下三里三寸为巨虚上廉，复下上廉三寸为巨虚下廉也，大肠属上，小肠属下，足阳明胃脉也，大肠小肠，皆属于胃，是足阳明也。

　　三焦者，上合手少阳，出于关冲，关冲者，手小指次指之端也，为井金；溜于液门，液门，小指次指之间也，为荥；注于中渚，中渚，本节之后陷者中也，为腧；过于阳池，阳池，在腕上陷者之中也，为原；行于支沟，支沟，上腕三寸，两骨之间陷者中也，为经；入于天井，天井，在肘外大骨之上陷者中也，为合，屈肘乃得之；三焦下腧，在于足大指[2]之前，少阳之后，出于腘中外廉，名曰委阳，是太阳络也。手少阳经也。三焦者，足少阳太阴[3]之所将，太阳之别也，上踝五寸，别入贯腨肠，出于委阳，并太阳之正，入络膀胱，约下焦，实则闭癃，虚则遗溺，遗溺则补之，闭癃则泻之。

　　手太阳小肠者，上合手太阳，出于少泽，少泽，小指之端也，为井金；溜于前谷，前谷，在手外廉本节前陷者中也，为荥；注于后溪，后溪者，在手外侧本节之后也，为腧；过于腕骨，腕骨，在手外侧腕骨之前，为原；行于阳谷，阳谷，在锐骨之下陷者中也，为经；入于小海，小海，在肘内大骨之外，去端半寸陷者中也，伸臂而得之，为合，手太阳经也。

大肠上合手阳明，出于商阳，商阳，大指次指之端也，为井金；溜于本节之前二间，为荥；注于本节之后三间，为腧；过于合谷，合谷，在大指歧骨之间，为原；行于阳溪，阳溪在两筋间陷者中也，为经；入于曲池，在肘外辅骨陷者中也[4]，屈臂而得之，为合，手阳明也。

是谓五藏六府之腧，五五二十五腧，六六三十六腧也。六府皆出足之三阳，上合于手者也。

【注释】

[1] 胻骨：即胫骨。

[2] 大指：据《甲乙》《太素》《千金》《外台》，"大指"应为"太阳"。

[3] 足少阳太阴：据《太素》，"太阴"应为"太阳"。

[4] 在肘外辅骨陷者中也：《太素》卷十一《输穴本输》作"曲池者，在肘外辅曲骨之中也。"

【译文】

膀胱经的经气出于至阴穴，至阴在足小趾外侧尖端，称为井穴，属金；经气从井穴流入通谷穴，通谷在足小趾外侧本节前陷中，称为荥穴，经气由此注入束骨穴，束骨在足小趾外侧本节后陷中，称为输穴；经气由此行于京骨穴，京骨在足外侧大骨下赤白肉际陷中，称原穴；经气再由此行于昆仑穴，昆仑在足外踝后，跟骨上陷中，称为经穴；经气由此归入委中穴，委中在腘横纹中央，屈膝而取之，称为合穴。这就是足太阳膀胱经所属的六输穴。

胆经的经气出于窍阴穴，窍阴在足小趾次趾外侧端，称为井穴，属金；经气从井穴流入侠溪穴，侠溪在足小趾次趾歧骨间，本节前陷中，称为荥穴；经气由此注入临泣穴，临泣在上行去侠溪一寸五分的足小趾次趾本节后间陷中，称为输穴；经气由此行于丘墟穴，丘墟在足外踝下微前陷中，称为原穴；经气再由此行于阳辅穴，阳辅在足外踝上四寸，辅骨之前，绝骨之端，称为经穴；经气由此归入阳陵泉穴，阳陵泉在膝下一寸，外辅骨陷中，称为合穴，当伸足取之。这就是足少阳胆经所属的六输穴。

胃经的经气出于历兑穴，历兑在第二足趾之端外侧，称为井穴，属金；经气从井穴流入内庭穴，内庭在第二足趾之外间陷中，称为荥穴；经气由此注入陷谷穴，陷谷在足中趾次趾间，内庭上二寸，本节后陷者中，称为输穴；经气由此行于冲阳穴，冲阳在足跗上五寸陷中，称为原穴，摇足而取穴；经气再由此行于解溪穴，解溪在冲阳后一寸五分，足跗关节上陷中，称为经穴；经气由此归入下陵穴，下陵即膝下三寸处，胫骨外缘的三里穴，称为合穴；由此向下再寻三寸，为上巨虚穴，上巨虚穴下三寸，即下巨虚穴。大肠经气寄属上巨虚穴，小肠经气寄属下巨虚穴，这两个穴位均为足阳明的穴位。因为大肠小肠接受胃中之水谷，通过小肠的泌别清浊，大肠的传导糟粕，而营养全身，所以都属于胃。这就是足阳明胃经所属的六输穴。

三焦的经气是从手走头，上合手少阳经，其经气具体是始出于关冲穴，关冲在手小指侧，无名指之端，称为井穴，属金；经气从井穴流入液门穴，液门在小指与无名指之间，称为荥穴；经气由此注入中渚穴，中渚在本节之后，两骨间陷中，称为输穴；经气由此行于阳池穴，阳池在手腕上横纹陷中，称为原穴；经气再由此行于支沟穴，支沟在腕后三寸，两骨间陷中，称为经穴，经气由此归入天井穴，天井在肘外大骨之上，肘尖上一寸两筋中间陷中，称为合穴，屈肘可得之。三焦经的经气，还通于足部的下腧，在足太阳经前，足少阳经之后，别出于腘中外侧的委阳穴。它是足太阳经脉别出之穴，为三焦的下腧。以上腧穴，即为手少阳三焦经的六输穴和下腧穴的位置。三焦的经气与足少阳、太阳相并行，从踝上五寸入于腨内，上行出于足太阳的别脉委阳穴，由此并入足太阳正经。其入内络于膀胱，约束于下焦。故委阳穴主治因三焦气化不利所致的膀胱病变。三焦虚证，可见小便不通之癃闭病；三焦实证，可见小便失禁的遗尿病。故治疗遗尿当用补法，治疗癃闭当用泻法。

小肠的经脉，上合于手太阳经，其经气始出于少泽穴，少泽在手小指外侧端，称为井穴，属金；从井穴流入前谷穴，前谷在手小指外侧本节前陷中，称为荥穴；经气由此注入后溪穴，后溪在手小指外侧本节后陷中，称为输穴；经气由此行于腕骨穴，腕骨在手外侧腕骨前陷中，称为原穴；经气再由此行于阳谷穴，阳谷在手外侧腕中，锐骨下陷中，称为经穴；经气由此归入小海穴，小海在肘内大骨外，去肘端五分陷中，伸臂屈肘向头取之，称为合穴。这就是手太阳小肠经的六输穴。

大肠的经脉，上合手阳明经，其经气始出于商阳穴，商阳在食指尖端内侧，称为井穴，属金；经气从井穴流入食指本节前陷中的二间穴，称为荥穴；经气由此注入三间穴，三间在食指内侧本节后陷中，称为输穴；由此行于合谷穴，合谷在手拇指食指歧骨间，称为原穴；经气再由此行于阳溪穴，阳溪在手腕上两筋之间凹陷中，称为经穴；经气由此归入曲池穴，曲池在肘外辅骨横纹头凹陷中，屈肘而得，称为合穴。这就是手阳明大肠的六输穴。

以上所言五脏六腑的腧穴，五脏各有井荥输经合五个腧穴，共二十五个腧穴；六腑各多一个原穴，六六三十六个腧穴。六腑的经气皆出于足三阳经，上与手三阳经相合。

【原文】

缺盆之中，任脉也，名曰天突，一次任脉侧之动脉，足阳明也，名曰人迎；二次脉手阳明也，名曰扶突；三次脉手太阳也，名曰天窗；四次脉足少阳也，名曰天容[1]；五次脉手少阳也，名曰天牖；六次脉足太阳也，名曰天柱；七次脉颈中央之脉，督脉也，名曰风府。腋内动脉，手太阴也，名曰天府。腋下三寸，手心主也，名曰天池。

刺上关者，呿不能欠[2]；刺下关者，欠不能呿；刺犊鼻者，屈不能伸；刺两关者，伸不能屈。

足阳明挟喉之动脉也，其腧在膺中[3]。手阳明次在其腧外，不至曲颊一寸。手太阳当曲颊。足少阳在耳下曲颊之后。手少阳出耳后，上加完骨之上。足太阳挟项大筋之中发际。阴尺动脉在五里，五输之禁也。

肺合大肠[4]，大肠者，传道[5]之府。心合小肠，小肠者，受盛之府；肝合胆，胆者，中精之府[6]。脾合胃，胃者，五谷之府。肾合膀胱，膀胱者，津液之府也。少阳[7]属肾，肾上连肺，故将[8]两藏。三焦者，中渎[9]之府也，水道出焉，属膀胱[10]，是孤之府也。是六府之所与合者。

春取络脉诸荥，大经分肉之间，甚者深取之，间[11]者浅取之。夏取诸腧，孙络肌肉皮肤之上。秋取诸合，余如春法。冬取诸井诸腧之分，欲深而留之。此四时之序，气之所处，病之所舍，藏之所宜。转筋者，立而取之，可令遂已。痿厥者，张而刺之，可令立快也。

【注释】

[1]天容：疑为天冲穴之误。

[2]呿（qū）不能欠：指应张口取穴，不应闭口。

[3]膺中：此指胸中。膺，胸之意。

[4]肺合大肠：合，配合之意。肺为脏属阴，大肠为腑属阳，两经相互络属，构成脏腑阴阳表里配合关系。下文脏腑相合，义皆仿此。

[5]传道：指传送糟粕、排泄粪便的作用。

[6]中精之府：指胆虽为六腑之一，但因其储藏、疏泄精汁，而不传化水谷，故为中精之府。杨上善注："胆不同肠胃受传糟粕，唯藏精液于中也。"马莳注："盖他腑之所受者，皆至浊之物也，而唯胆则受五脏之精汁也。"

[7]少阳：据《甲乙经》《太素》此处当为少阴之误写。

[8]将：统率之意。

[9]中渎：指主持人体气化及通调水道的作用。张介宾注："中渎者，谓如川如渎，源流皆出其中也。即水谷之入于口，出于便，自上而下，必历三焦。故曰中渎之腑，水道出焉。"

[10]属膀胱：三焦的下腧出于委阳，合并于太阳经脉，连络于膀胱。

[11]间：谓病轻。

【译文】

两侧缺盆中间的正中线上，为天突穴，属于任脉。从天突穴上行旁开第一行，近任脉旁的动脉应手处，是人迎穴，属于足阳明胃经。第二行，为扶突穴，属于手阳明大肠经。第三行，为天窗穴，属于手太阳小肠经。第四行，为天冲穴，属于足少阳胆经。第五行，为天牖穴，属于手少阳三焦经。第六行，为天柱穴，属于足太阳膀胱经。第七行，居项中央，为风府穴，属于督脉。腋下动脉，有天府穴，属于手太阴肺经。腋下三寸，为天池穴，属于手厥阴心包经。

刺上关穴时，应张口取之，不能闭口。刺下关穴时，应闭口取之，不能张口。刺犊鼻穴时，应屈膝取之，腿不要伸直。刺内关和外关时，应伸臂取之，不能弯曲。

足阳明胃经的人迎穴，位于结喉两旁有动脉跳动处，该经经气下行，其腧穴分布在胸膺之上。手阳明大肠经的扶突穴，在足阳明大肠经人迎穴之外，曲颊下一寸之处。手太阳小肠经的天窗穴，在曲颊下动脉应手凹陷中。足少阳胆经的天冲穴在耳下曲颊之后。手少阳三焦经的天牖穴，在耳后完骨之上。由此再旁开为足太阳膀胱经的天柱穴，位于项后发际大筋外侧凹陷中。手太阴尺泽穴上三寸动脉处，为手阳明经的五里穴。如误刺该穴，则会使五输穴内通之脏气败绝，故该穴为五输穴中的一个禁刺穴位。

肺与大肠相配合，大肠是转送糟粕之腑。心和小肠相配合，小肠是接受胃中腐熟的水谷，而进行分清泌浊之腑。肝和胆相配合，胆是贮藏精汁之腑。脾和胃相配合，胃是受纳水谷、消化食物之腑。肾和膀胱相配合，膀胱是贮藏尿液之腑。少阴隶属于肾，其经脉上连于肺，所以肾脏统率膀胱和肺两脏。三焦是中渎之府，有疏调水道之功，下通膀胱，但它在这里无脏可配，故称之为孤腑。以上是六腑与五脏的配合关系。

春天针刺时，应取浅表部位络脉及十二经的荥穴和大经分肉之间，病重的当深刺，病较轻的当浅刺。夏天针刺时，应取十二经的输穴、细小的络脉，并刺肌肉、皮肤浅表部位。秋天针刺时，应取十二经的合穴，其他部位应和春天相同。冬天针刺时，应取十二经的井穴，及各经的输穴，并应深刺留针。以上即因四时气候变化的顺序不同，经脉之气所聚之处也不同，疾病在四季发病的部位也就不同，因此针刺时就要选择最适合的部位。治疗转筋的病人，令患者直立而刺其当刺腧穴，即可使转筋恢复。治疗四肢偏废的痿厥病人，可使患者仰卧，四肢伸开，然后刺当刺之腧穴，可使病情立刻缓解。

小针解第三 法人

【篇解】

本篇针对首篇"九针十二原穴"中的小针（微针）的运用及守神、补泻、针害、察色、调脉等原文进一步加以解释，故篇名曰"小针解"。本篇是第一篇的补充，马莳注曰："九针十二原中，有小针之要，而此篇正以解其首篇，故名之曰小针解。素问又有针解篇，与此不同。"

【原文】

所谓易陈者，易言也。难入者，难著于人也。粗守形者，守刺法也。上守神者，守人之血气有余不足，可补泻也。神客者，正邪共会也。神者，正气也。客者，邪气也。在门者，邪循正气之所出入也。未睹其疾者，先知邪正何经之疾也。恶知其原者，先知何经之病所取之处也。

刺之微在数[1]迟者，徐疾之意也。粗守关者，守四肢而不知血气正邪之往来也。上守机者，知守气也。机之动不离其空中者，知气之虚实，用针之徐疾也。空中之机清净以微者，针以得气，密意守气勿失也。其来不可逢者，气盛不可补也。其往不可追者，气虚不可泻也。不可挂以发者，言气易失也。扣之不发者，言不知补泻之意也，血气已尽而气不下也。知其往来者，知气之逆顺盛虚也。要与之期者，知气之可取之时也。

粗之暗者，冥冥不知气之微密也。妙哉！工独有之者，尽知针意也。往者为逆者，言气之虚而小，小者逆也。来者为顺者，言形气之平，平者顺也。明知逆顺，正行无问者，言知所取之处也。迎而夺之者，泻也。追而济之者，补也。

所谓虚则实之者，气口虚而当补之也。满则泄之者，气口盛而当泻之也。宛陈则除之者，去血脉也。邪胜则虚之者，言诸经有盛者，皆泻其邪也。徐而疾则实者，言徐内而疾出也。疾而徐则虚者，言疾内而徐出也。言实与虚若有若无者，言实者有气，虚者无气也。察后与先若亡若存者，言气之虚实，补泻之先后也，察其气之已下与常存也。为虚与实若得若失者，言补者佖然[2]若有得也，泻则怳然[3]若有失也。

【注释】

[1] 数：应据《九针十二原》篇改为"速"。

[2] 佖（bì）然：盛满。

[3] 怳（huǎng）然：通"恍"。恍惚。

【译文】

所谓易陈，是指运用小针的理论讲起来很容易；难入，是指实际上运用小针的手法较难掌握；粗守形，是指粗浅的医生只知机械地拘守成法来针刺；上守神，是指医术高超的医生则能根据疾病的虚实来施以恰当的补泻手法；神客，是指正气与邪气交争所产生的疾病，"神"指正气，"客"指邪气；在门，是指邪气循着正气出入的门户侵入人体；未睹其疾者，是指在未诊断疾病前，应当先了解邪正交争在哪一条经脉发病；恶知其原者，是指不知道疾病发生的根源是什么，所以必须先弄清疾病与哪条经脉有关，然后针刺该经的穴位来治疗。

　　刺之微在数迟者，是指针刺的关键在于掌握针刺进针和出针速度的快慢，例如，慢进针快出针、快进针慢出针等；粗守关，是指针刺水平粗浅的医生只拘泥于四肢病变局部的针刺治疗，而不辨气血虚实盛衰；上守机，是指医术高明的医生，能掌握针下气至的动静，以判别虚实；机之动不离其空中，是指气机之动离不开孔穴（腧穴）之中；知气之虚实用针之徐疾也，是指根据气血的虚实，正确地运用徐疾补泻手法；空中之机，清静以微，是指腧穴的气机变化是清静细微的，必须认真审察才能分清虚实；针以得气，密意守气勿失也，是指针刺后，注意气到来时机，及时运用补泻手法，以免错失良机；其来不可逢者，气盛不可补也，是指邪气正盛时，切不可用补法；其往不可追者，气虚不可泻也，是指正气已虚时，切不可用泻法；不可挂以发者，言气易失也，是指要认真观察把握经脉之气的到来，以便及时运用补泻手法，而不能有毫发之差，稍有差错，气就会散失；扣之不发者，是指运用补泻手法时，不知道气至与否以及时补泻，就像扣在弦上的弓箭应发射而不发射一样失去机会，导致病人气血损伤，邪气又未能得除；知其往来者，是指应该知道气机往来有逆顺和盛虚之不同；要与之期者，是指针刺一定把握气至的时机，这样才能取得好的效果。

　　粗之暗者，是指粗浅的医生对针灸气至的微妙作用暗无所知。妙哉！工独有之者，尽知针意也，是指只有技术高超的医生才能正确运用针法和候气的奥妙；往者为逆者，是指邪去正虚则脉小，为逆；来者为顺者，是指正气恢复，形气相称，则脉见和平，为顺；明知逆顺，正行无问者，是指能确定邪正逆顺，就能果断且毫无疑问地去针刺应该针刺的腧穴；迎而夺之者泻也，是指迎其气来之方向泻其邪，这就是泻法；追而济之者补也，是指随其气来之方向补其虚，这就是补法。

所谓虚则实之者，是指寸口脉虚弱时，应该用补法；满则泻之者，是指寸口脉盛时，应该用泻法；宛陈则除之者，是指血脉中有蓄积瘀血时，应该用针刺放血方法以排除瘀血；邪盛则虚之者，是指经脉邪气偏盛时，应该用泻法泻其邪气；徐而疾则实者，是指针刺时徐徐进针、疾速出针，此为补法；疾而徐则虚者，是指疾速进针、徐徐出针，此为泻法；言实与虚若有若无者，是指针下得气为实，针下不得气为虚；察后与先若亡若存者，是指根据病情虚实来确定补泻手法的先后，所以要仔细观察气的虚实；为虚与实若得若失者，是指正气虚则用补法，使之正气充实，就像若有所得一样；邪气实则用泻法，使之邪气衰减，就像若有所失一样。

【原文】

夫气之在脉也邪气在上者，言邪气之中人也高，故邪气在上也。浊气在中者，言水谷皆入于胃，其精气上注于肺，浊溜于肠胃，言寒温不适，饮食不节，而病生于肠胃，故命曰浊气在中也。清气在下者，言清湿地气之中人也，必从足始，故曰清气在下也。针陷脉[1]则邪气出者，取之上。针中脉则浊气出者，取之阳明合也。针太深则邪气反沉者，言浅浮之病，不欲深刺也，深则邪气从之入，故曰反沉也。皮肉筋脉各有所处者，言经络各有所主也。

取五脉者死，言病在中，气不足，但用针尽大泻其诸阴之脉也。取三阳之脉者，唯言尽泻三阳之气，令病人恇然不复也。夺阴者死，言取尺之五里五往者也。夺阳者狂，正言也。

睹其色、察其目、知其散复、一其形、听其动静者，言上工知相五色于目，有知调尺寸小大缓急滑涩，以言所病也。知其邪正者，知论虚邪与正邪之风也。右主推之、左持而御之者，言持针而出入也。气至而去之者，言补泻气调而去之也。调气在于终始一者，持心也。节之交三百六十五会者，络脉之渗灌诸节者也。

所谓五藏之气已绝于内者，脉口气内绝不至，反取其外之病处与阳经之合，有留针以致阳气，阳气至则内重竭，重竭则死矣，其死也无气以动，故静。所谓五藏之气已绝于外者，脉口气外绝不至，反取其四末之输，有留针以致其阴气，阴气至则阳气反入，入则逆，逆则死矣，其死也阴气有余，故躁。所以察其目者，五藏使五色循[2]明，循明则声章[3]，声章者，则言声与平生异也。

【注释】

[1]陷脉：额颅之脉。此指上部的经脉。

[2]循：应据《素问·六节藏象论》改为"脩（修）"，因形近而误。

[3]章：章，同"彰"。显著。

【译文】

邪气在人体经脉的情况是：邪气在上者，是指外来的邪气，即虚邪贼风，多侵犯人体的上部，所以邪气的位置也高；浊气在中者，是指水谷入于胃，所化生的精微之气上注于肺，浊气下流于胃肠，如果寒温不适或饮食不节，胃肠就会发生疾病，这就是浊气在中；清气在下者，是指寒冷潮湿之气侵犯人体，多从足开始，损伤人体的下部。针陷脉则邪出者，是指邪气伤人上部头面的病变，应取头面的腧穴，使邪气外泄；针中脉则浊气出者，是指邪气侵犯中焦肠胃的病变，针刺应当取阳明经的合穴足三里；针太深则邪气反沉者，是指外感表邪之证，应当浅刺不可深刺，如果误用深刺之法，就会使邪气随之深入致使病情加重。皮肉筋脉各有所处者，是指皮肉筋脉各有所主的经络。

取五脉者死，是指病本在内脏而元气不足，反而用泻法大泻五脏腧穴，则会导致死亡；取三阳之脉者，是指误泻三阳经腧穴，会使病人形神俱败，病情严重难以恢复；夺阴者死，是指五脏阴精不足的病人如果多次误刺手阳明大肠经的五里穴（此穴是禁刺的穴位），就会更加耗损五脏之阴精，甚至造成死亡；夺阳者狂，是指如果不明病证之虚实，屡次误刺三阳经，致使阳气虚损，会导致狂证。

睹其色察其目知其散复，一其形听其动静者，是指医术高明的医生，懂得察观病人颜面、眼睛的色泽变化，切脉了解脉象的大小、缓急、滑涩，来了解疾病的轻重缓急；知其邪正者，是指医生要知道，风邪侵犯人体是因虚邪贼风乘虚侵入人体，还是因正气，腠理开泄感受风邪；右主推之，左持而御之者，是指进针和出针的真要方法；气至而去之者，是指运用补或泻法时，要待气机调和时方可出针；调气在于终始一者，是指针刺调气时，要专心致志，不要受外界环境等各种因素的影响。节之交三百六十五会者，是指人体周身三百六十五穴，都是经络气血渗灌通会之处。

五脏之气已绝于内者，此为阴虚之证，阴虚之证寸口脉按之浮虚，甚至按之则无，这种情况，在针刺时本应补其虚，如果不补其虚而反取体表或者阳经的合穴，并留针以引阳气补其阳，致使阳气至而阴更虚，最终导致竭于内，为之"重竭"，重竭必死，由于是阴竭而死的，故死前安静；五脏之气，已绝于外者，是指脉口脉象沉微，取之似有似无，在针刺时应当补其阳，如果不补其阳，反而在四肢末端留针引阴补其阴气，则始阳气更虚，最终阳气内陷，四肢厥逆而死，由于是阳衰而阴盛，格阳于外，故死前躁动不安；所以察其目者，是指诊察眼睛，是因为五脏精气皆上注于目，如果五脏精气充足，则目光明亮有神，色泽鲜明，声音宏亮，此声音宏亮是与一般人不同的。

邪气藏府病形第四_{法时}

【篇解】

本篇重点论述了邪气伤人的原因、部位及五脏六腑被邪气所伤呈现的病形，故篇名曰"邪气藏府病形"。

本篇详述了由于脏腑经络所虚部位不同，故邪气侵犯人体的部位也不同，从而所出现的症状也各异。文中强调了针刺脏腑"合穴"的重要性，指出了六腑病形的取穴法和针刺法。篇中认为诊断疾病及鉴别疾病时，应将色、脉、尺肤结合起来综合观察，并以小、大、缓、急、滑、涩等脉象来概括五脏病变，方能起到执简驭繁的作用。

文中关于邪气性质不同侵犯人体部位亦异，以及疾病的发生是由于内外因素相合所致的发病学思想，对后世中医临床认识疾病及研究病因起到了重要的指导作用。

【原文】

黄帝问于岐伯曰：邪气之中人也奈何？岐伯答曰：邪气之中人高也。黄帝曰：高下有度乎？岐伯曰：身半已上者，邪中之也；身半已下者，湿中之也。故曰：邪之中人也，无有常，中于阴则溜于府，中于阳则溜于经。

黄帝曰：阴之与阳也，异名同类，上下相会，经络之相贯，如环无端。邪之中人，或中于阴，或中于阳，上下左右，无有恒常，其故何也？岐伯曰：诸阳之会，皆在于面。中人也方乘虚时，及新用力，若饮食汗出腠理开，而中于邪。中于面则下阳明，中于项则下太阳，中于颊则下少阳，其中于膺背两胁亦中其经。

黄帝曰：其中于阴奈何？岐伯答曰：中于阴者，常从臂胻始。夫臂与胻，其阴皮薄，其肉淖泽[1]，故俱受于风，独伤其阴。黄帝曰：此故伤其藏乎？岐伯答曰：身之中于风也，不必动藏。故邪入于阴经，则其藏气实，邪气入而不能客，故还之于府。故中阳则溜于经，中阴则溜于府。

黄帝曰：邪之中人藏奈何？岐伯曰：愁忧恐惧则伤心，形寒寒饮则伤肺，以其两寒相感，中外皆伤[2]，故气逆而上行。有所堕坠，恶血留内，若有所大怒，气上而不下，积于胁下，则伤肝。有所击仆[3]，若醉入房，汗出当风，则伤脾。有所用力举重，若入房过度，汗出浴水，则伤肾。黄帝曰：五藏之中风奈何？岐伯曰：阴阳俱感，邪乃得往。黄帝曰：善哉。

【注释】

[1] 淖泽：柔润之意。

[2] 中外皆伤：寒饮从内伤肺，外寒从皮毛伤肺，内外合邪，皆伤于肺。中，脏腑。外，皮毛。

[3] 击仆：指受到击打或仆倒于地。

【译文】

黄帝问岐伯：外邪伤人的情况是怎样的？岐伯说：风、寒、暑等邪伤人，先侵犯人体的上部。黄帝问：邪气侵犯人体部位的上下，有一定规律吗？岐伯答曰：发病于上半身者，是感受风寒等外邪所致；发病于下半身者，多为感受湿邪所致。但也不是绝对的，有时并不按上述规律变化。属五脏的阴经受邪，会流传到属阳经的六腑，阳经受了外邪就直接流于本经而发病。

黄帝说：经脉分阴经阳经，各经脉均有不同的名称，各经脉内连脏腑，外络肢节，上下内外彼此相互贯通，如圆环无端。可是外邪伤人，或伤于阴经，或伤于阳经，或上或下，或左或右，没有定处，这是什么道理呢？岐伯回答：手足三阳经的经脉，都上聚于头面部。邪气伤人，往往是乘虚而入，或刚刚劳累用力之后，或热饮热食之后出汗，腠理开泄，此时人体易被邪气侵袭。如邪气侵袭面部，就会下行于足阳明胃经；邪气侵袭项部，就会下行于足太阳膀胱经；邪气侵袭颊部，就会下行于足少阳胆经；如邪气侵袭了胸膺、脊背、两胁，也会分别下行于它所属的阳明经、太阳经、少阳经。

黄帝问：如果邪气侵犯了阴经会怎么样呢？岐伯回答：外邪侵犯阴经，一般是先从手臂或足胫开始的。因臂胫的内侧皮肤较薄，肌肉柔润，故人体感受风邪后，独阴经易受侵而致病。黄帝说：阴经感受风邪后，还会伤其五脏吗？岐伯回答：人身感受风邪，并不均伤五脏，外邪侵入阴经，五脏若素来坚实，邪气即使入里也无法停留，必定退回而侵入六腑。因此，阳经受了邪，可直接在本经脉上发病，阴经受了邪，可流入与之相为表里的六腑发病。

黄帝问：病邪为什么会伤及人体内脏呢？岐伯回答：愁忧恐惧等异常情志变化，会伤及心脏。若外受寒邪，再加上饮食寒凉，则会伤及肺脏。外寒和内寒两种寒邪相合于肺，就会出现气逆而喘咳的症状。若从高处跌落，会使瘀血留滞于内，如再加上大怒气逆，气上逆而不下，血气郁结胁下，会伤及肝脏。如受外伤而仆倒，再加上酒醉入房，汗后当风受凉，会伤及脾脏。如过力举重，或房劳过度，汗后洗浴，会伤及肾脏。黄帝说：五脏如何中于风邪？岐伯回答：属阴的脏腑先伤于内，属阳的体表又虚于外，内外俱伤，邪气才能侵入内脏。黄帝说：你讲得很好。

【原文】

黄帝问于岐伯曰：首面与身形也，属骨连筋，同血合于气耳。天寒则裂地凌冰[1]，其卒寒或手足懈惰，然而其面不衣何也？岐伯答曰：十二经脉，三百六十五络，其血气皆上于面而走空窍，其精阳气上走于目而为睛，其别气走于耳而为听，其宗气上出于鼻而为臭，其浊气出于胃，走唇舌而为味。其气之津液皆上熏于面，而皮又厚，其肉坚，故天气甚寒不能胜之也。

黄帝曰：邪之中人，其病形何如？岐伯曰：虚邪[2]之中身也，洒淅动形。正邪[3]之中人也微，先见于色，不知于身，若有若无，若亡若存，有形无形，莫知其情。黄帝曰：善哉。

【注释】

[1] 凌冰：指积冰。

[2] 虚邪：指四时反常之风。

[3] 正邪：指四时正常之风。

【译文】

黄帝问岐伯：人的头面和全身形体，由筋骨密切相连，如同气血不能分开一样。当天气寒冷的季节，地冻裂了，地面结冰，天气再突然变冷，手足会因寒冷而不灵活，可是，面部无衣物遮挡却能耐寒，是何缘故呢？岐伯回答说：人身之十二经脉及与之相通的三百六十五络脉，所有气血运行，均上达于头面部，而分别入于各孔窍之中。脏腑的精微之气上注于目，使目能视。旁行的经气上达于耳，使耳能听。胸中的宗气上出于鼻，使鼻能嗅。其谷气出于胃，上达于唇舌，使唇舌能辨五味。诸气所化的津液皆上行熏蒸于面部，面部的皮肤又厚，肌肉坚实，故头面阳热已极，天气再寒冷也不能胜于它。

黄帝说：外邪侵犯人体，其发病形态是什么样呢？岐伯回答说：气候反常之虚邪伤人，患者形体就会有战栗恶寒之较重现象。气候正常之正邪伤人，发病较轻微，只能先见于气色方面略有变化，身体尚无什么感觉，好像有病，又好像没病，不容易知晓其病情。黄帝说：你讲得很好。

【原文】

黄帝问于岐伯曰：余闻之，见其色，知其病，命曰明；按其脉，知其病，命曰神；问其病，知其处，命曰工。余愿闻见而知之，按而得之，问而极之，为之奈何？岐伯答曰：夫色脉与尺之相应也，如桴鼓影响之相应也，不得相失也，此亦本末根叶之出候也，故根死则叶枯矣。色脉形肉不得相失也，故知一则为工，知二则为神，知三则神且明矣。

黄帝曰：愿卒闻之。岐伯答曰：色青者，其脉弦也；赤者，其脉钩也；黄者，其脉代也；白者，其脉毛；黑者，其脉石。见其色而不得其脉，反得其相胜之脉，则死矣；得其相生之脉，则病已矣。黄帝问于岐伯曰：五藏之所生，变化之病形何如？岐伯答曰：先定其五色五脉之应，其病乃可别也。黄帝曰：色脉已定，别之奈何？岐伯曰：调其脉之缓、急、小、大、滑、涩，而病变定矣。

黄帝曰：调之奈何？岐伯答曰：脉急者，尺之皮肤亦急；脉缓者，尺之皮肤亦缓；脉小者，尺之皮肤亦减而少气；脉大者，尺之皮肤亦贲^[1]而起；脉滑者，尺之皮肤亦滑；脉涩者，尺之皮肤亦涩。凡此变者，有微有甚。故善调尺者，不待于寸，善调脉者，不待于色，能参合而行之者，可以为上工，上工十全九；行二者，为中工，中工十全七；行一者，为下工，下工十全六。

【注释】

[1] 贲（fèn）：高起之意。

【译文】

黄帝问岐伯：我听说观察病人气色即知病情的，称为明；按切脉象而知病情的，称为神；询问病情后知病之所在的，称为工。我想听一听为什么察色、切脉、问病情，即可知道疾病之所在呢？岐伯回答说：因为疾病的变化都要相应地反映在气色、脉象以及自肘至腕的皮肤上，其关系就像用木槌击鼓，随即发生声响一样密切，诊病不能不参色脉。这就像本和末，根和叶的关系，树根死了，树叶自然枯萎。病人的色泽和脉象与身体的变化是一致的。因此，在察色、切脉、诊尺肤三方面，能掌握其中之一的，可称为工，掌握其中之二的，可称为神，三方面皆知且配合一起应用的，可称为神而明的医生了。

黄帝说：关于色脉，希望你详细解释。岐伯回答说：病出现青色，其脉象应弦；出现红色，脉象应钩；出现黄色，其脉象应是软而缓的代脉；出现白色，其脉象应浮；出现黑色，其脉象应沉。以上为色脉相应的现象。如色脉不相符合，而反得相乘之脉，如肝病见肺之浮脉，肺病见心之钩脉，为相胜之脉，其病危笃。若肝病得肾脉、心病得肝脉，为相生之脉，其病愈后良好。

黄帝问岐伯：五脏所主的疾病，以及其病情变化和所表现的形态是怎样的？岐伯说：先弄清五色和五脉的相对应关系，就可以辨别疾病了。黄帝问：气色和脉象确定后，怎么能辨别病情呢？岐伯说：只要诊察出脉的缓急、大小、滑涩等情况，就可确定病情的变化了。

黄帝说：怎样诊察脉象和尺肤的变化呢？岐伯回答说：脉急促的，尺部皮肤也必见紧急；脉徐缓的，尺部皮肤也必见弛缓；脉象小的，尺部的皮肤也瘦薄；脉象大的，尺部的皮肤也充实丰盛；脉象滑的，尺部的皮肤亦滑润；脉象涩的，尺部的皮肤亦枯而不泽。以上变化，有的不明显，有的明显。所以，善于诊察尺肤的医生，有时可不诊寸口脉；善于诊察脉象的医生，有时也可不望色。能将色、脉、尺肤三者结合起来诊察的，可称为高明的医生，高明的医生十个病人可治好九个；能运用两种方法诊察疾病的，称为中等医生，中等医生十个病人可治好七个；仅能用一种方法诊察疾病的，称为下等医生，下等医生十个病人只能治好六个。

【原文】

黄帝曰：请问脉之缓、急、小、大、滑、涩之病形何如？岐伯曰：臣请言五藏之病变也。心脉急甚者为瘛疭[1]；微急为心痛引背，食不下。缓甚为狂笑；微缓为伏梁[2]，在心下，上下行，时唾血。大甚为喉吤[3]；微大为心痹引背，善泪出。小甚为善哕，微小为消瘅；滑甚为善渴；微滑为心疝引脐，小腹鸣。涩甚为瘖；微涩为血溢，维厥[4]，耳鸣，颠疾。

【注释】

[1] 瘛疭：手足抽搐之意。

　[2]伏梁：腹部包块，突起大如臂，如伏在心下至脐的横梁。

　[3]喉吤：喉中如有物阻塞。

　[4]维厥：维，指四维，此指四肢。维厥，即四肢厥逆。

【译文】

　　黄帝说：请问脉象的缓、急、小、大、滑、涩主何病证？岐伯说：请允许我从以上六脉见于五脏的疾病来说明。心脉急甚的，会出现手足抽搐现象；微急的，见心痛牵及脊背，饮食不下。心脉缓甚的，会出现神不安而狂笑不止；微缓的，会出现腹部积聚，其气或上行，或下行，有时唾血。心脉大甚的，会出现喉中如有物梗塞；微大的，会出现心痹，牵引脊背，时流泪。心脉小甚的，会出现干呕；微小的，会出现消瘅病。心脉滑甚的，会出现善渴；微滑的，会出现心疝，牵引其腹且肠鸣。心脉涩甚，会出现音哑不能言；微涩的，会出现吐血、衄血、四肢厥逆，以及耳鸣和头部疾患。

【原文】

　　肺脉急甚为癫疾；微急为肺寒热，怠惰，咳唾血，引腰背胸，若鼻息肉不通。缓甚为多汗；微缓为痿瘘，偏风[1]，头以下汗出不可止。大甚为胫肿；微大为肺痹引胸背，起恶日光。小甚为泄，微小为消瘅。滑甚为息贲[2]上气，微滑为上下出血。涩甚为呕血；微涩为鼠瘘，在颈支腋之间，下不胜其上，其应瘰矣。

【注释】

　　[1]偏风：偏，《黄帝内经·太素》卷十五及《千金》卷

十七第一均作"漏"，疑形近而误，应据改。

[2]息贲：喘急之意，肺之积聚所致。

【译文】

肺脉急甚的，会出现癫疾；微急的，会出现寒热，倦怠乏力，咳而唾血，牵引腰背胸部疼痛，若鼻中有息肉则阻塞不通。肺脉缓甚的，会出现多汗；微缓的，会出现痿、瘘、漏风，头部以下汗出不止。肺脉大甚的，会出现足胫部肿胀；微大的，会出现肺痹，牵引胸背作痛，怕见日光。肺脉小甚的，会发生泄泻；微小的，会出现消瘅病。肺脉滑甚的，会出现喘息；微滑的，会出现口鼻及前后阴出血。肺脉涩甚的，会出现呕血；微涩的，会出现鼠瘘，多生于颈部或腋下。下肢虚而上肢重，相应的四肢时觉酸软无力。

【原文】

肝脉急甚者为恶言；微急为肥气[1]，在胁下若覆杯。缓甚为善呕，微缓为水瘕痹也[2]。大甚为内痈，善呕衄；微大为肝痹[3]阴缩，咳引小腹。小甚为多饮，微小为消瘅。滑甚为癀疝[4]，微滑为遗溺。涩甚为溢饮，微涩为瘛挛筋痹[5]。

【注释】

[1]肥气：为左胁下有肿块突起，状如复杯，日久则咳嗽喘逆。

[2]水瘕痹：为水积胸下，结聚成形而痹阻不通，小便不利。

[3]肝痹：为肝气郁于内所致夜卧则惊，多饮，小便数，腹

部胀大的病证。

[4]㿗疝：为七疝之一，症见阴囊肿大。

[6]筋痹：为痹证之一，多发于春季。

【译文】

肝脉急甚的，会出现易怒而言恶；微急，为肥气病在胁下而积，状如扣着的杯子一样；缓甚，会出现时有呕吐；微缓的，会出现饮溢为水，或水聚为痹。肝脉大甚的，会出现内生痈肿，时常呕吐，鼻出血；微大为肝痹，阴器收缩，咳而牵引少腹部作痛；小甚，可见渴而多饮；微小可见于消谷善饥、肌肉消瘦之消瘅病。肝脉滑甚的，可见阴囊肿大；微滑的，可见于遗尿证；涩甚，可见痰饮；微涩，可见筋脉抽搐挛急。

【原文】

脾脉急甚为瘛疭；微急为膈中[1]，食饮入而还出，后沃[2]沫。缓甚为痿厥[3]；微缓为风痿，四肢不用，心慧然若无病。大甚为击仆；微大为疝气[4]，腹里大脓血，在肠胃之外。小甚为寒热，微小为消瘅。滑甚为㿉癃[5]，微滑为虫毒蛕蝎[6]腹热。涩甚为肠㿉；微涩为内㿉[7]，多下脓血。

【注释】

[1]膈中：为肝邪乘脾，脾失健运所致，食入反出为其主证。

[2]沃：《太素》《甲乙》作"涎"。形近而误。

[3]痿厥：指四肢痿弱甚至不能随意运动之痿证。

[4]疝气：应为"痞气"。《难经·五十六难》云："脾之积曰痞气，在胃脘，覆大如盘，久不愈，令人四肢不收，发黄疸，

饮食不为肌肤。"可从。

[5]癀癃：为阴囊肿大而小便不通的病证。

[6]虫毒蛕(huí)蝎：指肠道寄生虫。蛕与蚘、蛔同，即蛔虫。蝎为木虫、蠹虫。

[7]内瘑：指肠内溃破，下利脓血的病证。

【译文】

脾脉急甚的可出现手足抽搐；微急的，食入而复吐出，之后又吐出涎沫。脾脉缓甚的，可见四肢痿软无力；微缓的，可见风痿，四肢活动不灵便，但神志清晰就像没病一样。脾脉大甚的，会出现猝然昏仆；微大，会见脾之积的痞气病，腹胀，若湿热壅滞必有脓血在肠胃之外。脾脉小甚，可见寒热往来；微小为肌肉消瘦。脾脉滑甚，可见阴囊肿大，小便不利；微滑，可见各种虫病，腹中有热感。脾脉涩甚，可见直肠脱出之病；微涩，可见肠内溃破，下痢脓血。

【原文】

肾脉急甚为骨癫疾[1]；微急为沉厥[2]奔豚[3]，足不收，不得前后。缓甚为折脊；微缓为洞[4]，洞者，食不化，下嗌[5]还[6]出。大甚为阴痿；微大为石水[7]，起脐以下至小腹腄腄然[8]，上至胃脘，死不治。小甚为洞泄，微小为消瘅。滑甚为癃瘑；微滑为骨痿，坐不能起，起则目无所见。涩甚为大痈，微涩为不月[9]沉痔[10]。

【注释】

[1]骨癫疾：指病邪深在骨的癫证。有汗出烦闷、呕吐涎沫

等症状。

　　[2]沉厥：为下肢沉重厥冷之证。杨上善云："微急者，肾冷发沉厥之病，足脚沉重逆冷不收。"

　　[3]奔豚：为肾之积。发自少腹，上至心下，状如豚奔，或上或下，疼痛难忍。

　　[4]洞：《说文》："洞，疾流也。"指较急重的泄泻。

　　[5]嗌（yì）：原指咽喉，此应为消化道。

　　[6]还：返回之意。如张介宾注："还，复也。"

　　[7]石水：水肿病的一种，由阴盛阳衰、水气内聚所致。见水肿、腹满、脉沉等症状。

　　[8]腄（chuì）腄然：腹大胀满之貌。

　　[9]不月：为月经闭止之意。

　　[10]沉痔：经久不愈之痔。

【译文】

　　肾脉急甚，是病邪入于骨的骨癫疾；微急，是肾阳虚衰所致，故下肢沉重厥冷，厥气上逆则出现肾积奔豚，足难伸曲，大小便不通。肾脉缓甚，乃肾阴不足，可见腰背疼痛如折；微缓，则见命门火衰的洞泄，或见食物下咽之后急速吐出。肾脉大甚，为命门火衰而致的阳痿；微大为石水，症见从脐往下至少腹肿满，且有重坠之感。若肿满上达于胃脘部，则为水反侮土，故病情危重。肾脉小甚，则为命门火衰竭致泄利无度的洞泄；微小，会出现以肾阴亏虚为主的消瘅病。肾脉滑甚，会出现小便癃闭，阴囊肿大；微滑的，会出现骨痿，坐下起不来，起则眩晕，目不能视。肾脉涩甚，可发大痈；微涩，可见妇女月经不调、甚至闭经，及日久不愈之内痔等病。

【原文】

黄帝曰：病之六变[1]者，刺之奈何？岐伯答曰：诸急者多寒；缓者多热；大者多气少血；小者血气皆少；滑者阳气盛，微有热；涩者多血少气，微有寒。是故刺急者，深内[2]而久留之。刺缓者，浅内而疾发针，以去其热。刺大者，微泻其气，无出其血。刺滑者，疾发针而浅内之，以泻其阳气而去其热。刺涩者，必中其脉，随其逆顺而久留之，必先按而循之，已发针，疾按其痏[3]，无令其血出，以和其脉。诸小者，阴阳形气俱不足，勿取以针，而调以甘药[4]也。

【注释】

[1] 六变：急、缓、大、小、滑、涩六种脉象，代表内脏的六种病变。

[2] 内：同"纳"。在此做刺入解。

[3] 痏（wěi）：针孔。

[4] 甘药：指具有健脾和胃的甘温之药。

【译文】

黄帝说：对五脏病所现的六种不同脉象，应分别采取什么刺法呢？岐伯回答说：凡脉见紧急的多属于寒，脉象缓的多属于热，脉象大的多属于阳气有余而阴血不足，脉象小的多属阳虚阴衰、气血皆少，脉象滑的多属阳气盛而微有热，脉象涩的多属于血瘀阳气虚少而微有寒。所以，用针刺治疗时，刺急脉的病变，应深刺而久留。刺缓脉的病变，应浅刺而速出针，以去其热。刺大脉的病变，应略微泻其气，不使出血。刺滑脉的病变，亦应浅刺而速出针，以泻其阳气，去其热邪。刺涩脉的病变，必须刺中经脉，随气行逆顺方向行针，留针时间长一点，这就要求事先按着经脉走行认真取穴，拔针后以手急按针孔，不使出血，以调和气血经脉。凡是脉象小的，阴阳气血俱不足，不适合用针刺，而应用健脾和胃之甘温药来调治。

【原文】

黄帝曰：余闻五藏六府之气，荥输所入为合，令何道从入，入安连过，愿闻其故。岐伯答曰：此阳脉之别入于内，属于府者也。黄帝曰：荥输与合，各有名乎？岐伯答曰：荥输治外经，合治内府。黄帝曰：治内府奈何？岐伯曰：取之于合。黄帝曰：合各有名乎？岐伯答曰：胃合于三里，大肠合入于巨虚上廉，小肠合入于巨虚下廉，三焦合入于委阳，膀胱合入于委中央[1]，胆合入于阳陵泉。

黄帝曰：取之奈何？岐伯答曰：取之三里者，低跗；取之巨虚者，举足；取之委阳者，屈伸而索之；委中者，屈而取之；阳陵泉者，正竖膝予之齐下至委阳[2]之阳取之；取诸外经者，揄申而从之[3]。

【注释】

[1] 央：据《太素》卷十一《府病合俞》当删，则与下文合。

[2] 委阳：此为委中之误。

[3] 揄申而从之：《类经》注："揄，引也；申，明也。"意为应做出明确判断，方可从而治之。

【译文】

黄帝说：我听说五脏六腑的经气，均出于井，流注于荥、输、原、经、合各穴，最后注入的是合穴，其是从哪一条通路进入合穴的，在进入时与经脉有怎样的关系？愿听你讲讲其中的道理。岐伯回答说：这是因为手足各阳经，均由别络而入，向内连属于六腑。黄帝说：荥输和合穴各有自己的名称和治疗部位吧？岐伯回答说：荥、输穴可治外部经脉的病，合穴可治内部脏腑的病。黄帝说：如何治疗内部脏腑的病呢？岐伯说：主要应取三阴三阳各经的合穴。黄帝说：合穴都有它的名称吗？岐伯回答说：胃经的合穴是本经的足三里，大肠的合穴是下肢胃经的上巨虚穴，小肠的合穴是下肢胃经的下巨虚穴，三焦的合穴是下肢膀胱经的委阳穴，膀胱经的合穴是本经的委中，胆经的合穴是本经的阳陵泉穴。

黄帝说：怎样取这些合穴呢？岐伯回答说：足三里穴，是要正坐屈膝低其足背而取之；巨虚要举足取之；委阳穴应屈伸下肢，认真取之；委中穴应屈膝取之；阳陵泉穴，应正身坐位，竖起小腿垂直，按取委中之外廉腓骨小头之前下部取之。而浅表各经脉的荥输各穴，也应正确判断各穴所在部位，然后进行针刺。

【原文】

黄帝曰：愿闻六府之病。岐伯答曰：面热者足阳明病，鱼络血[1]者手阳明病，两跗之上脉竖陷[2]者足阳明病，此胃脉也。

大肠病者，肠中切痛而鸣濯濯[3]，冬日重感于寒即泄，当脐而痛，不能久立，与胃同候，取巨虚上廉。

胃病者，腹䐜胀，胃脘当心而痛，上支两胁，膈咽不通，食饮不下，取之三里也。

小肠病者，小腹痛，腰脊控睾而痛，时窘之后，当耳前热，若寒甚，若独肩上热甚，及手小指次指之间热，若脉陷者，此其候也，手太阳病也，取之巨虚下廉。

三焦病者，腹气满，小腹尤坚，不得小便，窘急，溢则水，留即为胀，候在足太阳之外大络，大络在太阳少阳之间，亦见于脉，取委阳。

膀胱病者，小腹偏肿而痛，以手按之，即欲小便而不得，肩上热，若脉陷，及足小指外廉及胫踝后皆热，若脉陷，取委中央。

胆病者，善太息[4]，口苦，呕宿汁，心下澹澹[5]，恐人将捕之，嗌中吤吤[6]然，数唾，在足少阳之本末，亦视其脉之陷下者灸之，其寒热者取阳陵泉。

黄帝曰：刺之有道乎？岐伯答曰：刺此者，必中气穴[7]，无中肉节[8]，中气穴则针游于巷[9]，中肉节即皮肤痛。补泻反则病益笃。中筋则筋缓，邪气不出，与其真相搏，乱而不去，反还内著[10]。用针不审，以顺为逆也。

【注释】

[1]鱼络血：指掌上鱼际部血络郁滞不通，或有斑点。

[2]竖陷："竖"乃"坚"字之误，坚即坚实之意，陷乃虚弱之意。

[3]濯（zhuó）濯：水在肠间流动的声音。

[4]太息：为深长呼吸之意。

[5]澹：澹与"儋"通，动之意。

[6]吤吤：喉中有异物感。

[7]气穴：泛指全身所有的腧穴。

[8]肉节：肌肉骨节相连之处。

[9]针游于巷：巷乃街巷，此指经脉的通路；游乃游行，此

指经脉之气流动。全句为针刺时，沿着经脉循行的通路上有酸、麻、胀、重的感觉。

[10] 反还内著：邪气未去，反与真气在内相搏。

【译文】

黄帝说：愿听你讲述六腑病变的情况。岐伯回答说：面部有热的，为足阳明胃经的病变；在手鱼际部的络脉有瘀血现象的，为手阳明大肠经的病变；两足背上的冲阳脉若出现坚实或虚弱的现象，便知是足阳明经有病变，此为胃经走行之脉。

大肠病的症状，为肠中阵阵剧痛，水走肠间而流动有声，逢冬天寒冷季节，若再感受寒邪，会引起腹泻，脐部作痛，疼痛难忍，不能久立。因大肠与胃为手足阳明经的关系，还会出现与胃经病变相同的症状，治疗应取上巨虚。

胃病症状，为腹部胀满，属胃脘的心窝部疼痛，其痛势冲逆而上，支撑两胁及胸膈，咽喉膈间气滞不通，饮食难进，治取足阳明胃经的足三里穴而刺。

小肠病的症状，为小腹部疼痛，腰脊引睾丸疼痛，并有大便窘迫之感，或耳前发热，或耳前发冷，或肩上热甚，以及手小指、无名指间发热。如脉象陷而不起，说明手太阳小肠经有病变。针刺时可取本经合穴，即足阳明胃经的下巨虚穴进行治疗。

三焦病的症状，为腹胀满，小腹部尤为坚实，有尿意窘迫但小便不通，水溢于皮肤之间，即成为水胀病。诊察此病时，要在足太阳经外侧之大络观察。大络在足太阳之外、足少阳之后，出于腘中央的委阳穴。

膀胱病的症状，为小腹部偏肿而又疼痛，用手按揉痛处，有尿意但又尿不出来，肩背处发热，如果脉陷而不起，足小趾外侧、胫骨与足踝后都感觉热，治疗时可取委中穴。

胆病的症状，为时时长出气，口苦，呕出有胆汁的苦水，心悸不安，总感觉像有人要逮捕他一样，咽喉如有物梗塞之感，吐之不出，咽之不入，经常唾涎沫。这些都属于足少阳经脉的病。如脉陷而不起，可用灸法；若有寒热往来的症状，当取阳陵泉来治疗。

黄帝说：针刺上述穴位，有一定法则吗？岐伯回答说：针刺时必须刺准穴位，绝不可刺入皮肉关节相连处。刺准了穴位后，如针游于巷，经络易通畅，针感易至。如取穴不正确而刺入肉节之处，则皮肤必痛。如误用补泻，则病候加重。若误刺于筋，则筋被伤而弛缓，邪气未去，反与真气相搏结，留着于体内。这都是用针时不审慎，不明顺逆之理的结果。

根结第五法音

【篇解】

根结，指经脉的根结部位及穴位。一般来说，根穴在四肢的末端，结穴在头面躯干。因本篇介绍了三阴三阳经脉的根结部位及穴位，故篇名曰"根结"。

全篇论述了三阴三阳经脉的根结部位，以及开、阖、枢的作用、所主病证。讨论了手足三阳经根、溜、注、入的穴位。阐释了脉动五十而代的缘由。说明了由于人的体质不同，故针刺方法也异的道理。

篇中经脉根结及开阖枢的理论是《内经》经脉理论的重要内容之一，它强调了根结穴位及开、阖、枢在经脉之气运行中所起的重要作用。篇中五十而代的脉诊理论及因人制宜的针制方法对临床治疗具有指导意义。

【原文】

岐伯曰：天地相感，寒暖相移，阴阳之道，孰少孰多？阴道偶，阳道奇，发于春夏，阴气少，阳气多，阴阳不调，何补何泻？发于秋冬，阳气少，阴气多，阴气盛而阳气衰，故茎叶枯槁，湿雨下归，阴阳相移，何泻何补？奇邪离经[1]，不可胜数，不知根结[2]，五藏六府，折关败枢[3]，开合而走，阴阳大失，不可复取。九针之玄，要在终始[4]，故能知终始，一言而毕，不知终始，针道咸[5]绝。

【注释】

[1]奇邪离经：奇邪，即不正之气。离，有"罹"的意思，在此可理解为侵入。意言邪气入侵经脉。

[2]根结：经脉的根结部位及穴位。马莳注云："脉气所起为根，所归为结。"根，可理解为经脉之气所起；结，可理解为经脉之气所归。一般来说，根穴在四肢末端，结穴在头面躯干。

[3]折关败枢：即折败关枢。关，指开、阖。

[4]终始：张介宾注云："终始，本末也，即下文根结开合之义。又本经有终始篇，所载者皆针道，故不知终始，针道咸绝。"

[5]咸：全、都的意思。

【译文】

岐伯说：天地之气相互感应，使四时之气相互转移、替代，这都是阴阳变化规律所致，阴阳之气的盛衰变化也是很复杂的，偶数为阴，奇数为阳。若病发于春夏，因春夏阴气少，阳气多，其阴阳不协调的病变，在治疗时当根据自然界阴阳之气的多少来确定补泻原则。若病发于秋冬，因秋冬阳气少，阴气多，阴气偏盛而阳气偏衰，所以植物茎叶枯槁，湿雨之气不行，此时人阴阳失调的病变，在治疗时，也应当根据自然界阴阳之气的多少来确定补泻原则。邪气入侵经脉，所导致的病变数不胜数，若不明白根结的道理，则使五脏六腑经脉的开、阖、枢功能被折败，正气走泄，阴阳大伤，难以恢复。九针治病的道理虽很玄妙，但关键在于掌握经脉之气运行的终始起止。若能清楚这些，其复杂的道理，用一句话就可以概括全面；若不知经脉之气运行终始起止，针刺之道将全部亡失。

【原文】

太阳根于至阴，结于命门[1]，命门者目也。阳明根于厉兑，结于颡大[2]，颡大者钳耳也。少阳根于窍阴，结于窗笼[3]，窗笼者耳中[4]也。太阳为开[5]，阳明为阖[6]，少阳为枢[7]。故开折[8]则肉节渎[9]而暴病起矣，故暴病者取之太阳，视有余不足，渎者皮肉宛膲[10]而弱也。合折则气无所止息而痿疾起矣，故痿疾者取之阳阴，视有余不足，无所止息者，真气稽留[11]，邪气居之也。枢折即骨繇[12]而不安于地，故骨繇者取之少阳，视有余不足，骨繇者节缓而不收也，所谓骨繇者摇故也，当穷[13]其本也。

【注释】

[1]命门：指睛明穴。

[2]颡大：头维穴的别称。

[3]窗笼：原指窗户上的笼罩，在此喻人的耳朵。

[4]耳中：指听宫穴。

[5]太阳为开：指太阳为三阳之表，有主阳气而卫外的作用。

[6]阳明为阖：阖，本义指门扇。阳明为阖，指阳明有阻挡外邪的作用。

[7]少阳为枢：枢，本义指门枢。少阳为枢，指少阳有转输人体阴阳之气的作用。

[8]折：折损。

[9]渎：历代医家注释不一，《甲乙经》卷二第五作"溃

缓"。《太素》卷十作"痰"。根据前后文义，渎，在此可理解为
肌肉消瘦，肢体关节软弱。

[10] 宛膲：即皮肉消瘦干枯。膲，通"憔"，意为干枯。

[11] 真气稽留：指人体正气运行迟滞。

[12] 骨繇（yáo）：繇，通"摇"，动摇。指骨节弛缓不收，
摇动不定。

[13] 穷：穷究、推究的意思。

【译文】

足太阳经脉根起于足小趾的至阴穴，结于命门，命门就是
目内眦的睛明穴。足阳明经脉根起于足第二趾的厉兑穴，结于头
额角的头维穴，头维穴在耳朵的上方。足少阳经脉根起于足第四
趾的窍阴穴，结于窗笼，窗笼就是指耳前的听宫穴。太阳为三阳
之表，有主阳气和卫外的作用，故为开；阳明有阻挡外邪的作
用，故为合；少阳犹如枢纽，有转输人体阴阳之气的作用，故为
枢。所以，若太阳主开的功能失常，外邪入侵，则使人肌肉消
瘦，肢体关节软弱，发生急暴之病。因此，急暴之病在治疗时，
当取足太阳经的穴位，根据虚实进行补泻。渎，在此指皮肤肌肉
消瘦干枯而软弱。若阳明主阖的功能失常，则经气运行迟滞，筋
脉失养，发生肢体痿废不用的病证。因此，痿废不用的病证在治
疗时，当取足阳明经的穴位，根据虚实进行补泻。无所止息，就
是指正气运行迟滞，邪气侵留，发生痿疾。若少阳主枢的功能失
常，则使人骨节弛缓不收，摇动不定，下肢不能正常行走，因
此，骨繇这样的病证，在治疗时，当取足少阳经的穴位，根据虚
实进行补泻。骨繇，就是指肢体关节弛缓而不收的病证。治疗
时，应当推究致病的根源。

【原文】

太阴根于隐白，结于太仓[1]。少阴根于涌泉，结于廉泉。厥阴根于大敦，结于玉英，络于膻中。太阴为开[2]，厥阴为合[3]，少阴为枢[4]。故开折则仓廪[5]无所输膈洞[6]，膈洞者取之太阴，视有余不足，故开折者气不足而生病也。合折即气绝而喜悲，悲则取之厥阴，视有余不足。枢折则脉有所结而不通，不通者取之少阴，视有余不足，有结者皆取之不足。

【注释】

[1]太仓：指中脘穴。《甲乙经》卷三第十九曰："中脘，一名太仓。"

[2]太阴为开：指太阴为三阴之表，有主阴气而固里的作用，故太阴为开。

[3]厥阴为阖：指厥阴为三阴之里，有阻挡外邪的作用。

[4]少阴为枢：指少阴有转输人体阴阳之气的作用。

[5]仓廪：本义指贮藏粮食的仓库。脾胃为人身之仓廪，故仓廪在此指脾胃受纳腐熟水谷，吸收、运化水谷精微的作用。

[6]膈洞：指膈塞、洞泄两种病证。

【译文】

足太阴经脉根起于足大趾的隐白穴，结于腹部太仓。足少阴经脉根起于足底涌泉穴，结于舌下廉泉。足厥阴经脉根起于足大趾的大敦穴，结于胸部玉英穴，络于胸部膻中穴。太阴为三阴之表，有主阴气和固里的作用，故为开；厥阴为三阴之里，有阻挡外邪的作用，故为合；少阴犹如枢纽，有转输人体阴阳之气的作用，故为枢。所以，若太阴主开的功能失常，则中焦脾胃受纳水谷及运化功能失常，使人发生膈塞不能食及洞泄，发生这样的病证，在治疗时当取足太阴脾经的穴位，根据虚实进行补泻。太阴主开的功能失常所发生的病变，都是由于中焦阳气不足所致。若厥阴主阖的功能失常，则使人肝气竭绝，善悲，这样的病证在治疗时，当取足厥阴肝经的穴位，根据虚实进行补泻。若少阴主枢的功能失常，则肾脉郁结不通，发生这样的病证，在治疗时，当取足少阴肾经的穴位，根据有余不足进行补泻。一般来说，肾脉郁结的病证，大都是正气不足，故一般均采用补法。

【原文】

足太阳根于至阴，溜[1]于京骨，注[2]于昆仑，入于天柱、飞扬也。足少阳根于窍阴，溜于丘墟，注于阳辅，入于天容[3]、光明也。足阳明根于厉兑，溜于冲阳，注于下陵，入于人迎、丰隆也。手太阳根于少泽，溜于阳谷，注于少[4]海，入于天窗、支正也。手少阳根于关冲，溜于阳池，注于支沟，入于天牖、外关也。手阳明根于商阳，溜于合谷，注于阳溪，入于扶突、偏历也。此所谓十二经者，盛络皆当取之。

【注释】

[1] 溜：《甲乙经》卷二第五、《太素》卷十均作"流"，可从。又张介宾注："急流曰溜。"

[2] 注：灌注的意思。

[3] 天容：诸注不一。杨上善仍作"天容"。《甲乙经》卷二第五校语云："天容疑误"。马莳、张介宾等认为当作"天冲"。可

从马、张注。

[4]少：应据《甲乙经》改为"小"。

【译文】

足太阳经脉根起于至阴（井穴），流于京骨（原穴），注于昆仑（经穴），入于天柱和飞扬（络穴）。足少阳经脉根起于窍阴（井穴），流于丘墟（原穴），注于阳辅（经穴），入于天冲和光明（络穴）。足阳明经脉根起于厉兑（井穴），流于冲阳（原穴），注于解溪（经穴），入于人迎和丰隆（络穴）。手太阳经脉根起于少泽（井穴），流于阳谷（经穴），注于小海（合穴），入于天窗和支正（络穴）。手少阳经脉根起于关冲（井穴），流于阳池（原穴），注于支沟（经穴），入于天牖和外关（络穴）。手阳明经脉根起于商阳（井穴），流于合谷（原穴），注于阳溪（经穴），入于扶突和偏历（络穴）。这就是十二经脉根、流、注、入的具体穴位，凡络脉因邪气盛而充盈的都应当用泻法酌情选刺上述这些穴位。

【原文】

一日一夜五十营[1]，以营五藏之精，不应数[2]者，名曰狂生[3]。所谓五十营者，五藏皆受气。持其脉口，数其至也，五十动而不一代[4]者，五藏皆受气；四十动一代者，一藏无气；三十动一代者，二藏无气；二十动一代者，三藏无气；十动一代者，四藏无气；不满十动一代者，五藏无气。予之短期[5]，要在终始。所谓五十动而不一代者，以为常也，以知五藏之期。予之短期者，乍数乍疎也。

【注释】

[1]一日一夜五十营：指经脉之气一日一夜在人身运行五十周次。

[2]不应数：指经气一昼夜在体内运行不是五十周次。

[3]狂生：指生病。《后汉书·张衡传》注："狂，疾也。"张介宾注："狂犹妄也，言虽生，未可必也。"

[4]代：指代脉。即脉来一止，止有定数，良久方来。因脏气衰微所致。

[5]短期：指死期。

【译文】

经脉之气一日一夜在人身运行五十周次，营运五脏精气。若其运行不是五十周次，就会生病，叫作狂生。所说的五十营，就是通过经脉之气的运行，使五脏都得到精气的滋养，这些情况可以从脉搏动的次数和脉象上表现出来。若脉搏动五十次而没有歇止，则说明五脏都得到精气滋养，功能都正常；若脉搏动四十次而有一次歇止，说明有一脏功能失常；若脉搏动三十次而有一次歇止，说明有三脏功能失常；若脉搏动十次就有一次歇止，说明有四脏功能失常；若脉搏动不满十次就有一次歇止，说明五脏功能均失常。因此，若想通过脉象歇止的情况来预测死期，关键是要掌握经脉运行的终始。脉搏动五十次而没有歇止，是正常的脉象，可通过脉搏的歇止情况来测知内里五脏功能是否正常。在短期内死亡的，其脉的搏动是忽快忽慢。

【原文】

黄帝曰：逆顺五体[1]者，言人骨节之小大，肉之坚脆，皮之厚薄，血之清浊，气之滑涩，脉之长短，血之多少，经络之数，余已知之矣，此皆布衣匹夫之士也。夫王公大人，血食之君，身体柔脆，肌肉软弱，血气慓悍[2]滑利，其刺之徐疾浅深多少，可得同之乎？岐伯答曰：膏粱[3]菽藿[4]之味，何可同也。气滑即出疾，其气涩则出迟，气悍则针小而入浅，气涩则针大而入深，深则欲留，浅则欲疾。以此观之，刺布衣者深以留之，刺大人者微以徐之，此皆因气慓悍滑利也。

【注释】

[1]逆顺五体：刘衡如《灵枢经校勘本》认为此为《灵枢》第三十八篇篇名，即今之《灵枢·顺逆肥瘦》篇。可从。

[2]慓悍：慓，急也，悍，勇也。慓悍，形容气血运行迅疾勇猛。

[3]膏粱：膏，脂膏类食物。粱，通"粱"，指精细的食物。

[4]菽藿：指豆类。藿，豆叶。

【译文】

黄帝说：《逆顺五体》篇上说，人的骨节有大有小，肌肉有坚有脆，皮肤有厚有薄，血液有清有浊，气行有滑有涩，经脉有长有短，营血有多有少，以及经络之数，这些我都已知道，这指的都是普通百姓，而王公大人们，因多食肥甘，故身体柔脆，肌肉软弱，血气慓悍滑利，在针刺时，进针的快慢浅深与普通百姓一样吗？岐伯回答：饮食肥甘厚味、精细食物之人与饮食粗粮豆叶之人的体质完全不同，在针刺治疗上怎么能相同呢。气滑者当快出针，气涩者当慢出针；气行快而得气快的，当用小针浅刺；气涩的，当用大针深刺，并且要留针；若浅刺，出针宜快。以此看来，针刺普通百姓，当深刺且宜留针；针刺王公大人，当用细针轻刺，这是因为这种人气行慓悍滑利，感觉敏感。

【原文】

黄帝曰：形气之逆顺奈何？岐伯曰：形气[1]不足，病气有余，是邪胜也，急泻之。形气有余，病气不足，急补之。形气不足，病气不足，此阴阳气俱不足也，不可刺之，刺之则重[2]不足，重不足则阴阳俱竭，血气皆尽，五藏空虚，筋骨髓枯，老者绝灭，壮者不复矣。形气有余，病气有余，此谓阴阳俱有余也，急泻其邪，调其虚实。故曰有余者泻之，不足者补之，此之谓也。

【注释】

[1] 形气：形，指形体肌肉；气，指神气。形气，在此指表现于外的症状。

[2] 重：更加的意思。

【译文】

黄帝问：对于形气有余不足的病证，应当怎样针刺呢？岐伯说：形气不足，但病证属实证的，说明邪气盛，当急泻邪气。形气虽有余，但其病证属虚证的，当用补法。形气不足，其病证表现亦属虚证的，此为阴阳表里俱虚，不能施用针刺法，若妄刺之，则使其更虚，甚至阴阳俱竭，血气皆竭，五脏空虚，精髓枯

竭，筋骨失养，老年人则死亡，青壮年人也很难恢复。形气有
余，其病证表现亦属实证的，这是阴阳表里俱有余，应当急泻其
邪，调其虚实。所以说，有余为实证，当用泻法；不足为虚证，
当用补法，就是这个道理。

【原文】

故曰刺不知逆顺，真邪相搏，满而补之，则阴阳四溢，肠
胃充郭，肝肺内膜，阴阳相错。虚而泻之，则经脉空虚，血气竭
枯，肠胃偏辟[1]，皮肤薄著，毛腠夭膲，予之死期。故曰用针之
要，在于知调阴与阳，调阴与阳，精气乃光，合形与气，使神内
藏。故曰上工平气[2]，中工乱脉[3]，下工绝气危生。故曰下工[4]
不可不慎也。必审五藏变化之病，五脉之应，经络之实虚，皮之
柔粗，而后取之也。

【注释】

[1] 偏（niè）：通"偃"。偏辟，松弛无力。

[2] 平气：调整阴阳，使之达到相对的平衡状态。

[3] 乱脉：扰乱脉中气血。

[4] 故曰下工：《甲乙经》卷五第六无此句。可从。

【译文】

因此，针刺时若不知形气的逆顺，补泻之法用反，则正气与
邪气相互搏结。如实证误用补法，则阴阳过盛，肠胃充气胀满，
肝肺内胀，阴阳之气严重错乱。如虚证误用泻法，则经脉空虚，
血气枯竭，肠胃蠕动松弛无力，皮肤肌肉干枯消瘦，毛发焦枯，
腠理枯涸，不久就会死亡。因此，用针治疗疾病的关键，在于知

道调整阴与阳，若阴阳调整平衡，则精与气的功能就正常，形与气相适应，神气内藏。所以说，医术高明的医生懂得平衡阴阳之气，医术不高明的医生可使经脉之气紊乱，医术低劣的医生可使人气绝丧命，一定要慎重啊！诊察疾病时，一定要详审五脏功能的异常变化，五脏之脉象变化，以及经络之气的虚实，皮肤的柔粗，而后才能根据虚实进行针刺补泻。

寿夭刚柔第六法律

【篇解】

寿夭，指人寿命的长短。刚柔，指人体质的强弱。因本篇论述了体质刚柔与寿夭的密切关系，故篇名曰"寿夭刚柔"。

全篇论述了人体脏腑的阴阳属性，以及病在阴阳的针刺部位。讨论了形病、脏病的痊愈日期及形脏先后病的针刺日数。说明了因形有缓急、气有盛衰、骨有大小、肉有坚脆、皮有厚薄，故其阴阳刚柔寿夭各不同。解释了刺三变的含义、适应证及刺法，治寒痹的方药及具体应用方法。

本篇认为，由于人的先天禀赋不同，故体质有刚柔强弱之异及寿命有长短之别，感受邪气后发生的疾病及病之轻重也有差异，这是《内经》发病学的基本观点之一，对于临床诊治疾病时因人而异、辨证论治具有重要的指导意义。篇中的寒痹熨法是《内经》十三方之一，其制作方法虽然比较繁索，但是其理法对临床治疗寒痹证具有实用价值。

【原文】

黄帝问于少师曰：余闻人之生也，有刚有柔，有弱有强，有短有长，有阴有阳，愿闻其方。少师答曰：阴中有阴，阳中有阳，审知阴阳，刺之有方，得病所始，刺之有理，谨度[1]病端，与时相应，内合于五藏六府，外合于筋骨皮肤。是故内有阴阳，外亦有阴阳。在内者，五藏为阴，六府为阳；在外者，筋骨为阴，皮肤为阳。

【注释】

[1] 度：揣度的意思。

【译文】

黄帝问于少师说：我听说人先天禀赋各不同，有刚有柔，有弱有强，有短有长，有阴有阳，愿听你讲讲其中的道理。少师回答说：人体上下表里内外可以用阳阳来划分，并且，阴阳之中还有阴阳可分，即阴中还有阴，阳中还有阳，详审并掌握阴阳的可分性及阴阳的变化规律，针刺治疗时，才能有一定的法则可遵循。疾病的发生或始于阴，或始于阳，并且与四时气候变化关系密切，邪气或内舍于五脏六腑，或外侵于筋骨皮肤。人体内部有阴阳可分，外部也有阴阳可分。人体内部属阴，但五脏为阴中之阴，六腑为阴中之阳；人体外部属阳，但筋骨为阳中之阴，皮肤为阳中之阳。

【原文】

故曰病在阴之阴者，刺阴之荥输；病在阳之阳者，刺阳之合；病在阳之阴者，刺阴之经；病在阴之阳者，刺络脉[1]。故曰病在阳者命曰风，病在阴者命曰痹，阴阳俱病命曰风痹。病有形而不痛者，阳之类也；无形而痛者，阴之类也。无形而痛者，其阳完[2]而阴伤之也，急治其阴，无攻其阳；有形而不痛者，其阴完[3]而阳伤之也，急治其阳，无攻其阴。阴阳俱动，乍有形，乍无形，加以烦心，命曰阴胜其阳，此谓不表不里，其形不久。

【注释】

[1]络脉：指阳经的络穴。

[2]阳完：阳分尚未受病。

[3]阴完：阴分尚未受病。

【译文】

所以说，病在阴中之阴的，应当针刺阴经的荥穴和输穴；病在阳中之阳的，应当针刺阳经的合穴；病在阳中之阴的，应当针刺阴经的经穴；病在阴中之阳的，应当针刺阳经的络穴。因此，病在阳经的叫作风，病在阴经的叫作痹，阴阳之经俱病的叫作风痹。若病在表，有形可见且不痛，为筋骨皮肤的病变，属阳；若病在里，其形态变化不易察见，且疼痛的，为脏腑病变，属阴。其形态变化不易察见且疼痛的，是阴分病变，而阳分尚完好，治疗时当急治阴分而不要攻其阳分；体表病变有形态变化，但不疼痛的，是阳分病变，而阴分尚完好，治疗时当急治阳分，不要攻其阴分。若阴分阳分都有变动，其形态变化或发生在体表阳分，或发生在内里阴分，若再出现烦躁不安，说明阴阳俱伤，阴病甚于阳，这即是不表不里之证，治疗困难，容易死亡。

【原文】

黄帝问于伯高曰：余闻形气病之先后，外内之应奈何？伯高答曰：风寒伤形，忧恐忿怒伤气。气伤藏，乃病藏；寒伤形，乃应形；风伤筋脉，筋脉乃应。此形气外内之相应也。

黄帝曰：刺之奈何？伯高答曰：病九日者，三刺而已。病一月者，十刺而已。多少远近，以此衰之[1]。久痹不去身者，视其血络，尽出其血。黄帝曰：外内之病，难易之治奈何？伯高答曰：形先病而未入藏者，刺之半其日[2]；藏先病而形乃应者，刺之倍其日[3]。此外内难易之应也。

【注释】

[1]以此衰（cuī）之：言以病三天针刺一次作为标准，根据发病的日数，来决定其病的针刺次数。衰，有等差的意思。

[2]刺之半其日：针刺的次数，是原定标准的一半。

[3]刺之倍其日：针刺的次数，是原定标准的倍数。

【译文】

黄帝问伯高：我听说形病和脏病有先现和后病之分，外邪与发病的关系是怎样的呢？伯高回答说：风寒等六淫邪气伤人的体表，忧恐忿怒等情志不遂使内脏功能失调。内脏功能失调，则伤脏，发生内脏病变；外感寒邪，首先伤害人的形体，发生体表皮肤的病变；外感风邪，首先伤害人体的筋脉，发生筋脉的病变。这就是人体形气与外内邪气相应的一般发病规律。

黄帝问：针刺的原则是什么呢？伯高回答说：其原则是病九天的，当针刺三次，疾病即可痊愈。病一个月的，当针刺十次，疾病即可痊愈。发病天数的远近及针刺次数的多少，都以此为标准来推算。痹病日久不愈的，当视察其有瘀血的脉络，尽量将瘀血全部祛除。黄帝问：人体体表与内脏的病变，怎样知道其难治、易治呢？伯高回答说：形体先病，而尚未传入内脏的，针刺的次数减半即可；若内脏先病，使外之形体也发生相应改变的，针刺的次数应当加倍。即外在形体与内脏发病有先后内外不同，故针刺治疗也有难易之别。

【原文】

黄帝问于伯高曰：余闻形有缓急，气有盛衰，骨有大小，肉有坚脆，皮有厚薄，其以立寿夭奈何？伯高答曰：形与气相任[1]则寿，不相任则夭。皮与肉相果[2]则寿，不相果则夭。血气经络胜形则寿[3]，不胜形则夭。

黄帝曰：何谓形之缓急？伯高答曰：形充而皮肤缓[4]者则寿，形充而皮肤急[5]者则夭。形充而脉坚大者顺也，形充而脉小以弱者气衰，衰则危矣。若形充而颧不起者骨小，骨小则夭矣。形充而大肉䐃坚而有分者肉坚，肉坚则寿矣；形充而大肉无分理不坚者肉脆，肉脆则夭矣。此天之生命，所以立形定气而视寿夭者。必明乎此立形定气，而后以临病人，决死生。

【注释】

[1] 相任：即相应。彼此相协调。

[2] 相果：果，即裹的意思。相裹，言皮坚固，肉丰厚。

[3] 血气经络胜形则寿：张介宾注云："血气经络者，内之根本也。形体者，外之枝叶也。根本胜者寿，枝叶胜者夭。"

[4] 皮肤缓：指皮肤柔软。

[5] 皮肤急：指皮肤紧缩，硬而无弹性。

【译文】

黄帝问于伯高说：我听说形体有缓有急，气有盛有衰，骨有大有小，肉有坚有脆，皮有厚有薄，怎样从这些方面来判定寿夭呢？伯高回答说：外表之形体与内里脏腑之气相协调的就能长寿，不相协调的就不能长寿。皮肤坚固，肌肉丰厚的就能长寿，反之则不能长寿。血气经络充盛，胜于形体的，就能长寿，反之则不能长寿。

黄帝问：什么是形体的缓急？伯高回答说：形体充盛，皮肤柔软的，就能长寿；若形体虽充盛，但皮肤紧缩，硬而无弹性，则不能长寿。形体充盛，脉坚大，为正常；若形体虽充盛，但脉小而弱，为正气虚衰，是危象。若形体虽充盛，但颧骨低小，说明全身骨骼也小，骨骼小的人，不能长寿。形体充盛，肌肉坚厚，大的肌肉块分理明显，则能长寿；若形体虽充盛，但大的肌肉不丰厚，分理不明显，肌肉不坚实，则不能长寿。这都是因先天禀赋不同所致，这就是视察判定形气的盛衰来测知人之寿夭的方法。作为医生，必须要清楚形气的盛衰，并以此作为判断病人预后吉凶的标准。

【原文】

黄帝曰：余闻寿夭，无以度[1]之。伯高答曰：墙基[2]卑，高不及其地[3]者，不满三十而死；其有因加疾者，不及二十而死也。

黄帝曰：形气之相胜，以立寿夭奈何？伯高答曰：平人而气胜形者寿；病而形肉脱，气胜形者死，形胜气者危矣。

【注释】

[1]度：测量的意思。

[2]墙基：指面部四旁的骨骼。

[3]地：下颌部。相家称地阁。

【译文】

黄帝说：我听了关于寿夭的道理，可还是不知该怎样推测。

伯高回答说：面部四周骨骼低陷，其高度不及下颔部的，不到三十岁便死亡；若再加上生病，则不到二十岁便死亡。

黄帝说：以形气的相胜，怎样确立寿夭呢？伯高回答说：健康无病的人，若气胜形，则能长寿；生病的人，形肉消脱，虽有气胜形的一些表现，但仍早夭；形体看上去虽无明显异常，但五脏之气已衰竭，这是危险的征兆。

【原文】

黄帝曰：余闻刺有三变[1]，何谓三变？伯高答曰：有刺营者，有刺卫者，有刺寒痹之留经者。

黄帝曰：刺三变者奈何？伯高答曰：刺营者出血，刺卫者出气，刺寒痹者内热[2]。

黄帝曰：营卫寒痹之为病奈何？伯高答曰：营之生病也，寒热少气，血上下行。卫之生病也，气痛时来时去，怫忾[3]贲响[4]，风寒客于肠胃之中。寒痹之为病也，留而不去，时痛而皮不仁。

【注释】

[1] 三变：指刺营、刺卫、刺寒痹的三种针刺方法。

[2] 内热：内，纳的意思。纳热，指针刺后再用药物热熨。下文"内热"同此。

[3] 怫忾：即腹胀。

[4] 贲响：即肠鸣。

【译文】

黄帝问：我听说针刺有三变之法，什么是刺三变？伯高回答说：即针刺营气、针刺卫气、针刺寒痹留于经络的三种针刺方法。

黄帝问：刺三变的方法是怎样的？伯高回答说：刺营，即刺出瘀血；刺卫，即疏泄卫气；刺寒痹，即刺后再加以药熨。

黄帝问：营、卫、寒痹病变的症状是什么？伯高回答说：营病，发热恶寒、气短、血上下妄行。卫病，气痛而无定处、腹胀、肠鸣，这是因风寒客于肠胃所致。寒痹，因邪气留而不去，故见肢体关节疼痛而皮肤麻木不仁。

【原文】

黄帝曰：刺寒痹内热奈何？伯高答曰：刺布衣者[1]，以火焠[2]之。刺大人者，以药熨之。

黄帝曰：药熨奈何？伯高答曰：用淳酒[3]二十升，蜀椒一升，干姜一斤，桂心一斤，凡四种，皆㕮咀[4]，渍[5]酒中。用绵絮一斤，细白布四丈，并内酒中。置酒马矢煴[6]中，盖封涂[7]，勿使泄。五日五夜，出布绵絮，曝干之，干复渍，以尽其汁。每渍必晬其日[8]，乃出干。干，并用滓与绵絮，复布为复巾[9]，长六七尺，为六七巾。则用之生桑炭炙巾，以熨寒痹所刺之处，令热入至于病所，寒复炙巾以熨之，三十遍而止。汗出以巾拭身，亦三十遍[10]而止。起步内中，无见风。每刺必熨，如此病已矣，此所谓内热也。

【注释】

[1]布衣者：指普通百姓。

[2]火焠：指火针。

[3]醇酒：味浓厚纯正的酒。

[4]㕮咀（fǔ jǔ）：古代药材加工方法之一。

［5］渍：浸泡的意思。

［6］马矢煴：郁烟燃烧的干马粪。

［7］封涂：指用盐泥封固。

［8］晬（zuì）其日：指一日一夜。

［9］复布为复巾：复，重叠。复巾，双层布，复布为复巾，即用双层布做的夹袋，能放入药滓与棉絮。

［10］遍：《甲乙经》卷十第一上、《太素》卷二十二《三变刺》及赵府居敬堂刊本《灵枢经》在此后均有"而"字。可从。

【译文】

黄帝问：对寒痹证，针刺后怎样用药熨呢？伯高回答说：针刺治疗寒痹证，普通的人，用火针针刺即可。但对于富贵之人，针后还当用药熨之法。

黄帝问：药熨法怎样用呢？伯高回答说：先用淳酒二十升，蜀椒一升，干姜一斤，桂心一斤，将这四种药咬碎，浸泡于酒中，之后用丝绵一斤，细白布四丈，一起泡入酒中，将盛酒的器皿放在郁烟燃烧的干马粪上，酒器加盖，用泥密封，不要漏气。五天五夜后，取出布及丝绵，晒干，晒干后，再浸入酒内，如此反复，直到酒吸干为止。每次浸泡，必须要一昼夜的时间，才能取出晒干。酒吸干后，将药滓与丝绵放入用双层布做的夹袋内，用六七尺长的双层布，做成六七个夹袋。将夹袋放在桑炭火上烤热，温熨刚刚针刺过的寒痹之处，使热向内传入病所，夹袋凉了时，再烤再熨，如此反复三十遍。病人因热出汗时，可用手巾擦干身上的汗，不要停止药熨，也要坚持药熨三十次而止。药熨后，可在室内散步，不要见风。每次针刺后，都必须要药熨，这样，疾病才能痊愈。这就是所说的药熨法。

官针第七_{法星}

【篇解】

官针，即官方公认的针具。因本篇详细地论述了九针的性能、适应证，以及各种针刺方法，篇首提出了"凡刺之要，官针最妙"，所以篇名曰"官针"。

全篇论述了九针大小长短形状及适应证，讨论了根据疾病的不同部位、邪气侵入的不同经脉，以及病邪的深浅不同，应当分别采用不同的针刺方法，或刺九变的刺法，或刺十二经病变的刺法，或刺五脏病变的刺法，或三刺法。

病不同针，针不同法，这是针刺治病的基本原则之一。本篇根据人体病变的不同部位、不同性质所采取的各种不同刺法，体现了针刺理论及方法的原则性、灵活性及实用性，体现了《内经》针刺理论因人而异、辨证论治的医学思想。篇中理论至今仍有效地应用于临床实践。

【原文】

凡刺之要，官针[1]最妙。九针之宜，各有所为，长短大小，各有所施也，不得其用，病弗能移。疾浅针深，内伤良肉，皮肤为痛；病深针浅，病气不泻，支[2]为大脓。病小针大，气泻太甚，疾必为害；病大针小，气不泄泻，亦复为败。失针之宜，大者泻[3]，小者不移，已言其过，请言其所施。

【注释】

[1]官针：即公认的符合标准的针具。张介宾注："官，法也，公也，制有法而公于人，故曰官针。"

[2]支：《甲乙经》卷五第二、《太素》卷二十二等均作"反"。当从。

[3]泻：《甲乙经》卷五第二、《太素》卷二十二作"太泻"。可从。

【译文】

大凡针刺治病，一定要选择符合标准的针具。九针各有其性能及适应证，九针大小长短各不同，其使用的方法也各不相同，若使用不得法，则不能祛除病邪。病邪浅，却刺得深，则损伤深部良肉，皮肤发生痈疡；病邪深，却刺得浅，则邪气不能泻除，反而发生皮肤严重脓疡。若病轻用大针，使气泻太过，病必然会加重；若病重用小针，则邪气不能祛除，使疾病更加严重。以上都是针刺不当的后果，下面就讲讲九针的正确刺治方法。

【原文】

病在皮肤无常处者，取以镵针于病所，肤白勿取。病在分肉间，取以员针于病所。病在经络痼[1]痹者，取以锋针。病在脉，气少当补之者，取以锓针于井荥分输[2]。病为大脓者，取以铍针。病痹气暴发者，取以员利针。病痹气痛而不去者，取以毫针。病在中者，取以长针。病水肿不能通关节者，取以大针。病在五藏固居者，取以锋针，泻于井荥分输，取以四时[3]。

【注释】

[1] 痼：积久顽固的病。

[2] 井荥分输：指五输穴，即十二经脉分布于肘、膝关节以下的井、荥、输、经、合穴。

[3] 取以四时：不同的季节，取穴当有所侧重，如《灵枢·本输》篇云："春取络脉诸荥大经分肉之间；……夏取诸腧孙络肌肉皮肤之上。秋取诸合，余如春法。冬取诸井诸腧之分。"

【译文】

病在皮肤浅表而无固定之处的，当用镵针针刺病变之处；若病处皮肤苍白，则不用镵针。病在分肉之间，当用员针针刺病变之处。病在经络，形成顽固痹证的，当用锋针治疗。病在脉，经脉之气不足，须用补法治疗的，当用锓针针刺井荥输经合五输穴。病严重脓疡的，当用铍针切开排脓。病痹证突然发作的，当用员利针针刺。病痹证疼痛不止的，当用毫针针刺。病邪入里的，当用长针针刺。病水肿，水饮津液不能通过关节的，当用大针针刺。病在五脏，固定不移的，当用锋针，取井荥输经合五输穴，用泻法针刺，并根据季节不同，取穴有所侧重。

【原文】

凡刺有九，以应九变。一曰输刺；输刺者，刺诸经荥输[1]藏输[2]也。二曰远道刺；远道刺者，病在上，取之下，刺府腧[3]也。三曰经刺；经刺者，刺大经[4]之结络经分也。四曰络刺；络刺者，刺小络之血脉也。五曰分刺；分刺者，刺分肉之间也。六曰大泻刺；大泻刺者，刺大脓以铍针也。七曰毛刺[5]；毛刺者，刺浮痹皮肤也。八曰巨刺[6]；巨刺者，左取右，右取左。九曰焠刺[7]；焠刺者，刺燔针[8]则取痹也。

【注释】

[1] 荥输：在此指井荥输经合五输穴。

[2] 藏输：指背部的足太阳膀胱经上的脏腑俞穴。

[3] 腑腧：在此指足三阳经的输穴，即足太阳膀胱经、足少阳胆经、足阳明胃经。

[4] 大经：指十二正经。

[5] 毛刺：皮毛浅刺。

[6] 巨刺：邪入大的经脉而用左病刺右，右病刺左的针刺方法，即为巨刺。

[7] 焠刺：将针用火烧红刺入肉中的一种针刺方法。用以治疗寒证、痹证。

[8] 燔针：烧红的针。

【译文】

大凡刺法有九种，用以适应九种不同的病变。第一种叫输刺，输刺就是针刺十二经脉的井、荥、输、经、合五输穴，以及背部足太阳经上的脏腑腧穴。第二种叫远道刺，远道刺就是病在上部，取下部的腧穴，即针刺足三阳经在下部的腧穴。第三种叫经刺，经刺就是针刺十二经脉在深部有结聚、郁滞之处。第四种叫络刺，络刺就是针刺浅表小络脉，使之出血。第五种叫分刺，分刺就是针刺分肉之间。第六种叫大泻刺，大泻刺就是以铍针切开脓肿，排出脓液。第七种叫毛刺，毛刺就是浅刺皮肤。以治疗浅表层的痹证。第八种叫巨刺，巨刺就是左侧有病，刺右侧；右侧有病，刺左侧。第九种叫焠刺，焠刺就是用烧红了的针进行针刺，用以治疗痹证。

【原文】

凡刺有十二节，以应十二经。一曰偶刺[1]；偶刺者，以手直心若背，直痛所，一刺前，一刺后，以治心痹，刺此者傍针[2]之也。二曰报刺[3]；报刺者，刺痛无常处也，上下行者，直内无拔针，以左手随病所按之，乃出针复刺之也。三曰恢刺[4]；恢刺[5]，直刺傍之，举之前后，恢筋急，以治筋痹也。四曰齐刺[6]；齐刺者，直入一，傍入二，以治寒气小深者。或曰三刺[7]；三刺者，治痹气小深者也。五曰扬刺[8]；扬刺者，正内一，傍内四，而浮之，以治寒气之博大者也。六曰直针刺[9]；直针刺者，引皮乃刺之，以治寒气之浅者也。七曰输刺[10]；输刺者，直入直出，稀发针而深之，以治气盛而热者也。八曰短刺[11]；短刺者，刺骨痹，稍摇而深之，致针骨所，以上下摩骨也。九曰浮刺[12]；浮刺者，傍入而浮之，以治肌急而寒者也。十曰阴刺[13]；阴刺者，左右率[14]刺之，以治寒厥，中寒厥，足踝后少阴也。十一曰傍针刺[15]；傍针刺者，直刺傍刺各一，以治留痹久居者也。十二曰赞刺[16]；赞刺者，直入直出，数发针而浅之出血，是谓治痈肿也。

【注释】

[1]偶刺：用两针分别在前胸、后背正当疼痛之处对刺的一种针刺方法。用以治疗心痹等。

[2]傍针：在此指斜刺，以免伤及内脏。

[3]报刺：在痛处直刺，并留针，待以左手循按局部，找到

又一痛处并进针后，再将前一针拔出，这种刺而复刺的方法，叫报刺。

[4]恢刺：在疼痛拘急的筋肉附近广范围针刺，以缓解挛急疼痛的一种针刺方法。用以治疗筋痹拘急疼痛。

[5]恢刺：《甲乙经》卷五第二在此后有"者"字。可从。

[6]齐刺：在痛处直入一针，斜入两针，三针同时刺入的一种针刺方法。用以治疗邪气轻浅的寒痹之证。

[7]三刺：即齐刺。因三针同时刺入，故又叫三刺。

[8]扬刺：中央一针，周旁四针，浮刺浅表的一种针刺方法。用以治疗较重的寒证。

[9]直针刺：沿着病变部位的皮肤浅刺、直刺的一种针刺方法。用以治疗浅表部位的寒证。

[10]输刺：针直入直出地进行深刺，取穴宜少的一种针刺方法。用以治疗实热证。

[11]短刺：直入深刺，稍微摇动针体，上下提插，使针尖接近骨部的一种针刺方法。用以治疗骨痹。

[12]浮刺：在病处侧旁，斜针浅刺的一种针刺方法。用以治疗肌肉因寒而致的拘急疼痛。

[13]阴刺：针刺左右足少阴经太溪穴的一种针刺方法。用以治疗寒厥证。

[14]率：全、都的意思。

[15]傍针刺：在病处正中刺一针，旁边又斜刺一针的一种针刺方法。用以治疗痹证日久不愈。

[16]赞刺：在患处反复多次地直出直入，浅刺出血的一种针刺方法。用以治疗痈肿等外科疾病。

【译文】

大凡针刺的方法有十二种，以适应十二经脉的各种病变。

第一种叫偶刺，偶刺就是在前胸和后背正当疼痛之处对刺，前胸一针，背部一针。用以治疗心痹，针刺时，针尖当倾斜，以免伤及内脏。

第二种叫报刺，报刺主要用以治疗疼痛没有定处，上下游窜的病证。其方法是在痛处直刺先不拔针，以左手循按局部找到另一痛处并进针，再将前一针拔出，如此刺而复刺。

第三种叫恢刺，恢刺，就是在拘急的筋肉附近广范围的前后针刺，能缓解筋脉拘急，主要用以治疗筋痹挛急疼痛。

第四种叫齐刺，齐刺就是在痛处直入一针，斜入两针，三针同时刺入的一种针刺方法，用以治疗邪气轻浅的寒痹之证。

第五种叫扬刺，扬刺就是正中央刺一针，周旁刺四针，浮刺浅表的一种针刺方法，用以治疗较重的寒证。

第六种叫直针刺，直针刺就是沿着病变部位的皮肤浅刺、直刺，用以治疗浅表部位的寒证。

第七种叫输刺，输刺就是直入直出地深刺，取穴宜少，用以治疗实热证。

第八种叫短刺，短刺用以治疗骨痹，针刺时，稍微摇动针体，直入深刺，接近于骨，上下提插。

第九种叫浮刺，浮刺就是在病处侧旁，斜针浅刺，用以治疗因寒所致的肌肉拘急疼痛。

第十种叫阴刺，阴刺就是针刺左右足少阴经的太溪穴，用以治疗寒厥证。

第十一种叫傍针刺，傍针刺就是在正中刺一针，旁边又斜刺一针，用以治疗日久不愈的痹证。

第十二种叫赞刺，赞刺就是将针刺入后反复多次地直入直出，浅刺出血。用以治疗痈肿。

【原文】

脉之所居深不见者刺之，微内针而久留之，以致其空脉气也。脉浅者勿刺，按绝其脉乃刺之，无令精出，独出其邪气耳。所谓三刺[1]则谷气[2]出者，先浅刺绝皮[3]，以出阳邪；再刺则阴邪出者，少益深，绝皮致肌肉，未入分肉间也；已入分肉之间，则谷气出。故刺法曰：始刺浅之，以逐邪气而来血气；后刺深之，以致阴气之邪；最后刺极深之，以下谷气。此之谓也。故用针者，不知年之所加[4]，气之盛衰，虚实之所起，不可以为工也。

【注释】

[1] 三刺：即针刺皮肤、肌肉、分肉三种深浅不同部位的针刺方法。

[2] 谷气：在此指得气。即将针刺入腧穴后所产生的经气感应。

[3] 绝皮：即浅刺，刚刚穿过皮肤的浅刺。

[4] 年之所加：指运气理论的客主加临。即随年份迁移变化的客气，叠加于固定不变的主气之上，不同性质的主气客气相叠加，产生相应的气候。

【译文】

经脉位置深，在体表不能见到的，在针刺时，当轻微地浅入针，并且留针时间要长，这样可以促使穴位中早些有针刺感应。脉显现于浅表的，不要直刺其脉，应当先用手按绝其脉，避开脉络刺之，不要使其出血，只将邪气驱出即可。

所说的三刺而能得气，就是先浅刺，透过皮肤，以宣泄在浅表阳分的邪气；之后再稍向内深刺，以祛除阴分的邪气，即从皮下刺到肌肉，尚未深入于分肉之间；最后，将针深入于分肉之间，产生针感而得气。所以，《刺法》上说：开始当浅刺，以逐去邪气，调理血气；之后稍深刺，以除阴分之邪；最后深刺至分肉，产生针刺感应，就是这个道理。所以，用针刺方法治疗疾病的医生，如果不知客主加临的气候变化规律，不知自然界阴阳之气的盛衰所引起疾病的虚实变化，就不会成为一个医术高明的医生。

【原文】

凡刺有五，以应五藏。一曰半刺[1]；半刺者，浅内而疾发针，无针伤肉，如拔毛状，以取皮气，此肺之应也。二曰豹文刺[2]；豹文刺者，左右前后针之，中脉为故，以取经络之血者，此心之应也。三曰关刺[3]；关刺者，直刺左右，尽筋上，以取筋痹，慎无出血，此肝之应也，或曰渊刺，一曰岂刺。四曰合谷刺[4]；合谷刺者，左右鸡足，针于分肉之间，以取肌痹，此脾之应也。五曰输刺[5]；输刺者，直入直出，深内之至骨，以取骨痹，此肾之应也。

【注释】

[1]半刺：就是浅刺快出，如拔毛状，深度是通常针刺深度的一半。用以治疗邪在皮肤。

〔2〕豹文刺：即在患处前后左右针刺，刺出瘀血，因出血点多，犹如豹皮花纹，故名豹文刺。用以治疗邪阻经络。

〔3〕关刺：即直刺四肢关节。用以治疗筋痹。

〔4〕合谷刺：即将针直刺入分肉之间，其左右再各斜刺一针，形如鸡足。用以治疗肌痹。

〔5〕输刺：详见本篇"凡刺有十二节"段。

【译文】

针刺的方法，还有五种，以适应五脏的病变。第一种叫半刺，半刺就是浅刺而快出针，不要伤及肌肉，好像拔毫毛一样，用以治疗邪在皮肤，这是和肺相应的刺法。

第二种叫豹文刺，豹文刺就是在患处前后左右针刺，以刺中络脉出血为标准，用以治疗血瘀经络。这是和心相应的刺法。

第三种叫关刺，关刺即直刺左右上下肢关节，即肌肉附着关节处的筋的部分，用以治疗筋痹，注意不要使其出血，这是和肝相应的刺法。此法又叫渊刺或岂刺。

第四种叫合谷刺，合谷刺即将针直刺入分肉之间，其左右再各斜刺一针，形如鸡足，用以治疗肌痹，这是和脾相应的刺法。

第五种叫输刺，输刺就是针刺时要直入直出地深刺，针尖接近骨骼，用以治疗骨痹，这是和肾相应的刺法。

本神第八 法风

【篇解】

本，根本。神，神气。本神，指诊治疾病要本于病人的神气。因本篇详细地论述了人体神志活动的产生及其与五脏的关系，尤其是篇首提出了"凡刺之法，先必本于神"的诊治原则，故篇名曰"本神"。

全篇首先提出了"凡刺之法，先必本于神"的诊治原则，讨论了人体生命的起源，论述了精、神、魂、魄、心、意、志、思、虑、智的概念，讨论了神志过度，损伤五脏精气所致的症状，论述了神与五脏的密切关系，指出了五脏功能失常会出现异常神志变化。

本篇是《内经》藏象学说重要篇章之一，也是中医基本理论的重要内容之一。文中认为神志活动虽总统于心，分属于五脏。所以，如果五脏功能失调，则会产生异常的情志变化；反之，神志异常，久而久之则可使五脏功能失调，这就是藏象学说中"五神藏"的基本观，反映了《内经》是以人体五脏为核心的整体观点。篇中理论对临床辨证论治及养生防病具有重要指导意义。

【原文】

黄帝问于岐伯曰：凡刺之法，先必本于神[1]。血、脉、营、气、精神，此五藏之所藏也，至其淫泆离藏[2]则精失、魂魄飞扬[3]、志意恍乱，智虑去身者，何因而然乎？天之罪与？人之过

乎？何谓德气生精、神、魂、魄、心、意、志、思、智、虑？请
问其故。

【注释】

[1] 神：即神气。此处的神，是指各种精神意志活动的总
称。神是内里脏腑功能活动的外在表现。外表神气的有无，代表
着内里脏腑功能正常与否，并影响着治疗效果的好坏。本于神，
意思是以病人神气盛衰为诊治的根本。

[2] 淫泆离脏：意言七情过度，任情放恣，则可使五脏精气
散失。

[3] 魂魄飞扬：神魂飘荡不安。

【译文】

黄帝问于岐伯说：大凡针刺治疗的法则，必须首先要本源于
病人的神气。神气舍于血脉营气精神中，血脉营气精神是五脏之
所藏。若七情过度，任情放恣，则使五脏精气散失，神无所依附
而神魂飘荡不安，志意恍惚混乱，失去了思考能力，这是什么原
因造成的呢？是天的罪过，还是人自身不注意养生所致的呢？什
么叫作德气生精、神、魂、魄、心、意、志、思、智、虑？请问
其中的缘故。

【原文】

岐伯答曰：天之在我者德也[1]，地之在我者气也[2]，德流
气薄而生者也[3]。故生之来谓之精[4]，两精相搏[5]谓之神，随
神往来者谓之魂[6]，并精而出入者谓之魄[7]，所以任物者谓之
心[8]，心有所忆谓之意[9]，意之所存谓之志[10]，因志而存变谓

之思[11]，因思而远慕谓之虑[12]，因虑而处物谓之智[13]。故智者之养生也，必顺四时而适寒暑，和喜怒而安居处，节阴阳而调刚柔[14]，如是则僻邪[15]不至，长生久视[16]。

【注释】

[1] 天之在我者德也：指天赋予人类生存的条件是四时气候、阳光雨露等。德，指天德。

[2] 地之在我者气也：指大地赋予人类生存的条件是五谷果蔬等。气，指地气。

[3] 德流气薄而生者也：天德下流，地气上交，阴阳升降相因，始有生命的产生，说明人类生命源于天德地气。

[4] 精：即先天之精。在形体形成之前就有的，并且能发育成人形的物质。

[5] 两精相搏：男女阴阳生殖之精相结合。杨上善注："雌雄两精相搏，共成一形，先我身生，故为之精也。"张介宾注："两精者，阴阳之精也。搏，交结也。"

[6] 随神往来者谓之魂：魂，属神志活动，依附神而存在，故属阳。魂在神的支配下运动，如果魂离开了神的支配，则出现梦话、梦游、梦幻等无意识的感觉和动作。张介宾注："盖神之为德，如光明爽朗、聪慧灵通之类皆是也。魂之为言，如梦寐恍惚、变幻游行之境皆是也。神藏于心，故心静则神清；魂随乎神，故神昏则魂荡。"

[7] 并精而出入者谓之魄：魄，属神志活动，依附有形之精而存在，故属阴。形体本能的感觉、运动及行为都属于魄的作用，如视觉、听觉、触觉、婴儿吸吮、眨眼反射等。张介宾注："盖精之为物，重浊有质，形体因之而成也。魄之为用，能动能

作，痛痒由之而觉也。精生于气，故气聚由精盈；魄并于精，故形强则魄壮。"

[8] 所以任物者谓之心：指心具有认识事物和处理事物的能力，即指神明之心的作用。

[9] 心有所忆谓之意：一念之生，但尚未成定见之时的思维活动，称之为意。即意是心认识事物的第一步，为意念之萌动。张介宾注："谓一念之生，心有所向而未定者，曰意。"

[10] 意之所存谓之志：意念逐渐积累形成的认识，称为志。存，积累。杨上善注："志亦神之用也，所忆之意，有所专存，谓之志也。"李中梓注："意已决而确然不变者，志也。"

[11] 因志而存变谓之思：对已有的认识反复思考的思维活动过程，称之为思。存变，反复思量。李中梓注："志虽定而反复计度者，思也。"

[12] 因思而远慕谓之虑：在反复思考的基础上，对事物进行多方论证与推理，称为虑。远慕，即深谋远虑。张介宾注："深思远慕，必生忧疑，故曰虑。"

[13] 因虑而处物谓之智：在深思熟虑的基础上，对事物作出正确的判断和处理，称之智。张介宾注："疑虑既生，而处得其善者，曰智。"李中梓注："虑而后动，处事灵巧者，智也。"

[14] 节阴阳而调刚柔：调节阴阳刚柔。节，节制。杨上善注："阴以致刚，阳以起柔，两者有节，则刚柔得矣。"

[15] 僻邪：即邪气。僻，邪也，僻邪，同义复词。

[16] 长生久视：谓生命长久。视，活也。《吕氏春秋》注："视，活也。"

【译文】

岐伯回答说：天赋予人们生存的条件是气候、阳光、雨露等，地赋予人们生存的条件是五气、五味、五谷等，天德下流，地气上交，生物才能生存。

所以构成生命的原始物质叫作精，男女两性之精交合而形成的新的生命叫作神，伴随神往来活动的叫作魂，依附精气而出入的叫作魄，主管认识和处理事物的总中枢是心，心中刚有所思忆但未决定者叫作意，意的决定叫作志，在志的基础上反复酝酿叫作思，在思的基础之上又深思远虑叫作虑，经过反复考虑并能巧妙地处理事物叫作智。

所以，明智之人的养生方法是在外要顺应四时寒暑变化，在内要使七情调和，安定日常生活，调节阴阳刚柔，使之刚柔相济，如此病邪就不致侵入机体，人就能延长寿命。

【原文】

是故怵惕[1]思虑者则伤神，神伤则恐惧流淫[2]而不止。因悲哀动中[3]者，竭绝而失生[4]。喜乐者，神惮散[5]而不藏。愁忧者，气闭塞而不行。盛怒者，迷惑而不治。恐惧者，神荡惮而不收。

【注释】

［1］怵惕：怵，恐惧。惕，惊恐不安。

［2］流淫：在此指滑精、带下等。

［3］动中：扰动内脏，伤及五脏之气。

［4］竭绝而失生：指五脏精气衰竭，危及生命。张介宾注："悲则气消，悲哀太甚则胞络绝，故致失生，竭者，绝之渐，绝

则尽绝无余矣。"

[5] 神惮散：指劳神则神气耗散。

【译文】

因此，过度的恐惧、惊骇、忧愁、思虑，则损伤神气；神气伤则恐惧加重，且滑精不止。若过度悲哀，则伤及五脏之气，使精气竭绝而死亡。若过度喜乐，则使神气耗散而不收。若过度愁忧，则使气血运行之道闭塞，上焦之气不通。若大怒，则使人神志迷乱而不能自制。若过度恐惧，则使神气动荡耗散而不收。

【原文】

心怵惕思虑则伤神，神伤则恐惧自失[1]，破䐃脱肉[2]，毛悴色夭[3]，死于冬[4]。脾愁忧而不解则伤意，意伤则悗乱[5]，四肢不举，毛悴色夭，死于春。肝悲哀动中则伤魂，魂伤则狂忘[6]不精[7]，不精则不正[8]当人[9]，阴缩而挛筋，两胁骨不举，毛悴色夭，死于秋。肺喜乐无极则伤魄，魄伤则狂，狂者意不存人[10]，皮革焦，毛悴色夭，死于夏。肾盛怒而不止则伤志，志伤则喜忘其前言，腰脊不可以俯仰屈伸，毛悴色夭，死于季夏[11]；恐惧而不解则伤精，精伤则骨痠痿厥，精时自下。是故五藏，主藏精者也，不可伤，伤则失守而阴虚，阴虚则无气，无气则死矣。是故用针者，察观病人之态，以知精神魂魄之存亡得失之意，五者[12]以[13]伤，针不可以治之也。

【注释】

[1] 自失：不能自主之意。

[2] 破䐃脱肉：形容肌肉严重消瘦。䐃，隆起的较大块的肌

肉。破、脱，有消损、夺失的意思。王冰注："䐜者，肉之标，脾主肉，故肉如脱尽，䐜如破败也"

［3］毛悴色夭：毛发干枯，肤色夭然不泽。

［4］死于冬：冬属水，心属火，水克火，故心病死于冬。下文仿此。

［5］悗乱：指胸膈满闷，心中烦乱。

［6］忘：《甲乙经》卷·第一、《太素》卷六均作"妄"。可从。

［7］不精：处事不精明。

［8］不正：行为不正，言行举止失常。

［9］人：《甲乙经》卷一第一作"令人"。可从。

［10］意不存人：张介宾注："意不存人者，旁若无人也。"

［11］季夏：每个季节都有孟、仲、季三个阶段。季夏，指夏季的最后一个月，即农历六月。又叫长夏。

［12］五者：指五脏所藏精神。

［13］以：通"已"。

【译文】

心藏神，若过度恐惧、惊骇、思虑，则伤心神，神被伤则更加恐惧，心神无所主而惊慌失措，肌肉严重消瘦，毛发干枯，肤色夭然而不泽，死于水气旺的冬季。

脾藏意，若过度忧愁而长期不能解除，则伤意，意被伤则胸胁满闷，心烦意乱，四肢无力，毛发干枯，肤色夭然而不泽，死于木气旺的春季。

肝藏魂，若过度悲哀则伤及肝脏，使肝所藏之魂被伤，则使人病狂乱，神识异常，言行举止失常，并且伴有阴囊收缩，筋脉挛急，两胁肋凹陷等症状，若有毛发干枯，肤色夭然不泽出现时，则在金气旺的秋季死亡。

肺藏魄，若过度喜乐，则伤魄，魄被伤则病狂乱，意识混乱不识人，皮肤憔悴，毛发干枯，皮毛不泽，死于火气旺的夏季。

肾藏志，若大怒不止，则伤志，志被伤则健忘，容易忘掉以往说过的话，腰脊酸痛，不可以俯仰屈伸，毛发干枯，肤色夭然不泽，死于土气旺的长夏。若恐惧过度不能解除，则伤精，精被伤则使人骨节酸软，肢体痿弱不用，厥冷，时常滑精。

五脏是主藏精气的，不能被损伤，若损伤五脏，则精气不藏而阴虚，阴虚则耗气，气耗则使人死亡。所以，用针治病，一定要观察病人的精神状态，以测知五脏所藏之精神魂魄等是否正常；若五脏所藏的精气已伤，致使五脏所藏之神异常，到了这个地步，用针刺之法是难以治疗的。

【原文】

肝藏血，血舍魂[1]，肝气虚则恐，实则怒。脾藏营，营舍意，脾气虚则四肢不用，五藏不安，实则腹胀经溲不利[2]。心藏脉，脉舍神，心气虚则悲，实则笑不休。肺藏气，气舍魄，肺气虚则鼻塞不利少气，实则喘喝胸盈[3]仰息。肾藏精，精舍志，肾气虚则厥，实则胀，五藏不安。必审五藏之病形，以知其气之虚实，谨而调之也。

【注释】

[1]血舍魂：舍，居舍。血舍魂，倒装句，即魂舍血。肝藏血，魂依附于肝所藏的血之中。下文仿此。

[2]经溲不利：经，《甲乙经》卷一第一作"泾"。泾，指小便。

溲，分前后，前溲指小便，后溲指大便。故经溲不利，指二便不利。

[3]胸盈：胸部胀满。

【译文】

肝藏血，魂依附于血中。肝气虚，则恐惧；肝气盛，则易怒。脾藏营，意依附于营中。

脾气虚，则四肢无力运动，五脏功能不调和；脾气壅塞则病腹部胀满，二便不利。

心藏脉，神依附于脉中。心气虚，则易悲哀；心气盛实，则使人喜笑不止。

肺藏气，魄依附于肺所藏的气之中。肺气虚，则鼻塞不利，气短；肺气壅塞，则呼吸不利，仰而喘息，喉中喝喝有声，胸部胀满。

肾藏精，志依附于肾所藏的精之中。肾气虚，则四肢厥冷；肾气实则腹胀，五脏功能不调和。

必须详审病人外在的症状表现及神情变化，以测知内里五脏功能的正常与否，以及五脏所藏精气的盛衰，之后谨慎地给予调治。

终始第九法野

【篇解】

终始，指脏腑阴阳经脉气血运行的终始。因本篇篇首论述了掌握脏腑阴阳经脉气血运行的终始是针刺治疗的基础，是针刺时必须掌握的原则和方法，所以篇名曰"终始"。

全篇论述了掌握脏腑阴阳经脉气血运行终始的重要性，讨论了通过人迎、寸口异常脉象判定病变所在经脉及其针刺补泻方法，阐述了根据脉证的变化判定病之虚实、发病部位，然后给予补虚泻实的治疗方法，指出了针刺治疗禁忌，以及粗工冒犯禁忌所致的恶果，解释了三阴三阳六经之气终绝的症状表现及预后。

本篇详论针刺补泻、深刺浅刺及先后刺的具体适应病证，并根据天人相应及人是一个有机整体的整体观念，提出了重要的治疗原则和方法，为针灸临床实践奠定了基础，对后世针灸理论及临床运用具有重要影响。

【原文】

凡刺之道，毕于终始，明知终始，五藏为纪，阴阳定矣。阴者主藏，阳者主府，阳受气于四末[1]，阴受气于五藏[2]。故泻者迎之，补者随之，知迎知随，气可令和。和气之方，必通阴阳，五藏为阴，六府为阳，传之后世，以血为盟[3]，敬之者昌，慢之者亡，无道行私，必得天殃。谨奉天道，请言终始，终始者，经脉为纪，持其脉口人迎，以知阴阳有余不足，平[4]与不平，天

道毕矣。所谓平人者不病，不病者，脉口人迎应四时也，上下相
应而俱往来也，六经之脉不结动[5]也，本末之寒温之相守司[6]
也，形肉血气必相称也，是谓平人。少气者，脉口人迎俱少而不
称尺寸也。如是者，则阴阳俱不足，补阳则阴竭，泻阴则阳脱。
如是者，可将以甘药，不可饮以至剂[7]。如此者弗灸，不已者因
而泻之，则五藏气坏矣。

【注释】

[1] 阳受气于四末：意言手足三阳经脉，在四肢末端接受脉
气。阳，指手足三阳经。四末，指四肢指（趾）端。

[2] 阴受气于五脏：意言手足三阴经接受来自五脏的脉气。
阴，指手足三阴经。

[3] 以血为盟：指古时誓盟的一种仪式。又称歃（shà）血。
即双方口含牲畜之血，或以血涂口角旁，表示信誓。

[4] 平：指阴阳平衡。

[5] 结动：结，指脉结代。动，指脉疾动。

[6] 相守司：指相互协调。

[7] 至剂：指大补大泻的方剂。

【译文】

大凡针刺的道理，就在于要详尽地掌握人体脏腑阴阳经脉气
血运行的终始，要清楚地知道脏腑阴阳经脉气血运行的终始，是
以五脏为纲纪来决定三阴三阳的。阴经主属五脏，阳经主属六
腑，阳经在四肢末端接受脉气，阴经接受来自五脏的脉气。所
以，泻邪气时，当用迎着经脉之气而进针的泻法；补正气时，当
用顺着经脉之气而进针的补法。若掌握了迎随补泻之法，则可使

阴阳之气调和。调和阴阳之气的方法，在于必须通晓阴阳的理论，五脏为阴，六腑为阳，并将这些理论传之于后世，必须经过歃血为盟的仪式，方可传授。认真地研究其理论者，则能治病救人；反之，若不重视这些理论，则被人们所唾弃；不按着天地阴阳的法则，一意孤行地胡乱针刺，必定使人们身遭其害。

谨慎地遵守天地自然界变化规律，根据这一道理，来谈谈终始。终始，是指人身脏腑阴阳气血运行的终始，其运行是以十二经脉为纲纪的，诊察寸口脉和人迎脉，可以测知人身脏腑阴阳的有余与不足，人身阴阳气血是否平衡，重要的道理全都在于此。

所谓的平人，即是健康无病之人，健康无病之人，其寸口、人迎的脉象均与四时变化相符合，人迎脉在上，寸口脉在下，上下之脉与自然界阴阳消长的变化相一致，三阴三阳之脉无结代、疾动等不正常的脉象，五脏、四肢及全身阴阳气血相协调，形体、肌肉、血气的功能也相称，这就是所说的平人。

正气虚者，寸口与人迎脉的脉象都显虚弱，寸口脉虚弱，故寸脉及尺脉按之不及于指下，这是阴阳俱虚之证，这种情况下，若补阳则阴竭，若泻阴则阳脱。此时当用甘味之药来调治，不可用大补大泻的方剂。这种情况下，不要用灸法，若对不愈的病人误用了泻法，则使五脏之气败坏。

【原文】

人迎一盛，病在足少阳，一盛而躁，病在手少阳。人迎二盛，病在足太阳，二盛而躁，病在手太阳。人迎三盛，病在足阳明，三盛而躁，病在手阳明。人迎四盛，且大且数，名曰溢阳[1]，溢阳为外格[2]。脉口一盛，病在足厥阴，厥阴[3]一盛而躁，在手心主。脉口二盛，病在足少阴，二盛而躁，在手少阴。脉口三盛，病在足太阴，三盛而躁，在手太阴。脉口四盛，且大且数者，名曰溢阴[4]，溢阴为内关[5]，内关不通死不治。人迎与太阴脉口俱盛四倍以上，命曰关格[6]，关格者与之短期。

【注释】

[1]溢阳：因六阳之气偏盛盈溢所致的人迎脉显著大于寸口脉的阳盛之脉。

[2]外格：六阳之气盛实，格拒于外，不能与阴气相交，阴阳表里相离决。

[3]厥阴：《甲乙经》卷五第五及《太素》卷十四无。可从。

[4]溢阴：因六阴之气偏盛盈溢所致的寸口脉显著大于人迎脉的阴盛之脉。

[5]内关：六阴之气盈溢于内，格阳气于外，使阳气不得进入，表里不通，内外隔绝。

[6]关格：阴盛极为关，即关闭阴于内；阳盛极为格，即阳气格拒于外；阴阳俱盛不相协调，内外阴阳相互格拒，为关格。

【译文】

人迎脉大于寸口脉一倍，病在足少阳经；人迎脉大于寸口脉一倍而躁动，病在手少阳经。人迎脉大于寸口脉二倍，病在足太阳经；大于二倍而躁动，病在手太阳经。人迎脉大于寸口脉三倍，病在足阳明经；大于三倍而躁动，病在手阳明经。人迎脉大于寸口脉四倍，且大而数，这是阳气偏盛所致，叫作溢阳，因阳气偏盛，格拒于外，不能与阴气相交，故叫作外格。

寸口脉大于人迎脉一倍，病在足厥阴经；大于一倍而躁动，病在手厥阴经。寸口脉大于人迎脉二倍，病在足少阴经；大于二倍而躁动，病在手少阴经。寸口脉大于人迎脉三倍，病在足太阴经；大于三倍而躁，病在手太阴经。寸口脉大于人迎脉四倍，且大而数，这是阴气偏盛所致，叫作溢阴，因阴气偏盛关闭于内，与外之阳气不相交通，故叫作内关。内关，是阴阳之气不相交通的不治之症，必死。若人迎脉与寸口脉均比正常脉象盛大四倍以上，这是阴阳俱盛、阴阳相互格拒的关格。病关格者，在短期内死亡。

【原文】

人迎一盛，泻足少阳而补足厥阴，二泻一补，日一取之，必切而验之，疎[1]取之上，气和[2]乃止。人迎二盛，泻足太阳，补足少阴，二泻一补，二日一取之，必切而验之，疎取之上，气和乃止。人迎三盛，泻足阳明而补足太阴，二泻一补，日二取之，必切而验之，疎取之上，气和乃止。脉口一盛，泻足厥阴而补足少阳，二补一泻，日一取之，必切而验之，疎取之上，气和乃止。脉口二盛，泻足少阴而补足太阳，二补一泻，二日一取之，必切而验之，疎取之上，气和乃止。脉口三盛，泻足太阴而补足阳明，二补一泻，日二取之，必切而验之，疎而取之上，气和乃止。所以日二取之者，太阳[3]主胃，大富于谷气，故可日二取之也。人迎与脉口俱盛三[4]倍以上，命曰阴阳俱溢[5]，如是者不开，则血脉闭塞，气无所行，流淫于中，五藏内伤。如此者，因而灸之，则变易而为他病矣。

【注释】

［1］疎：《太素》卷十四作"躁"。可从。

［2］气和：人迎、寸口脉气调和。

[3]太阳:《甲乙经》卷五第五、《太素·卷十四人迎脉口诊》作"太阴"。

[4]三:《甲乙经》卷五第五作"四"。

[5]阴阳俱溢:即溢阴溢阳。

【译文】

人迎脉大于寸口脉一倍,应当泻足少阳经,补足厥阴经,泻法取二穴,补法取一穴,每日针刺一次,并且还必须要切按人迎、寸口二脉,以测知病情变化,若脉躁动,当取上部的穴位,直至人迎、寸口脉气调和为止。人迎脉大于寸口脉二倍,应当泻足太阳经,补足少阴经,泻法取二穴,补法取一穴,两天针刺一次,并且还必须要切按人迎、寸口二脉,以测知病情变化,若脉躁动,当取上部的穴位,直至人迎、寸口脉气调和为止。人迎脉大于寸口脉三倍,应当泻足阳明经,补足太阴经,泻法取二穴,补法取一穴,每日针刺两次,并且还必须要切按人迎、寸口二脉,以测知病情变化,若脉躁动,当取上部的穴位,直至人迎、寸口脉气调和为止。寸口脉大于人迎脉一倍,应当泻足厥阴经,补足少阳经,补法取二穴,泻法取一穴,每日针刺一次,并且还必须要切按人迎、寸口二脉,以测知病情变化,若脉躁动,当取上部的穴位,直至寸口、人迎脉气调和为止。

寸口脉大于人迎脉二倍,应当泻足少阴经,补足太阳经,补法取二穴,泻法取一穴,两天针刺一次,并且还必须要切按人迎,寸口二脉,以测知病情变化,若脉躁动,当取上部的穴位,直至寸口、人迎脉气调和为止。寸口脉大于人迎脉三倍,应当泻足太阴经,补足阳明经,补法取二穴,泻法取一穴,每日针刺两次,并且还必须要切按人迎、寸口二脉,以测知病情变化,若脉躁动，当取上部的穴位，直至寸口、人迎脉气调和为止。之所以一日针刺两次，是因为足太阴脾经与足阳明胃经相表里，二者是吸收水谷精微的重要脏腑，其经多气多血，所以可以一日针刺两次。人迎脉与寸口脉均比正常情况下大四倍，叫作阴阳俱溢，这种情况下，因阴阳之气不相交通，致使血脉闭塞，经气不能运行，流淫于内，则使五脏内伤。这种情况下，若误施以灸法，则易使疾病发生变化，发生其他的病证。

【原文】

凡刺之道，气调而止，补阴泻阳，音气益彰，耳目聪明，反此者血气不行。所谓气至[1]而有效者，泻则益虚[2]，虚者脉大如其故而不坚也，坚如其故者，适虽言故[3]，病未去也。补则益实[4]，实者脉大如其故而益坚也，夫如其故而不坚者，适虽言快，病未去也。故补则实，泻则虚[5]，痛虽不随针，病必衰去。必先通十二经脉之所生病，而后可得传于终始矣。故阴阳不相移，虚实不相倾[6]，取之其经。

【注释】

[1] 气至：即得气，也称针感，指将针刺入穴位后所产生的经气感应，医者感到针下有徐缓或沉紧感，同时病人也感到针下有酸、麻、胀、重，甚至这种感觉沿着一定的部位、方向扩散传导。

[2] 益虚：邪气渐虚。

[3] 故：在此指病邪祛除。

[4] 益实：指正气渐渐充实。

[5] 补则实，泻则虚：正确地施用补法，可使正气渐渐充

实，正确地施用泻法，可使邪气渐渐衰退。

[6]阴阳不相移，虚实不相倾：此句为互文，即疾病阴阳虚实表现不明显的，当调治于本经，此句与《灵枢·经脉》篇的"不盛不虚，以经取之"同义。

【译文】

大凡针刺治疗的原则是：当人体阴阳气血达到平衡协调时，就该停止针刺。人体的阴阳是阳常有余，阴常不足，故在针刺时还要注意补阴泻阳，使人声音洪亮，耳聪目明，若违反了这个原则，则血气不能正常运行。所说的针刺后得气而有疗效的，是指通过泻法使邪气渐渐祛除，其脉象虽大如原来，但不坚实。若脉大，且依旧坚实，病人虽说觉舒适如病去，但实质上病邪并未祛除。同样道理，通过补法使正气渐渐充实，其脉象虽大如原来，但却越来越坚实。若脉象虽大如原来，但并不坚实，病人虽说觉舒服，实质上病邪并未祛除。所以，正确地使用补法，会使正气渐充盛；正确地使用泻法，会使邪气渐祛除；即使病痛虽不立即随针祛除，但病邪还是衰减的。针刺前，必须首先清楚十二经脉与各种疾病的关系，之后再学习终始篇的原则和方法。所以，疾病的阴阳虚实表现不甚明显者，当调治于本经。

【原文】

凡刺之属，三刺[1]至谷气[2]，邪僻妄合，阴阳易居，逆顺相反，沉浮异处，四时不得，稽留淫泆，须针而去。故一刺则阳邪出，再刺则阴邪出，三刺则谷气至，谷气至而止。所谓谷气至者，已补而实，已泻而虚，故以知谷气至也。邪气独去者，阴与阳未能调，而病知愈也。故曰补则实，泻则虚，痛虽不随针，病必衰去矣。阴盛而阳虚，先补其阳，后泻其阴而和之。阴虚而阳盛，先补其阴，后泻其阳而和之。

【注释】

[1] 三刺：指针刺皮肤、肌肉、分肉三种深浅不同部位的针刺方法。

[2] 谷气：在此指正气。

【译文】

大凡针刺，不外就是针刺皮肤、肌肉、分肉这三个深浅不同的部位，使正气来复。邪气侵入体内，与气血妄合，使体内阴阳之位颠倒，气血运行逆反，脉之沉浮与四时不相适应，邪气在体内稽留、浸淫、传变，此时必须用针刺才能祛除邪气，当用三刺法。所以，初刺可以祛除阳分的病邪，再刺可以祛除阴分的病邪，三刺可以使人体正气来复，待正气来复时，就停止针刺。所说的正气来复，就是施用了补法，正气渐充实；施用了泻法，邪气渐虚衰，这就说明正气已来复。若邪气已去，但体内阴阳尚未协调，也已知道疾病将愈。所以说，正确地施用补法，会使正气渐渐充盛；正确地施用泻法，会使邪气渐渐祛除；即使病痛没随针立即祛除，但病必因之而衰减。阴气盛，必致阳气虚，在治疗时，当先补阳，后泻阴邪，以调和阴阳的偏盛偏衰。阳气盛，必致阴气虚，在治疗时，当先补阴，后泻阳邪，以调和阴阳的偏盛偏衰状况。

【原文】

三脉[1] 动[2] 于足大指之间，必审其实虚。虚而泻之，是谓重虚[3]，重虚病益甚。凡刺此者，以指按之，脉动而实且疾者疾泻之；虚而徐者则补之，反此者病益甚。其动也，阳明在上，厥阴在中，少阴在下。膺腧中膺，背腧中背。肩膊虚者，取之上。重舌[4]，刺舌柱[5]以铍针也。手屈而不伸者，其病在筋，伸而不屈者，其病在骨，在骨守骨，在筋守筋。补须一方实，深取之，稀按其痏[6]，以极出其邪气；一方虚，浅刺之，以养其脉，疾按其痏，无使邪气得入。邪气来也紧而疾，谷气[7]来也徐而和。脉实者，深刺之，以泄其气；脉虚者，浅刺之，使精气无得出，以养其脉，独出其邪气。刺诸痛者，其脉皆实。

【注释】

[1] 三脉：指足阳明经、足厥阴经、足少阴经。

[2] 动：指动脉。

[3] 重虚：指虚证误用泻法，使虚者更虚。

[4] 重舌：指舌下血脉肿胀，形如小舌。

[5] 舌柱：指舌下大筋。

[6] 痏：原指针刺后留下的疤痕。在此指针孔。

[7] 谷气：水谷精微之气。即正气。

【译文】

足阳明经、足厥阴经、足少阴经，均有动脉布散于足大趾附近，针刺时，一定要审察该部位动脉的虚实情况，进行补虚泻实。若虚证误用了泻法，叫作重虚，会使病情更加严重。大凡针刺这样的病证，先以手按动脉。若脉搏动实而快，当用疾泻法；若脉搏动虚弱而缓，当用补法。若违反这一原则，则使病情加重。三条经脉动脉搏动的位置是：足阳明经在足跗上（冲阳穴处），足厥阴在足跗的内侧（太冲穴处），足少阴在足跗下（涌泉穴处）。取胸膺部的腧穴，必中胸膺；取背部的腧穴，必中其背；肩膊部的虚证，当取上肢的腧穴。舌下血脉肿胀者，当以铍针刺舌柱出血。手能屈曲不能伸直者，其病在筋；能伸直但不能屈曲者，其病在骨。病在骨，则治骨；病在筋，则治筋。针刺补泻时，对于脉气实的，当深刺，出针后，不要急于按闭针孔，以使邪气尽量外出；对于脉气虚的，当浅刺，以养脉气，出针后，宜急按针孔，使外邪不得入内。邪气至时，针下拘急而紧；正气至时，针下有徐缓之感。脉象盛实的，宜深刺，以使邪气泄出；脉象虚弱，宜浅刺，使精气不得外散，以养脉气，独出邪气。针刺治疗各种疼痛时，因其脉都是盛实的，所以都可用泻法。

【原文】

故曰：从腰以上者，手太阴阳明皆主之；从腰以下者，足太阴阳明皆主之。病在上者下取之，病在下者高取之，病在头者取之足，病在足者取之腘。病生于头者头重，生于手者臂重，生于足者足重，治病者先刺其病所从生者也。春气在[1]毛，夏气在皮肤，秋气在分肉，冬气在筋骨，刺此病者各以其时为齐[2]。故刺肥人者，以秋[3]冬之齐；刺瘦人者，以春夏之齐。病痛者阴[4]也，痛而以手按之不得者阴也，深刺之。病在上者阳也，病在下者阴也。痒者阳也，浅刺之。病先起阴者，先治其阴而后治其阳；病先起阳者，先治其阳而后治其阴。

【注释】

[1] 在：《甲乙经》卷五第五、《太素》卷二十二《三刺》在此后有"毫"字。可从。

［2］齐：通"剂"。在此指针刺的深浅、补泻。

［3］秋：《甲乙经》卷五第五、《太素》卷二十二《三刺》在此前有"以"字。可从。

［4］阴：阴寒之气。

【译文】

所以说：腰以上的病变，与手太阴肺经、手阳明大肠经关系密切；腰以下的病变，与足太阴脾经、足阳明胃经关系密切。病在上部，针刺时可取下部的经穴；病在下部，针刺时，可取上部的经穴；病在头，可取足部的穴位；病在足，可取腘窝中的穴位。头部发生病变，则头部困重；手发生病变，则手臂困重；足部发生病变，则足胫困重。取穴针刺时，要先针刺疾病开始发生部位的腧穴。春气通于毫毛，夏气通于皮肤，秋气通于肌肉，冬气通于筋骨。故治疗这些部位的病变，应当以四时之气为标准，来决定针刺的深浅。针刺肥胖的人，应以秋冬的标准来针刺，即宜深刺；针刺瘦弱的人，应以春夏的标准来针刺，即宜浅刺。疼痛的病证，大都由阴寒之气盛，使筋脉拘急所致。若疼痛，以手按之不及病所，因病位深，故也属阴，当深刺。病在上者属阳，病在下者属阴。瘙痒的病证属阳，宜浅刺。病先起于阴经者，当先治其阴经，而后再调治阳经；病先起于阳经的，当先治其阳经，而后再调治阴经。

【原文】

刺热厥[1]者，留针反为寒；刺寒厥[2]者，留针反为热。刺热厥者，二阴一阳；刺寒厥者，二阳一阴。所谓二阴者，二刺阴也；一阳者，一刺阳也。久病者邪气入深，刺此病者，深内[3]而久留之，间日而复刺之，必先调其左右，去其血脉，刺道毕矣。

【注释】

[1] 热厥：病证名。因阴虚阳盛所致，以手足热为临床症状特点。

[2] 寒厥：病证名。因阳虚阴盛所致，以手足厥冷为临床症状特点。

[3] 内：通"纳"。入也。

【译文】

针刺治疗热厥，应留针，则可使热转为寒；针刺治疗寒厥，也可留针，使寒转为热。针刺治疗热厥时，刺阴经二次，刺阳经一次；针刺治疗寒厥时，刺阳经二次，刺阴经一次。所谓二阴，就是刺阴经二次；一阳，就是刺阳经一次。对于久病之人，因其邪气侵犯部位较深，故在针刺时，当深刺且久留针，隔日针刺一次，还要审察人体左右经脉是否协调，刺去血脉之瘀邪，针刺的道理全都在于此。

【原文】

凡刺之法，必察其形气，形肉未脱，少气而脉又躁，躁厥者，必为缪刺[1]之，散气可收，聚气可布。深居静处，占神往来，闭户塞牖[2]，魂魄不散，专意一神，精气之分，毋闻人声，以收其精，必一其神。令志在针，浅而留之，微而浮之，以移其神，气至乃休。男内女外[3]，坚拒勿出，谨守勿内，是谓得气。

【注释】

[1]缪刺：刺井穴和小络脉的左病刺右、右病刺左的刺络放血之法。

[2]牖：音 yǒu。窗户。

[3]男内女外：《甲乙经》卷五第五作"男女内外"。可从。

【译文】

大凡针刺的法则，在针刺之前，必须审察病人形气的强弱、盛衰。对于形体肌肉无明显消瘦，但气短，脉躁，有厥逆之证的人，必须使用缪刺之法，使耗散的正气得以收敛，使聚积的邪气得以消散。医生持针治病时，要像深居幽静之处一样，观察推测针下神气的往来，要像闭塞门窗一样，收敛精神，使魂魄不散。专心致志，神思一事，环境要安静，以免精气分散，精神集中，专思其针，使神志都集中在针上。根据具体情况，或浅刺留针，或轻而浮刺，以转移病人的注意力，直至针下得气，则停止针刺。不论男女，不论针刺的深浅，都要注意坚决不要让正气外出，谨慎地守住针孔，不要让邪气入内，这就叫作得气。

【原文】

凡刺之禁，新内[1]勿刺，新刺勿内。已醉勿刺，已刺勿醉。新怒勿刺，已刺勿怒。新劳勿刺，已刺勿劳。已饱勿刺，已刺勿饱。已饥勿刺，已刺勿饥。已渴勿刺，已刺勿渴。大惊大恐，必定其气，乃刺之。乘车来者，卧而休之，如食顷[2]乃刺之。出[3]行来者，坐而休之，如行十里顷乃刺之。凡此十二禁者，其脉乱气散，逆其营卫，经气不次，因而刺之，则阳病入于阴，阴病出为阳，则邪气复生，粗工勿察，是谓伐身[4]，形体淫泆，乃消脑髓，津液不化，脱其五味，是谓失气也。

【注释】

[1] 新内：内，指房事。新内，即刚房事后不久。

[2] 食顷：大约一顿饭的时间。

[3] 出：《甲乙经》卷五第一、《千金》卷二十九第三作"步"。可从。

[4] 伐身：削伐形体。

【译文】

大凡针刺的禁忌是：刚房事后不要进行针刺，刚针刺后不要进行房事。醉酒后不要进行针刺，针刺后不要醉酒。刚发怒之后不要针刺，针刺后不要发怒。刚劳累后不要针刺，针刺后不要劳累。刚吃饱饭后不要针刺，针刺后不要过饱。饥饿时不要针刺，针刺后不要让病人饥饿。口渴时不要针刺，针刺后不要让病人感到口渴。对于大惊大怒的病人，一定要安定其情志之后，方可针刺。对于乘车来的病人，要令其安卧大约一顿饭的时间之后，方可针刺。对于步行而来的病人，要令其坐下休息大约行十里路的时间之后，方可针刺。大凡上述十二种情况之所以要禁止针刺，是因为其脉乱，正气耗散，营卫运行失常，经脉之气不按次序循行，此时若针刺，则使阳病入于阴，阴病流淫于阳，又发生新的病变。医术低劣的医生并不注意这些，胡乱针刺，削伐病人的形体，这叫作伐身，其结果是病人的形体被损伤，脑髓被消减，津液不能布散，五谷不能化生精微之气，真气消失，这叫作失气。

【原文】

太阳之脉，其终[1]也，戴眼[2]反折[3]瘛疭[4]，其色白，绝皮乃绝汗[5]，绝汗则终矣。少阳终者，耳聋，百节尽纵，目系绝，目系绝一日半则死矣，其死也，色青白乃死。阳明终者，口目动作[6]，喜惊妄言，色黄，其上下之经盛而不行则终矣。少阴终者，面黑齿长而垢，腹胀闭塞，上下不通而终矣。厥阴终者，中热嗌干，喜溺心烦，甚则舌卷卵上缩[7]而终矣。太阴终者，腹胀闭不得息，气噫善呕，呕则逆，逆则面赤，不逆则上下不通，上下不通则面黑皮毛燋[8]而终矣。

【注释】

[1]终：在此指经脉之气终绝。

[2]戴眼：两目上翻，不能转动。

[3]反折：即角弓反张。

[4]瘛疭：筋脉拘急抽搐。

[5]绝汗：暴汗出，汗出大如珠，附于身上而不易流落，是经脉之气将要终绝的征象。

[6]口目动作：口眼歪斜且相互牵引眴动。

[7]卵上缩：阴囊上缩。

[8]燋：通“焦”。焦，干枯的意思。

【译文】

太阳经脉之气将要终绝的表现是：目睛上视、角弓反张、筋脉拘急抽搐、面色苍白、暴汗出，暴汗出为将要死亡的征象。少阳经脉之气将要终绝的表现是：耳聋，全身关节弛纵不收，目系经气绝，若见目系经气绝，则一日半便死亡，临死之前，面色青白。阳明经脉之气将要终绝的表现是：口眼㖞斜，且相互牵引胂动，易惊恐，妄言，面色黄，当手足阳明经均盛实而二者之气不相交通时，便是临死的征兆。少阴经脉之气将要终绝的表现是：面黑、牙龈萎缩，齿长而有垢，气机不通而腹部胀满，若上下气机不通，说明将要死亡。厥阴经脉之气将要终绝的表现是：胸中热而咽干，多尿，心烦，甚至舌卷，阴囊收缩，这便是临死的征兆。太阴经脉之气将要终绝的表现是：气机不通而腹部胀满，呼吸不利，噫气，易呕，呕则胃气逆，胃气逆则面赤；若胃气不上逆，便是上下之气不通，上下之气不通则面黑，皮毛干枯，这就是将死的征兆。

经脉第十

【篇解】

因本篇论述了十二经脉的循行路线，以及是动病、所生病的虚实证候，所以篇名曰"经脉"。

篇中讨论了十二经脉的循行路线及其与脏腑的络属关系，以及十二经脉是动病、所生病的虚实证候。指出了经脉具有"决死生，处百病，调虚实"的重要作用，论述了五脏经气俱绝的症状、机理及预后，讲述了经脉与络脉的区别，十五络脉的循行及所主虚实证候。

十二经脉，即手三阳经、手三阴经、足三阳经、足三阴经。十二经脉对称地分布于人体的两侧，手三阳经从手走头，行于上肢的外侧；手三阴经从脏走手，行于上肢的内侧；足三阳经从头走足，行于背及下肢外侧；足三阴经从足走头，行于下肢内侧及胸腹。阴经属脏络腑，阳经属腑络脏。十二经脉中的气血运行是环周不休的，始于手太阴肺经，之后一阴一阳表里相贯，依次流注，即手太阴肺经→手阳明大肠经→足阳明胃经→足太阴脾经→手少阴心经→手太阳小肠经→足太阳膀胱经→足少阴肾经→手厥阴心包经→手少阳三焦经→足少阳胆经至足厥阴肝经，又复注于手太阴肺经，首尾相贯，如环无端。

本篇是《内经》论经络的重要篇章，是《内经》论经络最全面、最系统的一篇。篇中理论是临床用药针灸、按摩、理疗等治疗方法的理论基础，是中医基础理论的重要内容之一，其理论至今仍广泛有效地应用于临床实践，指导临床辨证论治，并且为世界医学界所重视。

【原文】

雷公问于黄帝曰：禁脉[1]之言，凡刺之理，经脉为始，营其所行[2]，制其度量[3]，内次五藏，外别六府，愿尽闻其道。黄帝曰：人始生，先成精[4]，精成而脑髓生，骨为干，脉为营[5]，筋为刚，肉为墙，皮肤坚而毛发长，谷入于胃，脉道以通，血气乃行。雷公曰：愿卒闻经脉之始生。黄帝曰：经脉者，所以能决死生，处百病，调虚实，不可不通。

【注释】

[1]脉：张介宾《类经》、张志聪《灵枢集注》均作"服"。禁服，即《灵枢》第四十八篇篇名。故"脉"，形近而误，当改作"服"。

[2]营其所行：探索经脉的循行。

[3]制其度量：度量经脉的长度。

[4]精：指在身形形成之前就有的、能够发育成人之形体的先天之精。

[5]脉为营：指脉具有营运气血以灌溉周身的作用。

【译文】

雷公问于黄帝说：《禁服》篇说，大凡针刺的道理，必须先清楚经脉，裁度其循行、长短，与内之五脏、外之六腑的联系，愿详尽地听你讲一讲其中的道理。黄帝说：人体开始形成于先天之精，先天之精发育，渐渐形成脑髓、骨骼、躯干、人形，骨骼是人体的支柱，脉是气血运行的道路，筋是刚劲的网绳，肉是坚实的墙壁，之后皮肤发育坚实，毛发生长，形成人形，待出生后，水谷入胃，化生精微，通调脉道，气血则运行于脉中。雷公说：愿详细地听你讲一讲经脉的生成。黄帝说：经脉在人身的作用非常重要，根据其理论可以决断死生，处理百病，调理虚实，所以，不可不通晓它。

【原文】

肺手太阴之脉，起[1]于中焦，下络[2]大肠，还[3]循[4]胃口[5]，上膈属[6]肺，从肺系[7]横[8]出腋下，下循臑内，行少阴心主之前，下肘中，循臂内上骨下廉[9]，入寸口，上鱼，循鱼际，出大指之端；其支者，从腕后直出次指内廉，出其端。是动[10]则病肺胀满膨膨而喘咳，缺盆中痛，甚则交两手而瞀[11]，此为臂厥[12]。是主肺所生病者，咳，上气喘渴[13]，烦心胸满，臑臂内前廉痛厥，掌中热。气盛有余，则肩背痛风寒，汗出中风，小便数而欠。气虚则肩背痛寒，少气不足以息，溺色变。为此诸病，盛则泻之，虚则补之，热则疾之，寒则留之，陷下[14]则灸之，不盛不虚，以经取之。盛者寸口大三倍于人迎，虚者则寸口反小于人迎也。

【注释】

[1]起：起始。

[2]络：联络。经脉均联络于与其相表里的脏腑。

[3]还：复返。

[4]循：沿着。

[5]胃口：胃上口，即贲门部。

[6] 属：连接、隶属。

[7] 肺系：指肺及其所属组织经络。系，连属之意。

[8] 横：横行。

[9] 廉：边缘、边侧。

[10] 动：扰动。邪气扰动经脉。

[11] 瞀：在此指胸部满闷。

[12] 臂厥：病名。手臂所行经脉之气逆乱所导致的病证。症见肺胀、喘喝、缺盆中痛、交两手而瞀、咽干心痛、渴而欲饮等。

[13] 渴：《甲乙经》卷二第一等均作"喝"。可从。喝，音hè，喘息时喉中发出的喝喝之声。

[14] 陷下：指经脉陷而不起。

【译文】

肺手太阴的经脉，起始于中焦，向下联络大肠，复返回，循胃上口，上行过膈，络属于肺脏，从肺系横行出腋下，沿上臂内侧下行，行于手少阴经、手厥阴经的前方，入肘中，沿前臂内侧外缘下行，入寸口部，上鱼际，循鱼际外侧，出手大拇指尖端；其支脉，从腕后直出手次指桡侧入指端，与手阳明大肠经相接。若邪气扰动，使经脉之气逆乱，则发生肺部胀满，喘息，咳嗽，缺盆中疼痛，甚至两手交叉按于胸部，这是因胸部满闷比较严重，此病叫作臂厥。若肺的本脏发生病变，则发生咳嗽，气逆喘喝，心烦胸满，上臂内侧前缘疼痛且觉冷，手掌中发热；若邪气盛，则因感风寒而肩背疼痛，汗出而中风，小便频数量少；若正气虚，则肩背寒痛，气短，呼吸困难，尿色有改变等。大凡这些病证，在治疗时，邪气盛的，用泻法；正气虚的，用补法；热证，用疾刺法；寒证，用留针法；经脉陷而不起的，用灸法；不实不虚，取治于本经。本经的实证是寸口脉比人迎脉大三倍；本经的虚证是寸口脉反而小于人迎脉。

【原文】

大肠手阳明之脉，起于大指次指之端[1]，循指上廉，出合谷[2]两骨[3]之间，上入两筋之中[4]，循臂上廉，入肘外廉，上臑外前廉，上肩，出髃骨[5]之前廉，上出于柱骨之会上[6]，下入缺盆络肺，下膈属大肠；其支者，从缺盆上颈贯[7]颊，入下齿中，还出挟[8]口，交[9]人中，左之右，右之左[10]，上挟鼻孔。

是动则病齿痛颈肿。是主津液所生病者[11]，目黄口干，鼽衄[12]，喉痹[13]，肩前臑痛，大指次指痛不用。气有余则当脉所过者热肿，虚则寒栗不复。为此诸病，盛则泻之，虚则补之，热则疾之，寒则留之，陷下则灸之，不盛不虚，以经取之。盛者人迎大三倍于寸口，虚者人迎反小于寸口也。

【注释】

[1]大指次指之端：指食指之端。

[2]合谷：经穴名。属手阳明大肠经。位于手拇指、食指的歧骨间。

[3]两骨：在此指第一掌骨与第二掌骨。

[4]两筋之中：指腕部桡侧两筋的凹陷中，即阳溪穴处。

[5]髃（yú）骨：指肩胛骨与锁骨相连接处，即肩髃穴处。

[6]柱骨之会上：柱骨，此指大椎穴。因诸阳经会于大椎，故称会上。

[7]贯：指经脉从中间穿过。

　　[8]挟：指经脉并行于两旁。

　　[9]交：指经脉彼此交叉。

　　[10]左之右，右之左：指手阳明大肠经左右两脉交会于人中后，左脉行于右，右脉行于左。

　　[11]是主津液所生病者：张介宾注："大肠与肺为表里，肺主气而津液由于气化，故凡大肠之或泄或秘，皆津液所生病，而主在大肠也。"

　　[12]鼽衄：鼻塞称鼽，鼻出血称衄。

　　[13]喉痹：病证名。以咽喉肿痛、吞咽困难为主要临床表现。

【译文】

　　大肠手阳明的经脉，起始于手食指之端，循食指桡侧外缘，上出于合谷穴处第一、二掌骨之间，上行入于腕部桡侧外缘两筋凹陷中，沿前臂外侧前缘上行，入肘外缘，向上行于上臂外侧前缘，上肩部，出于肩部外侧端的前缘，向上出于颈椎部的大椎穴，又向前下入缺盆，联络于肺，穿过横膈，连接大肠；其支脉，从缺盆分出，上颈部，贯穿于颊，入于下齿龈中，回绕至上唇，交叉于人中，左脉行于右，右脉行于左，向上挟于鼻孔两则，与足阳明胃经相连接。

　　若邪气扰动，使经脉之气逆乱，则牙齿疼痛，颈项肿痛。若大肠本腑发生病变，则津液亦见异常，出现目黄、口干、鼻塞、鼻衄、喉痹、肩前及臑侧、食指疼痛且运动障碍。若邪气盛，则在经脉所经过之处出现红肿热痛；若正气虚，则恶寒战栗不易恢复温暖。大凡上述这些病证，在治疗时，邪气盛的，用泻法；正气虚的，用补法；热证，用疾刺法；寒证，用留针法；经脉陷而不起的，用灸法；不实不虚的，取治于本经。本经的实证，是人迎脉大于寸口脉三倍；本经的虚证，是人迎脉反而小于寸口脉也。

【原文】

胃足阳明之脉，起于鼻之[1]交頞中[2]，旁纳太阳之脉[3]，下循鼻外，入上齿中，还出挟口环[4]唇，下交承浆[5]，却[6]循颐[7]后下廉，出大迎[8]，循颊车[9]，上耳前，过[10]客主人[11]，循发际，至额颅[12]；其支者，从大迎前下人迎，循喉咙，入缺盆，下膈属胃络脾；其直[13]者，从缺盆下乳内廉，下挟脐，入气街[14]中；其支者，起于胃口，下循腹里，下至气街中而合[15]，以下髀关[16]，抵[17]伏兔[18]，下膝膑中，下循胫外廉，下足跗[19]，入中指内间；其支者，下廉三寸而别，下入中指外间；其支者，别[20]跗上，入大指间，出其端。

是动则病洒洒[21]振寒，善呻[22]数欠颜黑，病至则恶人与火，闻木声则惕然而惊，心欲动，独闭户塞牖[23]而处，甚则欲上高而歌，弃衣而走，贲响[24]腹胀，是为骭厥[25]。是主血所生病者[26]，狂疟温淫[27]汗出，鼽衄[28]，口㖞[28]唇胗[29]，颈肿喉痹，大腹水肿，膝膑肿痛，循膺、乳、气街、股、伏兔、骭外廉、足跗上皆痛，中指不用。气盛则身以前皆热，其有余于胃，则消谷善饥，溺色黄。气不足则身以前皆寒栗，胃中寒则胀满。为此诸病，盛则泻之，虚则补之，热则疾之，寒则留之，陷下则灸之，不盛不虚，以经取之。盛者人迎大三倍于寸口，虚者人迎反小于寸口也。

【注释】

[1]之:《甲乙经》卷二第一、《太素》卷八等无。当从。

〔2〕頞中：指鼻梁的凹陷处。頞，鼻梁。

〔3〕旁纳太阳之脉：张介宾注："足太阳起于目内眦，睛明穴与頞相近，阳明由此下行。"纳，缠束的意思。

〔4〕环：指经脉环绕于某部四周。

〔5〕承浆：经穴名。属任脉。位于下唇中央下方的凹陷中。

〔6〕却：指经脉环绕于某部四周。

〔7〕颐：口角后，腮的下方。

〔8〕大迎：经穴名。属足阳明胃经。位于下颌角前约一寸处的凹陷中，咬肌附着部前缘。

〔9〕颊车：经穴名。属足阳明胃经。位于下颌角前上方一横指处的凹陷中，咀嚼时咬肌隆起最高点处。

〔10〕过：指经脉通过支节的旁边。

〔11〕客主人：上关穴的别名，位于面部颧弓上缘微上方，距耳廓前缘一寸凹陷中，属足少阳胆经。

〔12〕额颅：前额部。

〔13〕直：指经脉直行。

〔14〕气街：经穴名。属足阳明胃经。又名气冲。位于腹中线脐下五寸，旁开二寸处。

〔15〕合：指两支相并。

〔16〕髀关：经穴名。属足阳明胃经。位于大腿前外侧，髂前上棘与髌骨外缘连线上，平臀沟处。

〔17〕抵：指经脉到达某处。

〔18〕伏兔：经穴名，属足阳明胃经。位于大腿前外侧，髂前上棘与髌骨外缘连线上，髌骨外上缘上七寸处。

〔19〕足跗：足背。

〔20〕别：指另行的分支。

［21］洒洒：音 xiǎn，寒冷的样子。

［22］呻：《甲乙经》卷二第一、《太素》卷八等均作"伸"。当从。

［23］牖：窗户。

［24］贲响：指肠鸣。

［25］骭厥：指循行于足胫部的胃经气血逆乱。骭，指胫骨。

［26］是主血所生病者：张介宾注："中焦受谷，变化而赤为血，故阳明多气多血之经，而主血所生病者。"

［27］温淫：指温热之邪淫佚。

［28］口㖞：指口角歪斜。

［29］唇胗：指生于口唇部的疱疹。胗，同"疹"。

【译文】

胃足阳明的经脉，起始于鼻翼两旁，上行至鼻梁、鼻根处，与其附近的足太阳膀胱经相交，向下循鼻外侧，入上齿龈中，返出挟口环绕口唇，向下交会于承浆，向后循腮后下缘，出于大迎穴处，沿循颊车穴，上行耳前，经过客主人穴，循发际，至前额；其支脉，从大迎分出向前下走人迎，循喉咙，进入缺盆，向下穿过横膈，连接于胃，联络于脾；从缺盆部直行的部分，从缺盆经乳头内缘，向下挟脐两旁，入于气街中；胃下口部的支脉，起始于胃口，向下循腹内，至气街穴会合，之后下行至髀关，抵达伏兔，下行至膝膑，又循胫外缘下行，经足背进入足中趾（足二趾）外侧端；胫部的支脉，从膝下三寸处分出，下行至足中趾外侧端；足背部的支脉，从足背部分出，进入足大趾内侧端，与足太阴脾经相连接。

若邪气内动，使经脉之气逆乱，则自觉身体寒冷，经常伸懒腰，打哈欠，颜面色黑，发病时，厌恶见到人与火，听见木器之声就惊恐，心悸不安，喜欢独自关闭门窗待在屋里，严重者，则登高而歌，弃衣而走，肠鸣腹胀，发为骭厥。若胃经本身发生病变，则出现血分的异常改变，发生狂证，疟疾，温邪内迫之汗出，鼻塞，鼻衄，口角歪斜，口唇生疹，颈部肿胀，喉痹，腹部胀大，水肿，膝髌部肿而痛，在经脉循行之处的胸、乳、气街、大腿、伏兔、小腿外缘、足背等处皆发生疼痛，足中趾运动不灵活。若邪气盛于胃腑，则多食、善饥，尿色黄。若正气不足，则身体的前面全都感觉冷，且战栗，若胃腑寒，则脘腹胀满。大凡上述诸证，在治疗时，邪气盛的，用泻法；正气虚的，用补法；热证，用疾刺法；寒证，用留针法；经脉陷而不起的，用灸法；不实不虚的，取治于本经。本经的实证是人迎脉比寸口脉大三倍；本经的虚证是人迎脉反而小于寸口脉。

【原文】

脾足太阴之脉，起于大指之端，循指内侧白肉际[1]，过核骨[2]后，上内踝前廉，上踹[3]内，循胫骨后，交出厥阴之前，上膝股内前廉，入腹属脾络胃，上膈，挟咽，连舌本，散舌下；其支者，复从胃，别上膈，注心中。

是动则病舌本强，食则呕，胃脘痛，腹胀善噫，得后与气[4]则快然如[5]衰，身体皆重。是主脾所生病者，舌本痛，体不能动摇，食不下，烦心，心下急痛，溏、瘕、泄、水闭、黄疸[6]，不能卧[7]，强立股膝内肿厥，足大指不用。为此诸病，盛则泻之，虚则补之，热则疾之，寒则留之，陷下则灸之，不盛不虚，以经取之。盛者寸口大三倍于人迎，虚者寸口反小于人迎也。

【注释】

[1]白肉际：即赤白肉际。手掌、手指、足跖、足趾的阴面为白肉；阳面为赤肉；赤白肉交界处，为赤白肉际。

[2]核骨：指足大趾本节后，内侧突起的形如果核的圆骨。

[3]踹：即小腿肚。腓肠肌部。

[4]得后与气：李中梓注："后，大便也；气，转矢气也。"

[5]如：此处意为"而"。

[6]溏、瘕、泄、水闭、黄疸：张介宾注："脾寒则为溏泄，脾滞则为癥瘕。脾病不能制水，则为泄、为水闭、黄疸、不能卧。"

[7]不能卧：《甲乙经》卷二第一作"不能食，唇青"。可从。

【译文】

脾足太阴的经脉，起始于足大趾的内侧端，循大趾内侧赤白肉际，经过足大趾本节后突起的核骨后面，向上行于足内踝前缘，上行于小腿肚内，循胫骨后面，行于足厥阴肝经之前，向上行于膝股部内侧前缘，进入腹里，连接于脾，联络于胃，向上穿过横膈，挟咽部，连于舌根，布散于舌下。其胃部的支脉，从胃分出，穿过横膈，注于心中，与手少阴心经相连接。

若邪气内动，使经脉之气逆乱，则舌根强硬，食入则呕，胃脘部疼痛，腹胀，经常嗳气，大便或排气后，方觉舒服，全身沉重。若脾经本身发生病变，则舌根疼痛，身体不能转摇活动，入胃的食物不能向下传导，心烦，心下急剧疼痛，便溏，痢疾，小便不通，黄疸，不能安卧，失眠，勉强站立则股膝肿胀而觉寒凉，足大趾运动不灵活。发生上述这些病证，在治疗时，邪气盛的，用泻法；正气虚的，用补法；热证，用疾刺法；寒证，用留针法；经脉陷而不起的，用灸法；虚实表现不明显的，取治于本经。本经的实证是寸口脉比人迎脉大三倍，本经的虚证是寸口脉反小于人迎脉。

【原文】

　　心手少阴之脉，起于心中，出属心系[1]，下膈络小肠；其支者，从心系上挟咽，系目系[2]；其直者，复从心系却上肺，下出腋下，下循臑内后廉，行太阴心主[3]之后，下肘内，循臂内后廉，抵掌后锐骨[4]之端，入掌内后廉，循小指之内出其端。是动则病嗌干心痛，渴而欲饮，是为臂厥。是主心所生病者，目黄胁痛，臑臂内后廉痛厥，掌中热痛。为此诸病，盛则泻之，虚则补之，热则疾之，寒则留之，陷下则灸之，不盛不虚，以经取之。盛者寸口大再倍于人迎，虚者寸口反小于人迎也。

【注释】

　　[1]心系：指心及其脏腑组织相联系的脉络。马莳注："心系有二：一则上与肺相通，而入肺大叶间；一则由肺叶而下，曲折向后，并脊里细络相连，贯脊髓，与骨相通，正当七节之间，盖五脏系皆通于心，而心通于五脏也。"张介宾注："心当五椎之下，其系有五：上系连肺，肺下系心，心下三系，连脾、肝、肾，故心通五脏之气而为之主也。"

　　[2]目系：又名眼系、目本，指眼球及其联系于脑的脉络。

　　[3]太阴心主：指手太阴肺经和手厥阴心包经。

　　[4]锐骨：指掌后小指侧的高骨。

【译文】

心手少阴的经脉，起始于心中，外连于心系，向下过横膈，联络于小肠；其支脉，从心系向上挟咽喉部，连系于目系；其直行的部分，复从心系上于肺，向下出于腋下，循上臂内侧后缘下行，即行于手太阴、手厥阴两经之后，下入肘内，循前臂内侧后缘下行，抵达掌后锐骨后，经过掌中后缘，沿手小指内侧至指端，与手太阳小肠经相连接。

若邪气内动，使经脉之气逆乱，则病咽干，心痛，渴而欲饮，发为臂厥。若心经本身发生病变，则病目黄，胁痛，上肢内侧后缘疼痛且觉寒冷，掌中发热疼痛。发生上述这些病证，在治疗时，邪气盛的，用泻法；正气虚的，用补法；热证，用疾刺法；寒证，用留针法；经脉陷而不起的，用灸法；虚实表现不明显的，取治于本经。本经的实证，是寸口脉大于人迎脉两倍；本经的虚证，是寸口脉反而小于人迎脉。

【原文】

小肠手太阳之脉，起于小指之端，循手外侧上腕，出踝[1]中，直上循臂骨下廉，出肘内两筋之间[2]，上循臑外后廉，出肩解[3]，绕肩胛，交肩上，入缺盆络心，循咽下膈，抵胃属小肠；其支者，从缺盆循颈上颊，至目锐眦[4]，却入耳中；其支者，别颊上䪼[5]抵鼻，至目内眦[6]，斜络于颧。是动则病嗌痛颔[7]肿，不可以顾，肩似拔，臑似折。是主液所生病者[8]，耳聋目黄颊肿，颈颔肩臑肘臂外后廉痛。为此诸病，盛则泻之，虚则补之，热则疾之，寒则留之，陷下则灸之，不盛不虚，以经取之。盛者人迎大再倍于寸口，虚者人迎反小于寸口也。

【注释】

[1] 踝：指手腕外侧后缘突出的圆形高骨。

[2] 两筋之间：指肘后内侧小海穴处。两筋，据《针灸甲乙经》《太素》作"两骨"。

[3] 肩解：即肩与臂两骨相接处。杨上善注："肩臂二骨相接之处，名为肩解。"

[4] 目锐眦：即眼外角。

[5] 顩：眼眶的下方及颧骨内连及上牙床的部位。

[6] 目内眦：即眼内角。

[7] 颔：指腮下。俗称下巴。

[8] 是主液所生病者：张介宾注："小肠主泌别清浊，病则水谷不分而流衍无制，是主液所生病也。"

【译文】

小肠手太阳的经脉，起始于手小指外侧端，循手外侧上行于腕，出于腕部圆形高骨，沿前臂外侧后缘直上，出于肘中尺骨鹰嘴与肱骨内上髁之间，向上行于上臂外侧后缘，出于肩关节，绕肩胛，交会于颈肩部的大椎穴处，向前下入缺盆，联络于心，循食道向下，穿过横膈，抵胃，连接于小肠；其支脉，从缺盆别出，循颈部上面颊，至眼外角，又向下进入耳中；其面颊的支脉，向上行于眼眶下，抵鼻旁，至眼内角，与足太阳膀胱经相连接，之后又斜行联络于颧部。

若邪气内动，使经脉之气逆乱，则病咽痛，下巴颏肿牵扯颈部，使颈部不可以左右回顾，肩部疼痛如肩被拔掉，上臂疼痛如被折断。若小肠经本腑发生病变，则小肠分清泌浊的功能失常，使人耳聋，目黄，颊部肿痛，颈、下巴颏、肩、上臂、肘、前臂外侧后缘等经脉循行所过之处均疼痛。发生上述这些病证，在治疗时，邪气盛的，用泻法；正气虚的，用补法；热证，用疾刺法；寒证，用留针法；经脉陷而不起的，用灸法；虚实表现不明显的，取治于本经。本经的实证，是人迎脉大于寸口脉两倍；本经的虚证，是人迎脉反而小于寸口脉。

【原文】

膀胱足太阳之脉，起于目内眦，上额交巅[1]；其支者，从巅至耳上角；其直者，从巅入络脑，还出别下项，循肩髆[2]内，挟脊抵腰中，入循膂[3]，络肾属膀胱；其支者，从腰中下挟脊贯臀，入腘中；其支者，从髆内左右，别下贯胛，挟脊内，过髀枢[4]，循髀外从后廉下合腘中，以下贯踹内，出外踝之后，循京骨[5]，至小指外侧。

是动则病冲头痛，目似脱，项如拔，脊痛腰似折，髀不可以曲，腘如结，踹如裂，是为踝厥[6]。是主筋所生病者[7]，痔疟狂癫疾，头囟[8]项痛，目黄泪出鼽衄，项背腰尻腘踹脚皆痛，小指不用。为此诸病，盛则泻之，虚则补之，热则疾之，寒则留之，陷下则灸之，不盛不虚，以经取之。盛者人迎大再倍于寸口，虚者人迎反小于寸口也。

【注释】

[1]巅：指头顶正中，当百会穴处。

[2]肩髆：此指肩胛。

[3]膂：张介宾注："夹脊两旁之肉曰膂。"

[4]髀枢：股骨上端的关节部位，相当于环跳穴处。

[5]京骨：足小趾外侧本节后突出的半圆骨。

[6]踝厥：病证名。足太阳经气上逆所致的，以腘如结，踹如裂为主症的病证。

[7]是主筋所生病者：张志聪注："太阳之气，生于膀胱水中，而为诸阳主气。阳气者，柔者养筋，故是主筋所生之病。"

[8]囟：即囟门。

【译文】

膀胱足太阳的经脉，起始于目内眦，上额部，交会于巅顶；其支脉，从巅顶分出至耳上角；其直行的部分，从巅顶入络于脑，又返出分开下行项后，循肩胛部内侧，挟脊柱，抵达腰部，深入于膂，联络肾脏，连接于膀胱；其支脉，从腰部分出，向下挟脊柱，穿过臀部，进入腘窝中；其项部的支脉，从肩胛骨内分出，向下穿过肩胛，挟脊行于肉里，穿过髀枢，从大腿外侧后缘下行，与前一直行的支脉会合，向下经过腓肠肌，出外踝之后，沿循京骨至足小趾外侧端，与足少阴肾经相连接。

若邪气内动，使经脉之气逆乱，则病气逆上导致头痛，眼痛如将掉出，项痛如被拔折，脊背疼痛，腰痛如折，髋关节不可以屈伸，膝腘部活动不利如被捆结，小腿肚疼痛如裂，发为踝厥。若膀胱本经发生病变，膀胱经主诸阳经之气，其温养筋脉的功能失常，则病痔疮，疟疾，狂乱，癫疾，头囟及头顶部疼痛，目黄，泪出，鼻塞，鼻衄，经脉循行所过之处的项、背、腰、尾骶部、膝腘部、腓肠肌、脚等处皆发生疼痛，足小趾不能活动。发生上述这些病证，在治疗时，邪气盛的，用泻法；正气虚的，用补法；热证，用疾刺法；寒证，用留针法；经脉陷而不起的，用灸法；虚实表现不明显的，取治于本经。本经的实证，是人迎脉大于寸口脉两倍；本经的虚证，是人迎脉反而小于寸口脉。

【原文】

肾足少阴之脉，起于小指之下，邪走足心[1]，出于然谷[2]之下，循内踝之后，别入跟中，以上踹内，出腘内廉，上股内后廉，贯脊属肾络膀胱；其直者，从肾上贯肝膈，入肺中，循喉咙，挟舌本；其支者，从肺出络心，注胸中。

是动则病饥不欲食，面如漆柴[3]，咳唾则有血，喝喝[4]而喘，坐而欲起，目䀮䀮[5]如无所见，心如悬若饥状，气不足则善恐，心惕惕如人将捕之，是为骨厥[6]。是主肾所生病者，口热舌干，咽肿上气，嗌干及痛，烦心心痛，黄疸肠澼[7]，脊股内后廉痛，痿厥嗜卧，足下热而痛。为此诸病，盛则泻之，虚则补之，热则疾之，寒则留之，陷下则灸之，不盛不虚，以经取之。灸则强食生肉[8]，缓带[9]披发，大杖重履[10]而步。盛者寸口大再倍于人迎，虚者寸口反小于人迎也。

【注释】

[1]邪走足心：邪，与"斜"同。指本经由足小趾之下斜行至足心的涌泉穴。

[2]然谷：足少阴肾经的穴位名，别名龙渊，位于内踝前大骨陷下中。

[3]面如漆柴：面瘦如柴，面色如黑漆。

[4]喝喝：形容气喘声粗，喝喝有声。

[5]目䀮䀮：指眼花，视物不清。即目眩。

[6]骨厥：病名。肾主骨，因足少阴肾经经脉之气上逆所导致的善恐、心怵惕的病证。

［7］肠澼：指痢疾。

［8］生肉：张介宾注："生肉，厚味也，味厚所以补精。"

［9］缓带：使衣带宽松。

［10］重履：杨上善注："重履而步，燃磁石疗肾气，重履引腰脚，故为履重者，可用磁石分著履中，上弛其带令重，履之而行，以为轻者，可渐加之令重，用助火气，若得病愈，宜渐去之，此为古之疗肾要法。"

【译文】

肾足少阴的经脉，起始于足小趾之下，斜行至足心，出于然谷穴之下，沿内踝之后，入于足跟中，向上行腓肠肌内侧，出腘窝内侧，向上行于大腿内侧后缘，贯脊柱，连接于肾，联络于膀胱；其直行的部分，从肾分出，向上经肝脏，过胸膈，入于肺中，上循喉咙，挟舌根；其支脉，从肺分出，络于心，注于胸中。若邪气内动，使经脉之气逆乱，则病饥不欲食，面瘦如柴，面色如漆，咳唾有血，喘息而喉中喝喝有声，坐卧不安，目眩，目花，视物不清，心悸，心下觉空似饥饿。正气不足者，则易惊恐，心慌心悸如人要来抓他，这是骨厥病。

若肾脏本经发生病变，则病口热，舌干，咽肿，气逆，咽干疼痛，心烦，心痛，黄疸，痢疾，脊背及大腿内侧后缘疼痛，痿厥，嗜卧，足下热而痛。发生上述这些病证，在治疗时，邪气盛的，用泻法；正气虚的，用补法；热证，用疾刺法；寒证，用留针法；经脉陷而不起的，用灸法；虚实表现不明显的，取治于本经。用灸法之时，应当令病人多食生肉，同时还应松缓衣带，披散头发，穿上放入磁石的鞋，持拄较粗大的拐杖，缓缓行走。本经的实证，是寸口脉大于人迎脉两倍；本经的虚证，是寸口脉反而小于人迎脉。

【原文】

心主手厥阴心包络之脉，起于胸中，出属心包络，下膈，历络三膲[1]；其支者，循胸出胁，下腋三寸，上抵腋，下循臑内，行太阴少阴之间，入肘中，下臂行两筋之间，入掌中，循中指出其端；其支者，别掌中，循小指次指[2]出其端。是动则病手心热，臂肘挛急，腋肿，甚则胸胁支满，心中憺憺大动[3]，面赤目黄，喜笑不休。是主脉所生病者[4]，烦心心痛，掌中热。为此诸病，盛则泻之，虚则补之，热则疾之，寒则留之，陷下则灸之，不盛不虚，以经取之。盛者寸口大一倍于人迎，虚者寸口反小于人迎也。

【注释】

[1]历络三膲：指依次联络上、中、下三焦。膲，通"焦"。

[2]小指次指：从小指数起的第二指，即无名指。

[3]心中憺憺大动：指心悸不宁。憺憺，张介宾注："动而不宁貌。"

[4]是主脉所生病者：张志聪注："心主血而包络代君行令，故主脉，是主脉之包络所生病者。"

【译文】

心主手厥阴心包络的经脉，起始于胸中，外连心包络，下行穿过横膈，遍络上、中、下三焦；其支脉，从胸中分出，出于胁部，向下行至腋下三寸，向上抵于腋窝，循上臂内侧下行，行于手太阴、手少阴之间，进入肘窝，向下行于前臂两筋之间，进入掌中，沿中指至指端；其支脉，从掌中分出，循着无名指至指端，与手少阳三焦经相连接。

　　若邪气内动，使经脉之气逆乱，则病手心热，臂肘挛急，腋部肿胀，甚则胸胁胀满，心跳剧烈，心悸不宁，面赤，目黄，喜笑不休等。若心包络本经发生病变，则心烦，心痛，掌中热。发生上述这些病证，在治疗时，邪气盛的，用泻法；正气虚的，用补法；热证，用疾刺法；寒证，用留针法；经脉陷而不起的，用灸法；虚实表现不明显的，取治于本经。本经的实证，是寸口脉比人迎脉大一倍；本经的虚证，是寸口脉反小于迎脉。

【原文】

　　三焦手少阳之脉，起于小指次指之端，上出两指之间，循手表腕[1]，出臂外两骨之间，上贯肘，循臑外上肩，而交出足少阳之后，入缺盆，布膻中[2]，散落[3]心包，下膈，循属三焦；其支者，从膻中上出缺盆，上项，系耳后直上，出耳上角，以屈[4]下颊至𬬻；其支者，从耳后入耳中，出走耳前，过客主人前，交颊，至目锐眦。是动则病耳聋浑浑焞焞[5]，嗌肿喉痹。是主气所生病者[6]，汗出，目锐眦痛，颊痛，耳后肩臑肘臂外皆痛，小指次指不用。为此诸病，盛则泻之，虚则补之，热则疾之，寒则留之，陷下则灸之，不盛不虚，以经取之。盛者人迎大一倍于寸口，虚者人迎反小于寸口也。

【注释】

　　[1] 手表腕：指手背。腕，《素问·缪刺论》王注引及《太素》均无。

[2]膻中：指胸中两乳之间的部位。

[3]落：《甲乙经》卷二第一上、《太素》卷八首篇等均作"络"。当从。

[4]屈：环曲的意思。

[5]浑浑焞焞：指听力减弱。杨上善注："浑浑焞焞，耳聋声也。"马莳注："及其动穴验病，则为耳聋，浑浑然，焞焞然，甚觉不聪也。"

[6]主气：指三焦的气化作用。

【译文】

三焦手少阳的经脉，起始于手无名指指端，上行出于第四、五掌骨之间，沿循手背、手腕上行，出于前臂外侧两骨（桡骨和尺骨）之间，向上穿过肘部，循上臂外侧上肩，交出足少阳经的后面，进入缺盆，布于胸中，联络心包，过膈，从胸至腹，遍连上、中、下三焦；其支脉，从胸中分出，上出缺盆，向上经过项部，循耳后直上，出于耳上角，返曲下行经颊至眼眶下；其支脉，从耳后入耳中，出走耳前，经过客主人之前，与前脉交叉于面颊部，至目外眦，与足少阳胆经相连接。

若邪气内动，使经脉之气逆乱，则病耳聋，听力减弱，咽肿，喉痹。若手少阳三焦本经发生病变，则三焦主气化的功能失常，使人汗出，目外眦疼痛，颊部疼痛，经脉循行所过之处的肩、上臂、肘、前臂的外侧全都疼痛，手无名指不能活动。发生上述这些病证，在治疗时，邪气盛的，用泻法；正气虚的，用补法；热证，用疾刺法；寒证，用留针法；经脉陷而不起的，用灸法；虚实表现不明显的，取治于本经。本经的实证是人迎脉大于寸口脉一倍，本经的虚证是人迎脉反而小于寸口脉。

【原文】

胆足少阳之脉，起于目锐眦，上抵头角[1]，下耳后，循颈行手少阳之前，至肩上，却交出手少阳之后，入缺盆；其支者，从耳后入耳中，出走耳前，至目锐眦后；其支者，别锐眦，下大迎，合于手少阳，抵于頔，下加颊车，下颈合缺盆以下胸中，贯膈络肝属胆，循胁里，出气街，绕毛际[2]，横入髀厌[3]中；其直者，从缺盆下腋，循胸过季胁[4]，下合髀厌中，以下循髀阳[5]，出膝外廉，下外辅骨[6]之前，直下抵绝骨[7]之端，下出外踝之前，循足跗上，入小指次指之间；其支者，别跗上，入大指之间，循大指歧骨[8]内出其端，还贯爪甲，出三毛[9]。是动则病口苦，善太息，心胁痛不能转侧，甚则面微有尘，体无膏泽，足外反热，是为阳厥[10]。是主骨所生病者[11]，头痛颔痛，目锐眦痛，缺盆中肿痛，腋下肿，马刀侠瘿[12]，汗出振寒，疟，胸胁肋髀膝外至胫绝骨外踝前及诸节皆痛，小指次指不用。为此诸病，盛则泻之，虚则补之，热则疾之，寒则留之，陷下则灸之，不盛不虚，以经取之。盛者人迎大一倍于寸口，虚者人迎反小于寸口也。

【注释】

[1] 头角：指额角。

[2] 毛际：指耻骨部的阴毛处。

[3] 髀厌：即髀枢。

[4] 季胁：左右两侧胁肋下的软肋处。

[5] 髀阳：指大腿的外侧。

[6] 外辅骨：即腓骨。

[7] 绝骨：外踝直上三寸许腓骨的凹陷处。

［8］大指歧骨：指足大趾与次趾之间的骨缝。歧骨，骨骼连成角之处。

［9］三毛：亦称丛毛、聚毛。此指足大趾爪甲后二节间背面有汗毛的部位。

［10］阳厥：病证名。因足少阳胆经之气厥逆所致，以口苦、善太息、心胁疼痛不可以转侧、面如尘土、肤色无泽、足外侧热等为主要症状。

［11］是主骨所生病者：李中梓注："胆而主骨病者，乙癸同源也。"

［12］马刀侠瘿：即瘰疬。生于腋下，质坚硬，长形似马刀，故称马刀。生于颈部两侧，形如贯珠，故称侠瘿。两者常相关联，故常并称。马莳注："为马刀侠瘿，皆颈项腋胁所生疮名。"

【译文】

胆足少阳的经脉，起始于眼外角，向上抵于头角，向下至耳后，沿颈部下行，行于手少阳之前，至肩上，交出手少阳经之后，进入缺盆；其支脉，从耳后分出，入耳中，出走耳前，至目外眦的后面；其支脉，从目外眦分出，下行大迎，与手少阳经会合，抵于目眶下，向下经颊车，经过颈部，与前条脉会合于缺盆，下行进入胸中，穿过横膈，联络于肝，连接于胆，循胸胁内下行出于气街，循腹部两侧，绕过外阴毛际处，横行进入髋关节；其直行的部分，从缺盆下行于腋，沿胸部，过季胁，向下与前条脉会合于髋关节中，向下行于大腿外侧，出膝外侧，向下行于腓骨之前，直下抵绝骨部，下行至外踝之前，循足背，入足四趾外侧端；其支脉，从足背分出，进入足大趾，经足大趾次趾侧的骨缝，入足大趾之端，又返回穿过爪甲，出于足大趾甲后的毫毛部，与足厥阴肝经相连接。

若邪气内动，则病口苦，善太息，心胸胁肋疼痛不可以转侧，甚至面如有尘土，肤失润泽，足外侧发热，这是阳厥证。若足少阳胆经本身发生病变，则胆主筋骨的功能失常，发生头痛，下颔痛，且目锐眦疼痛，缺盆中肿胀疼痛，腋下肿胀，马刀侠瘿，汗出振寒，疟疾，经脉循行所过之处的部位如胸、胁肋、大腿及膝外侧、小腿、绝骨处、外踝前，以及诸关节皆疼痛，足四趾不能活动。发生上述这些病证，邪气盛的，用泻法；正气虚的，用补法；热证，用疾刺法；寒证，用留针法；经脉陷而不起的，用灸法；虚实表现不明显的，取治于本经。本经的实证是人迎脉大于寸口脉一倍，本经的虚证是人迎脉反而小于寸口脉。

【原文】

肝足厥阴之脉，起于大指丛毛之际，上循足跗上廉，去内踝一寸，上踝八寸，交出太阴之后，上腘内廉，循股阴[1]入毛中，过阴器，抵小腹，挟胃属肝络胆，上贯膈，布胁肋，循喉咙之后，上入颃颡[2]，连目系，上出额，与督脉会于巅；其支者，从目系下颊里，环唇内；其支者，复从肝别贯膈，上注肺。是动则病腰痛不可以俯仰，丈夫[3]㿉疝[4]，妇人少腹肿，甚则嗌干，面尘脱色。是[5]肝所生病者，胸满呕逆飧泄，狐疝[6]遗溺闭癃[7]。为此诸病，盛则泻之，虚则补之，热则疾之，寒则留之，陷下则灸之，不盛不虚，以经取之。盛者寸口大一倍于人迎；虚者寸口反小于人迎也。

【注释】

[1]股阴：即阴股。指大腿内侧。

［2］颃颡：指咽后壁上方的后鼻道。

［3］丈夫：泛指男子。

［4］㿗疝：病名，寒邪侵犯肝肾经脉，瘀血内停而致的少腹拘急疼痛，牵引睾丸，或下腹坠胀有包块一类的病证。

［5］是：《甲乙经》卷二第一、《太素》卷八首篇等均在此后有"主"字。当从。

［6］狐疝：病名，即腹股沟疝。俗称小肠气。肝失疏泄所致，疝气在阴囊少腹间，平卧则回，站立则现，如狐之出没无常。

［7］闭癃：病证名。指排尿困难，淋漓不畅，甚则闭塞不通的病证。

【译文】

肝足厥阴的经脉，起始于足大趾上毫毛处，循足背内缘上行，经内踝前一寸处，上行至内踝上八寸处，交出足太阴之后上行，经腘窝内缘，沿大腿内侧进入阴毛中，穿过阴器，抵于小腹，挟胃，连接于肝，联络于胆，向上穿过横膈，布于胁肋，沿喉咙之后，向上进入颃颡，连于目系，向上出额，与督脉会合于头顶；其支脉，从目系分出，下行颊里，环绕口唇内里；其支脉，从肝别出，向上穿过横膈，上注于肺，与手太阴肺经相连接。

若邪气内动，使经脉之气逆乱，则病腰痛不可以俯仰，男子病㿗疝，女子病少腹肿胀，甚至咽干，面如尘土，面色不泽。若肝经本身发生病变，则胸部胀满，呕逆，飧泄，狐疝，遗尿，癃闭。发生上述这些病证，在治疗时，邪气盛的，用泻法；正气虚的，用补法；热证，用疾刺法；寒证，用留针法；经脉陷而不起的，用灸法；虚实表现不明显的，取治于本经。本经的实证，是寸口脉大于人迎脉一倍；本经的虚证，是寸口脉反而小于人迎脉。

【原文】

手太阴气绝则皮毛焦，太阴者行气温于皮毛者也，故气不荣则皮毛焦，皮毛焦则津液去皮节[1]，津液去皮节者则爪枯毛折，毛折者则毛先死，丙笃丁死[2]，火胜金也。

【注释】

[1] 节：指骨节。

[2] 丙笃丁死：逢丙日加重，逢丁日死亡。

【译文】

手太阴经气竭绝，则皮毛焦枯，手太阴主行气布津温养皮毛，所以手太阴经气衰绝，津气不能荣养于皮毛，则皮毛焦枯；津液不能荣养皮毛关节，则爪甲枯，毛发折落。毛发折落，是肺气先绝的征象。此病逢丙日加重，逢丁日死亡，是丙丁属火，肺属金，火克金的缘故。

【原文】

手少阴气绝则脉不通，脉不通则血不流，血不流则髦[1]色不泽，故其面黑如漆柴者，血先死，壬笃癸死，水胜火也。

【注释】

[1] 髦：音 máo。发也。

【译文】

手少阴经气竭绝，则经脉不通，经脉不通，则血液不能运行，血液不能运行，则发不润泽，若出现面色黑而不泽，面部消瘦如同漆柴，是心气先绝的征象；此病逢壬日加重，逢癸日死亡。这是壬癸属水，心属火，水克火之故。

【原文】

足太阴气绝者，则脉不荣肌肉，唇舌者，肌肉之本也，脉不荣则肌肉软，肌肉软则舌萎[1]人中满，人中满则唇反[2]，唇反者，肉先死，甲笃乙死，木胜土也。

【注释】

[1]舌萎：《甲乙经》卷二第一、《难经》二十四难均无。疑衍。

[2]唇反：口唇外翻。

【译文】

足太阴经气竭绝，则经脉之气血不能荣养于肌肉。唇舌是肌肉的根本，经脉之气血不能荣养，则肌肉瘫软，肌肉瘫软则人中部胀满，使口唇外翻。口唇外翻是脾气先绝的征象，此病逢甲日加重，逢乙日死亡。这是甲乙属木，脾属土，木克土之故。

【原文】

足少阴气绝则骨枯，少阴者冬脉也，伏行而濡骨髓者也，故骨不濡则肉不能著也，骨肉不相亲则肉软却，肉软却故齿长而垢发无泽，发无泽者骨先死，戊笃己死，土胜水也。

【译文】

足少阴经气竭绝，则骨枯。因足少阴肾通于冬气，主冬脉，其经脉伏行，濡养骨髓，若足少阴经气竭绝，不能濡养骨髓，则骨枯，肌肉不能附着于骨，骨肉不相适应，则肌肉软却，所以显得牙齿长，齿上有污垢，发不润泽。这是肾气先绝的征象，此病逢戊日加重，逢己日死亡。这是戊己属土，肾属水，土克水之故。

【原文】

足厥阴气绝则筋绝，厥阴者肝脉也，肝者筋之合也，筋者聚于阴气[1]，而脉络于舌本也，故脉弗荣则筋急，筋急则引舌与卵，故唇青舌卷卵缩[2]则筋先死，庚笃辛死，金胜木也。

【注释】

[1]阴气：《素问·诊要经终论》王冰注引《灵枢》文改为"阴器"，与《难经》《脉经》等相吻合。当从。

[2]卵缩：睾丸上缩。

【译文】

足厥阴经气竭绝，则筋的作用丧失，足厥阴经，是肝的经脉，肝主筋，筋聚于阴器，其脉络于舌本，所以肝脉不荣养于筋，则筋脉挛急，筋脉挛急则牵引舌与睾丸，发生口唇青、舌上卷、睾丸缩，这是肝气先绝的征象。此病逢庚日加重，逢辛日死亡。这是庚辛属金，肝属木，金克木之故也。

【原文】

五阴气[1]俱绝则目系转，转则目运[2]，目运者为志先死，志先死则远一日半死矣。六阳气[3]绝，则阴与阳相离，离则腠理发泄，绝汗[4]乃出，故旦占夕死，夕占旦死。

【注释】

[1] 五阴气：指五脏经气。

[2] 目运：指目眩。

[3] 六阳气：指六腑经气。

[4] 绝汗：汗暴出，大如串珠。是阳气脱绝的典型症状。

【译文】

五脏经气全都竭绝，则头晕、目眩，目眩是五脏神志先死的征象，最长不超过一天半就会死亡。六腑经气竭绝，则阴阳相离，腠理发泄而绝汗出，这是阳气脱绝的危证。若早晨见此证，则傍晚死亡；若傍晚见此证，则次日早晨死亡。

【原文】

经脉十二者，伏行分肉之间，深而不见；其常见者，足太阴过于外踝[1]之上，无所隐故也。诸脉之浮而常见者，皆络脉也。六经络手阳明少阳之大络[2]，起于五指间，上合肘中。饮酒者，卫气先行皮肤，先充络脉，络脉先盛，故卫气已平，营气乃满，而经脉大盛。脉之卒然动[3]者，皆邪气居之，留于本末[4]；不动则热，不坚则陷且空[5]，不与众同，是以知其何脉之动也。雷公曰：何以知经脉之与络脉异也？黄帝曰：经脉者常不可见也，其虚实也以气口知之，脉之见者皆络脉也。

【注释】

[1]外踝：杨上善《太素》作"内踝"。阴脉行于内，足太阴为阴脉，故行于内踝之上。

[2]六经络手阳明少阳之大络：张介宾注："此举手络之最大者，以明视络之法也。手足各有六经，而手六经之络，则惟阳明，少阳之络为最大。"

[3]动：指经脉异常变动。

[4]本末：指经脉的终始。

[5]不动则热，不坚则陷且空：经脉没有异常变动，邪尚在表，故见发热；若经脉不坚实而空，有空虚之感，说明邪陷经脉。

【译文】

十二经脉，均伏行于分肉之间，位置较深，在体表不能看见，在体表能感觉到的，只有足太阴脾经经过内踝薄肉之处，其余多数的浮露于体表能见到的，都是络脉。手六经之络脉中，手阳明、手少阳之络是最大的，均起始于五指端，向上合于肘中。饮酒的人，酒气随卫气运行于皮肤，充于络脉，络脉充盛，卫气平均，营气才能盈满于经脉。经脉突然发生异常的变动，是邪气侵入所致，邪气留于经脉的始终；若经脉没有异常的变动，说明邪气尚在浮浅的络脉，故人发热；若经脉不坚实，说明邪气深陷。故脉不坚而空虚，即邪气侵入经脉与络脉，会有不同的表现，由此可以测知哪条经脉受邪而发生异常变动。雷公问：怎样才能知道经脉与络脉的区别呢？黄帝说：经脉通常在皮表是看不见的，其虚实需通过切寸口而得之；皮表能见到的都是络脉。

【原文】

雷公曰：细子[1]无以明其然也。黄帝曰：诸络脉皆不能经大节[2]之间，必行绝道[3]而出，入复合于皮中，其会皆见于外。故诸刺络脉者，必刺其结上[4]，甚血者虽无结，急取之以泻其[5]邪而出其血，留之发为痹也。凡诊[6]络脉，脉色青则寒且痛，赤则有热。胃中寒，手鱼之络多青矣；胃中有热，鱼际络赤；其暴黑者，留久痹也；其有赤有黑有青者，寒热气也；其青短者，少气也。凡刺寒热者皆多血络[7]，必间日而一取之，血尽乃止，乃调其虚实；其小而短者少气，甚者泻之则闷，闷甚则仆不得言，闷则急坐之也。

【注释】

[1]细子：自谦词。

[2]大节：张介宾注："大节，大关节。"

[3]绝道：指非经脉所过之处，即络脉网络周身而达于经脉所不到之处。马莳注："络脉皆不能经历于大节之间，一如经脉之行也，必行于阻绝之道而出入之。"杨上善注："诸络脉皆不能经大节之间，必行绝而道出入复合于皮中。"

[4]结上：指络脉上血液聚结之处。张介宾注："此以血之所聚，其结粗突倍常，是为结上。"结，聚也。

[5]其：《二十二子》本作"起"，今据《甲乙经》卷二第一及《太素》卷九《经络别异》改。

[6]诊：指观察。

[7] 多血络：指治寒热病，多浅刺血络，是治寒热的一种方法。

【译文】

雷公说：我还是不明白为什么会这样。黄帝说：人身所有的络脉都不能经过大的关节之间，而是循行于经脉不能到达之处，起着联络经脉的作用；络脉循行于浅表皮肤，其循行与会合在体表可以看见。所以，针刺络脉时，必须针刺瘀血结聚的络脉；若瘀血较严重，但不见明显瘀结，应当急刺泻血，使邪气祛除，若瘀血不去，停留过久，则发为痹证。大凡诊察络脉，若络脉色青，则主寒与痛；若络脉色赤，则主热。胃中有寒，则手鱼际部的络脉多显青色；胃中有热，则手鱼际部的络脉多显赤色；若手鱼络脉突然出现黑色，是邪气留久的痹证；若手鱼际部络脉有赤有黑有青，是寒热错杂之证；若手鱼际部络脉色青且短，是正气不足的气虚之证。大凡针刺寒热证，因邪气大都在浅表的血络，所以当隔日针刺一次，直至邪去为止，之后再调理虚实。络脉色青而短小，是气虚之证，不能用泻法，否则会使气虚加重而出现胸闷，严重时，会使人昏仆不能言，应当快速将病人扶起静坐。

【原文】

手太阴之别[1]，名曰列缺[2]，起于腕上分间，并太阴之经直入掌中，散入于鱼际。其病实则手锐掌热，虚则欠㰦[3]，小便遗数，取之去腕半寸，别走阳明也。手少阴之别，名曰通里[4]，去腕一寸半[5]，别而上行，循经入于心中，系舌本，属目系。其实则支膈，虚则不能言，取之掌后一寸，别走太阳也。手心主之别，名曰内关[6]，去腕二寸，出于两筋之间，循经以上系于心，包络心系。实则心痛，虚则为头强[7]，取之两筋间也。

【注释】

[1]别：又称别络。指由经脉别出的脉络。马莳注："夫不曰络而曰别者，以此穴由本经而别走邻经也。"

[2]列缺：指手太阴经别出络脉起点处的腧穴名。属手太阴肺经，位于桡骨茎突上方，距腕横纹一寸半处。

[3]欠㰦：㰦，同"呿"，张口貌。欠，哈欠。

[4]通里：经穴名。属手少阴心经。位于腕横纹上一寸，尺侧腕屈肌腱的桡侧。手少阴经的络穴，即手少阴经的络脉由此穴别出。

[5]半：《太素》卷九、《千金》卷十三第一均无。当从。

[6]内关：经穴名。属手厥阴心包经。位于腕横纹上二寸，掌长肌腱与桡侧腕屈肌腱之间。手厥阴经的络穴，即手厥阴经的络脉由此穴别出。

[7]头强：《甲乙经》卷二第一、《脉经》卷六第三、《千金》卷十三第一均作"烦心"。

【译文】

手太阴肺经的络脉，从列缺穴别出，并在腕上分肉之间，与手太阴肺经并行，直入掌中，散行入于鱼际。其病变，实证则手腕锐骨处及手掌发热；虚证则哈欠频作，遗尿，小便频数，治疗上述病证，当取腕后一寸半处的列缺穴。本经的络脉从列缺穴别走于手阳明大肠经。手少阴心经的络脉，从通里穴别出，此穴在腕后小指侧一寸处，别出后上行，沿手少阴心经入于心中，联系于舌根，络属于目系。其病变,实证则胸膈间有支撑胀满而不舒之感;虚证则不能言语。治疗上述病证,当取腕后一寸处的通里穴。本经的络脉从通里穴别走于手太阳小肠经。手厥阴心包经的络脉,从内关穴别出,内关穴在前臂屈侧腕横纹上二寸处,出于两筋之间,沿循手厥阴心包经上行,联系于心包络、心系。其病变,实证则心痛,虚证则心烦,治疗这些病证,当取腕后两筋之间的内关穴。

【原文】

手太阳之别,名曰支正[1],上腕五寸,内注少阴;其别者,上走肘,络肩髃。实则节弛肘废,虚则生肬[2],小者如指痂疥,取之所别也。手阳明之别,名曰偏历[3],去腕三寸,别入太阴;其别者,上循臂,乘[4]肩髃,上曲颊[5]偏齿[6];其别者,入耳合于宗脉[7]。实则龋聋,虚则齿寒痹隔[8],取之所别也。手少阳之别,名曰外关[9],去腕二寸,外绕[10]臂,注胸中,合心主。病实则肘挛,虚则不收,取之所别也。

【注释】

[1]支正:经穴名。属手太阳小肠经。位于前臂伸侧,阳谷穴至小海穴的连线上,距阳谷穴五寸处。是手太阳经的络穴。

[2]肬(yóu):肬,通“疣”。指皮上赘肉。

[3]偏历:经穴名。位于前臂背面桡侧,阳溪穴与曲池穴连线上,阳溪穴上三寸处,是手阳明经的络穴。

[4]乘:上行之意。

[5]曲颊:又名曲牙,相当于下颌骨角。

[6]偏齿:指偏络于齿根。

[7]宗脉:杨上善注:“宗,总也。耳中有手太阳、手少阳、

足少阳、足阳明络四脉总合之处，故曰宗脉。"张介宾注："宗脉者，脉聚于耳目之间也。"

［8］痹隔：指膈间闭塞不畅。隔，通"膈"。

［9］外关：经穴名。属手少阳三焦经。位于前臂背面，腕横纹正中上二寸，尺、桡骨之间，与内关穴内外相对。是手少阳经的络穴。

［10］绕：环绕。

【译文】

手太阳小肠经的络脉，从支正穴别出，支正穴位于前臂背面腕上五寸处，向内注于手少阴经；其别行的部分，向上行于肘部，联络于肩髃。其病变，实证则上肢关节弛缓，肘关节痿废不用；虚证则生皮上赘疣，有的赘肉形小而数多，好像手指间长了疥疮一样。治疗上述病证，当取腕上五寸处的支正穴。手阳明大肠经的络脉，从偏历穴别出，偏历穴位于前臂前面桡侧，腕上三寸，向内别入于手太阴肺经，其别行的部分，沿臂上行，上达肩髃，至曲颊，偏络于齿；其别行的部分，入于耳中，会合于该部较大的脉络。其病变，实证则龋齿，耳聋；虚证则齿寒，肠胃闭塞不通。治疗上述病证，当取该经络脉别出之处的偏历穴。手少阳三焦经的络脉，从外关穴别出，外关穴位于前臂背面，腕横纹正中上二寸，上行绕于臂，注于胸中，与手厥阴心包经相会合。其病变，实证则肘部挛急；虚证则上肢弛纵不收。治疗上述病证，当取该经络脉别出之处的外关穴。

【原文】

足太阳之别，名曰飞阳[1]，去踝七寸，别走少阴。实则鼽窒[2]头背痛，虚则衄衄，取之所别也。足少阳之别，名曰光明[3]，去踝五寸，别走厥阴，下络足跗。实则厥，虚则痿躄，坐不能起，取之所别也。足阳明之别，名曰丰隆[4]。去踝八寸，别走太阴；其别者，循胫骨外廉，上络头项，合诸经之气[5]，下络喉嗌。其病气逆则喉痹瘁喑[6]，实则狂巅；虚则足不收胫枯，取之所别也。

【注释】

[1]飞阳：经穴名。属足太阳膀胱经。位于小腿外侧后缘，昆仑穴直上七寸处。是足太阳经的络穴。

[2]衄窒：指鼻塞不通。

[3]光明：经穴名。属足少阳胆经。位于小腿外侧前缘，外踝上五寸处。是足少阳经的络穴。

[4]丰隆：经穴名。属足阳明胃经。位于小腿外侧，外踝尖上八寸，条口穴外侧一寸处。是足阳明经的络穴。

[5]合诸经之气：张志聪："十五大络之气血，皆本于胃府水谷之所生，是以阳明之络，与诸经之气相合。"

[6]瘁喑：瘁，《太素》卷九作"卒"，可从。喑，"喑"之异体字。卒喑，即突然失音，不能言语。

【译文】

足太阳膀胱经的络脉，从飞阳穴别出，飞阳穴位于小腿外侧后缘，踝上七寸，向内别走于足少阴肾经。其病变，实证则鼻塞，头背疼痛；虚证则鼻塞鼻衄，治疗这些病证，当取本经络脉别出之处的飞阳穴。足少阳胆经的络脉，从光明穴别出，光明穴位于小腿外侧前缘，外踝上五寸处，向内别走足厥阴肝经，向下络于足背。其病变，实证则下肢厥冷；虚证则下肢痿废不用，能坐不能站立。治疗上述病证，当取本经络脉别出之处的光明穴。足阳明经的络脉，从丰隆穴别出，丰隆穴位于小腿外侧，外踝尖直上八寸处，向内别走足太阴脾经，其别行的部分，沿循胫骨外缘，向上连络于头项，与头顶部各条经脉经气相会合，向下联络于咽喉。其病变，多见经气上逆所致的喉痹、突然失音。实证则病狂、癫；虚证则下肢弛纵不收，小腿肌肉萎缩。治疗上述病证，当取本经络脉别出之处的丰隆穴。

【原文】

足太阴之别，名曰公孙[1]，去本节之后一寸，别走阳明；其别者，入络肠胃。厥气上逆则霍乱[2]，实则肠中切痛[3]，虚则鼓胀，取之所别也。足少阴之别，名曰大钟[4]，当踝后绕跟，别走太阳；其别者，并经上走于心包，下外贯腰脊。其病气逆则烦闷，实则闭癃，虚则腰痛，取之所别者也。足厥阴之别，名曰蠡沟[5]，去内踝五寸，别走少阳；其别者，径[6]胫上睾，结于茎。其病气逆则睾肿卒疝，实则挺长[7]，虚则暴痒，取之所别也。

【注释】

[1] 公孙：经穴名。属足太阴脾经。位于足内侧缘，第一跖骨底前下方凹陷处。是本经络穴。

[2] 霍乱：病证名。以发病急，剧烈吐泻，腹痛烦躁为特征的病证。

[3] 切痛：指疼痛剧烈，势如刀割。

[4] 大钟：经穴名。属足少阴肾经。位于足跟内侧，内踝后下方的凹陷中。是足少阴经的络穴。

[5] 蠡沟：经穴名。属足厥阴肝经。位于小腿内侧前缘，内踝尖上五寸处。是足厥阴经的络穴。

[6] 径：《甲乙经》卷二第一下、《太素》卷九《十五络脉》均作"循"。当从。

[7] 挺长：指阴茎挺直长大。

【译文】

足太阴经的络脉，从公孙穴别出，公孙穴位于足内侧缘第一跖骨底前下方凹陷处，向外别走足阳明胃经；其别行的部位，入腹络于肠胃。其病变，若本经之厥气上逆，则发生霍乱；实证则肠中急切疼痛；虚证则腹部胀大，治疗这些病证，当取本经络脉别出之处的公孙穴。足少阴经的络脉，从大钟穴别出，大钟穴位于足跟内侧，内踝后下方的凹陷中，从内踝后绕足跟，向外别走于足太阳经；其别行的部分，并足少阴本经上行于心包，向下外贯于腰脊。其病变，若经络气逆，则心烦满闷；实证则小便闭塞不通；虚证则腰痛。治疗这些病证，当取本经络脉别出之处的大钟穴。足厥阴经的络脉，从蠡沟穴别出，蠡沟穴位于内踝尖上五寸，向外别走于足少阳经；其别行的部分，沿小腿内侧上行至睾丸，结于阴茎。其病变，若本经气逆，则病阴囊肿大，突然疝气；实证则阴茎勃起不收；虚证则阴部突然搔痒。在治疗这些病证时，当取本经络脉别出之处的大钟穴。

【原文】

任脉之别，名曰尾翳[1]，下鸠尾，散于腹。实则腹皮痛，虚则痒搔，取之所别也。督脉之别，名曰长强[2]，挟膂上项，散头上，下当肩胛左右，别走太阳，入贯膂。实则脊强，虚则头重，高摇之，挟脊之有过者[3]，取之所别也。脾之大络，名曰大包[4]，出渊腋[5]下三寸，布胸胁。实则身尽痛，虚则百节尽皆纵，此脉若罗络之血[6]者，皆取之脾之大络脉也。凡此十五络者，实则必见，虚则必下，视之不见，求之上下，人经不同[7]，络脉异所别也。

【注释】

［1］尾翳：经穴名。即鸠尾穴，属任脉。位于胸正中线上，胸骨剑突下半寸处。是任脉的络穴。

［2］长强：经穴名。属督脉。位于尾骨尖与肛门连线的中点处。是督脉的络穴。

［3］高摇之，挟脊之有过者：皇甫谧《甲乙经》卷第一下校曰："《九墟》无'高摇之'以下九字。"

［4］大包：经穴名。属足太阴脾经。位于腋中线与第六肋间交界处。

［5］渊腋：经穴名，属足少阳胆经。位于腋下三寸处。

［6］罗络之血：张介宾注："罗络之血者，言此大络包罗诸络之血。"

［7］人经不同：人身十二经脉、任督二脉的循行各不相同。

【译文】

任脉的络脉，从尾翳穴别出，尾翳穴位于鸠尾下，散于腹部。其病变，实证则腹皮疼痛，虚证则腹皮搔痒，治疗这些病证，当取本经络脉别出之处的尾翳穴。督脉的络脉，从长强穴别出，长强穴位于尾骨尖与肛门连线的中点处，挟脊上行至项部向上散于头，又向下行于左右肩胛骨，别走于足太阳经，入贯于脊。其病变，实证则脊柱强硬，虚证则头部困重，头晕目眩。这是挟脊经脉的病变所致，治疗这样的病证，当取本经络脉别出之处的长强穴。脾之大络，从大包别出，大包穴位于腋下三寸，腋正中线上，布胸胁。其病变，实证则全身疼痛，虚证则全身关节均弛纵不收，因其能网罗诸络之血，所以各络脉的病变都可取脾之大络别出之处的大包穴。上述十五络脉，当其病变属实证时，在其络脉必会看见异常的现象；当其病变属虚证时，其络脉则陷而不起。若络脉不显现，视之不见时，当按其循行上下诊查。人身十二经脉、督任二脉的循行各不相同，故其络脉别出之处也异。

经别第十一

【篇解】

经别，即十二经别，指十二正经离合出入的别行部分，是十二正经别行深入人体体腔的支脉。因本篇主要论述了十二经别的循行及离合出入，所以篇名曰"经别"。

十二经别多从四肢的正经别离，深入胸腹，与其经脉所属络的脏腑相联系，之后从头项部浅出体表。阳经经别合于阳经经脉，阴经经别合于相表里的阳经经脉，故共有六个离合。

十二经别的离合出入、循行分布是十二正经的重要组成部分。十二经别加强了脏腑之间、内脏与体表之间的联系，尤其是加强了阴经经脉与头面部的联系，从而扩大了经穴主治的范围，对临床针刺治疗头面部的疾病取手足三阴经的穴位有重要的指导意义。

【原文】

黄帝问于岐伯曰：余闻人之合于天道也，内有五藏，以应五音五色五时五味五位[1]也；外有六府，以应六律[2]，六律[3]建[4]阴阳诸经而合十二月、十二辰[5]、十二节[6]、十二经水[7]、十二时[8]、十二经脉者，此五藏六府之所以应天道。夫十二经脉者，人之所以生，病之所以成，人之所以治，病之所以起[9]，学之所始，工之所止也，粗之所易，上[10]之所难也。请问其离合出入奈何？岐伯稽首再拜曰：明乎哉问也！此粗之所过，上[11]之所息也，请卒言之。

【注释】

［1］五位：即东、西、南、北、中央五个方位。

［2］六律：古代用律管作为校定各种乐器音调高低清浊的标准。在十二音律中，分阳六律和阴六吕。此处六律，指阳六律，即黄钟、太簇、姑洗、获宾、夷则、无射。

［3］六律：疑衍。应据《甲乙经》卷二第一删。

［4］建：《甲乙经》卷二第一作"主持"。可从。

［5］十二辰：指十二地支纪月，即正月建寅、二月建卯、二月建辰、四月建巳、五月建午、六月建未、七月建申、八月建酉、九月建戌、十月建亥、十一月建子、十二月建丑。

［6］十二节：一年有二十四个节气，其中有十二节和十二气，十二节是立春、惊蛰、清明、立夏、芒种、小暑、立秋、白露、寒露、立冬、大雪、小寒。

［7］十二经水：即清水、渭水、海水、湖水、汝水、绳水、淮水、漯水、江水、河水、济水、漳水这十二条比较大的河流。

［8］十二时：指用十二地支纪一日中的十二个时辰。即夜半子时、鸡鸣丑时、平旦寅时、日出卯时、食时辰时、隅中巳时、日中午时、日昳未时、晡时申时、日入酉时、黄辰戌时、人定亥时。

［9］起：在此指病愈。

［10］上：《太素》卷九作"工"。

［11］上：《太素》卷九作"工"。

【译文】

黄帝问于岐伯说：我听说人与自然界的变化规律相通应，人身内有五脏，应于五音、五色、五时、五味、五位，外有六腑，应于六律，以主持阴阳诸经配合于十二月、十二辰、十二节、十二经水、十二时、十二经脉。这就是人身五脏六腑与自然界变化规律相通应的道理所在。人身的十二经脉，与人的生命、疾病的发生、人的健康、疾病的痊愈关系密切。是初学者必须学习的理论，是高明的医生认真研究的理论，医术低劣的医生认为很简单，高明的医生却认为很难学精。请问十二经脉的离合出入情况是怎样的？岐伯又恭敬地行了个礼说：您问得真高明啊！这是医术低劣的医生忽视之处，是高明的医生最重视的理论，请让我详尽地讲讲吧。

【原文】

足太阳之正[1]，别[2]入于腘中，其一道[3]下尻五寸，别入于肛，属于膀胱，散之肾，循膂当心入散；直者，从膂上出于项，复属于太阳，此为一经也。足少阴之正，至腘中，别走太阳而合，上至肾，当十四颧[4]，出属带脉；直者，系舌本，复出于项，合于太阳，此为一合[5]。成[6]以诸阴之别，皆为正也。

【注释】

[1] 正：即指经别，张志聪注："正者，谓经脉之外，别有正经，非支络也。"

[2] 别：也指经别，十二正经离合出入的别行部分，属正经。

[3] 一道：张志聪注："一道者，经别之又分两歧也。"

[4] 颧：《甲乙经》卷二第一、《太素》卷九均作"椎"。当从。

[5] 一合：合，指阴阳表里两经相互配合，十二经脉共有六合。足太阳与足少阴是第一合。

〔6〕成：应据《太素》卷九、《甲乙经》卷二第一校校语改为"或"。

【译文】

足太阳膀胱经的经别，别出入于腘窝中，其一道至尻下五寸，别行入于肛门，属于膀胱腑，散行于肾，循脊膂上行，布散于心；直行的部分，从脊膂上出于项，又连接足太阳之本经，这就是足太阳经别行的经脉。足少阴肾经的经别，在腘窝中别出与足太阳膀胱经相合，向上循行至肾，在十四椎处出属于带脉；直行的部分，从肾上系舌根，复出于项部，与足太阳膀胱经相合，这就是十二经脉阴阳表里相配合的第一合。诸阴经之别行的部分，都属于正经的范畴。

【原文】

足少阳之正，绕髀入毛际，合于厥阴[1]；别者，入季胁之间，循胸里属胆，散之上肝贯心，以上挟咽，出颐颔[2]中，散于面，系目系，合少阳于外眦也。足厥阴之正，别跗上，上至毛际，合于少阳，与别俱行，此为二合也。

【注释】

〔1〕合于厥阴：杨上善《太素》注："足少阳正，上行至髀，绕髀入阴毛中。厥阴大经，环阴器，故即与合也。"

〔2〕颐颔：颐，腮部。颔，腮下。

【译文】

足少阳胆经的经别，绕髀部入阴毛中，与足厥阴肝经相合；

别行的部分，入季胁之间，循胸里连接胆腑，布散于肝，贯入于心，向上挟咽，出于颐颔部，布散于面，系于目系，与足少阳本经会合于目外眦。足厥阴肝经的经别，别行于足背，上行至阴毛中，与足少阳的经别相合并行。这就是十二经脉阴阳表里相配合的第二合。

【原文】

足阳明之正，上至髀，入于腹里，属胃，散之脾，上通于心，上循咽出于口，上頞頔[1]，还系目系，合于阳明也。足太阴之正，上至髀，合于阳明，与别俱行，上结[2]于咽，贯舌中，此为三合也。

【注释】

[1] 頞頔：頞，鼻梁。頔，目下，颧骨内侧的部位。

[2] 结:《太素》卷九作"络"。可从。

【译文】

足阳明胃经的经别，向上行至髀，入于腹里，连接胃腑，布散于脾，向上贯通于心，上行循咽部出于口，上行至頞頔部，系于目系，与足阳明本经会合。足太阴脾经的经别，上行至髀，会合于足阳明的经别，并与之并行，上络于咽，贯入于舌。这就是十二经脉阴阳表里相配合的第三合。

【原文】

手太阳之正，指地[1]，别于肩解，入腋走心，系小肠也。手少阴之正，别入于渊腋[2]两筋之间，属于心，上走喉咙，出于面，合目内眦，此为四合也。

【注释】

[1] 指地：张介宾注："指地者，地属阴，居天之内，手太阳内行之脉，别于肩解，入腋走心，系于小肠，皆自上而下，自外而内，故曰指地。"

[2] 渊腋：经穴名。属足少阳胆经。位于腋中线上，当第五肋间隙处。

【译文】

手太阳小肠经的经别，自上而下，别出于肩解，入腋走于心，系于小肠。手少阴心经的经别，别行入于渊腋穴处的两筋之间，连接心之本脏，向上行于喉咙，出于面部，与手太阳的经别会合于目内眦，这就是十二经脉阴阳表里相配合的第四合。

【原文】

手少阳之正，指天[1]，别于巅，入缺盆，下走三焦，散于胸中也。手心主之正，别下渊腋三寸，入胸中，别属三焦，出循喉咙，出耳后，合少阳完骨[2]之下，此为五合也。

【注释】

[1] 指天：张介宾注："指天者，天属阳，运于地之外，手少阳之正上别于巅，入缺盆，下走三焦，散于胸中，包罗脏腑之外，故曰指天。"

[2] 完骨：耳后高骨，即乳突骨。

【译文】

手少阳三焦经的经别，从手至头，别于巅顶，入缺盆，下走三焦本腑，散布于胸中。手厥阴心包经的经别，别出渊腋下三寸处，入胸中，分别连接三焦，上行循喉咙，出耳后，与手少阳三焦经的经别会合于耳后高骨之下，这就是十二经脉阴阳表里相配合的第五合。

【原文】

手阳明之正，从手循膺乳，别于肩髃，入柱骨下，走大肠，属于肺，上循喉咙，出缺盆，合于阳明也。手太阴之正，别入渊腋少阴之前，入走肺，散之太阳[1]，上出缺盆，循喉咙，复合阳明，此[2]六合也。

【注释】

[1]太阳:《太素》卷九作"大肠"。当从。

[2]此:《甲乙经》卷二第一下、《太素》卷九在此字后补"为"字。当从。

【译文】

手阳明大肠经的经别，从手循胸乳部，别于肩髃，入柱骨之下，经缺盆下走大肠，连属于肺，上循喉咙，出缺盆，与手阳明本经相会合。手太阴肺经的经别，别入渊腋，行手少阴心经的前面，入走于肺，布散于大肠，上行出缺盆，循喉咙，又会合于手阳明大肠经的经别，这就是十二经脉阴阳表里相配合的第六合。

经水第十二

【篇解】

经水，原指大地的十二条河流，即清水、渭水、海水、湖水、汝水、渑水、淮水、漯水、江水、河水、济水、漳水。因本篇以人体十二经脉比类于大地的十二经水，强调了十二经脉在人身的重要作用，所以篇名曰"经水"。

本篇论述了人身十二经脉与大地十二经水的类比关系，讨论了由于十二经脉的深浅、长短、气血多少不同，故针刺的深度及留针时间的长短亦各异，提出了"审切循扪按，视其寒温盛衰而调之"的诊治原则。

篇中人身十二经脉类比于大地十二经水的理论是《内经》人与天地相参理论的体现。篇中的因人制宜、因脉制宜，以及审、切、循、扪、按等理论原则及诊治方法对临床有重要指导意义。

【原文】

黄帝向于岐伯曰：经脉十二者，外合于十二经水，而内属于五藏六府。夫十二经水者，其有大小、深浅、广狭、远近各不同，五藏六府之高下、小大、受谷之多少亦不等，相应奈何？夫经水者，受水而行之；五藏者，合神气魂魄而藏之；六府者，受谷而行之，受气而扬之；经脉者，受血而营之。合而以治奈何？刺之深浅，灸之壮数，可得闻乎？

【译文】

黄帝问于岐伯说：人身的十二经脉，外合于大地的十二经水，内连五脏六腑。大地的十二经水，其大小、深浅、宽窄、远近各不相同，五脏六腑的高低、大小、受谷的多少也不相等，十二经脉与十二经水是怎样相应的呢？大地十二经水受水而川流不息；五脏将神气魂魄合而藏之；六腑受纳水谷，将其传导变化，并将水谷化生的精微布散于周身；经脉接受血液而营周不休。怎样将这些理论综合起来指导治疗呢？还有针刺的深浅、艾灸的壮数，都可以讲给我听一听吗？

【原文】

岐伯答曰：善哉问也！天至高，不可度，地至广，不可量，此之谓也。且夫人生于天地之间，六合[1]之内，此天之高、地之广也，非人力所能度量而至也。若夫八尺之士，皮肉在此，外可度最切循而得之，其死可解剖而视之，其藏之坚脆，府之大小，谷之多少，脉之长短，血之清浊，气之多少，十二经之多血少气，与其少血多气，与其皆多血气，与其皆少血气，皆有大数，其治以针艾，各调其经气，固其常有合乎？

【注释】

[1]六合：东、西、南、北四方及上、下。

【译文】

岐伯回答说：问得好啊！天非常高，地非常大，是不可以度量的，人生于四方天地之间，虽然人力不能度量天之高、地之大，而人体的情况却是可以度量的。可以度量其体表各个部位的长短、宽窄，死后还可以解剖尸体而观察内里五脏的坚脆，六腑的大小，水谷的多少，经脉的长短，血液的清浊，气的多少，十二经脉多血少气，或少血多气，或血气皆多，或血气皆少，其都有大致的数值，根据观察、度量所得的情况，用针刺及艾灸分别调其经气，这些固然有规律与十二经水相通应。

【原文】

黄帝曰：余闻之，快于耳，不解于心，愿卒[1]闻之。岐伯答曰：此人之所以参天地而应阴阳也，不可不察。足太阳外合清水[2]，内属膀胱，而通水道焉。足少阳外合于渭水[3]，内属于胆。足阳明外合于海水，内属于胃。足太阴外合于湖水[4]，内属于脾。足少阴外合于汝水[5]，内属于肾。足厥阴外合于渑水[6]，内属于肝。手太阳外合于淮水[7]，内属于肠，而水道出焉。手少阳外合于漯水[8]，内属于三焦。手阳明外合于江水[9]，内属于大肠。手太阴外合于河水[10]，内属于肺。手少阴外合于济水[11]，内属于心。手心主外合于漳水[12]，内属于心包。

【注释】

[1] 卒：详尽的意思。

[2] 清水：古代水名。杨上善《太素》注："清水出魏郡内黄县，经清泉县东北，流入河也。"

[3] 渭水：古代水名，亦名渭河。杨上善《太素》注："渭水出陇西首阳县鸟鼠同穴山，东北至华阴入河，过郡四，行一千八百七十里，雍州浸也。"

[4] 湖水：张介宾注："湖即五湖，谓彭蠡、洞庭、巢湖、

太湖、鉴湖也，五湖皆在东西。"

[5]汝水：古代水名。源出河南鲁山县大盂山，流经宝丰，襄城，郾城，上蔡，汝南而注入淮河。

[6]渑水：古代水名。源出山东临淄县西北，注人时水，又名汉溱水、阳水，今已淤塞。

[7]淮水：古代水名。源出河南桐柏山，东经安徽、江苏入洪泽湖，其下游本经淮阳、涟山入海。宋以后淮河自洪泽湖以下，主流合于运河。

[8]漯水：古代水名。张介宾注："漯水源出章丘长白山，入小青河归海，今属山东济南府。"

[9]江水：即长江。

[10]河水：即黄河。

[11]济水：杨上善《太素》注："济水，出河东恒县至王屋山东北流人于河。"

[12]漳水：即漳河。张介宾注："按漳水有二，一出上党沾县大黾谷，曰清漳，一出上党长子县发鸠山，曰浊漳。皆入于河，今俱隶山西省。沾县即乐平县，属太原府。长子县属潞安府。"

【译文】

黄帝说：我听了这些道理，觉得很清楚，但心中仍有些不解，想请你详尽地讲给我听一听。岐伯回答说：这是人与天地阴阳相参合的道理所在，不可不察。足太阳膀胱经外合清水，内属膀胱，膀胱主通调水道。足少阳胆经外合渭水，内属于胆。足阳明胃经外合于海水，内属于胃。足太阴脾经外合于湖水，内属于脾。足少阴肾经外合于汝水，内属于肾。足厥阴肝经外合于渑水，内属于肝。手太阳小肠经外合于小肠经，内属于小肠，济泌别汁，使水液从膀胱而出。手少阳三焦经外合于漯水，内属于三焦。手阳明大肠经外合于江水，内属于大肠。手太阴肺经外合于河水，内属于肺。手少阴心经外合于济水，内属于心。手厥阴心包经外合于漳水，内属于心包。

【原文】

凡此五藏六府十二经水者，外有源泉而内有所禀，此皆内外相贯，如环无端，人经亦然。故天为阳，地为阴，腰以上为天，腰以下为地。故海[1]以北者为阴[2]，湖以北者为阴中之阴[3]，漳以南者为阳[4]，河以北至漳者为阳中之阴[5]，漯以南至江者为阳中之太阳[6]，此一隅之阴阳也，所以人与天地相参也。

【注释】

[1] 海:《太素》卷五作"清"。供参。

[2] 海以北者为阴：张介宾注："海合于胃，湖合于脾，脾胃居于巾州，腰之分也。海以北者为阴，就胃腑言，自胃而下，则小肠、胆与膀胱皆属腑，居胃之北而为阴也。"

[3] 湖以北者为阴中之阴：张介宾注："就脾脏言，自脾而下，则肝肾皆属脏，居脾之北，而为阴中之阴。"

[4] 漳以南者为阳：张介宾注："腰以上者，如漳合于心主，心主之上，惟心与肺，故漳以南者为阳也。"

[5] 河以北至漳者为阳中之阴：张介宾注："河合于肺，肺之下亦惟心与心主，故河以北至漳者为阳中之阴也。"

[6] 漯以南至江者为阳中之太阳：张介宾注："凡此皆以上南下北言阴阳耳。然更有其阳者，则脏腑之外为三焦，三焦之外

为皮毛。今三焦合于漯水，大肠合于江水，故曰漯以南至江者，为阳中之太阳也。"

【译文】

大凡五脏六腑十二经水，在外有源泉，在内有所禀受，全都内外相互贯通，如环无端。人身的经脉也如此。所以天在上，为阳；地在下，为阴；人身腰以上应天，为阳；腰以下应地，为阴。所以，海水以北的为阴，湖水以北的为阴中之阴，漳水以南的为阳，河水以北至漳水的为阳中之阴，漯水以南至江水的为阳中之太阳。这是一部分地区河流阴阳的划分，人身阴阳的划分也如此。因此说，人与天地相互参合。

【原文】

黄帝曰：夫经水之应经脉也，其远近浅深，水血之多少各不同，合而以刺之奈何？岐伯答曰：足阳明，五藏六府之海也，其脉大血多，气盛热壮，刺此者不深弗散，不留不泻也。足阳明刺深六分，留十呼[1]。足太阳深五分，留七呼。足少阳深四分，留五呼。足太阴深三分，留四呼。足少阴深二分，留三呼。足厥阴深一分，留二呼。手之阴阳，其受气之道近，其气之来疾，其刺深者皆无过二分，其留皆无过一呼。其少长大小肥瘦，以心撩[2]之，命曰法天之常。灸之亦然。灸而过此者得恶火[3]，则骨枯脉涩；刺而过此者，则脱气。

【注释】

[1]十呼：一呼一吸为一息。一呼，在此指一息。故十呼，在此指呼吸十次的时间。

　　[2] 撩：估量、酌情的意思。

　　[3] 恶火：杨上善《太素》注："火无善恶，火壮伤多，故名恶火。"

【译文】

　　黄帝说：十二经水与人身十二经脉相通应，两者远近、浅深、水血的多少均各有区别，怎样将十二经水应合十二经脉进行刺治呢？岐伯回答说：足阳明经，是五脏六腑气血化生的源泉，为五脏六腑之大海，其脉大、血多、气盛、壮热，所以刺足阳明经时，若不深刺则邪气不能散，若不留针则邪气不能泻除。因此，刺足阳明经，当刺六分深，留针大约十呼的时间。刺足太阴经，当刺五分深，留针大约七呼的时间。刺足少阳经，当刺四分深，留针大约五呼的时间。刺足太阴经，当刺三分深，留针大约四呼的时间。刺足少阴经，当刺二分深，留针大约三呼的时间。刺足厥阴经，当刺一分深，留针大约二呼的时间。手之阴经和阳经，因其距受血气之道近，故其脉中气血之行迅速，因此针刺时，其深度不要超过二分，留针的时间也不要超过一呼。此外，还要根据病人年龄的老少、身材的大小、体型的胖瘦，酌情刺治，这样才能符合自然变化的规律，灸法也如此。若灸治过度，叫作恶火，会使人骨枯脉涩；若刺治过度，则使人正气耗脱。

【原文】

　　黄帝曰：夫经脉之小大，血之多少，肤之厚薄，肉之坚脆，及䐃[1] 之大小，可为量度乎？岐伯答曰：其可为度量者，取其中度[2] 也，不甚脱肉而血气不衰也。若失度之人，瘠[3] 瘦而形肉脱者，恶可以度量刺乎。审切循扪按，视其寒温盛衰而调之，是谓因适而为之真也。

【注释】

[1]䐃:《甲乙经》卷一第七、《太素》卷五均作"胭"。当从。胭,指隆起的大块肌肉。

[2]中度:指高矮、胖瘦都是中等的人。

[3]痟:通"消"。

【译文】

黄帝说:人身经脉的大小、血液的多少、皮肤的厚薄、肌肉的坚脆,以及应隆起的肌肉的大小,可以度量吗?岐伯回答说:可作度量标准的,应当是高矮胖瘦都很适中的人,肌肉不是很消瘦、气血也不衰败。不符合标准的人,身体消瘦、形肉脱,怎么可以作为度量的标准呢?还要对病人进行详细的审察、切脉、循按尺肤部、扪腹部,分析其病的寒热虚实,而后再给予调治,这是根据具体情况进行治疗的最好方法。

经筋第十三

【篇解】

经筋，即附属于经脉的筋膜，起始于爪甲，结聚于关节，主约束骨骼，并能滑利关节。本篇主要论述了十二经筋的起止、循行、主病及治疗，所以篇名曰"经筋"。

十二经筋，是十二经脉之气结聚于筋膜肌肉关节的部分，即它是十二经脉外周连属的部分，其分布基本与十二经脉一致，其循行均是从四肢末端走向头、躯干，而不入内脏，在循行过程中结聚于各大关节，足厥阴经筋又结于阴器，总络诸筋。

本篇是《内经》经络学说重要篇章之一，其理论也是经络学说重要内容。篇中将十二经筋分主于四季的十二月，每一季节之病证又以孟、仲、季痹来命名。可见，十二经筋病证的机理多是气血闭阻不通，病性属寒者居多，治疗以燔针劫刺为主。篇中"以痛为输"的理论，即后世所说的针刺"阿是穴"的治疗方法，至今仍广泛有效地应用于临床。

【原文】

足太阳之筋，起于足小指上，结于踝，邪[1]上结于膝，其下循足外踝，结于踵[2]，上循跟，结于腘；其别者，结于踹[3]外，上腘中内廉，与腘中并上结于臀，上挟脊上项；其支者，别入结于舌本；其直者，结于枕骨[4]，上头下颜，结于鼻；其支者，为目上网[5]，下结于頄[6]；其支者，从腋后外廉，结于肩髃[7]；

其支者，入腋下，上出缺盆，上结于完骨[8]；其支者，出缺盆，邪上出于頄。其病小指支，跟肿痛，腘挛，脊反折，项筋急，肩不举，腋支，缺盆中纽痛，不可左右摇。治在燔针劫刺[9]，以知为数[10]，以痛为输[11]，名曰仲春痹。

【注释】

[1]邪：通"斜"。

[2]踵：足跟部。

[3]踹：通"腨"，指腿肚。又称腓肠、鱼腹。

[4]枕骨：脑后的横骨。

[5]目上网：指约束上眼睑开合的经筋。

[6]頄（kuí，又音 qiú）：目下颧上的部位。

[7]肩髃：经穴名。属手阳明大肠经。上臂平举时，肩前凹陷处。

[8]完骨：即耳后高骨。

[9]燔针劫刺：燔针，即烧针，用艾火烧针尾，使针热传入于筋脉肌肉。劫刺，用火热之针劫散寒邪。

[10]数：针刺的次数。

[11]以痛为输：在痛处针刺。即后世所说的阿是穴的针刺方法。

【译文】

足太阳之经筋，起于足小趾爪甲外侧旁，结聚于踝关节，斜行向上结聚于膝关节。其足部的，循足外侧，结聚于足跟，循足跟上行，结聚于腘窝；其别行的部分，从外踝别出，结聚于腨的外侧，上入腘窝内侧，从腘窝上行，结聚于臀部，挟脊上行，上行至项；其分支，从项入内结聚于舌根；其直行的部分，向上结聚于枕骨，上行至头，循颜面下行，结聚于鼻；其分支，经目之上眼睑，下结于目下颧上的部位；其分支，从腋后外廉，结聚于肩髃；其分支，入腋下，向前上出缺盆，向上结聚于耳后完骨；其分支，出缺盆，斜上出于目下颧上的部位。足太阳之经筋发病的特点是足小趾、足跟肿痛，腘窝挛急，脊背反张，颈项筋脉拘急，肩不能举，腋中及缺盆中牵引疼痛，不可以左右摇动。治疗时，当用燔针劫针，直至病愈，以痛处为穴进行针刺，此病名叫仲春痹。

【原文】

足少阳之筋，起于小指次指，上结外踝，上循胫外廉，结于膝外廉；其支者，别起外辅骨，上走髀，前者结于伏兔[1]之上，后者结于尻；其直者，上乘䏚[2]季胁，上走腋前廉，系于膺乳，结于缺盆；直者，上出腋，贯缺盆，出太阳之前，循耳后，上额角，交巅上，下走颔[3]，上结于頄；支者，结于目[4]眦为外维[5]。其病小指次指支转筋，引膝外转筋，膝不可屈伸，腘筋急，前引髀，后引尻，即上乘䏚季胁痛，上引缺盆膺乳颈，维筋[6]急，从左之右，右目不开，上过右角[7]，并跷脉而行，左络于右，故伤左角，右足不用，命曰维筋相交。治在燔针劫刺，以知为数，以痛为输，名曰孟春痹也。

【注释】

[1] 伏兔：在此指伏兔穴。

[2] 䏚（miǎo）：胁肋下两旁空软处。

[3] 颔：腮下。

[4]目:《甲乙经》卷二第六、《太素》卷十三等在此后补"外"字。可从。

[5]维:筋络。

[6]维筋:指人身左右相互联系、相互交通的经筋。

[7]角:在此指额角。

【译文】

足少阳之经筋,起始于足四趾外侧端,向上结聚于外踝,上循胫骨外廉,结聚于膝外廉,其分支,别起于外辅骨,向上行走于髀部,分两支,前支结聚于伏兔上部,后支结聚于尾骶部;其直行者,上行穿过䏚、胁肋部,循腋前缘,沿胸、乳部,结聚于缺盆;其直行者,向上出腋,贯穿缺盆,出于足太阳经筋之前,循耳后,上额角,交于颠顶,从头顶下行至颌下,又上行结聚于目下颧上处;其分支,结聚于目外眦,为目外维。足少阳之经筋发病的特点是足四趾胀、转筋,并牵引膝外侧转筋,膝关节不能屈伸,腘窝筋脉拘急,并向前牵引髀股部,向后牵引尾骶部,甚至向上牵引䏚、胁肋部并发生疼痛,再向上还牵引缺盆、胸膺部、乳部,以及与之相联系的经筋均拘急。左侧筋病,影响于右,故右眼不睁。足少阳之经筋上过额角,与阳跷脉相合且并行。阳跷起于足跟外侧,上至目内眦,与阴跷会合、相交叉,阳入阴,阴入阳,所以,左额角筋伤,则右足弛缓不用,这叫作维筋相交。治疗时,当用燔针劫刺,直至病愈,以痛处为穴进行针刺,此病名叫孟春痹。

【原文】

足阳明之筋,起于中三指,结于跗上,邪外上加于辅骨,上结于膝外廉，直上结于髀枢，上循胁，属脊；其直者，上循骭[1]，结于膝[2]；其支者，结于外辅骨，合少阳；其直者，上循伏兔，上结于髀，聚于阴器，上腹而布，至缺盆而结，上颈，上挟口，合于頄，下结于鼻，上合于太阳，太阳为目上网，阳明为目下网；其支者，从颊结于耳前。其病足中指支，胫转筋，脚跳坚，伏兔转筋，髀前肿，㿉疝，腹筋急，引缺盆及颊，卒口僻[3]，急者目不合，热则筋纵，目不开。颊筋有寒，则急引颊移口；有热则筋弛纵缓，不胜收故僻。治之以马膏[4]，膏其急者，以白酒和桂，以涂其缓者，以桑钩钩之，即以生桑灰[5]置之坎中，高下以坐等，以膏熨急颊，且饮美酒，啖[6]美炙肉，不饮酒者，自强也，为之三拊[7]而已。治在燔针劫刺，以知为数，以痛为输，名曰季春痹也。

【注释】

[1] 骭（gàn）：胫骨，即小腿骨。

[2] 膝：《二十二子》本缺，今据《甲乙经》卷二第六及《太素》卷十三（经筋）补。

[3] 卒口僻：卒口僻，突然口角歪斜。僻，歪邪。

[4] 马膏：即马的脂肪。张志聪注："马膏者，以马之脂熬膏。"马膏，味甘平柔润，能养筋脉，治疗痹证。

[5] 灰：《太素》卷十三作"炭"。可从。

[6] 啖：吃。

[7] 拊（fǔ）：抚摸。在此有按摩之意。

【译文】

足阳明之经筋，起始于足中趾，结聚于足背，向上外斜行，上至辅骨，结聚于膝关节外侧，又直向上结聚于髀枢，上循胁肋，连属于脊；其直行的，从足背上循小腿，结聚于膝部；其分支，结聚于外辅骨，合于足少阳经筋；其直行的，向上循伏兔，结聚于髀，聚于前阴，向上布散于腹，上至缺盆，并结聚于缺盆，上颈部，挟于口，合于目下颧上处，向下结聚于鼻，复向上合于足太阳经筋，上眼睑之筋络属于足太阳经筋，下眼睑之筋络属于足阳明经筋；其分支，从颊部结聚于耳前。足阳明之经筋发病特点是足中指胀，胫部转筋，足部跳痛或挛急，大腿伏兔部位转筋，髀部、前阴部肿胀疼痛，癀疝，腹部筋脉拘急，并向上牵引缺盆及颊部，突然口角歪斜，其筋脉拘急者，则目不能合；其湿热偏胜的，则筋脉弛纵，故目不能开。若颈部筋脉有寒，则筋脉拘急，牵引颊部及口角搐动；若颈部筋脉有热，则筋脉弛纵，缓而不收，故口角歪斜。治疗时，当用马膏涂抹于挛急侧的面颊；以白酒调肉桂，涂抹于弛纵侧的面颊；以桑木做成的钩子钩其口角。再把桑木炭放于地坎之中，其高低与病人坐位时面颊部位的高度相等，将马膏涂抹于拘急侧的面颊，并以热熏烤，并且还应饮美酒，食肥美的烤肉，不能饮酒的人，也要勉强饮一些，并以手按摩患侧面颊三次，则病会痊愈。其余的病证，可用潘针劫刺法治疗，直至病愈，以病处为穴进行针刺，此病名叫季春痹。

【原文】

足太阴之筋，起于大指之端内侧，上结于内踝；其直者，络[1]于膝内辅骨，上循阴股，结于髀，聚于阴器，上腹，结于脐，循腹里，结于肋，散于胸中；其内者，著于脊。其病足大指支，内踝痛，转筋痛，膝内辅骨痛，阴股引髀而痛，阴器纽痛，下[2]引脐两胁痛，引膺中脊内痛。治在燔针劫刺，以知为数，以痛为输，命曰孟^[3]秋痹也。

【注释】

[1] 络：《太素》卷十三等均作"上结"。可从。

[2] 下：《甲乙经》卷二第六、（太素）卷二三均作"上"。当从。

[3] 孟：《太素》卷十三改作"仲"。可从。

【译文】

足太阴之经筋，起始于足大趾内侧端，向上结聚于内踝；其直行的部分，上行结聚于膝内辅骨，上循大腿内侧，结聚于髀，聚于前阴，上行于腹，结聚于脐，循腹里向上，结聚于肋，布散于胸中；其行于内里的部分，从前阴上行附着于脊。足太阴之经筋发病的特点是足大趾胀，足内踝疼痛，或转筋疼痛，膝内辅骨疼痛，大腿内侧牵引髀部疼痛，并牵引前阴疼痛，甚至向上牵引脐、两胁肋、胸膺、脊内等处疼痛。治疗时，当用燔针劫刺，直至病愈，以痛处为穴进行针刺，此病名叫仲秋痹。

【原文】

足少阴之筋，起于小指之下，并足太阴之筋邪走内踝之下，结于踵，与太阳之筋合而上结于内辅之下，并太阴之筋而上循阴股，结于阴器，循脊内挟膂，上至项，结于枕骨，与足太阳之筋合。其病足下转筋，及所过而结者皆痛及转筋。病在此者主痫瘛^[1]及痉^[2]，在外者不能俯，在内者不能仰。故阳病者腰反折不能俯，阴病者不能仰。治在燔针劫刺，以知为数，以痛为输，在内者熨引^[3]饮药。此筋折纽^[4]，纽发数甚者，死不治，名曰仲^[5]秋痹也。

【注释】

[1]痫瘛：指痫病抽搐。

[2]痓：病名。症见手足抽搐、脊背反张等。张介宾注："痓，坚强反张尤甚于瘛者也。"

[3]熨引：用药熨导引，以舒展筋脉。

[4]折纽：即转筋之甚。

[5]仲:《太素》卷十三作"孟"。可从。

【译文】

足少阴之经筋，起始于足小趾之下，合并于足太阴之经筋，斜走内踝之下，结聚于足跟，与足太阳之经筋合并，向上结聚于内辅骨之下，与足太阴之经筋合并，向上行于大腿内侧，结聚于前阴，循脊内挟背膂上行至顶，结聚于枕骨，与足太阳之经筋合并。足少阴之经筋发病的特点是足下转筋，其经筋所过之处及所结聚之处皆疼痛并转筋。病在足少阴之经筋，还可见癫痫、抽搐、脊背反张等，病在背则不能俯，病在腹则不能仰。所以，病在背部阳经，则腰背反折不能前俯，病在腹部阴经，则不能后仰。治疗时，当用燔针劫刺，直至病愈，以痛处为穴进行针刺，病在腹而不能后仰者，用药熨导引，以舒展筋脉，并饮服汤药以养血。这种转筋若非常严重，不但发作频繁，而且越来越重者，是不能治愈的死证，此病名叫孟秋痹。

【原文】

足厥阴之筋，起于大指之上，上结于内踝之前，上循胫，上结内辅之下，上循阴股，结于阴器，络[1]诸筋。其病足大指支，内踝之前痛，内辅痛，阴股痛转筋，阴器不用，伤于内则不起[2]，伤于寒则阴缩入，伤于热则纵挺不收。治在行水清阴气[3]。其病转筋者，治在燔针劫刺，以知为数，以痛为腧，命曰季秋痹也。

【注释】

[1] 络：可据杨上善《太素》注改为"结"。

[2] 不起：在此指阳痿。

[3] 清阴气：指调整厥阴之气。

【译文】

　　足厥阴之经筋，起于足大趾之上，向上结聚于内踝之前，循胫上行，结聚于内辅骨之下，又循大腿内侧上行，结聚于前阴，连络于诸筋。足厥阴之经筋发病的特点是足大趾胀，并牵引内踝之前疼痛，内辅骨疼痛，大腿内侧转筋疼痛，前阴弛纵不举，若因房劳内伤，则阳痿；若因伤于寒，则前阴缩入；若因伤于热，则前阴挺直不能收。治疗前阴的这些病证，当行水调整足厥阴之气。治疗转筋疼痛，当以燔针劫刺，直至病愈，以痛处为穴进行针刺，此病名叫季秋痹。

【原文】

　　手太阳之筋，起于小指之上，结于腕，上循臂内廉，结于肘内锐骨之后，弹之应小指之上，入结于腋下；其支者，后走腋后廉，上绕肩胛，循颈出走太阳之前，结于耳后完骨；其支者，入耳中；直者，出耳上，下结于颔，上属目外眦。其病小指支，肘内锐骨后廉痛，循臂阴入腋下，腋下痛，腋后廉痛，绕肩胛引颈而痛，应耳中鸣痛，引颔目瞑，良久乃得视，颈筋急则为筋瘘[1]颈肿。寒热在颈者，治在燔针劫刺之，以知为数，以痛为输，其为肿者，复而锐[2]之。本支者，上曲牙，循耳前，属目外眦，上颔，结于角。其痛当所过者支转筋。治在燔针劫刺，以知为数，以痛为输[3]，名曰仲夏痹也。

【注释】

[1]筋瘘：病名。即瘰疬。张介宾注："筋瘘颈肿，即鼠瘰之属。"

[2]锐：指镵针。

[3]本支者……以痛为输：此四十一字与下文的手少阳之筋有重文之处，故《甲乙经》卷二第六删。可从。

【译文】

手太阳之经筋，起始于手小指之上，结聚于腕部，循臂内廉上行，结聚于肘内侧锐骨的后方之凹陷处，以手弹按此处，则小指觉酸麻，又向上结聚于腋下；其分支，向后行于腋后廉，上绕肩胛，循颈部出行于足太阳经筋之前，结聚于耳后完骨；其分支，入于耳中；其直行的，出于耳上，向下结聚于颔，复向上络属于目外眦。手太阳之经筋发病的特点是手小指胀，并牵引肘内锐骨后廉疼痛，以及臂内侧、腋下、腋后廉均疼痛，其疼痛绕肩胛并牵引颈部，并且出现耳鸣耳痛，其痛牵引颔部，使人目不能睁，过好久才能睁眼看东西，颈部筋脉挛急，甚则发为筋瘘、颈肿。若寒热之气在颈，治疗时当以燔针劫刺，直至病愈，以痛处为穴进行针刺，颈肿者，还可用锐针再刺。此病名叫仲夏痹。

【原文】

手少阳之筋，起于小指次指之端，结于腕，中循臂结于肘，上绕臑[1]外廉，上肩走颈，合手太阳；其支者，当曲颊[2]入系舌本；其支者，上曲牙[3]，循耳前，属目外眦，上乘颔[4]，结于角。其病当所过者即支转筋，舌卷。治在燔针劫刺，以知为数，以痛为输，名曰季夏痹也。

【注释】

[1] 臑：指肩、肘之间。
[2] 曲颊：指下颌角处。
[3] 曲牙：即颊车穴。
[4] 颔：张介宾认为当作"额"。可从。

【译文】

手少阳之经筋，起始于无名指指端，结聚于腕，循前臂上行结聚于肘，向上绕臑外廉，上肩行于颈，合于手太阳之经筋；其分支，在颈部分出后，从下颌角处入内，系于舌本；其分支，从曲牙循耳前，络属于目外眦，向上穿过额，结聚于额角。手少阳之经筋发病的特点是：是其经筋循行所过之处，皆发生转筋，舌卷曲，治疗时当以燔针劫刺，直至病愈，以痛处为穴进行针刺，此病名叫季夏痹。

【原文】

手阳明之筋，起于大指次指之端，结于腕，上循臂，上结于肘外，上臑，结于髃；其支者，绕肩胛，挟脊；直者，从肩髃上颈；其支者，上颊，结于颇；直者，上出手太阳之前，上左角，络头，下右颔。其病当所过者支痛及转筋，肩不举颈，不可左右视。治在燔针劫刺，以知为数，以痛为输，名曰孟夏痹也。

【译文】

手阳明之经筋，起始于手食指指端，结聚于腕，循臂上行，结聚于肘外，沿臑上行，结聚于肩髃；其分支，绕肩胛，挟脊背；其直行的，从肩髃上颈部；其分支，从颈部上颊，结聚于目下颧上处；其直行的，从颈部向上，出于手太阳之经筋之前，向上行至左额角，络于头，又下行至右颔。手阳明之经筋发病的特点是在其经筋循行所过之处，皆发生胀痛及转筋，肩不能举动，颈不可以左右转动。治疗时，当以燔针劫刺，直至病愈，以痛处为穴进行针刺，此病名叫孟夏痹。

【原文】

手太阴之筋，起于大指之上，循指上行，结于鱼[1]后，行寸口外侧，上循臂，结肘中，上臑内廉，入腋下，出缺盆，结肩前髃，上结缺盆，下结胸里，散贯贲[2]，合贲下，抵季胁。其病当所过者支转筋痛，甚成息贲[3]，胁急吐血。治在燔针劫刺，以知为数，以痛为输，名曰仲冬痹也。

【注释】

[1] 鱼：指手掌大鱼际部。

[2] 贲：在此指膈。

[3] 息贲：病名。因肺气急剧上奔，气逆于上所致。症见右

胁下有包块，胸闷呕逆，咳吐脓血、发热恶寒等。

【译文】

　　手太阴之经筋，起始于手大指之上，循指上行，结聚于鱼际之后，行于寸口外侧，循前臂上行，结聚于肘中，上行于臑部内廉，入腋下，上出缺盆，结聚于肩髃的前部，向上结聚于缺盆，下入胸，结聚于胸里，布散并贯穿于膈，合于手厥阴之经筋，抵于季胁。手太阴之经筋发病的特点是在其经筋循行所过之处，皆胀、疼痛，并发生转筋，甚至患息贲，胁肋拳急，吐血。治疗时，当以燔针劫刺，直至病愈，以痛处为穴进行针刺，此病名叫仲冬痹。

【原文】

　　手心主之筋，起于中指，与太阴之筋并行，结于肘内廉，上臂阴，结腋下，下散前后挟胁；其支者，入腋，散胸中，结于臂[1]。其病当所过者支转筋，前及胸痛息贲。治在燔针劫刺，以知为数，以痛为输，名曰孟冬痹也。

【注释】

　　[1]臂：《甲乙经》卷二第六、《太素》卷十三等均作"贲"。当从。贲，在此指膈。

【译文】

　　手心主之经筋，起始于手中指，上行与手太阴之经筋并行，结聚于肘内廉，循臂内侧，结聚于腋下，布散于腋的前后，向下挟胁。其分支，入于腋，布散于胸中，结聚于膈。手心主之经筋发病的特点是在其经筋循行所过之处皆胀转筋，前胸疼痛，甚至发生息贲。治疗时，当以燔针劫刺，直至病愈，以痛处为穴进行针刺，此病名叫孟冬痹。

【原文】

手少阴之筋，起于小指之内侧，结于锐骨[1]，上结肘内廉，上入腋，交太阴，挟乳里，结于胸中，循臂[2]，下系于脐。其病内急，心承伏梁[3]，下为肘网[4]。其病当所过者支转筋，筋痛。治在燔针劫刺，以知为数，以痛为输。其成伏梁唾血脓者，死不治。经筋之病，寒则反折[5]筋急，热则筋弛纵不收，阴痿不用。阳急则反折，阴急则俯不伸。焠刺[6]者，刺寒急也，热则筋纵不收，无用燔针。名曰季冬痹也。

【注释】

[1] 锐骨：指掌后豌豆骨的突起处。

[2] 臂：《甲乙经》卷二第六、《太素》卷十二均作"贲"。当从。

[3] 伏梁：病名。心下坚积的病证，以心下有痞块、唾血为主要症状。

[4] 肘网：肘关节拘急不舒。

[5] 反折：刘衡如《灵枢经》校勘本注云："盖涉下'阳急'而衍，应据《素问》中《生气通天论》和《奇病论》王注引《灵枢》文及《皮部论》王注引《针经》文删，与《太素》卷十三《经筋》合。"当从。

[6] 焠刺：将用火烧红的针刺入肉中的一种针刺方法。主要用以治疗寒证、痹证。

【译文】

　　手少阴之经筋，起始于手小指内侧，结聚于掌后锐骨，上行，结聚于肘内廉，向上入于腋，交合于手太阴之经筋，挟乳内侧，结聚于胸中，循膈下行，系于脐。手少阴之经筋发病的特点是病内里拘急，即心下痞坚的伏梁，以及肘部拘急不舒。还有在其经筋循行所过之处皆胀、转筋及疼痛。治疗时，当以燔针劫刺，直至病愈，以痛处为穴进行针刺。若其病已成伏梁且咳唾脓血者，是不能治愈的死证。至于其经筋循行部位的病变，若寒盛，则筋脉拘急；若热盛，则筋脉弛纵不收，前阴阳痿不用。背部阳脉拘急，则脊背反张；腹部阴脉拘急，则能俯不能仰。焠刺之法，适用于因寒而致筋脉拘急者；热盛所致的筋脉弛纵不收，不能用燔针。此病名叫季冬痹。

【原文】

　　足之阳明，手之太阳，筋急则口目为僻[1]，眦急不能卒视，治皆如右方也。

【注释】

　　[1]僻：《甲乙经》卷二第六作"僻"。当从。

【译文】

　　足阳明之经筋及手太阳之经筋发生拘急，则病人口眼歪斜，目眦拘急，不能突然看东西，其治疗都可按上述方法。

骨度第十四

【篇解】

骨度，即以人体骨节的大小、广狭、长短为标准，来测度人体各部的长度和宽度。本篇详细论述了人身头围、胸围、腰围及各部位骨骼的长短、大小，所以篇名曰"骨度"。

人体有高矮肥瘦之分，故骨节也有长短广狭之不同，篇中所述的以每人的骨节为标准，来测度全身各部的长短、大小，使临床测量经脉长短、针灸取穴有了基本衡量标准，同时也可以通过此标准来测定内里脏腑的大小。本篇理论对后世针灸临床的骨度分寸、自然标志、手指同身寸、中指同身寸等各种取穴法的形成奠定了坚实基础。

【原文】

黄帝问于伯高曰：脉度[1]言经脉之长短，何以立之？伯高曰：先度其骨节之大小广狭长短，而脉度定矣。黄帝曰：愿闻众人之度，人长七尺五寸者，其骨节之大小长短各几何？伯高曰：头之大骨围二尺六寸，胸围四尺五寸，腰围四尺二寸。发所复者，颅至项[2]尺二寸，发以下至颐[3]长一尺，君子终折[4]。

【注释】

[1] 脉度：指《灵枢·脉度》篇。

[2] 颅至项：额部前发际至项部后发际。

［3］颐：在此指下颌部。

［4］君子终折：指一般的成年人的标准。终，极也。在此指发育完全成熟的成年人。折，在此指标准。

【译文】

黄帝问于伯高说:《脉度》篇说的人身经脉的长短，是以什么为标准而确定的？伯高说：首先应度量骨节的大小、宽窄、长短，这样，就可以根据骨节的长度来确定经脉的长度了。黄帝说：我想听你讲一讲一般人骨度的标准，如身高七尺五寸的人，其骨节的大小长短都各是多少呢？伯高说：头部最宽部位的头周围长度是二尺六寸，胸围是四尺五寸，腰围是四尺二寸。头发覆盖住的部位，即从额部前发际至项部后发际长一尺二寸，前发际至下颏长一尺，这是一般成年人的标准。

【原文】

结喉以下至缺盆中长四寸，缺盆以下[1]至髑骭[2]长九寸，过则肺大，不满则肺小。髑骭以下至天枢[3]长八寸，过则胃大，不及则胃小。天枢以下至横骨[4]长六寸半，过则回肠广长，不满则狭短。横骨长六寸半，横骨上廉以下至内辅[5]之上廉长一尺八寸，内辅之上廉以下至下廉长三寸半，内辅下廉至内踝长一尺三寸，内踝以下至地长三寸，膝腘[6]以下至跗属[7]长一尺六寸，跗属以下至地长三寸，故骨围大则太过，小则不及。

【注释】

［1］缺盆以下：指胸骨上窝正中，任脉的天突穴。

［2］髑骭:(hé yú)：指蔽心骨，即胸骨剑突，又称鸠尾骨。

［3］天枢：穴名。属足阳明胃经。位于脐旁二寸。在此指两天枢穴之间的脐中央部位。

［4］横骨：即耻骨。

［5］内辅：指膝部同侧辅骨。股骨下端、胫骨上端、膝关竹内侧隆起之处。

［6］膝腘：膝，指膝盖，腘，指腘窝。

［7］跗属：属，指关节。跗属，指踝关节。

【译文】

从喉结以下至两缺盆中间天突穴长四寸，天突穴至蔽心骨长九寸，若长于九寸，说明肺大；若不足九寸，说明肺小。从蔽心骨至两天枢穴之间的脐中央长八寸，若长于八寸，说明胃大；若不足八寸，说明胃小。两天枢穴之间的脐中央至耻骨的曲骨穴长六寸半，若长于六寸半，说明回肠宽而长，若不足六寸半，说明回肠窄而短。耻骨横长六寸半，耻骨上廉以下至内辅骨上廉长一尺八寸。内辅骨上廉以下至下廉长三寸半。内辅骨下廉下至足内踝长一尺三寸。足内踝下至地面长三寸。膝盖或腘窝下至踝关节长一尺六寸。踝关节至地面长三寸。这是身高七尺五寸标准身材人的骨度，若骨度大于上述数值，说明其人身高超过七尺五寸；若骨度小于上述数值，说明其人身高不足七尺五寸。

【原文】

角[1]以下至柱骨[2]长一尺，行腋中不见者长四寸，腋以下至季胁[3]长一尺二寸，季胁以下至髀枢[4]长六寸，髀枢以下至膝中长一尺九寸，膝以下至外踝长一尺六寸，外踝以下至京骨[5]长三寸，京骨以下至地长一寸。耳后当完骨者广九寸，耳前当耳门者广一尺三寸，两颧之间相去七寸，两乳之间广九寸半，两髀之间[6]广六寸半。足长一尺二寸，广四寸半。肩至肘长一尺七寸，肘至腕长一尺二寸半，腕至中指本节[7]长四寸，本节至其末[8]长四寸半。

【注释】

[1] 角：指头角。即头顶左右两侧最高处。

[2] 柱骨：指第七颈椎棘突处。

[3] 季胁：指胸第十一、十二肋处。

[4] 髀枢：髀骨外侧的凹陷处，即环跳穴处。

[5] 京骨：足外侧小趾本节后有一较突出的半圆骨。

[6] 两髀之间：张介宾注：“两髀之间，言两股之中，横骨两头尽处也。”

[7] 中指本节：指中指的指掌关节。

[8] 末：在此指指端。

【译文】

从头角往下至柱骨长一尺。从柱骨至腋窝中长四寸。从腋窝中至季胁长一尺二寸。季胁至髀骨外侧凹陷中的环跳穴长六寸。环跳穴至膝关节中央长一尺九寸。膝关节中央至外踝长一尺六寸。外踝至京骨长三寸。京骨至地面长一寸。耳后的两完骨之间宽为九寸。耳前的两耳门之间宽为一尺三寸。两颧之间相距七寸。两乳之间宽为九寸半。耻骨两侧（两髋骨内侧凹陷处）宽为六寸半。足长一尺二寸，足宽四寸半。肩至肘横纹长一尺七寸。肘横纹至腕横纹长一尺二寸半。腕横纹至中指指掌关节长四寸。中指指掌关节至中指末端长四寸半。

【原文】

项发[1]以下至背[2]骨长二寸半，膂骨以下至尾骶二十一节长三尺，上节长一寸四分，分之一奇分[3]在下，故上七节至于膂骨九寸八分分之七，此众人骨之度也，所以立经脉之长短也。是故视其经脉之在于身也，其见浮而坚，其见明而大者，多血；细而沉者，多气也。

【注释】

[1]项发：指项后发际正中处。

[2]背：《太素》卷十三作"膂"。当从。

[3]奇（jī）分：奇，余数。奇分，指有余未尽的部分。

【译文】

从项后发际正中处至脊骨第一胸椎棘突上的大椎穴长二寸半。第一胸椎至尾骶骨共计二十一节，长三尺。上部的椎节每个长一寸四分有奇，因此，上部七个椎节共长九寸八分七厘。这是一般人的骨度，可以根据骨度度量经脉的长短。所以，在诊察人身的经脉时，若见其经脉浮而坚，且大而显见，则是多血；若其经脉细而沉，则是多气。

五十营第十五

【篇解】

五十，指营气一昼夜中在人体内周流二十八脉的次数。营，营运。本篇主要论述了营气一昼夜中在体内周流二十八脉共计五十周次，讨论了营气运行的速度及其与呼吸次数之间的比例关系等，所以篇名曰"五十营"。

营气，循行于脉中，沿二十八脉（见《灵枢·脉度》篇）循行，二十八脉长度总数为十六丈二尺，人一息（即一呼一吸）气行六寸，人一昼夜呼吸一万三千五百息，故计算可知，营气一昼夜运行人身五十周次。又，气行一周，水下二刻（古人计时用的铜漏上的刻度），一百刻的水一昼夜滴尽，则也可得知一昼夜营气运行于人身五十周次。这就是一昼夜营气运行于人身五十周次的来历。

本篇是《内经》经络学说的重要篇章。篇中五十营理论是《内经》关于经气运行的重要观点之一，体现了《内经》"人与天地相参"的整体观，对研究人体生命节律具有重要参考价值，对临床法时而治、因时制宜、择时取穴具有重要指导意义。学习本篇，可参见《灵枢·营卫生会》篇、《灵枢·营气》等篇。

【原文】

黄帝曰：余愿闻五十营[1]奈何？岐伯答曰：天周二十八宿[2]，宿三十六分[3]，人气行一周，千八分[4]。日行二十八宿，人经脉上下、左右、前后二十八脉[5]，周身十六丈二尺，以应二十八宿，漏水下百刻[6]，以分昼夜。故人一呼，脉再动，气行三寸，一吸，脉亦再动，气行三寸，呼吸定息[7]，气行六寸。十息[8]气行六尺，日行二分。二百七十息，气行十六丈二尺，气行交通于中，一周于身，下水二刻，日行二十五[9]分[10]。五百四十息，气行再周于身，下水四刻，日行四十分。二千七百息，气行十周于身，下水二十刻，日行五宿二十分。一万三千五百息，气行五十营于身，水下百刻，日行二十八宿，漏水皆尽，脉终矣。所谓交通者，并行一数也，故五十营备，得尽天地之寿矣，凡行八百一十丈也。

【注释】

[1] 五十营：五十，指营气一昼夜中在人身周流二十八脉的周数。营，营运的意思。

[2] 天周二十八宿：天周，绕天运行一周。二十八宿，指古代天文学家将太阳所经天区（即黄道）的恒星所划分的二十八个星座。东方苍龙星座，有角、亢、氐、房、心、尾、箕七宿；北方玄武星座，有斗、牛、女、虚、危、室、壁七宿；西方白虎星座，有奎、娄、胃、卯、毕、觜、参七宿；南方朱雀星座，有井、鬼、柳、星、张、翼、轸七宿。

[3] 宿三十六分：指二十八星宿每宿相距三十六分。

[4] 人气行一周，千八分：一周，指一昼夜中营气运行于人身五十周次。千八分，指每宿相距三十六分，二十八宿合计为一千零八分。言一昼夜中营气运行于人身五十周次，日行一千零八分，绕天一周，历经二十八宿。

[5] 二十八脉：手足三阴三阳左右二十四脉、督脉、任脉、

跷脉（男子数两阳居跷，女子数两阴跷）。

[6]漏水下百刻：古人以铜漏计时，铜漏内一百刻度的水在一昼夜中，正好滴尽。

[7]呼吸定息：张介宾注："谓息即尽而换息未起之际也。"

[8]息：一呼一吸为一息。

[9]五：《甲乙经》卷一第九、《太素》卷十二删。当从。

[10]分：《甲乙经》卷一第九在此字后有"有奇"二字。当从。张介宾注："日行当得二十分一厘六毫为正。"

【译文】

黄帝问：我想听你讲一讲关于五十营的情况是怎样的？岐伯回答说：周天有二十八星宿，每星宿间的距离是三十六分，人身营气一昼夜运行五十周次，日行一昼夜绕天一周，历经二十八星宿，合计为一千零八分。人身经脉，上下、左右、前后共二十八脉，营气一昼夜遍周于二十八脉，二十八脉的长度是十六丈二尺，与太阳一昼夜绕天一周，历经二十八宿相应。铜漏内一百刻度的水在一昼夜中滴尽，可以用此来计算营气运行的速度。因此，人一呼气，脉跳动两次，营气运行三寸，人一吸气，脉又跳动两次，营气又运行三寸，一呼一吸（即一息）营气运行六寸，十息，营气运行六尺，太阳绕天运行二分。人呼吸二百七十息，营气运行十六丈二尺，恰好周遍二十八脉，营气运行人身一周，铜漏水下二个刻度，日行二十分有奇。人呼吸五百四十息，营气在人身运行第二周，铜漏水下四刻，日行四十分有奇。人呼吸二千七百息，营气运行十周次，铜漏水下二十刻，日行五宿二十分有奇。一昼夜中，人呼吸一万三千五百息，营气恰好运行于人身五十周次，铜漏水下一百刻，日行二十八星宿，一百刻度的水全都漏尽，营气也周遍二十八脉五十周次。所说的交通，就是指营气运行人身二十八脉五十周次。因此，若人的营气在一昼夜中运行二十八脉五十周次，就能健康长寿。二十八脉的一周长度是十六丈二尺，五十周的长度是八百一十丈。

营气第十六

【篇解】

本篇主要论述了营气的生成、性质、作用及其循行路线，所以篇名曰"营气"。

营气，是由水谷精微所化生的质地清柔的物质，运行于经脉之中，具有营养周身的作用。具体循行路线是起于手太阴肺经，之后按着十二经脉阴阳表里相贯之序，至足厥阴肝经，之后，又复注于手太阴肺经；另有一别支，由肺发出，经督、任二脉又复注于肺，这即是营气循行人身一周的路线，营气按照此路线，白昼运行二十五周，黑夜运行二十五周，一昼夜共计运行五十周次。

本篇是《内经》经络学说重要篇章，是中医学基本理论的重要内容，也是研究营卫二气一昼夜运行于人身五十周次具有重要参考价值的篇章之一，学习本篇，还可参阅《素问·痹论》《灵枢·五十营》《灵枢·营卫生会》等篇

【原文】

黄帝曰：营气之道，内[1]谷为宝。谷入于胃，乃传之肺，流溢于中，布散于外，精专[2]者行于经隧，常营[3]无已，终而复始，是谓天地之纪。故气从太阴[4]出，注手阳明，上行注足阳明，下行至跗上，注大指间，与太阴合，上行抵髀[5]。从脾注心中，循手少阴出腋下臂，注小指，合手太阳，上行乘腋出顺[6]内，注目内眦，上巅下项，合足太阳，循脊下尻[7]，下行

注小指之端，循足心注足少阴，上行注肾，从肾注心，外散于胸中。循心主脉出腋下臂，出[8]两筋之间，入掌中，出中指之端，还注小指次指之端，合手少阳，上行注膻中，散于三焦，从三焦注胆，出胁注足少阳，下行至跗上，复从跗注大指间，合足厥阴，上行至肝，从肝上注肺，上循喉咙，入颃颡[9]之窍，究于畜门[10]。其支别者，上额循巅下项中，循脊入骶，是督脉也，络阴器，上过毛中，入脐中，上循腹里，入缺盆，下注肺中，复出太阴。此营气之所行也，逆顺之常[11]也。

【注释】

　[1]内：音义同"纳"。受纳的意思。

　[2]精专：精纯的意思。指水谷精微中最精纯的营养物质。

　[3]营：营运的意思。

　[4]太阴：指手太阴肺经。

　[5]髀:《甲乙经》卷一第十、《太素》卷十二均作"脾"。可从。

　[6]頄（zhuō）：指目下，颧骨内侧的部位。

　[7]尻：尾骨。

　[8]出:《甲乙经》卷一第十、《太素》卷十二均作"入"。当从。

　[9]颃颡：指上腭与鼻相通的孔窍处。

　[10]究于畜门：即终于鼻孔。究，终尽。畜，同"臭"。畜门，即鼻孔。

　[11]逆顺之常：张志聪注："逆顺者，谓经脉内外之血气，交相逆顺而行也。"

【译文】

黄帝说：营气运行的关键，在于胃纳水谷化生精微的不断供给。水谷入于胃中，经消化后，其水谷之精微经脾气的转输，上注于肺，在肺的宣发布散作用下，将水谷之精微流溢于五脏，布散于四肢百骸，其中水谷精微最精纯的部分，则运行于经隧，这样营运不休，终而复始，如同天地日月的运转一样，是有一定规律的。营气的循行起始于手太阴肺经，循上臂内侧入食指端，交注于手阳明大肠经。循上臂外侧前缘上行至面部，交注于足阳明胃经。下行至足背，注入足大趾，与足太阴脾经相合。上行沿胫股上至脾。从脾注心中，循手少阴经出腋，循臂内侧下行，注于小指，合于手太阳小肠。沿上肢外侧上行，入腋部，出目下，注于目内眦，合于足太阳膀胱经。上行巅顶，下行项中，循脊背两侧下行至尾骶部，继续下行于下肢外侧，注于足小趾之端，循足心注入足少阴肾经，上行注肾。从肾注心包，外布散于胸中，在内循手厥阴心包经出腋下，循臂内侧下行，入两筋之间，入于掌中，出于中指之端，又还入于无名指之端，合于手少阳三焦经，沿上肢外侧上行，注于膻中，散行于三焦，又从三焦注胆，出胁肋，注于足少阳胆经，下行至足背，复从足背注入足大指间，合于足厥阴肝经，从足厥阴肝经循胫股内侧上行至肝。从肝上注于肺，向上循喉咙，经颃颡终尽于鼻孔。营气的循行还有一别支，从肺发出，上额循巅，之后再向下注项中，循脊入尾骶，此即督脉，之后络于阴器，上过毛中，入脐中，向上循于腹里，即沿任脉上行，入于缺盆，下注于肺中，复出于手太阴肺经。这就是营气循行一周的路线，是按着一阴一阳一上一下交相贯穿之序循行的。

脉度第十七

【篇解】

脉，经脉，度，度量，在此表示长度，因本篇篇首即论述了二十八脉的长度，所以篇名曰"脉度"。

全篇主要讨论了手足三阴三阳左右二十四脉，再加上督脉、任脉、跷脉（男子数左右阳跷，女子数左右阴跷）这二十八条经脉的长度。论述了经脉与络脉的区别，讨论了五脏与面部七窍的关系及疾病情况下的相互影响，提出了"五脏常内阅于上七窍"的重要观点，论述了关格的病因病机及预后，讨论了跷脉的起止及循行，说明了男子以阳跷为经，女子以阴跷为经的道理。

篇中关于经脉长度的理论，是临床针灸准确取穴的重要理论依据。经脉的长度是以骨度（即骨节之大小长短）而定的，不仅是针灸学的理论基础及重要内容，也是研究营卫二气一昼夜各在人身运行五十周次的重要篇章。本篇所述经脉总长度为十六丈二尺，《灵枢·五十营》指出一息（即一呼一吸）气行六寸，一昼夜中人呼吸一万二千五百息，通过这些数据进行计算则可得知，营卫二气一昼夜中在人身运行的周次是五十。这一理论对研究经气运行、营卫二气运行，以及针灸理论及临床运用具有重要的指导意义。学习时，可参阅《灵枢·五十营》《灵枢·营卫生会》等篇。

篇中"五脏常内阅于上七窍"的理论是《内经》藏象理论重要观点之一，篇中关于经脉循行的论述也是经络学说的重要内容。

【原文】

黄帝曰：愿闻脉度。岐伯答曰：手之六阳[1]，从手至头，长五尺，五六三丈[2]。手之六阴，从手至胸中，三尺五寸，三六一丈八尺，五六三尺，合二丈一尺。足之六阳，从足上至头，八尺，六八四丈八尺。足之六阴，从足至胸中，六尺五寸，六六三丈六尺，五六三尺，合三丈九尺。跷脉从足至目，七尺五寸，二七一丈四尺，二五一尺，合一丈五尺[3]。督脉任脉各四尺五寸，二四八尺，二五一尺，合九尺。凡都合一十六丈二尺，此气之大经隧[4]也。经脉为里，支而横者为络，络之别者为孙，盛而血者，疾诛之，盛者泻之，虚者饮药以补之。

【注释】

［1］手之六阳：手之太阳、阳明、少阳经，左右共六条，故称谓手之六阳。下文"手之六阴"等皆是此意。

［2］手之六阳，从手至头，长五尺，五六三丈：杨七善注："手六阳从指端至目，循骨度直行，得有五尺，不取循绕并下入缺盆属肠胃者，循骨度为数，去其复迥行者及与支别，故有三丈也。"

［3］跷脉从足至目……合一丈五尺：这是两条跷脉的长度。跷脉分阴阳，即阴跷、阳跷，但在计算经脉长度时，男子数左右阳跷脉，女子数左右阴跷脉。

［4］气之大经隧：气，经脉之气血。经隧，气血运行的道路。指上述二十八条经脉，是经脉之气血运行的主要道路。

【译文】

黄帝说：愿听你讲一讲经脉的长度。岐伯回答说：两手的六条阳经，每条经从手到头的长度是五尺，六条经共长三丈。两手的六条阴经，每条经从手到胸中的长度是三尺五寸，三六一丈八尺，五六三尺，共计长度是二丈一尺。两足的六条阳经，每条经从足到头的长度是八尺，六八四丈八尺，共计长度是四丈八尺。两足的六条阴经，每条经从足到胸中的长度是六尺五寸，六六三丈六尺，五六三尺，共计长度是三丈九尺。跷脉，每条经脉从足到目的长度是七尺五寸，二七一丈四尺，二五一尺，两阴跷或两阳跷的长度合计为一丈五尺。督脉、任脉各长四尺五寸，二四八尺，二五一尺，两脉合计长度是九尺。以上二十八条经脉的总长度是十六丈二尺，这二十八条经脉是人身气血运行的主要道路。经脉在里，位置较深，常直行。经脉的分支且横行的为络脉，络脉又有细小的分支为孙络。若孙络充满胀大，说明有瘀血，当立即刺络泻血。邪气盛的实证，当用泻法，正气虚的虚证，当服汤药以补正气。

【原文】

五藏常内阅于上七窍[1]也，故肺气通于鼻，肺和则鼻能知臭香矣；心气通于舌，心和则舌能知五味矣；肝气通于目，肝和则目能辨五色矣；脾气通于口，脾和则口能知五谷矣；肾气通于耳，肾和则耳能闻五音矣。五藏不和则七窍不通，六府不和则留为痈[2]。

【注释】

[1]五藏常内阅于上七窍：五脏所藏的精气通过经脉运行于头面诸窍。

[2]六府不和则留为痈：指六府不合，阳热之气壅滞则发为痈疡。张介宾注："六府属阳主表，故其不利则肌腠留为痈疡。"

【译文】

五脏藏于内,其精气通过经脉向上滋养头面部七窍,即肺气通于鼻,肺的功能正常,则鼻能知香臭;心气通于舌,心的功能正常,则舌能知五味;肝气通于目,肝的功能正常,则目能分辨五色;脾气通于口,脾的功能正常,则口能知五谷;肾气通于耳,肾的功能正常,则耳能分辨五音。若五脏的功能失常,则七窍不通利;六腑的功能不正常,则营卫气血滞留不畅,壅结而成为痈疡。

【原文】

故邪在府则阳脉不和,阳脉不和则气留之,气留之则阳气盛矣。阳气太盛[1]则阴不利,阴脉不利则血留之,血留之则阴气盛矣,阴气太盛,则阳气不能荣也,故曰关。阳气太盛,则阴气弗能荣也,故曰格。阴阳俱盛,不得相荣,故曰关格[2]。关格者,不得尽期而死也。

【注释】

[1] 阳气太盛:《甲乙经》卷一第四、《太素》卷六均作"邪在脏"。当从。

[2] 关格:阴气太盛为关,阳气太盛为格,阴阳俱盛不相协调为关格。王冰注:"阳盛之极故格拒而食不得入也……阴盛之极故关闭而溲不得通也……阴阳俱盛不得相营,故曰关格。"

【译文】

因此,邪气在六腑,则阳脉不和调,阳脉不和调则气滞不通，气滞不通则阳气盛。邪气在五脏，则阴脉不和调，阴脉不通利则血瘀，血液瘀滞则阴气盛。阴气太盛则阳气不能营运，叫作关。阳气太盛则阴气不能营运，叫作格。阴阳俱盛，不能相互营运，叫作关格。关格，是阴阳相互格拒之危证，不能活到自然的寿命便会死去。

【原文】

黄帝曰：跷脉[1]安起安止？何气荣水[2]？岐伯答曰：跷脉者，少阴之别，起于然骨之后[3]，上内踝之上，直上循阴股入阴，上循胸里入缺盆，上出人迎之前，入頄属目内眦，合于太阳、阳跷而上行，气并相还则为濡目[4]，气不荣则目不合。黄帝曰：气独行五藏，不荣六府，何也？岐伯答曰：气之不得无行也，如水之流，如日月之行不休，故阴脉[5]荣其藏，阳脉[6]荣其府，如环之无端，莫知其纪，终而复始。其流溢之气，内溉藏府，外濡腠理。黄帝曰：跷脉有阴阳，何脉当其数[7]？岐伯答曰：男子数其阳，女子数其阴，当数者为经，其不当数者为络也。

【注释】

[1]跷脉：从文中循行可知，此跷脉指阴跷脉。

[2]荣水：《甲乙经》卷二第二作"荣也"。可从。

[3]然骨之后：指足少阴肾经的照海穴。

[4]濡目：张志聪注："阴跷阳跷之气相并，经脉外内之气交相往还，则为濡目。"濡，润泽的意思。

[5]阴脉：指阴跷脉。

[6]阳脉：指阳跷脉。

[7]当其数：指计算在经脉总长度十六丈二尺之内的经脉，

即男子是将两条阳跷脉计算在总长度之内，女子是将两条阴跷脉计算在总长度之内，称为当其数。当其数的，为经；不当其数的，为络。

【译文】

黄帝问：跷脉起止在何处？是借助何经之气而运行的？岐伯回答说：跷脉是足少阴肾经之别，起于足少阴肾经的然谷穴之后（即照海穴），向上行于内踝之上，直向上行，循大腿内侧入阴器，向上循胸里入缺盆，上出于人迎之前，入颧属目内眦，合于足太阳膀胱经及阳跷脉，并上行，气并往还，则能润泽于目，使目开合正常。若阴阳二气不能荣养于目，则使目开合功能失常。

黄帝问：跷脉之气独行五脏，不运行营养于六腑，这是为什么？岐伯回答说：经脉之气必须无休止地运行，如水之流，如日月之运转，没有休止，因此，阴跷脉营运于五脏，阳跷脉营运于六腑，如环无端，没有终止，终而复始。其气流溢，内灌溉于脏腑，外濡润于腠理。

黄帝问：跷脉有阴跷、阳跷之别，计算在经脉总长度之内的应该是哪条经呢？岐伯回答说：男子当计算两阳跷，即阳跷为经，阴跷为络；女子当计算两阴跷，即阴跷为经，阳跷为络。计算在经脉总长度之内的则为经，不计算在内的则为络。

营卫生会第十八

【篇解】

营，营气。卫，卫气。生，生成。会，会合。因本篇主要论述了营卫二气的生成、循行、及会合，所以篇名曰"营卫生会"。

全篇论述了营气与卫气的生成、循行及会合。讨论了老人之不夜瞑、少壮之人不昼瞑的原因。提出了上、中、下三焦之气所出部位循行及其在人身的重要作用。解释了"血之与气，异名同类"的道理，以及血汗与营卫的关系，阐释了"夺血者无汗，夺汗者无血"的重要治疗原则。讨论了漏泄病的机理，及酒液后谷而入、先谷而出的道理。

本篇是《内经》藏象理论重要篇章之一。篇中内容是中医学基本理论的重要组成部分。篇中营卫二气昼夜各行人身五十周次的理论，反映了《内经》"与天地同纪"的整体观，本篇内容也是关于人体生命节律的最早记载，营卫二气循行的昼夜节律是人体生命节律的正常生命现象，人体"与天地同纪"的观点，不能仅仅视为简单的类比，应该认识到其中蕴藏着重要的至今尚未被揭示的人体奥秘。

篇中根据"血之与气，异名同类"的理论，提出了著名的"夺血者无汗，夺汗者无血"的治疗原则。对后世中医学理论及临床治疗的发展有着深远的影响，例如：张仲景《伤寒论》中"疮家不可发汗""衄家不可发汗""亡血家不可发汗"等治则治法，均是在这一理论基础上提出的，至今仍广泛有效地应用于临床。

篇中三焦之气发出部位及功能的论述，明确了三焦与营卫、脏腑的关系。从《内经》中所述来看，认为三焦有名有形，乃一腔之腑，包罗诸脏，但《难经·三十五难》则认为三焦"有名无形"，这是古代关于三焦学说的两大观点。

篇中老人之不夜瞑、漏泄，以及酒液后谷而入、先谷而出的理论，进一步说明了营卫之气的功能特点，对营卫理论应用于临床具有指导意义。

学习本篇，可参阅《灵枢·卫气行》《灵枢·五十营》《素问·六节藏象》等篇。

【原文】

黄帝问于岐伯曰：人焉受气？阴阳焉会？何气为营？何气为卫？营安从生？卫于焉会[1]？老壮不同气[2]，阴阳异位[3]，愿闻其会。岐伯答曰：人受气于谷，谷入于胃，以传与肺，五藏六府，皆以受气，其清者为营，浊者为卫[4]，营在脉中，卫在脉外[5]，营周不休，五十而复大会[6]。阴阳相贯，如环无端。卫气行于阴二十五度，行于阳二十五度，分为昼夜，故气至阳而起，至阴而止[7]。故曰：日中而阳陇[8]为重阳[9]，夜半而阴陇为重阴[10]。故太阴主内，太阳主外[11]，各行二十五度，分为昼夜。夜半为阴陇，夜半后而为阴衰，平旦阴尽而阳受气矣。日中为阳陇，日西而阳衰，日入阳尽而阴受气矣。夜半而大会，万民皆卧，命曰合阴[12]，平旦阴尽而阳受气，如是无已[13]，与天地同纪[14]。

【注释】

[1] 营安从生？卫于焉会：此句为互文。意为营卫二气是怎

样产生的？又是怎样会合的？

［2］老壮不同气：老，五十岁以上为老。壮，三十岁以上
为壮。气，指营卫二气。即老年人与少壮之人的营卫二气有盛衰
不同。

［3］阴阳异位：阴，指营气。阳，指卫气。营行脉中为阴，
卫行脉外为阳，营气与卫气运行的路径不同，故称异位。张志聪
注："营卫各走其道，故曰：阴阳异位。"

［4］清者为营，浊者为卫：即水谷精微中清柔的部分入脉
中，为营气；水谷精微中刚悍的部分行于脉外，为卫气。清、
浊，此指气的性能而言。唐容川云："清浊以刚柔言，阴气柔和为
清，阳气刚悍为浊。"

［5］营在脉中，卫在脉外：马莳注云："营则阴性精志，随
宗气以行于经遂之中，所以营之行者，在于经脉之中也。卫则阳
性慓疾滑利，不能入于经脉之遂，故不能宗气而行，而自行于各
经皮肤分肉之间，所以卫之行者，在于经脉之中也。

［6］五十而复大会：指营气、卫气在一昼夜中各在人身运行
五十周次后，于夜半子时会合一次，大会于手太阴。

［7］气至阳而起，至阴而止：气，指卫气。起、止，指人的
寤与寐。卫气白昼行于人体阳分，黑夜行于人身阴分，卫气平旦
行于阳分时人则醒寤，卫气傍晚行于人身阴分，人则目瞑而睡。
张志聪注："气至阳则卧起而目张，至阴则休止而目瞑。"

［8］陇：通"隆"。隆盛之意。

［9］重阳：白昼为阳，中午阳气最盛之时为重阳。

［10］重阴：黑夜为阴，夜半阴气最盛之时为重阴。

［11］太阴主内，太阳主外：营气运行于脉中，起始于手太
阴肺经，而又复会于手太阴肺经，即手太阴主营气的循行。卫气

运行于脉外，起始于足太阳膀胱经，而又复会于足太阳膀胱经，即足太阳膀胱经主卫气的循行。张介宾注："太阴，手太阴也。太阳，足太阳也。内，言营气。外，言卫气。营气始于手太阴而复会于太阴，故太阴主内。卫气始于足太阳，而复会于太阳，故太阳主外。"

〔12〕合阴：夜半子时为阴气最盛之时，营卫二气俱行于阴而大会于手太阴肺经，故曰合阴。张介宾注："营卫之行，表里异度，故尝不相值。惟于夜半子时，阴气已极，阳气将生，营气在阴，卫气亦在阴，故民皆眠螟而卧，命曰合阴。命阴者，营卫皆归于藏，而会于天一也。"

〔13〕无已：没有止境。

〔14〕与天地同纪：营卫之气运行规律与天地昼夜阴阳消长规律同步。纪，法则、规律。

【译文】

黄帝问于岐伯说：人身的精气是从哪里来的？阴阳之气是怎样会合的？什么气是营气？什么气是卫气？营气、卫气是怎样产生的？又是怎样会合的？老年人和少壮之人营卫二气的盛衰不同，营卫二气各走其道，我想听你讲一讲营卫二气的会合情况。岐伯回答说：人身精气来源于水谷。水谷入于胃，经胃的受纳腐熟，吸收精微，其精微上注于肺，在肺的宣发作用下，输布于五脏六腑四肢百骸，其中清纯柔和的部分入于脉中为营气，刚悍滑利的部分行于脉外为卫气，即营行脉中，卫行脉外，各按自己的循行路线运行，周而复始，没有休止，在一昼夜中各自运行五十周次后，在夜半子时还要大会于手太阴一次。营气的循行是按着十二经脉流注次序，一阴一阳，表里相贯，昼夜如此，如环无端。卫气的循行是黑夜行于人体阴分二十五周次，白昼行于人体阳分二十五周次，即昼夜循行路线不同；因此卫气平旦行于阳分时，人则醒寤而起，傍晚行于阴分时，人则睡寐而卧。所以说，中午阳气最盛之时为重阳，夜半阴气最盛之时为重阴。手太阴肺经主营气的循行，足太阳膀胱经主卫气的循行，营卫二气都是白天运行二十五周，黑天运行二十五周，一昼夜各自运行五十周次。夜半阴气最盛为阴陇，夜半以后阴气渐衰，平旦阴气衰尽而阳气渐盛。到了中午阳气最盛，为阳陇，日西则阳气渐衰，日入时阳气衰尽而阴气渐盛。夜半之时，人身的营卫二气便要大会一次，会合于内脏，此时，人们都处于睡眠状态，所以叫作合阴，次日平旦，阴气衰尽而阳气渐盛。人体中的营卫二气就是这样往复运行，环周不休，与天地日月的运转相应，是有一定规律的。

【原文】

黄帝曰：老人之不夜瞑者，何气使然？少壮之人不昼瞑者，何气使然？岐伯答曰：壮者之气血盛，其肌肉滑，气道[1]通，荣卫之行，不失其常，故昼精[2]而夜瞑。老者之气血衰，其肌肉枯，气道涩，五藏之气相搏[3]，其营气衰少而卫气内伐[4]，故昼不精，夜不瞑。

【注释】

[1] 气道：此指营卫之气运行之道。

[2] 昼精：即白天精力充沛，精神饱满。

[3] 相搏：相互搏结。

[4] 卫气内伐：指卫气内扰，克伐营气。张志聪注："五脏不和则荣气衰少，荣气衰则不能外荣于肌肉，而卫气内伐矣。卫

气内伐而不得循行于五脏，故昼不精而夜不瞑也。"

【译文】

黄帝问：老年人夜晚睡眠少，这是什么原因造成的？青壮年人白天不睡觉，这是什么原因？岐伯回答说：青壮年人气血充盛，肌肉润滑，营卫之气运行之道通利，营卫二气运行正常，所以白天精神饱满，夜里能熟睡。老年人气血已衰，肌肉枯涩，营卫二气运行之道涩滞，五脏功能不相协调，营气衰少而卫气又向营气克伐，所以白天没有精神，夜里睡眠少。

【原文】

黄帝曰：愿闻营卫之所行，皆何道从来？岐伯答曰：营出于中焦[1]，卫出于下焦[2]。黄帝曰：愿闻三焦之所出。岐伯答曰：上焦出于胃上口[3]，并咽[4]以上，贯膈而布胸中，走腋，循太阴[5]之分而行，还至阳明[6]，上至舌，下足阳明，常与营俱行于阳二十五度，行于阴亦二十五度一周也，故五十度而复大会于手太阴矣。黄帝曰：人有热，饮食下胃，其气未定[7]，汗则出，或出于面，或出于背，或出于身半，其不循卫气之道而出何也？岐伯曰：此外伤于风，内开腠理，毛蒸理泄[8]，卫气走之，固不得循其道，此气慓悍滑疾，见开而出，故不得从其道，故命曰漏泄[9]。

【注释】

[1] 营出于中焦：营气是水谷精微所化，水谷精微来自中焦脾胃。又，营气运行始于手太阴肺经，手太阴肺经起于中焦，所以说，营出于中焦。

[2]卫出于下焦：卫气循行为平旦从肾经足部经过跷脉向上行于足太阳膀胱经，出于足太阳膀胱经之睛明穴，故云"卫出于下焦"。

[3]胃上口：指胃的上脘部。

[4]咽：在此指食道。

[5]太阴：指手太阴肺经。

[6]阳明：指手阳明大肠经。

[7]其气未定：指入胃的食物尚未化生成水谷精微。

[8]毛蒸理泄：指外伤于风，加之热饮食入胃，以致腠理开泄。

[9]漏泄：病名，又称漏泄风。指外伤于风，内有热饮食入胃，致使腠理开泄，汗出如漏的病证。马莳注："此热饮食之气，慓悍滑疾，见腠理之开，而遂出为汗，不得从卫气之道也，名之曰泄漏耳。"

【译文】

黄帝问：我想听你讲一讲营气和卫气的循行，都是从什么部位发出的？岐伯回答说：营气的运行始于中焦，卫气的运行始于下焦。黄帝问：我想听你讲一讲三焦之气的发出部位。岐伯回答说：上焦之气出于胃的上脘部，沿着食道向上，贯穿胸膈，布散于胸中，走腋下，沿着手太阴肺经循行的路线行至手，又在手部沿手阳明大肠经循臂上行至舌，交于足阳明经，沿足阳明胃经下行，常与营气并行，白天运行二十五周，黑夜运行二十五周，在一昼夜共运行五十周次，为一周，夜半还要大会于手太阴经。黄帝说：人吃了热的食物后，饮食尚未化生成精微之气，汗则已出来，或面部，或背部，或半身，其出汗的部位并不是按着卫气循行的路线，这是为什么？岐伯说：这是因感受了自然界的风邪，腠理开泄，风热之邪蒸于皮毛，内有热饮食，致使卫气不按运行之道循行，因卫气慓悍滑疾，见开则出，使其汗出如漏，所以出汗的部位并不是按着卫气循行的路线，故称为漏泄。

【原文】

黄帝曰：愿闻中焦之所出。岐伯答曰：中焦亦并胃中[1]，出上焦之后[2]，此所受气者，泌糟粕，蒸津液，化其精微，上注于肺脉，乃化而为血，以奉生身，莫贵于此，故独得行于经隧[3]，命曰营气。黄帝曰：夫血之与气，异名同类，何谓也？岐伯答曰：营卫者精气也；血者神气也[4]，故血之与气，异名同类焉。故夺血者无汗，夺汗者无血[5]，故人生有两[6]死而无两[7]生。

【注释】

[1] 胃中：指胃的中脘部。

[2] 后：在此有"下"的意思。

[3] 经隧：经脉运行之道。

[4] 营卫者精气也；血者神气也：营卫之气，是水谷之精气所化。血，是人体生命的根本。营卫之气与血，都来源于水谷精微，所以下文说"异名同类"。张介宾注："营卫之气，虽分清浊，然皆水谷之精华，故曰营卫者精气也。血由化而赤，莫测其妙，故曰血者神气也。"

[5] 夺血者无汗，夺汗者无血：夺，脱也，突然散失之意。无，有两个含义，一是指没有，二是指勿要。因"血汗同

源"，均是津液所化，均来自于水谷精微之气，所以从病机方面来看，失血的病人必然汗少或无汗，大量脱汗的病人必然血液虚少。从治疗方面来看，对于失血、血虚的病人，不要用发汗法；对于大量脱汗的病人，不要用动血活血之品及针刺放血法。

[6]有两：指既夺血，又夺汗，两者同见。

[7]无两：指夺汗未夺血，或夺血未夺汗，两者只见其一。

【译文】

黄帝说：想听你讲一讲中焦之气所发出的部位。岐伯回答说：中焦之气也是发自于胃，即胃的中脘部，在上焦之气发出部位之下，中焦之气接受水谷之气味，腐熟水谷，泌别糟粕，蒸化津液，化生精微，其精微上注于肺脉，经气化而成为血液，奉养周身，是人身最宝贵的物质，所以，独行于经隧之中，叫作营气。黄帝问：血与营卫之气，异名同类，这是为什么呢？岐伯回答说：营卫之气，是水谷精微之气所化；血，是人体生命的根本。它们均来源于水谷精微，所以，血与营卫之气，是异名同类。因此，对于失血的病人，不能用汗法；对于汗出过多的病人，不能用泻法。所以，若病人既夺血又夺汗，两者同见，则是死证；若病人只夺血未夺汗，或只夺汗未夺血，两者只见其一，则尚有回生之机。

【原文】

黄帝曰：愿闻下焦之所出。岐伯答曰：下焦者，别回肠[1]，注于膀胱而渗入焉。故水谷者，常并居于胃中，成糟粕，而俱下于大肠，而成下焦，渗而俱下，济泌别汁[2]，循下焦而渗入膀胱焉。黄帝曰：人饮酒，酒亦入胃，谷未熟而小便独先下何也？岐伯答曰：酒者熟谷之液也，其气悍以清[3]，故后谷而入，先谷而液出焉。黄帝曰：善。余闻上焦如雾[4]，中焦如沤[5]，下焦如渎[6]，此之谓也。

【注释】

[1] 回肠：指小肠的下段。

[2] 济泌别汁：指小肠分清泌浊的作用，即吸收精微、排泄糟粕。

[3] 清:《甲乙经》卷一第十一、《太素》卷十二等均作"滑"。可从。

[4] 上焦如雾：形容上焦心肺宣发敷布水谷精气的功能，如同雾雾弥漫灌溉周身。

[5] 中焦如沤：形容中焦脾胃腐熟水谷、吸收输布精微的功能，如同沤渍食物使其变化。

[6] 下焦如渎：形容下焦肾与膀胱主司排泄水液糟粕的功能，如同沟渠顺通无阻。

【译文】

黄帝说：想听你讲一讲下焦之气发出的部位。岐伯回答说：下焦之气，从回肠别出后，使水分渗注于膀胱。水谷入胃，经腐熟消化后，其糟粕向下传送到大肠，吸收水谷精微，分别清浊，多余的水液循下焦入膀胱。黄帝问：人饮酒，酒亦入胃中，但食物尚未被消化，而酒液先从小便排出，这是为什么？岐伯说：酒是熟谷所酿之液，其性慓悍滑疾，所以虽在食物之后入胃，但却在食物尚未被消化时就先从尿液排出。黄帝说：讲得好。我听说上焦心肺有宣发布散水谷精气的作用，好像雾露一样，将水谷精微弥漫灌注于全身；中焦脾胃有受纳腐熟水谷吸收精微的作用，好像渍泡食物，将水谷腐熟；下焦肾和膀胱有排泄水液的作用，好像排水之道，将多余的水液排除，就是这个道理。

四时气第十九

【篇解】

四时气，即春、夏、秋、冬四季气候。因本篇篇首论述了根据四时气候变化决定所取腧穴及进针深浅，所以篇名曰"四时气"。

本篇首先论述了根据四时不同的气候变化，确定所取穴位及进针深浅，讨论了温疟、风痹、飧泄、转筋、徒痹、著痹、肠中不便、疬风、肠鸣、腹痛引睾、呕吐、饮食不下，小腹痛肿等杂病的主要症状、病机及刺法，最后解释了望面色、切寸口、按人迎脉判断疾病轻重的道理。

篇中四时应取不同腧穴的理论是《内经》因时制宜医学思想的又一体现，篇中杂病及望诊、切诊的理论对临床治疗具有参考价值。

【原文】

黄帝问于岐伯曰：夫四时之气，各不同形，百病之起，皆有所生，灸刺之道，何者为定[1]？岐伯答曰：四时之气，各有所在，灸刺之道，得气穴[2]为定。故春取经血脉分肉之间，甚者深刺之，间者[3]浅刺之。夏取盛经孙络，取分间绝皮肤。秋取经腧，邪在府，取之合[4]。冬取井荥，必深以留之。

【注释】

[1] 何者为定：杨上善《太素》注："一则四时不同，二则

病生有异，灸刺总而要之，何者为贵？”

[2]气穴：郭霭春认为“穴”字疑衍。气，指四时之气。可从。

[3]间者，指病情轻的。

[4]合：指手足阳经的合穴。

【译文】

黄帝问于岐伯说：春夏秋冬四季气候各不相同，百病的发生都有其发病的原因，刺法、灸法的原则，当以什么来决定呢？岐伯回答说：人与四时之气相通应，故四时之气侵犯人体，各有一定的发病部位，因此灸刺的原则，当以相应的四时之气为原则。所以，春季邪气侵犯人体，当针刺血脉分肉之间的络脉，病情严重的应深刺，病情轻浅的应浅刺。夏季邪气侵犯人体，当针刺充盛之阳经的孙络，也可取分肉间的经脉及透过皮肤浅刺。秋季邪气侵犯人体，当取各经的输穴，若邪在六腑应取手足阳经的合穴。冬季邪气侵犯人体，当取各经的井穴、荥穴，并且必须要深刺并留针。

【原文】

温疟[1]汗不出，为五十九痏[2]。风㽷[3]肤胀，为五十七痏[4]，取皮肤之血者，尽取之。飧泄，补三阴之[5]上，补阴陵泉，皆久留之，热行乃止。转筋于阳治其阳，转筋于阴治其阴，皆卒刺之。徒㽷[6]，先取环谷下三寸[7]，以铍针针之，已刺而筩之[8]，而内之，入而复之，以尽其㽷，必坚[9]，来[10]缓则烦悗，来[11]急则安静，间日一刺之，㽷尽乃止。饮闭药[12]，方刺之时徒饮之，方饮无食，方食无饮，无食他食[13]，百三十五日。

【注释】

[1]温疟：病名。因感受风寒之邪所致。以先发热后恶寒，继之寒热往来，定时发作为特点的疟疾病。

[2]五十九痏：痏，原指针刺后留下的小瘢痕，在此指穴位。五十九痏，即五十九个穴位，即《素问·刺热篇》中治热病的五十九穴。

[3]风痳（shuǐ）：张志聪注："水病也。因汗出遇风，风水之邪，留于皮肤而为肿胀也。"张介宾注："痳，水同。"风痳，病名，即风水。

[4]五十七痏：即指《素问·水热穴论》中治疗水病的五十七穴。

[5]三阴之：《甲乙经》卷十一第五作"三阴交"。可从。

[6]徒痳：即徒水。徒，只、仅仅的意思。徒水，张介宾注："徒，但也，有水无风，故曰徒水。"

[7]环谷下三寸：环谷，穴名。指足少阳胆经的环跳穴。环跳穴下三寸，指足少阳胆经的风市穴。

[8]箭之：箭，音义同"筒"。楼英《医学纲目》："筒之，针中有空窍，如筒出水也。"箭，在此指中空如筒的针。箭之，用中空如筒的针，刺治徒水病，以排除水邪。

[9]必坚：《甲乙经》卷八第四、《太素》卷二十三在此二字后加"束之"。可从。郭霭春认为"束"乃"刺"之误。

[10][11]来：《甲乙经》卷八第四、《太素》卷二十三作"束"。可从。束，"刺"之误。

[12]闭药：指治疗小便不利等闭病的利尿逐水药。

[13]无食他食：指不要食对水肿病不利的药物及食物。

【译文】

　　患温疟，如果不出汗，当针刺治热病的五十九穴。患风水，肌肤肿胀，当针刺治水病的五十七穴，再取皮肤充盈之血络，刺出其血，以泻邪气。患飧泄，当用补法刺三阴交穴，再用补法刺阴陵泉穴，并且都要久留针，直至针下有热感为止。患转筋，若转筋发生于四肢外侧，当针刺手足之阳经；若转筋发生于四肢内侧，当针刺手足之阴经。都应立即刺之。患徒水，当先取环跳穴下三寸的风市穴，以铍针刺之，刺后再用筩针刺入皮肉，以排除水邪，反复此法，直至水邪排尽。必须毫不犹豫地刺之，若针刺排水较慢，则病人会出现心烦满闷；若针刺排水迅速，则病人因水邪去而安静。隔日刺一次，直至水邪排尽为止。同时，还应服用治疗小便不利的利尿逐水药，在刚一针刺时，即服药。刚服过药，不能立即进饮食；食后不能马上服药。另外，要忌服对水肿病不利的药物、食物一百三十五日。

【原文】

　　著痹[1]不去，久寒不已，卒取其三里骨为干[2]。肠中不便[3]，取三里，盛泻之，虚补之。疠风[4]者，素[5]刺其肿上，已刺，以锐针针其处，按出其恶气，肿尽乃止，常食方食[6]，无食他食。腹中常鸣，气上冲胸，喘不能久立，邪在大肠，刺肓之原、巨虚上廉、三里。小腹控睾、引腰脊，上冲心，邪在小肠者，连睾系，属于脊，贯肝肺，络心系。气盛则厥逆，上冲肠胃，熏肝，散于肓，结于脐。故取之肓原以散之，刺太阴以予之，取厥阴以下之，取巨虚下廉以去之，按其所过之经以调之。

【注释】

[1] 著痹：病名。因风寒湿邪侵犯肢体肌肉所致，以湿邪为主，症状特点为肢体困重、麻木不仁。

[2] 骨为干：张珍玉《灵枢经语释》疑此三字为衍文。可从。

[3] 肠中不便：指肠的传导功能失常。

[4] 疠风：病名。因邪气侵入于经脉所致，以初起发热恶寒，继之皮肤肌肉溃烂，甚至鼻柱败坏为主要症状的一种病证。疠，通"癞"，疠风，也即癞病，即后世所说的麻风病。

[5] 素：《甲乙经》卷十一第九、《太素》卷二十三均作"索"。可从。索，取也。

[6] 方食：适宜的食物。

【译文】

著痹日久不愈，体内的寒湿之邪不能祛除，当尽快针刺足三里穴，以温阳气、散寒湿。大小肠的传导功能失常，当取足三里穴，邪气盛当用泻法，正气虚则用补法。疠风病，当在肿胀的部位给予针刺，刺后，再以尖锐锋利之针刺其处，并以手切按其处，以出恶气，直至肿胀消退为止，在饮食上，应常吃对疾病有益的食物，不要吃对疾病无益的食物。腹中经常肠鸣，自觉有气从腹上冲于胸，喘息，不能长时间站立，是邪在大肠，当针刺气海穴，以及上巨虚、足三里二穴。小腹疼痛且牵引睾丸、腰脊，自觉有气从小腹上冲于心，这是因邪在小肠所致。小肠向下连睾系，向后附属于脊，其经脉向上贯肝肺，络心系，所以，小肠邪气盛，则使厥气逆上，向上冲于肠胃，熏于肝，散于肓原，结于脐。所以，在治疗上，当刺气海穴以散脐腹之结，刺手太阴经之穴以补肺气，刺足厥阴肝经之穴以泻在肝之邪，刺下巨虚以祛除小肠之邪气，即根据邪气所在之处的经脉予以调治。

【原文】

善呕，呕有苦，长太息，心中憺憺[1]，恐人将捕之，邪在胆，逆在胃，胆液泄则口苦，胃气逆则呕苦，故曰呕胆。取三里以下胃气逆，则刺少阳血络以闭胆逆，却调其虚实以去其邪。饮食不下，膈塞不通，邪在胃脘，在上脘则刺抑而下之，在下脘则散而去之[2]。小腹痛肿，不得小便，邪在三焦约[3]，取之太阳大络，视其络脉与厥阴小络结而血者，肿上及胃脘，取三里。

【注释】

[1] 心中憺憺：憺憺，动荡貌。心中憺憺，指心烦不安。

[2] 抑而下之，散而去之：张介宾注："抑而下之，谓刺上脘以泻其至高之食气。散而去之，谓温下脘以散其停积之寒滞也。"

[3] 三焦约：三焦，在此指膀胱，约，指膀胱气化功能。

【译文】

病人经常呕吐，并呕吐苦汁，经常叹息，心中烦乱不安，害怕有人要来逮捕他，这是病邪在胆所致。邪气在胆，逆气于胃，胃气上逆，则胆汁上溢而口苦，胃气上逆，则呕吐苦水，所以叫作呕胆。当取足三里穴以降胃气，刺足少阳胆经的血络，以止胆逆；另外，还应根据其病的虚实配以其他的穴位进行调治以祛邪气。有的人饮食后，食物不向下传导，胸膈塞滞不通，这是因邪在胃脘所致。若邪在上脘，则刺上脘穴，使高位的食滞之气下行；若邪在下脘，则针刺下脘穴，使下脘的停积之邪散去。病小腹肿痛，小便不利或不通，是因邪气在膀胱，使膀胱气化功能失常所致。当针刺足太阳膀胱经的大络季阳穴，并刺足太阳经、足厥阴经有瘀血的小络脉出血。若小腹肿痛，向上延及胃脘的，当针刺足三里穴。

【原文】

观其色，察其以[1]，知其散复[2]者，视其目色，以知病之存亡也。一其形，听其动静者，持气口人迎以视其脉，坚且盛且滑者病日进，脉软者病将下，诸经实者病三日已。气口候阴，人迎候阳[3]也。

【注释】

[1] 以：指病因。

[2] 散复：指人体正气是散离还是恢复。

[3] 气口候阴，人迎候阳；气口，指寸口。人迎，即人迎脉。阴，指五脏。阳，指六腑。杨上善注："气口脏脉，故候阴也。人迎腑脉，故候阳也。"

【译文】

望病人的面色，根据其病色出现的部位，以测知其发病原因，及其正气是散离还是恢复。察其目色，可知疾病是存在还是消失。视其形体，听其呼吸之声及语言之音的大小高低，切循寸口脉及人迎脉，若脉象坚实盛滑，说明疾病日渐加重；若脉象软缓，说明邪气已去，正气渐复；若邪在诸经，脉象坚实，说明邪气虽盛，但正气未虚，三日后病愈。气口属手太阴，可候察五脏的疾病；人迎属足阳明，可候察六腑的疾病。

五邪第二十

【篇解】

五邪，在此指侵犯五脏的邪气。因本篇主要论述了邪气侵犯五脏所致的病证及刺治方法，所以篇名曰"五邪"。

邪入五脏，致使五脏功能失调，发生各种病证。所出现的症状或与气机失调有关，或出现在本经经脉循行的部位上，因此，其治则是调整各脏气机、补虚泻实，其针刺的穴位基本是在本经取穴。

【原文】

邪在肺，则病皮肤痛，寒热，上气喘，汗出，咳动肩背。取之膺中外腧[1]，背三节五藏[2]之傍，以手疾按之，快然，乃刺之，取之缺盆中以越之。

【注释】

[1]膺中外腧：指手太阴肺经的云门穴、中府穴。

[2]三节五脏：《甲乙经》卷九第三，《脉经》卷六第七等均作"三椎"。可从。三椎之傍，指肺俞穴。

【译文】

邪气侵犯于肺，则使人皮肤疼痛，发热恶寒，肺气上逆则喘息，出汗，咳嗽引动肩背。当取手太阴肺经位于胸部的云门穴、中府穴，以及背部第三胸椎旁的肺俞穴，先用手迅速按压这些穴位，病人若立即觉得舒服，说明取准了穴位，之后就在穴位上针刺。另外，还可以取足阳明经的缺盆穴，以助邪气散越。

【原文】

邪在肝，则两胁中痛，寒中，恶血在内，行[1]善瘛，节时脚[2]肿，取之行间[3]以引胁下，补三里以温胃中，取血脉以散恶血，取耳间青脉[4]，以去其瘛。

【注释】

[1] 行：《甲乙经》卷九第四、《脉经》卷六第一作"胻"。可从。

[2] 脚：《甲乙经》卷九第四、《脉经》卷六第一无。可从。

[3] 行间：经穴名。属足厥阴肝经。位于足背第一、二趾间缝纹端。

[4] 耳间青脉：张志聪注："耳间青脉，乃少阳之络，循于耳之前后，入耳中。"

【译文】

邪气侵犯于肝，则使人两胁内疼痛；肝木乘脾土，则使人中焦虚寒；肝脏功能失调则恶血瘀于内，足胫部常抽瘛疼痛，关节时肿。当取足厥阴肝经的行间穴，以引邪气从下而出，止两胁疼痛；用补法针刺足阳明胃经的足三里穴，以温中焦；针刺足厥阴肝经的络脉，以散恶血；刺足少阳胆经在耳前后的穴位，以止抽瘛疼痛。

【原文】

邪在脾胃，则病肌肉痛。阳气有余，阴气不足，则热中善饥[1]；阳气不足，阴气有余，则寒中肠鸣腹痛[2]。阴阳俱有余，若俱不足，则有寒有热。皆调于三里。

【注释】

[1]阳气有余，阴气不足，则热中善饥：张介宾注："阳有余则阴不足，阳邪入腑，病在阳明，故为热中善饥。"

[2]阳气不足，阴气有余，则寒中肠鸣腹痛：张介宾注："阳不足则阴有余，阴邪入脏，病在太阴，故为寒中肠鸣腹痛。"

【译文】

邪气侵犯于脾胃，则使人肌肉疼痛。如果阳气有余，阴气不足，则中焦有热，使人消谷善饥；如果阳气不足，阴气有余，则中焦虚寒，使人肠鸣腹痛；如果阴阳俱有余，或阴阳俱不足，则寒热之证兼见。这些病证都应当针刺足阳明胃经的足三里穴，以治脾胃之病。

【原文】

邪在肾，则病骨痛阴痹[1]。阴痹者，按之而不得，腹胀腰痛，大便难，肩背颈项痛，时眩。取之涌泉、昆仑，视有血者尽取之。

【注释】

[1]阴痹：病名。邪气侵犯骨髓所致。以腰脊头项疼痛，按

之不得，腹胀，大便难，饥不欲食，咳唾有血为主要症状，病本在肾。

【译文】

邪气侵犯于肾，则使人骨痛，甚至发生阴痹。阴痹证，其疼痛没有固定的部位，故按之不可得，病人腹胀腰痛，大便难，肩背颈项皆痛，时常眩晕。当取足少阴肾经的涌泉穴和足太阳膀胱经的昆仑穴，另外，还要刺两经有瘀血的络脉出血，以补肾气，祛邪气。

【原文】

邪在心，则病心痛喜悲，时眩仆，视有余不足而调之其输[1]也。

【注释】

[1] 调之其输：张介宾注："邪在心者，皆在心之包络，其应补应泻，皆当取手厥阴心主之输。"

【译文】

邪气侵犯于心，则使人心痛。心主神，故心气虚则易悲伤，时常眩晕仆倒，当根据其症状来判定其病性的虚实，之后取手厥阴心包经的腧穴进行调治。

寒热病第二十一

【篇解】

因该篇篇首论述了皮寒热、肌寒热、骨寒热病证的症状及治法，所以篇名曰"寒热病"。

本篇论述了皮寒热、肌寒热、骨寒热的症状及治法。讨论了骨厥、骨痹、体惰、厥痹、热厥、寒厥、舌纵、振寒等杂病的症状及治法。论述了天牖五部、人身五部的位置及人身五部之痛的危害。介绍了人迎、角孙、悬颅之穴的位置及主病。提出了四时取穴的规律，以及病先始于头、手、足，应当分别刺取不同经脉的方法。

篇中寒热病及杂病的治法是古人长期临床经验的总结，对临床治疗具有重要的参考价值。篇中四时针刺不同部位的理论，体现了《内经》因时制宜的整体医学观。篇中指出人身五部是人身重要部位，故五部之痈多凶险，该理论对临床治疗痈疽具有重要指导意义。

【原文】

皮寒热[1]者，不可附席，毛发焦，鼻槁腊[2]，不得汗。取三阳[3]之络，以补手太阴[4]。肌寒热者，肌痛，毛发焦而唇槁腊，不得汗。取三阳于下以去其血者，补足太阴[5]以出其汗。骨寒热者，病无所安，汗注不休。齿未槁，取其少阴于阴股之络[6]；齿已槁，死不治。骨厥[7]亦然。骨痹[8]，举节[9]不用而痛，汗注烦心。取三阴之经，补之[10]。身有所伤血出多，及中风寒，若有所堕坠，四支懈惰不收，名日体惰。取其小腹脐下三结交。三结交者，阳明、太阴也，脐下三寸关元也。厥痹[11]者，厥气上及腹。取阴阳之络，视主病也，泻阳补阴经也。

【注释】

[1]寒热：指发热恶寒的症状。

[2]槁腊：槁腊，同义复词，干枯之意。槁，干枯。腊，干也。

[3]三阳：指足太阳经之络穴飞扬穴。

[4]手太阴：张介宾认为此指手太阴肺经之鱼际、太渊二穴。可从。

[5]足太阴：指足太阴脾经之大都、太白等穴。

[6]少阴于阴股之络：指足少阴肾经之络穴大钟。

[7]骨厥：病名。足少阴肾经气机逆乱所致，症见饥不思食、面色黧黑无泽、咳唾血、气喘、头晕目眩、易惊恐等。

[8]骨痹：病名。因风寒湿邪外袭所致，症见骨骼、关节疼痛、沉重、拘挛、全身寒冷等。

[9]举节：多数关节。

[10]取三阴之经，补之：张介宾注："骨痹者，病在阴分也。支节不用而痛，汗出烦心者，亦病在阴分也。真阴不足，则邪气得留于其间，故当取三阴之经，察病所在而补之也。"

[11]厥痹：病名。指痹病而兼气机上逆之证。

【译文】

外邪侵犯皮肤，可使人发热恶寒，皮肤疼痛不可着席，毛发焦燥，鼻中干燥，汗不能出，当刺足太阳膀胱经之络穴飞扬，以泻邪气，再取手太阴肺经之鱼际、太渊二穴，以补肺气。外邪侵犯肌肉，使人发热恶寒，肌肉疼痛，毛发焦燥，口唇干燥，汗不能出，当刺足太阳膀胱经之络穴飞扬出血，以泻邪气，再补足太阴脾经的大都、太白等穴，以使其出汗。外邪侵犯于骨，使人发热恶寒，躁动不安，汗出不止。牙齿尚未枯槁的，当刺足少阴肾经之络穴大钟；牙齿已枯槁的，是不能治的死证。病骨厥而兼牙齿枯槁的，也是不能治的死证。骨痹病，全身关节沉重不用且疼痛，汗出不止，心烦，是邪留阴分，致使真阴不足，故当针刺补益三阴经。身体因外伤，出血很多，又外中风寒，或因堕坠，虽未出血，但四肢懈惰，这叫体惰，当取小腹脐下三结交刺之，以补气血。三结交，就是足阳明、足太阴、任脉相交于脐下三寸的关元穴。厥痹病，厥逆之气上冲于腹，当观察逆气所在的阴阳经脉，取该经之穴及与其相表里之经的腧穴，用泻阳经补阴经之法，使逆气转顺。

【原文】

颈侧之动脉人迎[1]。人迎，足阳明也，在婴筋[2]之前。婴筋之后，手阳明也，名曰扶突[3]。次脉，足[4]少阳脉也，名曰天牖[5]。次脉，足太阳也，名曰天柱[6]。腋下动脉，臂太阴也，名曰天府[7]。阳迎[8]头痛，胸满不得息，取之人迎。暴瘖气鞭[9]，取扶突与舌本出血。暴聋气蒙[10]，耳目不明，取天牖。暴挛痫眩，足不任身，取天柱。暴瘅内逆，肝肺相搏，血溢鼻口，取天府。此为天牖五部[11]。

【注释】

[1]人迎：经穴名，属足阳明胃经。位于颈部喉结旁开一

寸半、胸锁乳突肌前缘处。因此处可触到两侧颈总动脉（即人迎脉）搏动，故又为切诊部位之一。

[2]婴筋：即指颈部两侧的筋。

[3]扶突：经穴名。属手阳明大肠经。位于颈外侧，胸锁乳突肌后缘，与喉结平齐处。

[4]足：《太素》卷二十六改为"手"。以与《灵枢·本输》篇合。可从。

[5]天牖（yǒu）：经穴名。属手少阳三焦经。位于乳突后下方，胸锁乳突肌后缘，约平下颌角处。

[6]天柱：经穴名。属足太阳膀胱经。位于后发际正中直上半寸，旁开一寸三分，当斜方肌外缘凹陷中。

[7]天府：经穴名。属手太阴肺经。位于腋前皱襞上端水平线下三寸，肱二头肌外缘。

[8]迎：《甲乙经》卷九卷、《太素》卷二十六均作"逆"。可从。

[9]暴瘖气鞕：暴喑，突然音哑不能讲话，气硬，喉舌强硬。

[10]暴聋气蒙：暴聋，突然耳聋。气蒙，病名，因经气蒙蔽所致的耳目不明。

[11]此为天牖五部：天牖五部，指本段文中所言的人迎、扶突、天牖、天柱、天府五穴。马莳注："此名总结上文五节，其穴为天牖五部也。曰天牖五部者，举一穴以统五穴耳，犹后世立汤药之方，举一品以概众品也。"

【译文】

颈部两侧的动脉是人迎，人迎属足阳明胃经，位于颈部两侧筋的前面。此筋的后面有一手阳明大肠经的穴位，名叫扶突。扶突之后有一手少阳三焦经的穴位，名叫天牖。天牖之后有一足太阳膀胱经的穴位，名叫天柱。腋下动脉，循于臂内侧，是手太阴经，有一穴位叫天府。阳邪逆于足阳明，则头痛，胸部胀满，呼吸困难，当针刺足阳明经的人迎穴。突然音哑，不能讲话，喉舌强硬，当刺手阳明大肠经的扶突穴及舌根络脉出血。突然耳聋，经气蒙蔽于上，致使耳不聪，目不明，当刺手少阳三焦经的天牖穴。突然筋脉拘挛，癫痫，目眩，足弛缓不能行，当刺足太阳膀胱经的天柱穴。突然发热，内热上逆，使肝肺之气相互搏结而血溢，则见口鼻出血，当刺手太阴肺经的天府穴。这就是天牖等五个重要穴位的位置及主病。

【原文】

臂阳明有入頄[1]遍齿者，名曰大迎[2]，下齿龋[3]取之。臂恶寒补之，不恶寒泻之。足[4]太阳有入頄遍齿者，名[5]曰角孙[6]，上齿龋取之，在鼻与頄前。方病之时其脉盛，盛则泻之，虚则补之。一曰取之出鼻外[7]。足阳明有挟鼻入于面者，名曰悬颅[8]，属口，对入系目本[9]，视有过者取之，损有余，益不足，反者益其[10]。足太阳有通项入于脑者，正属目本，名曰眼系，头目苦痛取之，在项中两筋间，入脑乃别，阴跷、阳跷，阴阳相交，阳入阴，阴出阳，交于目锐眦[11]，阳气盛则瞋[12]目，阴气盛则瞑目。热厥[13]取足太阴、少阳，皆留之；寒厥[14]取足阳明、少阴于足，皆留之。舌纵涎下，烦悗，取足少阴。振寒洒洒，鼓颔，不得汗出，腹胀烦悗，取手太阴。刺虚者，刺其去也；刺实者，刺其来也。

【注释】

[1] 頄（kuí，又读 qiú）：颧部。张介宾注："目下曰頄，即颧也。"

[2] 大迎：经穴名。属足阳明胃经。位于下颌角前一寸三分凹陷中，咬肌附着部前缘。

[3] 齲：病名，即蛀牙。症见牙痛，牙齿被腐蚀成洞，并渐渐毁坏崩解。

[4] 足：《甲乙经》卷十二第六作"手"。可参。

[5] 名：《二十二子》本作"多"。今据《甲乙经》卷十二第六及《太素》卷二十六《寒热杂说》改。

[6] 角孙：经穴名。属手少阳三焦经。位于耳尖上方之发际处。

[7] 鼻外：张介宾认为指手阳明经的禾髎、迎香等穴。

[8] 悬颅：经穴名。属足少阳胆经。位于头维穴至曲鬓穴弧形线的中点处。

[9] 目木：即目系，眼内连于脑的脉络。

[10] 其：《甲乙经》卷十二第四、《太素》卷二十六均作"甚"。当从。

[11] 目锐眦：《脉度》篇云："跷脉属目内眦，合于太阳"。《热病》篇亦云："目中赤痛，从内眦始，取之阴跷。"故此"目锐眦"，似当作"目内眦"。

[12] 瞋（chēn）目：眼大睁的样子。

[13] 热厥：病名。因酗酒或酒后行房事所致的阴脉气衰于下，阴虚阳盛的一种病证，以手足热为症状特点。

[14] 寒厥：病名。因阳虚阴盛所致的以手足厥冷为特点的一种病证。

【译文】

　　手阳明经有支脉入面颧部而遍络于上下齿，与足阳明胃经的大迎穴相交，所以下齿龋齿疼痛，当取大迎穴。臂恶寒者为阳虚，当用补法；臂不恶寒者，为阳实，当用泻法。手太阳经有支脉入面颧部而遍络于上下齿，与手少阳三焦经的角孙穴相交，所以上齿龋齿疼痛，当取角孙穴，再取鼻与颧前的地仓、巨髎等穴。刚发病时，因其脉盛，故用泻法；久之脉虚，则用补法。还有一种说法，即取手阳明经的禾髎、迎香等穴。足阳明经挟鼻入于面部，必须经过足少阳胆经的悬颅穴，向下连属于口，相交后入目系。治疗口、目疾病时，当观察其病的虚实而取穴，实者泻之，虚者补之，若补泻之法反用，则使病更加严重。足太阳经有支脉通过颈项部入于脑，连属于目本，脑连于目的脉络叫眼系，头、目疼痛之病，可取项两筋间的穴位。此脉入脑后，则分别为阴跷、阳跷两支，阴跷阳跷相互交会，阳入阴，阴出阳，交于目内眦的睛明穴。所以阳气盛，则两目大睁；阴气盛，则两目闭而不开。阴虚于下的热厥病，当刺足太阴经和足少阳经，并宜留针；阳虚于下的寒厥病，当刺足阳明经和足少阴经，并且宜留针。舌弛缓不收，流口水，心烦满闷，当刺足少阴经，以补肾气。恶寒，鼓颔战粟，不能出汗，腹部胀满，心烦满闷，当取手太阴肺经，以补肺气。针刺治疗虚证，必须在其气去时，随而济之；针刺治疗实证，必须在其气来时，迎而夺之，这就是迎随补泻之法。

【原文】

　　春取络脉[1]，夏取分腠[2]，秋取气口[3]，冬取经输[4]，凡此四时，各以时为齐[5]。络脉治皮肤，分腠治肌肉，气口治筋脉，经输治骨髓。

五藏身有五部：伏兔[6]一；腓[7]二，腓者腨也；背三；五脏之腧四；项五[8]。此五部有痈疽者死。病始手臂者，先取手阳阴、太阴而汗出[9]；病始头首者，先取项太阳而汗出；病始足胫者，先取足阳明而汗出。臂太阴可汗出，足阳明可汗出。故取阴而汗出甚者，止之于阳；取阳而汗出甚者，止之于阴。

凡[10]刺之害，中而不去则精泄，不中而去则致气；精泄则病甚而恇[11]，致气则生为痈疽也。

【注释】

[1] 春取络脉：络脉，指十二经之大络。络脉浮浅，应于春气，故春取络脉。

[2] 夏取分腠：分腠，指分肉腠理。夏气浮于外，温煦分腠，故夏取分腠。

[3] 秋取气口：气口，即手太阴肺经的寸口脉，寸口脉属肺经，秋气通于肺，故秋取寸口。

[4] 冬取经输：经输，即经穴。经穴通内脏，脏藏精，应冬，所以冬取经输。

[5] 各以时为齐：张介宾注："齐，剂同，药曰药剂，针曰砭剂也。"齐，在此可引申为标准。

[6] 伏兔：经穴名。属足阳明胃经。位于大腿前外侧，髂前上棘与髌骨外侧连线上，膝髌上六寸处。

[7] 腓：胫骨后的肌肉。亦称腨。

[8] 伏兔……项五：张志聪注："伏兔肾之街也，腨者脾之部也，背者肺之俞也，五藏俞者谓五椎之心俞也，项者肝之俞也。"

［9］病始手臂者，先取手阳明、太阳而汗出：此指针刺取汗之法，邪在手臂，当泻手阳明经、补手太阴经，以使汗出邪去。

［10］凡：《二十二子》本作"几"，今据《太素》卷二十六《寒热杂说》及赵府居敬堂刊本《灵枢经》改。

［11］恇（kuàng）：怯弱。

【译文】

四时气候不同，针刺的部位也不同，春应取络脉，夏应取分腠，秋应取寸口，冬应取经腧，这四种针刺法，是根据人体气血的变化与四时的变化相应而制定的，在治疗时，一定要各以其时令为标准。刺络脉，治皮肤的病变；刺分腠，治肌肉的病变；刺寸口，治筋脉的病变；刺经腧，治骨髓的病变。

五脏在内，各在体表有相联系的部位：一是伏兔，为足阳明胃经相系之处；二是腓部，即腨，为足太阳膀胱经、足阳明胃经、足少阳胆经相系之处；三是背部，为督脉、足太阳膀胱经相系之处；四是五脏在背部的俞穴，为五脏精气相系之处；五是项部，为督脉、足太阳膀胱经、足少阳胆经相系之处，因此五者内通脏腑，是人体气血运行的要害部位，所以，若这些部位发生痈疽，则必死。病先发生于手臂的，当先取手阳明、手太阴，使其出汗；病先发生于头的，当先取项部足太阳经，使其出汗；病先发生于足胫的，当先取足阳明经，使其出汗。刺手太阴经可以发汗，刺足阳明经可以出汗。因此，取阴经发汗，若汗出太甚，可刺阳经以止汗；取阳经发汗，若汗出太甚，可刺阴经以止汗。

大凡行针之误，一是针刺实证，已中其病，当去针却不去，则使精气反泄；一是针刺尚未中其害，不当出针却出针，则使邪气仍停留。精气泄则病情加重而正气怯弱，邪气内停则发生痈疽。

癫狂第二十二

【篇解】

癫，在此指癫疾。癫疾是一种发作性疾病，主要症状有突然跌仆、神志不清、四肢抽搐、角弓反张、口吐涎沫等。狂，指狂证，以神志狂乱、躁扰不宁、狂走攀登、妄言多怒为特征。因癫与狂两者都是以神志异常为特征的疾患，故常并称。因本篇主要讨论了癫狂的发病、治法及预后，所以篇名曰"癫狂"。

全篇论述了癫证发作的先兆、症状及治法，讨论了癫证的分类、名称、症状及预后，论述了狂证发作的先兆，多种狂证的症状、病因及治疗，讨论了风逆、厥逆证的证候及治疗。

本篇是《内经》论癫狂专篇，为后世临床对癫狂的分类及辨证论治奠定了坚实基础。

【原文】

目眦外决于面者，为锐眦；在内近鼻者为内眦，上为外眦，下为内眦[1]。癫疾始生，先不乐，头重痛，视举[2]目赤，甚[3]作极已，而烦心，候之于颜，取手太阳、阳明、太阴，血变而止[4]。癫疾始作而引口[5]啼呼喘悸者，候之手阳明、太阳，左强者攻其右，右强者攻其左，血变而止。癫疾始作先反僵[6]，因而脊痛，候之足太阳、阳明、太阴、手太阳，血变而止。治癫疾者，常与之居，察其所当取之处。病至，视之有过者泻之，置其血于瓠壶[7]之中，至其发时，血独动矣，不动，灸穷骨二十壮[8]。穷骨者，骶骨[9]也。

【注释】

[1]目眦外决于面者……下为内眦：刘衡如《灵枢经》校勘本注云："此二十六字，与下文义不属，昔已有人致疑。……今据《太素》卷三十《目痛》，移下《热病》篇'目中赤痛，从内眦始，取之阴跷'之后。"供参考。

[2]视举：指目上视或目直视。

[3]甚：《太素》卷三十、《千金翼方》卷十四第五作"其"。可从。

[4]血变而止：指针刺放血时，开始血色深而暗，待血色变为正常时，则止针。

[5]引口：指口角如被牵拉，抽掣而动。

[6]反僵：即角弓反张。

[7]瓠（hù）壶：用葫芦做的容器。瓠，指葫芦。

[8]壮：艾炷的计数单位，一个艾炷称为一壮。

[9]骶骨：在此指骶骨端的长强穴，属督脉。

【译文】

眼角向外开裂于面颊的，为目锐眦；向内开裂于近鼻根部的，为目内眦；上眼睑属外眦，下眼睑属内眦。癫证开始发生时，先觉得心情不愉快，头部困重而痛，继而两目上举或直视，目赤，便开始发作。发作后觉得心烦，可根据颜面部的变化，针刺手太阳经、手阳明经、手太阴经之血络出血，直至血色由深暗色变为正常为止。癫证开始发作时，口角搐动，啼叫呼号，气喘，心悸。此时，当诊察手阳明经、手太阳经的变化，并根据其变化针刺，左侧抽搐强直的当刺右侧，右侧抽搐强直的当刺左侧，直到血色变为正常为止。癫证开始发作时，先角弓反张，因此脊背疼痛，当诊察足太阳经、足阳明经、足太阴经的变化，并根据其变化针刺，直到血色变为正常为止。治疗癫证时，要常与病人生活在一起，以便观察应当刺治的经脉。癫证将发时，在邪气亢盛之脉络刺络放血，并把血装盛在瓠壶之中，至其病发作时，瓠壶中的血也自动，若血不动，则灸穷骨部二十壮。穷骨部，就是骶骨处的长强穴。

【原文】

骨癫疾者，顑[1]齿诸腧分肉皆满，而骨居[2]，汗出烦悗。呕多沃[3]沫，气下泄[4]，不治。筋癫疾者，身倦挛急大[5]，刺项大经之大杼脉[6]。呕多沃沫，气下泄，不治。脉癫疾者，暴仆，四肢之脉皆胀而纵。脉满，尽刺之出血；不满，灸之挟项太阳[7]，灸带脉于腰相去三寸，诸分肉本输[8]。呕多沃沫，气下泄，不治。癫疾者，疾发如狂者，死不治。

【注释】

［1］顑（kǎn）：通"颔"，指面颊部。

［2］骨居：《灵枢经》作骨倨解，注云："骨倨，即强直之义。"

［3］沃：《甲乙经》卷十一第二、《太素》卷三十均作"涎"。可从。

［4］气下泄：指脾肾气虚所致的遗精、遗屎、遗尿等症状。

［5］大：《甲乙经》卷十一第二、《千金翼方》将下"大杼"后之"脉"字移入此"大"之前。可从。

［6］脉:《甲乙经》卷十一第二、《千金翼方》将此"脉"字移到上"挛急"之后。可从。

［7］挟项太阳：指足太阳膀胱经之天柱穴。

［8］诸分肉本输：张介宾注："谓诸分肉之间，及四肢之输，凡胀纵之所，皆当取也。"

【译文】

癫疾，其表现是面颊、齿及诸腧穴之分肉皆胀满，骨骼强直，汗出，心烦满闷。若呕吐大量涎沫，并有遗屎、遗尿等症状，则是脾肾衰败之候，是不能治愈的死证。筋癫疾，其表现是身体倦怠，筋脉挛急，脉大，当刺颈部足太阳经的大杼。若呕吐大量涎沫，并有遗屎、遗尿等症状，则是脾肾衰败之候，是不能治愈的死证。脉癫疾，其表现是突然跌仆，四肢的脉都胀满而四肢弛纵。经脉胀满，当刺络放血；不满的，当灸足太阳膀胱经之天柱穴，再灸足四肢之腧穴。若呕吐大量涎沫，并有遗屎、遗尿等症状，则是脾肾衰败之候，是不能治愈的死证。癫疾，若突然发作似狂病，为阳邪盛极而阴精衰竭，故是不能治愈的死证。

【原文】

狂始生，先自悲也，喜忘苦怒善恐者，得之忧饥，治之取手太阴、阳明[1]，血变而止，及取足太阴、阳明[2]。狂始发，少卧不饥，自高贤也，自辩智也，自尊贵也，善骂詈[3]，日夜不休，治之取手阳明、太阳、太阴、舌下少阴[4]，视[5]之盛者，皆取之，不盛，释之[6]也。狂言[7]、惊、善笑、好歌乐、妄行不休者，得之大恐，治之取手阳明、太阳、太阴。狂，目妄见、耳妄闻、善呼者，少气之所生也，治之取手太阳、太阴、阳明、足太阴、头、两颤。狂者多食，善见鬼神，善笑而不发于外[8]者，得之有所大喜，治之取足太阴、太阳、阳明，后取手太阴、太阳、阳明。狂而新发，未应如此者[9]，先取曲泉左右动脉[10]，及盛者见血，有顷已，不已，以法取之，灸骨骶[11]二十壮。

【注释】

[1] 手太阴、阳明：指手太阴经的太渊、列缺，手阳明经的偏历、温溜等穴。

[2] 足太阴、阳明：指足太阴经的隐白、公孙，足阳明经的三里、解溪等穴。

[3] 詈（lì）：骂也。

[4] 舌下少阴：指舌下足少阴之脉。

[5] 视：《甲乙经》卷十一第二、《太素》卷三十作"视脉"。当从。

[6] 释之：不针刺。

[7] 言：《甲乙经》卷十一第二、《太素》卷三十作"善"，并将字后逗号移至字前。可从。

[8] 善笑而不发于外：指病人常常暗笑。

[9] 狂而新发，未应如此者：张介宾注："谓狂病新起，未有如上文五节之见证也。"

[10] 曲泉左右动脉：指厥阴肝经曲泉穴左右的络脉。

[11] 骨骶：《甲乙经》卷十一第二、《太素》卷三十均作"骶骨"。当从。

【译文】

狂证开始发生时，先自悲哀，健忘，易怒，易惊恐，此病多因忧思、饥饿所致，治疗时，当刺手太阴之太渊、列缺，手阳明之偏历、温溜等穴，刺出其瘀血，待血色变为正常为止，再取足太阴之隐白、公孙，足阳明之三里、解溪等穴。狂证开始发作时，少眠，不知饥饿，自认为自己高明、聪明善辩、高贵，骂詈且日夜不休。治疗时，当取手阳明、手太阳、手太阴各经的输穴，以及舌下足少阴肾之脉，观察其脉是否因邪气盛而充盈胀满。若其脉充盈胀满，当刺络放血；若不满，则不刺络。

狂证，易惊恐，易笑，喜欢唱歌，到处乱走乱跳而不知休止，这是因严重的恐惧所致。治疗时，当取手阳明经、手太阳经和手太阴经。

狂证，目妄见异物，耳妄闻异声，经常高呼乱叫，这是因神气衰怯所致。治疗时，当取手太阳经、手太阴经、手阳明经、足太阴经及头、面颊部的腧穴。

狂证，多食，常幻见鬼神，常暗笑，这是因大喜损伤心神所致。治疗时，当取足太阴经、足太阳经、足阳明经的腧穴，再取手太阴经、手太阳经、手阳明的腧穴。

狂证，刚发生时，若没出现上述几种症状，则应先取足厥阴肝经曲泉穴两侧的络脉，刺出其血。若见盛满的络脉，也应刺其出血，一会儿的工夫就能好转，若不好转，再按此法治疗，并灸骶骨部的长强穴二十壮。

【原文】

风逆暴四肢肿，身漯漯[1]，唏然[2]时寒，饥则烦，饱则善变，取手太阴表里，足少阴、阳明之经，肉清取荥，骨清取井、经也。厥逆为病也，足暴清，胸若将裂，肠若将以刀切之，烦[3]而不能食，脉大小皆涩，暖取足少阴，清取足阳明，清则补之，温则泻之。厥逆腹胀满，肠鸣，胸满不得息，取之下胸二胁[4]咳而动[5]手者，与背腧以手按之立快者是也。内闭不得溲，刺足少阴、太阳与骶上以长针，气逆则取其太阴、阳明、厥阴，甚取少阴、阳明动者之经[6]也。少气，身漯漯也，言吸吸[7]也，骨痠体重，懈惰不能动，补足少阴。短气，息短不属，动作气索[8]，补足少阴，去血络也。

【注释】

[1] 漯漯：汗出淋漓。

[2] 唏然：身寒战栗时，口中发出的唏嘘之声。

[3] 烦：《甲乙经》卷七第三作"䐜"。可从。䐜，即胀满。

[4] 胁：《甲乙经》卷七第三、《太素》第三十作"肋"。可从。

[5] 动：《甲乙经》卷七第三在此后有"应"字。可从。

[6] 动者之经：张介宾注："谓察其所病之经而刺之也。"

[7] 言吸吸：言语时气短不能接续的样子。

[8] 索：求也。

【译文】

患风逆，突然四肢肿胀，身体汗出淋漓，时常觉得身体寒冷并口中发出唏嘘之声，饥饿则心烦，饱食则躁扰不宁。当取手太阴经及手阳明经的穴位，以补肺气，祛风寒；再取足少阴、足阳明二经的穴位，以补肾气，调胃气；若肌肉清冷的，当取荥穴；寒冷透骨的，当取井穴、经穴。

厥逆病，足部突然觉得寒凉，胸部不适好像要裂开，肠中感觉好像被刀割，胸腹胀满，不能饮食，脉象或大或小，但都有涩象。身暖者，当取足少阴经之穴，身寒者，当取足阳明经之穴，身寒则用补法，身暖则用泻法。

厥逆病，腹部胀满，肠鸣，胸胀满致使呼吸困难，当刺胸下二肋咳嗽时动且应手之处，即章门、期门等穴，以及背部以手按之立即觉得舒服的部位。

厥逆而小便不通的，当刺足少阴、足太阳，以及用长针刺骶骨部的长强穴，以助气化。厥气上逆，呕吐、胀满，当刺足太阴脾经、足阳明胃经、足厥阴肝经；厥气上逆严重的，当视足少阴经、足阳明经经过之处而刺之。

少气，身体汗出淋漓，言语时气不能接续，骨节酸重，身体困重，懈惰无力，当针刺以补益足少阴之气。

短气，呼吸短促而不能连续，动作时则气短更加严重，当针刺以补足少阴，并视瘀血的脉络，刺出瘀血。

热病第二十三

【篇解】

热病，即外感发热性疾病的总称。因本篇主要论述了热病的病机、症状、治法、禁忌及预后，所以篇名曰"热病"。

全篇讨论了热病过程中的各种证候、病机、刺法及预后，指出了热病有九种情况应当禁针，叙述了热病五十九刺的具体部位。介绍了偏枯、气满胸中、心疝、喉痹、目赤肿痛、风痉、如蛊、如怛诸病的针刺方法。

本篇是《内经》论热病的重要篇章，所述热病的针刺方法、针制禁忌，对临床治疗热病具有指导意义。热病，属广义伤寒的范畴。广义伤寒，即外感疾病的总称。学习本篇，当与《素问·热论》互参。

【原文】

偏枯[1]，身偏不用而痛，言不变，志不乱，病在分腠之间，巨针取之，益其不足，损其有余，乃可复也。痱[2]之为病也，身无痛者，四肢不收，智乱不甚，其言微知，可治，甚则不能言，不可治也。病先起于阳，后入于阴者，先取其阳，后取其阴，浮而取之[3]。

【注释】

[1]偏枯：病名。因伤于风邪，营卫内虚所致。以半身不

遂，或兼有肌肉疼痛、肢体痿弱不用为主要症状。张介宾注："偏枯者，半身不遂，风之类也。"

[2]痱（féi）：病名。因风邪所致，以四肢瘫软不用、不痛、神志乱、轻者言而微、重者不能讲话为主要症状。

[3]偏枯……浮而取之：刘衡如《灵枢经》校勘本注云："本段在此，文义不属，昔已有人致疑，今据《甲乙》卷十第二下，移上《癫狂》篇'骨清取井经也'之后。《太素》卷二十五列此于《热病说》中，恐错简已在杨氏之前矣。"供参考。

【译文】

偏枯病，半身肢体不能随意运动而且疼痛，语言正常不变，神志不乱，是病在分肉腠理之间，而未入脏，当用大针刺治，补益虚弱的正气，泻除亢盛的邪气，则可恢复正常。

痱病，身体不痛，但四肢弛缓不能随意运动。神志错乱不太严重，语言表达尚清楚的，说明其病较轻，还可以治疗；若其病严重到神志不清，不能讲话，说明其病已甚重，已不能治疗。痱病先起于阳分，后入于阴分的，治疗时先刺治阳分祛邪，后刺治阴分扶正。刺阳分时，当用浅刺。

【原文】

热病三日，而气口静、人迎躁者，取之诸阳，五十九刺[1]，以泻其热而出其汗，实其阴以补其不足者。身热甚，阴阳皆静者，勿刺也[2]；其可刺者，急取之，不汗出则泄。所谓勿刺者，有死征也。热病七日八日，脉口动喘而短者，急刺之，汗且自出，浅刺手大指间。热病七日八日，脉微小，病者溲血，口中干，一日半而死，脉代者，一日死。热病已得汗出，而脉尚躁，喘且复热，勿刺肤，喘甚者死。热病七日八日，脉不躁，躁不散数，后三日中有汗[3]；三日不汗，四日死。未曾汗者，勿腠刺之。

【注释】

[1] 五十九刺：《素问·刺热篇》中治疗热病的五十九穴。

[2] 身热甚，阴阳皆静者，勿刺也：身热虽甚，但阴阳之脉皆静，这是阳证得阴脉，脉证不符，故不宜刺。

[3] 热病七日八日，脉不躁，躁不散数，后三日中有汗：张介宾注："凡热病七日之后，邪欲解散者，脉必躁盛，乃为将汗之兆。今热病七日八日而脉犹不躁，则阴之类也；即有躁意而力不散大，至不数疾，皆正气衰微，不能喜动，亦阴之类也。必且未能解散，故当再俟三日，庶得有汗。"

【译文】

患热病已三日，若气口脉静、人迎脉躁，说明邪气仍在表之阳分，当从治疗热病的五十九穴中选穴针刺，以泻阳分之热邪而使其汗出。因热病必伤阴，所以还应用补法充实阴分。若身热厉害，但阴阳脉俱静，这是阳证得阴脉，脉证不符，不要施用针刺法；若观察病人属于能针刺的，当立即针刺，虽然针刺未使其汗出，但也能祛邪。所谓不可刺，是因为已有死征。

热病七八日，寸口脉动明显且疾，如喘而短，当立即浅刺手太阴肺经的少商穴，则汗出热退。

热病七八日，热不退，脉反微小，病人尿血，口中干，一天半就死亡；若见代脉，一天即死。

热病已经汗出，脉仍躁急如喘，又复身热，说明邪已入里，故不要刺表之肌肤，其脉躁疾如喘严重的，是死征。

热病七八日，若脉不躁盛，或虽躁而不散大数疾，是正气衰微、邪气尚不能祛除的表现。必须再等三日，正气稍复，则汗出热解；若三日后仍不能出汗，说明正气已衰竭，第四日必死。邪气入里，正气虚不能出汗的，不要刺肌腠。

【原文】

热病先肤痛窒鼻[1]充面[2]，取之皮，以第一针[3]，五十九，苛轸鼻[4]，索皮于肺，不得索之火，火者心也[5]。热病先身涩，倚[6]而热，烦悗，干唇口嗌，取之皮[7]，以第一针，五十九，肤胀口干，寒汗出，索脉于心，不得索之水，水者肾也。热病嗌干多饮，善惊，卧不能起，取之肤肉，以第六针[8]，五十九，目眦青，索肉于脾，不得索之木，木者肝也。热病面青脑痛，手足躁，取之筋间，以第四针[9]，于四逆[10]，筋躄目浸[11]，索筋于肝，不得索之金，金者肺也。热病数惊，瘛疭而狂，取之脉，以第四针，急泻有余者，癫疾毛发去，索血于心，不得索之水，水者肾也。热病身重骨痛，耳聋而好瞑，取之骨，以第四针，五十九刺，骨病不食，啮齿[12]耳青[13]，索骨于肾，不得索之土，土者脾也。

【注释】

[1]窒鼻：鼻塞。

[2]充面：面肿。

[3]第一针：指镵针。见《灵枢·九针十二原》篇。

[4]苛轸鼻：苛，严重的。轸，同"疹"。苛轸鼻，指鼻上有严重的红疹。似指后世所谓的酒皶鼻。又张介宾注："苛，深

也。轸，车上前后两端横木也。言鼻窒之甚，内外不通，亦犹轸之横塞也。”

[5]索皮于肺，不得索之火，火者心也：历代医家注释观点有二，一是杨上善《太素》卷二十五《热病说》注：“此皮毛病，求之肺输，不得求之心输，以其心火克肺金也。”二是马莳、张介宾、张志聪等均在“不得”之后加逗，即“不得，索之火。”如张介宾注：“如刺此而不得效，则当求之于火，火者心也，补心之脉，益阳气以制金邪，则肺热当自退耳。”似从前说为是。

[6]倚：在此指身无力。张介宾注：“身无力也。”

[7]皮：观前后文，当作“脉”。

[8]第六针：即员利针。

[9]第四针：即锋针。

[10]四逆：指四肢逆冷。

[11]筋躄目浸：筋躄，病名，以筋痿足不能行为主要症状。目浸，泪流不止。张介宾注：“筋躄者，足不能行也。目浸者，泪出不收也。”

[12]啮（niè）齿：咬也，啮齿，即咬牙。

[13]青：《甲乙经》卷七第一在此字后有“赤”字。可从。

【译文】

热病先皮肤疼痛，鼻塞面肿，当浅刺皮肤，用镵针浅刺五十九穴中治疗热邪在表皮的穴位。若鼻部生满小疹，则是邪热已入肺，当针刺皮肤，以治肺热，不得求刺于心输，因心输属火，心火克肺金。

热病先觉全身皮肤枯涩而干，身体无力而热，心烦满闷，唇、口、咽均干，是血脉有热，当刺血脉，用镵针刺五十九穴中治疗热邪在血脉的穴位。若觉肤胀满，口干，出冷汗，则是邪热已入心脉，当针刺血脉以治心热，不得求刺于肾输，因肾输属水，肾水克心火。

热病咽干多饮，易惊恐，嗜卧，是肌肉有热，当刺肌肤，用员利针刺治五十九穴中治疗邪热在肌肉的穴位。若目眦青，当针刺肌肉，以治脾热，不得求刺于肝输，因肝输属木，肝木克脾土。

热病面色青，脑中痛，手足烦躁，当刺筋，用锋针。若四肢逆冷，筋痿，足不能行，泪流不止，是邪热已入肝，当针刺筋，以治肝热，不得求刺于肺输，因肺输属金，肺金克肝木。

热病，不时惊骇，手足抽搐，神志狂乱，当刺血脉，用锋针急泻血脉之热邪。若病人癫狂，毛发脱落，是邪热已入心，当针刺血脉，以治心热，不得求刺于肾输，因肾输属水，肾水克心火。

热病身体沉重，骨节疼痛，耳聋，嗜睡，当刺治于骨，用锋针刺治五十九穴中治疗邪热在骨分的穴位。若骨节疼痛，不欲饮食，咬牙，耳青赤，是邪热已入肾，当针刺于骨，以治肾热，不得求刺于脾输，因脾输属土，脾土克肾水。

【原文】

热病不知所痛，耳聋不能自收，口干，阳热甚，阴颇有寒者，热在髓，死不可治。热病头痛颞颥目瘈脉痛[1]，善衄，厥热病也，取之以第三针[2]，视有余不足，寒热痔[3]。热病体重，肠中热[4]，取之以第四针，于其腧及下[5]诸指间，索气于胃胳[6]，得气也。热病挟脐急痛，胸胁满，取之涌泉与阴陵泉，取以第四针，针嗌里[7]。热病而汗且出，及脉顺可汗者，取之鱼际、太渊、大都、太白，泻之则热去，补之则汗出，汗出太甚，取内踝上横脉[8]以止之。热病已得汗而脉尚躁盛,此阴脉之极也,死;其得汗而脉静者,生。热病者脉尚盛躁而不得汗者,此阳脉之极也,死;脉盛躁得汗静者,生。

【注释】

[1] 颥颥（niè rú）目瘛脉痛：张介宾注:"颥颥,足少阳脑空穴,一曰鬓骨也。目瘛脉痛,目脉抽掣而痛也。"

[2] 第三针：即指锃针。

[3] 寒热痔：张介宾注:"寒热痔三字,于上下文义不相续,似为衍文。"可从。

[4] 体重,肠中热：因脾主肌肉四肢,故邪热在脾则体重。大小肠皆连属于胃,故邪热在胃,则肠中热。

[5] 下：孙鼎宜曰:"'下'字疑衍,即五指间各一,凡八痏之义。"

[6] 胳:《甲乙经》卷七第一、《太素》卷二十五均作"络"。可从。

[7] 嗌里：指任脉的舌下廉泉穴。

[8] 内踝上横脉：指足太阴脾经的三阴交穴。

【译文】

热病,说不清痛在何处,耳聋、四肢不用、口干、阳热盛的症状表现明显,到阴胜之时,阴盛的症状又很明显,而热深在骨髓,这是不能治愈的死证。

热病,头痛,颥颥痛,并牵引目脉抽掣而痛,易衄血,这是邪热。上逆的厥热病,当用锃针根据有余不足的经脉施以补泻之法。

热病，身体困重，肠中觉热，当用锋针刺足太阴脾、足阳明胃二经之腧，以及两足诸指间共八处，还应刺胃之别络，以调其气。热病，挟脐挛急而痛，胸胁胀满，当刺足少阴经之涌泉穴和足太阴经之阴陵泉，再用锋针刺任脉的廉泉穴，使邪热祛除。

热病，汗将出，以及脉证相符可用汗法的，当刺手太阴肺经的鱼际、太渊，以及足太阴脾经的大都、太白，用泻法则邪热可去，用补法则使汗出，若汗出太甚，可刺足内踝上足太阴脾经的三阴交穴。

热病，汗已出，但脉仍躁盛，这是阴脉虚极之征，必死；若汗出后脉静，则可治愈。

热病，脉象一直盛躁，不出汗，这是阳脉虚极之征，必死；若脉躁盛而得汗，汗出后热退脉静，则可治愈。

【原文】

热病不可刺者有九：一曰，汗不出，大颧发赤哕者死；二曰，泄而腹满甚者死；三曰，目不明，热不已者死；四曰，老人婴儿，热而腹满者死；五曰，汗不出，呕下血者死；六曰，舌本烂，热不已者死；七曰，咳而衄，汗不出，出不至足者死；八曰，髓热者死；九曰，热而痉者死。腰折，瘛疭，齿噤齘[1]也。凡此九者，不可刺也。

【注释】

[1] 齿噤齘（xiè）：指口噤不开并切齿。

【译文】

热病，若出现以下九种情况，则不可以针刺：一是汗不能出，颧部红赤，呃逆，说明阴虚至极，胃本亏损，是不能治的死证；二是泄泻，腹部胀满严重的，说明太阴脾气败绝，是不能治的死证；三是目花，持续发热，说明脏腑之精及表里之阴皆衰败，是不能治的死证；四是老年人及婴儿若持续发热，并伴有腹部胀满，说明脾气衰败，是不能治的死证；五是汗不能出，呕吐、便血，说明阴伤甚极，是不能治的死证；六是舌根糜烂，持续发热，说明三阴俱损，是不能治的死证；七是咳嗽、衄血，汗不能出，或汗出不能至足，说明真阴溃竭，是不能治的死证；八是感觉骨髓发热，说明邪热已入骨髓，肾气败绝，是不能治的死证；九是发热并出现颈项强直、角弓反张、四肢抽搐、口噤不开、切齿等痓病的症状，说明热极生风，大伤阴血，是不能治的死证。大凡出现以上九种情况，都不是能刺治的死证。

【原文】

所谓五十九刺者，两手外内侧各三，凡十二痏[1]；五指间各一，凡八痏[2]，足亦如是；[3]头入发一寸傍三分各三，凡六痏[4]；更入发三寸边五，凡十痏[5]；耳前后口下者各一[6]，项中一[7]，凡六痏；颠上一[8]，囟会一，发际一[9]，廉泉一，风池二，天柱二。

【注释】

[1] 两手外内侧各三，凡十二痏：痏，本义指针后留下的瘢痕，在此指穴位。两手外内侧各三，指两手外侧的太阳之少泽、少阳之关冲、阳明之商阳，以及两手内侧的太阴之少商、厥阴之中冲、少阴之少冲，左右共十二穴。

[2] 五指间各一，凡八痏：指手五指缝间各一穴，即太阳之

后溪、少阳之中渚、阳明之三间、少阴之少府，左右共八穴。

[3] 足亦如是：指足五趾缝间各一穴，即太阳之束骨、少阳之临泣、阳明之陷谷、太阴之太白，左右共八穴。

[4] 头入发一寸旁三分，各三：指入发际一寸，督脉上星穴两旁的足太阳膀胱经的五处、承光、通天三穴，左右共六穴。

[5] 更入发三寸边五，凡十痏：指自上星穴再向后，位督脉左右约三寸的足少阳胆经的监泣、目窗、正营、承灵、脑空五穴，左右共十穴。

[6] 耳前后口下者各一：指耳前足少阳之听会、耳后足少阳经之完骨，以及任脉在口下的承浆，共五穴。

[7] 项中一：指督脉的哑门穴。

[8] 颠上一：指督脉的百会穴。

[9] 发际一：指前发际的神庭穴和后发际的风府穴。均属督脉。

【译文】

所谓刺热病的五十九穴是：两手内侧三穴，外侧三穴，左右共十二穴；手五指指缝间各一穴，左右共八穴；足五趾趾缝间各一穴，左右共八穴；入头前发际、督脉上星穴两旁各三穴，共六穴；再上行距督脉约三寸处足少阳经左右各五穴，共十穴；耳前一穴、耳后一穴、口下一穴、项中一穴，共六穴；颠顶一穴，白囟会一穴，前发际一穴，后发际一穴，廉泉一穴，风池左右共二穴，天柱左右共二穴。共计五十九穴。

【原文】

气满胸中喘息，取足太阴大指之端[1]，去爪甲如薤叶，寒则留之，热则疾之，气下乃止。心疝[2]暴痛，取足太阴、厥阴，尽刺去其血络。喉痹[3]舌卷，口中干，烦心心痛，臂内廉痛，不可及头，取手小指次指爪甲下[4]，去端如韭叶。目中赤痛，从内眦始，取之阴跷。风痉[5]身反折，先取足太阳及腘中及血络出血；中有寒，取三里。癃[6]，取之阴跷及三毛上及血络出血。男子如蛊[7]，女子如怚[8]，身体腰脊如解，不欲饮食，先取涌泉见血，视跗上盛者，尽见血也。

【注释】

　[1]足太阴大指之端：指足太阴脾经大趾端内侧爪甲旁的隐白穴。

　[2]心疝：病名。因心经受寒所致，以腹痛，腹皮隆起，自觉有气从腹上冲于心为主要症状。

　[3]喉痹：病名。以咽喉肿痛，吞咽困难为主要症状的一种病证。

　[4]手小指次指爪甲下：指手少阳三焦经无名指端尺侧爪甲旁的关冲穴。

　[5]风痉：病名。因风邪所致，以头项强直，甚至角弓反张、门噤不开为主要症状的一种病证。

　[6]癃：病名。以小便不利为主要症状的一种病证。

　[7]蛊：病名。又名疝瘕。因虫积所致的以小腹痛、胀且热、小便混浊为主要症状的一种病证。

　[8]怚：《甲乙经》卷余第一作“阻”。可从。阻，妊娠之恶阻。

【译文】

　胸中气满，喘息，当刺足太阴脾经在趾端内侧距爪甲如韭叶宽处的隐白穴，多寒者，宜留针，多热者，宜疾出针，至上逆之气下行而不喘时，则停止针刺。

病心疝，心腹突然剧烈疼痛，当取足太阴、足厥阴二经的血络，刺其有瘀血之处。

病喉痹，舌卷缩，口中干，心烦心痛，上臂内侧疼痛不能抬举至头，当刺手少阳三焦经无名指端尺侧距爪甲如韭叶宽处的关冲穴。

目赤肿痛，从目内眦开始，沿着阴跷脉向下针刺。

病风痓，身体反折，当先刺足太阳经及腘窝中的血络出血，以祛风邪。有内寒的，当刺足三里。

病癃，当取阴跷脉（即阴跷脉的始发处，足少阴肾经的照海穴），以及足大趾三毛处足厥阴经的大敦穴，刺络泻血，疏通水道。男子腹胀如蛊证，女子腹胀腹满如妊娠恶阻，并且身体腰脊懈怠无力，不欲饮食者，当先刺涌泉穴出血，之后再寻足跗上充盛的络脉，尽刺其出血，以祛瘀通络。

厥病第二十四

【篇解】

厥，逆也。厥病，指经气上逆所致的病证。因本篇概述了经气上逆所致的厥头痛、厥心痛的主要症状及其治则和预后，所以篇名曰"厥病"。

篇中主要论述了经气上逆所致的厥头痛、厥心痛的分类、症状、治则及预后，讨论了虫瘕、耳聋、耳鸣、足股不举、下血、风痹等病证的针刺方法。

厥，在《内经》不同的篇章中，其含义也有所不同，但是，总不外指症状之厥、病机之厥。症状之厥，如手足厥冷、暴厥昏倒等；病机之厥，主要是指气逆，即气机逆乱。气机逆乱可导致多种病证，本篇所述只是其中的一部分。学习本篇，可参阅《素问·厥论》。

【原文】

厥头痛[1]，面若肿起而烦心，取之足阳明、太阴[2]。厥头痛，头脉痛，心悲善泣，视头动脉反盛者，刺尽去血，后调足厥阴。厥头痛，贞贞[3]头重而痛，泻头上五行，行五[4]，先取手少阴，后取足少阴。厥头痛，意善忘，按之不得，取头面左右动脉，后取足太阴。厥头痛，项先痛，腰脊为应，先取天柱，后取足太阳。厥头痛，头痛甚，耳前后脉涌有热，泻出其血，后取足少阳。真头痛[5]，头痛甚，脑尽痛，手足寒至节，死不治。

头痛不可取于腧者，有所击堕，恶血在于内，若肉^[6]伤，痛未已，可则^[7]刺，不可远取也。头痛不可刺者，大痹为恶，日作者，可令少愈，不可已。头半寒痛^[8]，先取手少阳、阳明，后取足少阳、阳明。

【注释】

[1]厥头痛：病名。指因厥逆之气逆乱于经所致的以头痛为主要症状的一种病证。

[2]阴：《甲乙经》卷九第一及《太素》卷二十六均作"阳"。可从。

[3]贞贞：指固定不移的样子。张介宾注："贞贞，坚固貌，其痛不移也。"

[4]头上五行，行五：头上五行，指行于头顶部的五行经脉，即督脉在中，太阳、少阳各二行分别位其两旁。行五，指分行经脉有五个腧穴。督脉的五穴是：上星、囟会、前顶、百会、后顶。督脉两旁的足太阳膀胱经的五穴是：五处、承光、通天、络却、玉枕，左右共十穴。膀胱经外侧的足少阳胆经的五穴是：临泣、目窗、正营、承灵、脑空，左右共十穴。头上五行，行五，指的就是《素问·刺热论》中"热病五十九刺"中的头上二十五穴。

[5]真头痛：病名。指因逆气上致于脑所致的剧烈头痛，并伴有手足逆冷等症状，预后不良。

[6]肉：《甲乙经》卷九第一及《太素》卷二十六作"内"。可从。

[7]则：《甲乙经》卷九第一及《太素》卷二十六作"即"。可从。

[8] 头半寒痛：指半侧头冷痛。

【译文】

厥头痛，伴有面部浮肿、心烦，当取足阳明经、足太阳经针刺。厥头痛，并见头部脉络刺痛、跳痛，同时伴有易悲哀哭泣的，当刺头部瘀血阻滞隆起的脉络出血，刺出瘀血后，再调治足厥阴经。厥头痛，痛处固定不移，头困重，当刺头顶部督脉、足太阳经二行、足少阳经二行，每行刺五个穴位，之后再先刺手少阴经，后刺足少阴经，以泻火补水。厥头痛，兼善忘，按其头部无明显痛处，当先刺其头面部左右的动脉，而后针刺足太阴经以治本。厥头痛，颈项先痛，而后牵连腰也痛，当先刺足太阳经之天柱穴，之后刺治足太阳经其他的腧穴。厥头痛，头痛严重，觉耳前后动脉跳动而热，当先刺其涌盛的络脉出血，之后刺治足少阳胆经。真头痛，头痛剧烈，全头尽痛，并伴有手足寒冷渐渐上至关节，是不能治愈的死证。

有的头痛，不能取腧穴刺治，如外伤、堕仆等导致内有瘀血、疼痛不止者，可立即针刺痛处局部，不可远取经穴，恐伤正气。有的头痛不宜用针刺，如大痹的严重头痛，每日发作一次，即使针刺，也只能使其稍有缓解，而不能治愈。头部半侧冷痛，当先刺手少阳经和手阳明经，之后再刺足少阳经、足阳明经。

【原文】

厥心痛[1]，与背相控[2]，善瘈，如从后触其心，伛偻[3]者，肾心痛[4]也，先取京骨、昆仑，发狂不已，取然谷。厥心痛，腹胀胸满，心尤痛甚，胃心痛[5]也，取之大都、太白。厥心痛，痛如以锥针刺其心，心痛甚者，脾心痛[6]也，取之然谷、太溪。厥心痛，色苍苍[7]如死状，终日不得太息，肝心痛[8]也，取之行间、太冲。厥心痛，卧若徒居[9]，心痛间[10]，动作痛益甚，色不变，肺心痛[11]也，取之鱼际、太渊。真心痛[12]，手足清[13]至节，心痛甚，旦发夕死，夕发旦死。心痛不可刺者，中有盛聚[14]，不可取于腧。

【注释】

[1]厥心痛：病名。因气机逆乱上扰于心所致。以心痛为主要症状，并伴有心痛彻背，或如有物从后触其心，或痛如锥刺，或痛而手足逆冷等症状。

[2]控：引也。

[3]伛偻：指腰背弯曲。

[4]肾心痛：病名。厥心痛的一种，因心肾阳虚，阴寒之气逆于胸中所致，见有心背相引而痛、痉挛等症状。

[5]胃心痛：病名。厥逆之气乱于心胃二经所致，以胸腹胀满、心窝处疼痛为主要症状。

[6]脾心痛：病名。脾虚不运，气逆攻心所致。以心痛如锥刺为主要症状。

[7]苍苍：此指灰白色。

[8]肝心痛：病名。因肝气厥逆，上逆于心所致。以心痛、面色灰白、不能深呼吸为主要症状。

[9]徒居：指闲居。徒，闲也。

[10]间：间歇。

[11]肺心痛：病名。因肺经邪气逆于心所致。以卧床或闲居则心痛减轻，活动则心痛加剧为主要症状特点。

［12］真心痛：病名。症见心痛剧烈，手足逆冷，预后不良。

［13］清：此指寒冷。

［14］盛聚：盛，指邪气亢盛。聚，指积聚。张介宾注："中有盛聚，谓有形之症，或积或血，停聚于中。"

【译文】

厥心痛，心痛牵引背部，筋脉挛急，心痛如有物从后触其心，腰背弯曲，这是肾心病，当先刺足太阳膀胱经的京骨和昆仑穴，出针后，若不愈，再刺足少阴肾经的然谷穴。厥心痛，胸腹胀满，心窝部疼痛尤甚，这是胃心痛，当刺治足太阴脾经的大都穴和太白穴。厥心痛，其心痛如锥刺其心，心痛剧烈，这是脾心痛，当刺治足少阴肾经的然谷穴和太溪穴。厥心痛，心痛且面色灰白如死人，整日不敢深呼吸，这是肝心痛，当刺治足厥阴肝经的行间穴和太冲穴。厥心痛，其心痛在卧床或闲居时缓解，活动时加重，面色不变，这是肺心痛，当刺治手太阴肺经的鱼际穴和太渊穴。真心痛，其心痛非常剧烈，手足逆冷渐渐上至关节，心痛严重，预后不良，早晨发病则傍晚死亡，或傍晚发病早晨死亡。有的心痛不可以用针刺治疗，如内有积聚、瘀血所致的心痛，不可刺经之腧穴，当调其内脏。

【原文】

肠中有虫瘕[1]及蛟蛕[2]，皆不可取以小针。心肠[3]痛，憹[4]作痛肿聚，往来上下行，痛有休止，腹热喜渴涎出者，是蛟蛕也，以手聚按而坚持之，无令得移，以大针刺之，久持之，虫不动，乃出针也。悉[5]腹憹痛，形中上者[6]。

耳聋无闻，取耳中[7]。耳鸣，取耳前动脉[8]。耳痛不可刺者，耳中有脓，若有干耵聍[9]，耳无闻也。耳聋，取手小指次指爪甲上与肉交者[10]，先取手，后取足。耳鸣，取手中指爪甲上[11]，左取右，右取左，先取手，后取足。

足髀不可举，侧而取之，在枢合[12]中，以员利针，大针不可刺。

病注下血，取曲泉。

风痹淫泺[13]，病不可已者，足如履冰，时如入汤中，股胫淫泺，烦心头痛，时呕时悗，眩已汗出，久则目眩，悲以喜恐，短气不乐，不出三年死也。

【注释】

[1]虫瘕：病名。指因肠内寄生虫结聚而形成的腹内肿块。

[2]蛟蛕（jiāo huí）：蛕，同"蛔"。蛟蛔，指蛔虫。

[3]肠：《甲乙经》卷九第二、《太素》卷二十六等均作"腹"。可从。

[4]怓（nāo）：此指心烦不安。

[5]悲（pēng）：此指满闷的样子。《康熙字典》："按此字字书不载，止《灵枢经》中云：'悲腹忿痛。'注：'悲，满也。'刘衡如《灵枢经》校勘本注："详文疑是'并心'二字误合为一。"供参考。

[6]悲腹怓痛，形中上者：刘衡如《灵枢经》校勘本注："详文疑是后人沾注，且有脱误，故《甲乙》卷九第二、《脉经》卷六第三及《千金》卷十三第六均无。虽《太素》卷二十六《厥心痛》亦有，但杨注非常牵强。"供参考。

[7]耳中：指手太阳小肠经的听宫穴。

　　[8]耳前动脉：指手少阳三焦经的耳门穴。

　　[9]耵聍：即耳垢。

　　[10]手小指次指爪甲上与肉交者：观下文，当指手少阳三焦经的关冲穴及足少阳胆经的窍阴穴。

　　[11]手中指爪甲上：观下文，当指手厥阴心包经的中冲穴及足厥阴肝经的大敦穴。

　　[12]枢合：穴名。即足少阳胆经的环跳穴。

　　[13]淫泺：指疾病浸淫发展，病情逐渐加重。张介宾注："淫泺者，浸浸日深之谓。"

【译文】

　　有的心痛是因肠中有虫瘕、蛔虫所致，这种情况，都不能用小针刺治，其心痛的特点是心烦不安，心腹疼痛，并有包块积聚，其疼痛及包块上下往来不定，疼痛时作时止，觉腹内热，口渴，流口水，这就说明是蛔虫所致。治疗的方法是：用手按在虫聚之包块处，坚持不动，再用大针刺其处，久留针，待蛔虫不动时再出针。腹中满闷，心烦不安，腹痛，包块上下移动不定的，都可用此法。

　　耳聋听觉丧失的，当刺手太阳小肠经的听宫穴。耳鸣当刺手少阳三焦经的耳门穴。因耳中有脓，或有耳垢阻塞于内而致的耳痛、耳聋，不可用针刺法。耳聋当先刺手少阳三焦经的关冲穴，后刺足少阳胆经的窍阴穴。耳鸣左病刺右侧，右病刺左侧，先取手厥阴心包经的中冲穴，后取足厥阴肝经的大敦穴。

　　足股部不能抬举活动，治疗时让病人侧卧，取病侧的环跳穴，用员利针刺之，不要用大针刺治。

　　患泄血不止的，当刺足厥阴肝经的曲泉穴。

风痹逐渐加重，其病已经难以治愈，病人两足寒冷如踩在冰上，又时而热如浸入热汤中，股胫之痹日渐加重，心烦头痛，时呕时闷，目眩之后汗出，久之则头晕目眩，悲伤易恐，短气，闷闷不乐，此病不出三年便死亡。

病本第二十五

【篇解】

病本，即病源、病根，此指疾病发生的关键。因本篇主要论述了治疗疾病时，应当首先抓住疾病发生的关键，分清疾病的标本、主次，所以篇名曰"病本"。

治病分标本是《内经》的基本观点，体现了中医针对疾病本质进行治疗的医学思想，其基本原则是"治病必求于本"，并根据发病的先后及轻重缓急的不同，又有"急则治标""缓则治本""标本同治"等具体法则，体现了中医治病的原则性和灵活性。篇中对于中满证的治法，体现了《内经》重视脾胃升降气机的医学思想。学习本篇，当与《素问·标本病传论》互参。

【原文】

先病而后逆者，治其本。先逆而后病者，治其本。先寒而后生病者，治其本。先病而后生寒者，治其本。先热而后生病者，治其本。先泄而后生他病者，治其本[1]，必且[2]调之，乃治其他病。先病而后中满者，治其标[3]。先病后泄者，治其本[4]。先中满而后烦心者，治其本。有客气[5]，有同气[6]。大小便不利，治其标[7]；大小便利，治其本。

病发而有余，本而标之[8]，先治其本，后治其标；病发而不足，标而本之[9]，先治其标，后治其本。

谨详察间甚，以意调之，间者并行[10]，甚为独行[11]。先小大便不利而后生他病者，治其本也。

【注释】

[1] 先泄而后生他病者，治其本：高士宗："先泄而后生他病者，治其先泄之本，先泄则中土先虚，既治其本，必且调之，乃治其他病，所以重其中土也。"

[2] 且：《甲乙经》卷六第二作"先"。供参考。

[3] 先病而后中满者，治其标：张介宾注："诸病皆先治本，而惟中满者先治其标，盖以中满为病，其邪在胃，胃者藏府之本也，胃满则药食之气不能行，而藏府皆失其所禀，故先治此者，变所以治本也。"

[4] 先病后泄者，治其本：《素问·标本病传论》中的此八字在"先泄而后生他病者，治其本"之前。故《甲乙经》也将此八字移至"先泄而后生他病者，治其本"之前。供参考。

[5] 客气：指外感六淫之邪。

[6] 同气：《新校正》云："按全元起本'同'作'固'。"固气，体内之邪气。

[7] 大小便不利，治其标：张介宾注："即先有他病，而后为小大不利者，亦先治其标。诸皆治本，此独治标，盖二便不通，乃危急之候，虽为标病，必先治之，此所谓急则治其标也。"

[8] 本而标之：指先治其本，后治其标。

[9] 标而本之：指先治其标，后治其本。

[10] 间者并行：指其病较轻浅的，当标本同治。

[11] 甚为独行：为，《素问·标本病传论》及《甲乙经》卷六第二作"者"。当从。甚者独行，指其病深重的，当单治标或单治本。

【译文】

先生病而后气血逆乱的，先病为本，当先治。先气血逆乱而后生病的，气血逆乱为本，故当先治。身有寒而后生他病的，身有寒为本，故当先治。先生病而后身有寒的，先病为本，故当先治。先身有热而后生他病的，身有热为本，故当先治。先泄泻而后生他病的，泄泻为本，故当先治，必先治泄泻而后调治他病。先生病而后生中满的，中满虽为标，但因其症急，故当先治中满。先生病而后生泄泻的，先病为本，故当先治。先生中满而后生心烦的，中满为本，故当先治。人身的疾病，有外感六淫邪气所致，也有因身体本身气机失调所致。病变过程中出现大小便不利的，大小便不利虽是标，但因其急，故当急则治其标，大小便通利，标证治愈，此时当针对疾病的本质进行治疗。

病证的发生是因邪气有余所致，邪气是本，症状是标，当本而标之，即先治其本，后治其标。病证的发生是因正气不足所致，正气不足是本，症状是标，应先解决较急的标证，当标而本之，即先治其标，后治其本。

谨察疾病的轻重缓急，小心地调治，疾病较轻浅的，当标本同治；疾病较深重的，当先治标或先治本。先大小便不利而后生他病的，大小便不利为本，故当先治。

杂病第二十六

【篇解】

本篇主要论述了厥气上逆、喉痹等十余种杂病的症状及治疗方法，故篇名曰"杂病"。

篇中所述病证包括厥气上逆、喉痹、心痛、疟疾、耳聋、鼻衄、腹胀、二便不利、痿厥、呃逆，以及齿、颊、颈、腹、腰、膝诸痛，这些病证都是临床常见病证，其治法也简便易行，尤其痿厥病的导引疗法和呃逆的刺鼻、闭气疗法，对于临床治疗杂病具有实用价值。

【原文】

厥挟脊而痛者至顶[1]，头沉沉然[2]，目𥆞𥆞然[3]，腰脊强，取足太阳腘中血络[4]。厥胸满面肿，唇漯漯[5]然，暴言难，甚则不能言，取足阳明。厥气走喉而不能言，手足清[6]，大便不利，取足少阴。厥而腹向向然[7]，多寒气，腹中榖榖[8]，便溲难，取足太阴。

嗌干，口中热如胶，取足少阴。

膝中痛，取犊鼻[9]，以员利针，发而间之[10]。针大如氂[11]，刺膝无疑。

喉痹不能言，取足阳明；能言，取手阳明。

【注释】

[1] 顶:《太素》卷二十六作"项"。可从。

[2] 沉沉然:指头昏沉重,不能抬举的样子。

[3] 眈(huāng)眈然:喻视物不清的样子。

[4] 足太阳腘中血络:即足太阳经之委中穴。

[5] 潦潦:此后赵府居敬堂刊本《灵枢经》有"然"字。潦潦然,颜面及口唇肿胀的样子。

[6] 清:此指寒冷的意思。

[7] 腹向向然:向,趋向。在此引申指腹胀。

[8] 縠縠(hù):流水声。在此指肠中鸣响如流水之声。

[9] 犊鼻:穴名。位于外膝眼凹中。属足阳明胃经。

[10] 发而间之:言出针后稍停片刻再刺。发,出针。

[11] 氂(máo):此指细锐坚韧的毛。

【译文】

厥气上逆,使人挟脊疼痛上到头项,头昏沉重,目花视物不清,腰脊强硬,治取足太阳膀胱经委中穴,刺出瘀血。厥气上逆,胸部胀满,面唇肿胀,突然讲话困难,甚至不能讲话,因胃脉挟口环唇,循喉咙下胸膈,故治取足阳明胃经之穴。厥气上逆,侵犯于喉咙,使人不能说话,手足寒冷,大便不利,因肾脉循喉咙系舌本,肾脏主水,故当刺治足少阴肾经之穴。厥气上逆,侵犯于腹中,使人腹中有响声,阴寒气盛,滞于脾,使人肠鸣,二便困难,因脾脉行于腹,脾主运化水湿,故当刺治足太阴脾经之穴。

咽喉干燥,口中热,唾液黏稠如胶,此为足少阴不足所致,故当刺治足少阴肾经之穴。

膝关节疼痛，当用员利针刺治犊鼻穴，出针后，稍停片刻再次，用细长而锐的员利针刺膝部的犊鼻穴，不要怀疑它的疗效。

喉咙肿痛，不能讲话，因手足阳明之脉循喉咙，故病重不能言的，当刺治足阳明经的穴位；肿痛轻而能言的，当刺治手阳明经的穴位。

【原文】

疟^[1]不渴，间日而作，取足阳明；渴而日作，取手阳明。

齿痛，不恶清饮^[2]，取足阳明；恶清饮，取手阳明。

聋而不痛者，取足少阳；聋而痛者，取手阳明。

衄而不止衃^[3]，血流，取足太阳；衃血，取手太阳，不已，刺宛骨^[4]下^[5]，不已，刺腘中出血。

腰痛，痛上寒，取足太阳阳明；痛上热，取足厥阴；不可以俯仰，取足少阳；中热而喘，取足少阴、腘中血络。

【注释】

[1] 疟：即疟疾。

[2] 清饮：指冷饮。

[3] 衃：此指凝血块。王冰注："衃血，谓败恶凝聚之血，色赤黑也。"

[4] 宛骨：即腕骨。宛，通"腕"。

[5] 下：《二十二子》本作"不"，今据《太素》卷三十《衃血》及赵府居敬堂刊本《灵枢经》改。

【译文】

疟疾，口不渴，隔日发作，当针刺足阳明经；口渴，每日发作一次的，当针刺手阳明经。

牙齿疼痛，但不怕冷饮，当针刺足阳明经；齿痛，怕冷饮，当针刺手阳明经。

耳聋但不痛，当针刺足少阳经；耳聋且疼痛的，当针刺手阳明经。

鼻衄，出血不止，且有少量瘀血块的，当针刺足太阳经；瘀血块多的，当针刺手太阳经；血出不止的，当针刺手太阳经的腕骨穴；出血仍然不止的，当针刺足太阳经腘窝中的委中穴出血。

腰痛，并且腰以上寒冷，当针刺足太阳经和足阳明经；腰痛，但腰以上觉发热，当针刺足厥阴经；腰痛，不能前俯后仰的，当针刺足少阳经；腰痛，兼胸中热而喘息的，当针刺足少阴经，并刺腘窝委中穴出血，以泻邪热。

【原文】

喜怒[1]而不欲食，言益小[2]，刺足太阴；怒而多言，刺足少阳。颇[3]痛，刺手阳明与颇之盛脉[4]出血。项痛不可俯仰，刺足太阳；不可以顾，刺手太阳也。小腹满大，上走胃，至心，渐渐身时寒热，小便不利，取足厥阴。腹满，大便不利，腹大，亦上走胸嗌，喘息喝喝然[5]，取足少阴。腹满食不化，腹向向然，不能大便，取足太阴。

【注释】

[1]喜怒：即善怒。

［2］言益小：小，《甲乙经》卷九第五、《太素》卷三十均作"少"。可从。言益少，说话越来越少。

［3］顑（kǎn）：通"颔"，指面颊部。

［4］顑之盛脉：指足阳明胃经的颊车穴处。

［5］喝喝然：指喘息而喉中喝喝有声的样子。

【译文】

易发怒而不欲饮食，寡言，当刺足太阴脾经；易发怒而多言，当刺足少阳胆经。面颊疼痛，当刺手阳明经及足阳明经颊车穴处的络脉出血。项痛不能前俯后仰，当刺足太阳经；不能左右转动的，当刺手太阳经。小腹胀满，气上冲胃脘，身体时常一阵阵发热恶寒，小便不利，当刺足厥阴经。腹部胀满，大便不利，腹胀之逆上攻胸咽，使人喘息，而喉中喝喝有声，当刺足少阴经。腹满，饮食不消化，腹胀，大便困难，当刺足太阴经。

【原文】

心痛引腰脊，欲呕，取足少阴。心痛，腹胀啬啬然[1]，大便不利，取足太阴。心痛引背不得息，刺足少阴；不已，取手少阳。心痛引小腹满，上下无常处，便溲难，刺足厥阴。心痛，但短气不足以息，刺手太阴。心痛，当九节[2]刺之，按已[3]刺按之，立已；不已，上下求之，得之立已。

【注释】

［1］啬啬然：指闭塞不通的样子。张介宾注："啬啬，涩滞貌。"

［2］九节：指第九胸椎棘突下的筋缩穴。

　　[3] 按已:《太素》卷二十六作 "不已"。可从。

【译文】

　　心痛牵引腰脊，欲呕吐，当刺足少阴经。心痛，腹胀满，腑气不通，大便不利，当刺足太阴经。心痛并牵引背部，呼吸不利，当刺足少阴经；若不愈，再刺手少阳经。心痛并牵引小腹，使小腹胀满，或在上，或在下，没有定处，二便不利，当刺足厥阴经。心痛，短气，当刺手太阴经。心痛，当刺第九胸椎棘突下的筋缩穴；若不愈，针刺之后再按切其穴位，则立即病愈；若再不愈，应当上下按循脊柱，寻找压痛点，之后在压痛点处针刺，则病立愈。

【原文】

　　颇痛，刺足阳明曲周动脉[1]见血，立已；不已，按人迎于经，立已。气逆上，刺膺中陷者[2]与下胸动脉[3]。腹痛，刺脐左右动脉[4]，已刺按之，立已；不已，刺气街，已刺按之，立已。痿厥为四末束悗[5]，乃疾解之，日二，不仁者十日而知，无休，病已止。哕[6]，以草刺鼻，嚏，嚏而已；无息而疾迎引之，立已；大惊之，亦可已。

【注释】

　　[1] 足阳明曲周动脉：曲周动脉，即足阳明胃经的颊车穴处。张介宾注："足阳明之脉，循颊车上耳前，过客主人，循发际至额颅，故颇痛者当刺曲周，即颊车也。以其周绕曲颊，故曰曲周。"

　　[2] 膺中陷者：指足阳明胃经的屋翳穴。张介宾注："膺中陷者，足阳明之屋翳也。"

［3］下胸动脉：指手太阴肺经的中府穴。张介宾注："下胸动脉，手太阴之中府也。"

［4］脐左右动脉：张介宾注："脐之左右动脉，如足少阴之肓俞，足阳明之天枢，皆主腹痛。"

［5］四末束悗：指捆束四肢末端，使其烦闷。束，束缚、捆绑。悗，闷也。四末，即四肢。孙鼎宜曰："此言治厥法，当缚其手足，良久觉烦闷，又必须疾解之，隔半日以缚，后解如故。"

［6］哕：《二十二子》本作"岁"，今据《甲乙经》卷十二第一及《太素》卷三十《疗哕》改。

【译文】

颊部疼痛，当针刺足阳明胃经颊车穴处出血，则病立愈；若不愈，当按压人迎穴，则病立愈。肺胃之气上逆，胃气上逆的，当刺足阳明胃经的屋翳穴；肺气上逆的，当刺手太阴肺经的中府穴。腹部疼痛，当刺足少阴之肓俞及足阳明之天枢，刺后以手按压其处，则痛立止；若痛不止，当刺足阳明经的气冲穴，刺后以手按压其处，则痛立止。四肢痿弱发凉的，当用布巾捆绑四肢末端，当病人感到烦闷时，立即解开布巾，每日二次。四肢麻木不仁者，十日能见效，坚持治疗，直至病愈。呃逆，当用草刺其鼻孔，使其打喷嚏，嚏后则呃逆止。或屏住呼吸、憋气，当逆气上冲时，迅速迎其逆气深吸一口气，则呃逆止。或突然惊吓其人，也可令其呃逆止。

周痹第二十七

【篇解】

周，遍及、周遍，在此指周身、全身。痹，即痹证。周痹，指因风寒湿邪侵入人体血脉所致的以周身游走性疼痛为主的一种病证。因篇首以"周痹"二字开始，讨论了周痹与众痹在症状及病机方面的鉴别，所以篇名曰"周痹"。

本篇论述了周痹与众痹在症状特点，病机方面的鉴别，以及两者的刺治原则。

篇中认为周痹的病机是风寒湿邪入侵血脉之中，循脉上下，所以其疼痛特点是周身游走性疼痛，治疗方法是在疼痛游走的前方先刺一针，以阻止邪气向前游走，之后再于疼痛之处针刺。众痹的机理是风寒湿邪入侵分肉之间，疼痛部位相对比较固定，其疼痛时发时止，此起彼伏，左右交替，但是邪气不周流全身，治疗方法是针刺痛处，并且指出如果疼痛虽然缓解，还当再刺其曾疼痛的部位，使其不再复发。本篇是《内经》论痹的重要篇章，对后世临床诊治痹证有重要的参考价值。学习本篇，还可与《素问·痹论》《素问·举痛论》互参。

【原文】

黄帝问于岐伯曰：周痹之在身也，上下移徙[1]随脉，其[2]上下左右相应，间不容空[3]，愿闻此痛，在血脉之中邪[4]？将在分肉之间乎？何以致是？其痛之移也，间不及下针[5]，其慉痛[6]之时，不及定治，而痛已止矣，何道使然？愿闻其故。

岐伯答曰：此众痹也，非周痹也。黄帝曰：愿闻众痹。岐伯对曰：此各在其处，更发更止，更居更起[7]，以右应左，以左应右[8]，非能周也，更发更休也。

黄帝曰：善。刺之奈何？岐伯对曰：刺此者，痛虽已止，必刺其处[9]，勿令复起。

【注释】

[1] 徙：指迁移、移动的意思。

[2] 其：《太素》卷二十八无，当从。

[3] 间不容空：指疼痛没有间隔的空隙，此起彼伏，连续不断。间，空隙，间隙。

[4] 邪：通"耶"，语助词，表示疑问。

[5] 间不及下针：指疼痛时，尚未来得及下针，疼痛部位又移动了。言疼痛部位移动之速。间，疼痛期间。

[6] 慉痛：指疼痛聚于一处时。慉，通"蓄"，蓄积、聚积。慉，《甲乙经》卷十第一、《太素》卷二十八均作"蓄"。

[7] 更发更止，更居更起：意言其疼痛是时发时止，此起彼伏。更，易也。发止、居起，指疼痛的特点。

[8] 以右应左，以左应右：指疼痛左右交替发作。

[9] 其处：指疼痛虽然缓解，但仍当刺其曾痛之处，以免复发。张介宾注："必刺其处，谓刺其原痛之处也。"

【译文】

黄帝问于岐伯说：周痹的发生，因其邪气随脉气的循行上下、左右移动，所以其疼痛上下左右相应发作，没有间歇，我想听你讲一讲这种疼痛是邪气在血脉之中呢，还是在分肉之间？是什么原因所导致？其疼痛部位移动得非常快，尚未来得及下针，疼痛部位又转移了，偶当疼痛聚于一处时，尚未来得及确定治疗方法，其疼痛又停止了，这是什么原因造成的？我想听你讲一讲其中的缘故。

岐伯回答说：这是众痹，不是周痹。黄帝说：愿听你讲一讲众痹。岐伯回答说：众痹的疼痛特点是，其疼痛部位相对固定，时发时止，此起彼伏，左右交替，但不能周流全身上下，而是时发时止。

黄帝说：讲得好，怎样刺治呢？岐伯回答：针刺治疗此病，当针刺虽已不疼痛的原发部位，以免复发。

【原文】

帝曰：善。愿闻周痹何如？岐伯对曰：周痹者，在于血脉之中，随脉以上，随脉以下[1]，不能左右，各当其所。

黄帝曰：刺之奈何？岐伯对曰：痛从上下者，先刺其下以过[2]之，后刺其上以脱[3]之；痛从下上者，先刺其上以过之，后刺其下以脱之。

黄帝曰：善。此痛安生？何因而有名？岐伯对曰：风寒湿气，客于外分肉之间，迫切而为沫，沫得寒则聚[4]，聚则排分肉而分裂也，分裂则痛，痛则神归之，神归之则热[5]，热则痛解，痛解则厥[6]，厥则他痹[7]发，发则如是。

帝曰：善。余已得其意矣[8]。此内不在藏，而外未发于皮，独居分肉之间，真气不能周[9]，故命曰周痹。

【注释】

[1]随脉以上，随脉以下：张介宾注："能上能下，但随血

脉而周遍于身，故曰周痹，非若众痹之左右移易也。"

［2］过：《太素》卷二十八作"遏"。可从。下文同此。遏，制止的意思。

［3］脱：夺也。此处指祛除的意思。

［4］迫切而为沫，沫得寒则聚：指邪气侵入分肉之间，切压分肉，迫使津液为汁沫，汁沫得寒则聚而不散。

［5］痛则神归之，神归之则热：张介宾注："痛则心注其处，故神归之。神归即气归也，气归则热，热则寒散而痛暂解。"

［6］热则痛解，痛解则厥：马莳："热则痛散而暂解。虽时暂解，其气尚逆而为厥。"

［7］他痹：指众痹其他部位的疼痛。

［8］帝曰：善。余已得其意矣：张介宾《类经》将此九字删去，并注云："旧有帝曰善余已得其意矣九字，乃卜文之误复于此者，今删去之。"当从。

［9］真气不能周：意言因邪气侵犯分肉，络脉阻滞，真气不能周流。真气，五脏元真之气。

【译文】

黄帝说：讲得好，愿听你讲一讲周痹是怎样发生的。岐伯回答说：周痹，是因风寒湿邪侵入于血脉之中所致，邪气随脉上下运行，周遍全身，而不像众痹那样左右更替发作，是随脉气运行到哪里，哪里就发病。

黄帝问：怎样刺治呢？岐伯回答说：其疼痛沿着经脉从上往下走窜的，当先在其下部即疼痛部位的前方针刺，以制止邪气的走窜；之后再刺其疼痛的上部，以祛除邪气。其疼痛沿着经脉从下往上走窜的，当先在其上部即疼痛部位的前方针刺，以制止邪气的走窜，之后再刺其疼痛的下部，以祛除邪气。

黄帝说：讲得好。那么，周痹的疼痛是怎样发生的呢？其病名是因什么而确定的呢？岐伯说：因风寒湿之邪，侵入于分肉之间，迫切津液为汁沫，汁沫遇寒则聚而不散，排挤分肉，分裂腠理，故发生疼痛。疼痛则心神注于痛处，气血也随之聚于痛处，气血至则痛处发热，热则寒邪散，疼痛缓解，但逆气尚存，还可致其他部位的痹痛，发作如前。

黄帝说，你讲的我已经明白了，此病的邪气不在内里五脏，也不在外表皮肤，独侵犯分肉之间，使正气不能环周全身，所以叫作周痹。

【原文】

故刺痹者，必先切循其下之六经[1]，视其虚实，及大络之血结而不通，及虚而脉陷空者而调之，熨而通之，其瘀坚，转引而行之[2]。

黄帝曰：善。余已得其意矣，亦得其事也。九者[3]，经巽[4]之理，十二经脉阴阳之病也[5]。

【注释】

[1]六经：《甲乙经》卷十第一作"大经"。可从。

[2]其瘀坚转，引而行之：指筋脉拘急，按之坚紧的，当导引其气而行之。

[3]九者：指九针。

[4]巽：此指顺、符合的意思。

[5]九者，经巽之理，十二经脉阴阳之病也：人民卫生出版社《灵枢经》校勘本刘衡如校曰："此段与上不连，文义亦欠明

了，疑是他篇错且有脱误。"供参考。

【译文】

所以，刺治痹证时，必须先按循下部大经，诊察其病证的虚实，大络之血是否瘀滞不通，以及脉是否有因虚而空陷的情况，之后根据具体情况给予调治。脉络不通的，用热熨之法通其脉络；筋脉挛急转反的，当导引使其气行。

黄帝说：讲得好。我已经明白了其中的道理，也掌握了痹证的治法。九针，是用来舒通经脉、治疗十二经脉阴阳虚实病变的。

口问第二十八

【篇解】

口问，即口头问答。因本篇的内容是来自于先师的口头传授，所以篇名曰"口问"。

本篇论述了百病发生的原因是外感六淫、内伤七情及饮食起居失常。讨论了欠、哕、唏、振寒、噫、嚏、軃、泣涕、太息、涎下、耳鸣、啮舌十二种病证的病因、病机及刺治方法，认为十二种病证皆为奇邪上走空窍所致，邪之所在之处，就是正气不足之所，并指出了奇邪侵犯上、中、下三个部位时的针刺补益方法。

疾病的发生大都是由于外感、内伤七情劳倦及饮食起居失常所致，但是，本篇所述的十二种病证既非外感六淫，又非情志内伤或起居失常，而是奇邪上走空窍所致。由于奇邪为非常之邪，所以其所致的病证也不同常疾。但是，其刺治原则仍是以补虚泻实、循经取穴为主。

【原文】

黄帝闲居，辟[1]左右而问于岐伯曰：余已闻九针之经，论阴阳逆顺六经已毕，愿得口问。岐伯避席再拜曰：善乎哉问也，此先师之所口传也。

黄帝曰：愿闻口传。岐伯答曰：夫百病之始生也，皆生于风雨寒暑[2]，阴阳喜怒[3]，饮食居处[4]，大惊卒恐。则血气分离，阴阳破败，经络厥绝，脉道不通，阴阳相逆，卫气稽留，经脉虚空，血气不次[5]，乃失其常。论不在经者，请道其方。

【注释】

[1]辟：通"避"。指躲避、避开的意思。

[2]风雨寒暑：泛指外感六淫之邪。

[3]阴阳喜怒：泛指七情不和。

[4]饮食居处：指饮食失节、起居不常，即生活作息没有规律。

[5]不次：指血气循行不按一定的次序。次，次序、依次。

【译文】

黄帝闲居，避开左右的人问于岐伯说：我已经听你讲了经中的九针、阴阳逆顺及六经的理论，现在我想听你讲一讲先师口头传授给你的医学知识。岐伯离开座位再拜并说：你问得真好啊，这些知识都是先师口传给我的。

黄帝说：愿听你讲一讲先师口传给你的医学知识。岐伯说：多种疾病的发生，大都是因为外感六淫之邪、七情不和、饮食起居失常及大惊卒恐。这些原因致使体内气血失和，阴阳失衡，经络之气逆乱，脉道阻绝不通，阴阳相逆，卫气稽留，经脉空虚，血气不按次序循行而失其常态。这方面的理论在经书上没有记载，请让我讲述一下其中的道理。

【原文】

黄帝曰：人之欠[1]者，何气使然？岐伯答曰：卫气昼日行于阳，夜半[2]则行于阴。阴者主夜，夜者卧。阳者主上，阴者主下。故阴气积于下，阳气未尽，阳引而上，阴引而下，阴阳相引，故数欠。阳气尽，阴气盛，则目瞑；阴气尽而阳气盛，则寤矣。泻足少阴，补足太阳。

黄帝曰：人之哕[3]者，何气使然？岐伯曰：谷入于胃，胃气上注于肺。今有故寒气与新谷气，俱还入于胃，新故[4]相乱，真邪相攻，气并[5]相逆，复出于胃，故为哕。补手太阴，泻足少阴[6]。

【注释】

[1] 欠：此指打哈欠。张介宾注："欠者，张口呵吸，或伸臂展腰，以阴阳相引而然也。"

[2] 半：《甲乙经》卷十二第一、《太素》卷十二无。可从。

[3] 哕：此指呃逆。

[4] 新故：指新入的水谷之气与故有的寒气。

[5] 气并：指新入的水谷之气与故有的寒气相互搏结。

[6] 补手太阴，泻足少阴：张介宾注："寒气自下而升，逆则为哕，故当补肺于上以壮其气，泻肾于下以引其寒。盖寒从水化，哕之标在胃，哕之本在肾也。"

【译文】

黄帝问：人打哈欠，是什么原因造成的呢？岐伯回答说：卫气白昼行于阳分，黑夜行于阴分。阴主夜主静，故黑夜人则睡卧。阳主上升，阴主下降。所以，在阴气已积于下，卫气尚未完全进入阴分之时，阳气向上引之，阴气向下引之，阴阳上下相引，所以哈欠频作。卫气行尽阳分后入于阴分，使阴分气盛，所以人处于睡眠状态。卫气昼行于阳，始于足太阳膀胱经；夜行于阴，始于足少阴肾经；人白昼而哈欠频作是阴盛而阳衰，所以，针刺治疗时，当泻足少阴的照海穴，补足太阳的申脉穴。

黄帝问：人之呃逆，是什么原因造成的呢？岐伯说：水谷入胃后，其水谷之精气上注于肺，布散全身。现在胃中故有寒气，水谷之气入胃后，故有的寒气与水谷之气聚于胃中，相互搏结，相攻相乱，故寒之气与新谷之气相逆而乱，逆气上出于胃，所以发生呃逆。当补手太阴的太渊穴，泻足少阴的然谷与太溪穴。

【原文】

黄帝曰：人之唏[1]者，何气使然？岐伯曰：此阴气盛而阳气虚，阴气疾而阳气徐，阴气盛而阳气绝，故为唏。补足太阳，泻足少阴。

黄帝曰：人之振寒[2]者，何气使然？岐伯曰：寒气客于皮肤，阴气盛，阳气虚，故为振寒寒慄。补诸阳[3]。

【注释】

[1] 唏：指悲哀泣咽而抽息。

[2] 振寒：即恶寒战栗。

[3] 补诸阳：张介宾注："补诸阳者，凡手足三阳之原合及阳跷等穴，皆可酌而用之。"

【译文】

黄帝问：人悲哀时则抽泣，是什么原因造成的呢？岐伯说：悲哀过度，则气机阻滞，致使阴气盛而阳气虚，阴气运行快而阳气运行慢，阴气盛而阳气被阻绝，所以抽泣。当补足太阳的申脉穴，泻足少阴的照海穴。

黄帝问：人之恶寒战栗，是什么原因造成的呢？岐伯说：寒邪侵犯于皮肤，致使人体阴气盛而阳气虚，阳虚失去温煦作用，所以恶寒战栗。其治疗当取手足三阳经的原穴、合穴及阳跷脉诸穴，以补阳温经祛寒。

【原文】

黄帝曰：人之噫[1]者，何气使然？岐伯曰：寒气客于胃，厥逆从下上散，复出于胃，故为噫。补足太阴、阳明。一曰补眉本也[2]。

黄帝曰：人之嚏[3]者，何气使然？岐伯曰：阳气和利，满于心，出于鼻，故为嚏。补足太阳荣[4]眉本。一曰眉上也。

【注释】

［1］噫：此指嗳气。

［2］眉本：指足太阳膀胱经的攒竹穴。攒竹穴位于眉内侧的眉头凹陷处。

［3］嚏：此指喷嚏。

［4］荣：《太素》卷二十七杨上善注："太阳荥在通谷，足指外侧本节前陷中。"荣，作荥。可从。

【译文】

黄帝问：嗳气是什么原因造成的？岐伯说：寒邪侵犯于胃，厥逆之气从下向上散越，复出于胃，所以发生嗳气。当补足太阴脾经和足阳明胃经。另一种说法是，用补法针刺足太阳膀胱经的攒竹穴。

黄帝问：人打喷嚏是什么原因造成的？岐伯说：是阳气和利的表现。阳气和利，满盈于心，气出于鼻，所以打喷嚏。当补足太阳膀胱经的荥穴通谷和攒竹穴。有一种说法认为眉本指眉上的部位。

【原文】

黄帝曰：人之亸[1]者，何气使然？岐伯曰：胃不实则诸脉虚，诸脉虚则筋脉懈惰，筋脉懈惰则行阴用力[2]，气不能复，故为亸。因其所在，补分肉间[3]。

黄帝曰：人之哀而泣涕出者，何气使然？岐伯曰：心者，五藏六府之主也；目者，宗脉之所聚也[4]，上液之道也；口鼻者，气之门户也[5]。故悲哀愁忧则心动，心动则五藏六府皆摇，摇则宗脉感[6]，宗脉感则液道开，液道开故泣涕出焉。液者，所以灌精濡空[7]窍者也，故上液之道开则泣，泣不止则液竭，液竭则精不灌，精不灌则目无所见矣，故命曰夺精[8]。补天柱经侠颈[9]。

【注释】

[1] 亸（duǒ）：病名。症见肢体疲困，全身无力，甚至头部低垂，眼、面、口部的肌肉下垂。

[2] 行阴用力：指房事用力。

[3] 补分肉间：张介宾注："胃者肉其应，故当因病所在，补分肉间，以壮其胃气。"

[4] 目者，宗脉之所聚也：指五脏六腑诸经脉之精气，皆上注于目而为之精，所以说，目者，宗脉之所聚也。宗脉，众多的经脉。

[5] 口鼻者，气之门户也：指人的呼吸之气由口鼻出入，所

以说口鼻者，气之门户也。

　　[6] 感：通"撼"。此指动摇的意思。

　　[7] 空：同"孔"。

　　[8] 夺精：即精气脱失。王冰注："谓精气减少如夺去也。"

　　[9] 天柱经侠颈：指侠于颈项两侧的天柱穴，属足太阳膀胱经。

【译文】

　　黄帝问：有的人肢体疲乏无力，甚至头部低垂，眼、面、口部肌肉下垂，是什么原因造成的呢？岐伯说：胃不足，不能纳水谷而化精微，使诸脉气血虚少，诸脉气血虚少则筋脉懈惰无力，若再加之房事用力，则使气血更虚难以恢复，所以出现肢体疲困无力，甚至头部低垂，眼、面、口部的肌肉下垂的病证。当根据病证所出现的部位，针刺分肉间，以补益胃气。

　　黄帝说：人在悲哀时就流泪、流涕，这是什么原因造成的呢？岐伯说：心是五脏六腑的主宰，眼睛是五脏六腑诸经之精气上注之处，是液外流之路，口鼻是呼吸之气出入的门户。所以，人悲哀忧愁则动撼心脏，心脏被影响则五脏六腑皆随而动摇，五脏六腑动摇则使诸经脉被动撼，诸经脉被动撼则上液之道开，液道开则泪涕俱出。液，能补益精髓，濡润孔窍。所以液道开则泪出，泪出不止则液被耗竭，液耗竭则不能补益精髓，使人目花甚至目盲，所以就叫作夺精。当补足太阳膀胱经位于颈项两侧的天柱穴。

【原文】

　　黄帝曰：人之太息[1]者，何气使然？岐伯曰：忧思则心系急[2]，心系急则气道约[3]，约则不利，故太息以伸[4]出之。补手少阴、心主，足少阳留之也[5]。

黄帝曰：人之涎下[6]者，何气使然？岐伯曰：饮食者皆入于胃，胃中有热则虫动，虫动则胃缓[7]，胃缓则廉泉[8]开，故涎下。补足少阴[9]。

【注释】

[1]太息：即叹息。

[2]心系急：心系，指心及其与其他脏器相联系的脉络。急，拘急、急迫。

[3]约：约束。

[4]伸：舒展。

[5]补手少阴、心主、足少阳留之也：当补手少阴心经、手厥阴心包经、足少阳胆经，并留针。张介宾注："助木火之脏，则阳气可舒，抑郁可解，故皆宜留针补之。"

[6]涎下：流口水。

[7]缓：弛缓。

[8]廉泉：穴名。舌下舌根处，属任脉。唾液分泌的通道。足少阴之脉亦上挟舌本，主涎。

[9]补足少阴：张介宾注："肾为胃关而脉系于舌，故当补之，以壮水制火，则液有所主而涎自止也。"

【译文】

黄帝问：有的人经常叹息是什么原因造成的？岐伯说：忧愁思虑过度，则心脏与其他脏器相联系的脉络拘急，则使呼吸之道被约束，呼吸之道被约束则气机不利，所以经常叹息以舒展胸中之气。当补手少阴心经、手厥阴心包经、足少阳胆经，并且宜留针。

黄帝问：有的人经常流口水，是什么原因造成的？岐伯说：饮食皆入于胃，若胃中有热，则肠道寄生虫被扰动，虫动则胃动弛缓，胃动弛缓则廉泉开，所以流口水。当补足少阴肾经，以壮水制火。

【原文】

黄帝曰：人之耳中鸣者，何气使然？岐伯曰：耳者宗脉之所聚也[1]，故胃中空则宗脉虚[2]，虚则下溜，脉[3]有所竭者，故耳鸣。补客主人[4]，手大指爪甲上与肉交者[5]也。

黄帝曰：人之自啮舌[6]者，何气使然[7]？岐伯曰：此厥逆走上，脉气辈至[8]也。少阴气至则啮舌，少阳气至则啮颊，阳明气至则啮唇矣。视主病者则补之。

【注释】

[1]耳者，宗脉之所聚也：张介宾注："手足三阳三阴之脉皆入耳中，故耳亦宗脉之所聚也。"

[2]胃中空则宗脉虚：指胃为气血生化之源，阳明为诸脉之海，所以胃中空则宗脉虚。

[3]溜脉：指头面部与耳目相通的脉。《太素》卷二十七杨上善注："溜脉，入耳之脉溜行之者也。"《素问·禁刺论》："刺面中溜脉，不幸为盲。"

[4]客主人：穴名。即上关穴。位于下关穴直上，当颧弓的上缘。属足少阳胆经，为手足少阳、足阳明胃经之交会。补此穴可以助阳气。

［5］手大指甲上与肉交者：指手太阴肺经的少商穴。

［6］啮（niè）舌：啮，咬也。啮舌，指咬舌。

［7］何气使然：此后应据《太素》卷二十七人民卫生出版社《灵枢经》校勘本补"岐伯曰"三字。

［8］厥逆走上，脉气辈至：辈，在此有"不断地"的意思。厥逆之气上行，使所过之处的诸脉之气皆不断地随之上逆。张介宾注："厥逆走上，则血涌气腾，至生奇疾，所至之处，各有其部，如少阴之脉行舌本，少阳之脉循耳颊，阳明之脉环唇口，故或为肿胀，或为怪痒，各因其处，随而啮之，不独止于舌也。"又，辈，《甲乙经》卷十二第一作"皆"。

【译文】

黄帝问：人之耳鸣，是什么原因造成的呢？岐伯说：耳为诸脉所聚之处，诸脉皆赖胃气滋养，所以若胃中空虚，则诸脉失养而虚，诸脉虚则气血不能上行，使头面部与耳目相通的溜脉气血耗竭，所以发生耳鸣。当补足少阳胆经的客主人穴，以助阳气，因气行则血行。

黄帝问：有的人自己咬舌，是什么原因造成的呢？岐伯说：厥逆之气上行，使所过之处的诸脉之气皆不断地随之上逆。若少阴脉气上逆，则咬舌；若少阳脉气上逆，则咬颊，若阳明脉气上逆，则咬唇。当根据所咬的部位来确定逆气所在的经脉，之后给予补法调治。

【原文】

凡此十二邪[1]者，皆奇邪[2]之走空窍者也。故邪之所在，皆为不足。故上气不足，脑为之不满，耳为之苦鸣，头为之苦倾，目为之眩；中气不足，溲便为之变，肠为之苦鸣；下气不足，则乃为痿厥心悗[3]。补足外踝下，留之[4]。

【注释】

[1] 十二邪：指上述十二种病证。

[2] 奇邪：此指非常之邪，所致的病证也不同常疾。

[3] 痿厥心悗：痿，肢体痿弱不用。厥，四肢厥冷。悗，闷也。心悗，心烦满闷。

[4] 补足外踝下，留之：张介宾注："此昆仑穴也，为足太阳所行之经。凡于上中下气虚之病，皆可留针补之。"

【译文】

上述十二种病证，都是由于奇邪上走孔窍所致。所以，邪气所侵犯之处，都是因正气不足所致。所以，上气不足，脑髓则不满，则发生耳鸣、头困重、目眩等症状。中气不足，则二便失常，肠鸣。下气不足，则两足痿弱不用、四肢厥冷，或心烦满闷。当补足外踝后足太阳膀胱经的昆仑穴，并留针。

【原文】

黄帝曰：治之奈何？岐伯曰：肾主为欠，取足少阴。肺主为哕[1]，取手太阴、足少阴。嚏者，阴与[2]阳绝，故补足太阳，泻足少阴。振寒者，补诸阳。噫者，补足太阴、阳明。嚏者，补足太阳、眉本。嚲，因其所在，补分肉间。泣出，补天柱经侠颈，侠颈者，头中分也。太息，补手少阴、心主、足少阳留之。涎下，补足少阴。耳鸣，补客主人、手大指爪甲上与肉交者。自啮舌，视主病者则补之。目眩头倾，补足外踝下留之。痿厥心恍，刺足大指间上二寸^[3]留之，一曰足外踝下留之。

【注释】

[1] 肺主为哕：张介宾注："上文言哕出于胃，此言哕出于肺，盖寒气上逆而为哕，气病于胃而主于肺也。"

[2] 与：《甲乙经》卷十二第一、《太素》卷二十七均作"盛"，以与前段文合。可从。

[3] 足大指间上二寸：指足厥阴经之太冲穴，或足太阴经之太白穴。

【译文】

黄帝问：怎样治疗呢？岐伯说：哈欠频作，病变在肾，故取足少阴。呃逆之证，病变在肺，故取手太阴、足少阴。病唏者，是因阴盛而阳绝，故补足太阳，泻足少阴。病恶寒战栗，当补诸阳经。病嗳气的，当补足太阴、足阳明。对于易打喷嚏的人，当补足太阳经的攒竹穴。弹证，当根据病变所在之处，补分肉间。泣出者，当补足太阳膀胱经挟颈项两侧的天柱穴，就是位于头颈中线的两侧对称的部位。病叹息，当补手少阴、手厥阴、足少阳，并留针。流口水者，当补足少阴。耳鸣者，当补足少阳经的客主人穴，以及手太阴肺经的少商穴。对于常自己咬舌头的病人，当根据所咬的部位来判定病变所在的经脉，进行调补。对于头晕目眩、头困重的，当补足外踝后的昆仑穴。对于肢体痿弱不用、四肢厥冷，或心烦满闷的病人，当针刺足厥阴经的太冲穴，或足太阴经的太白穴，并留针。一说，刺足外踝后足太阳膀胱经的昆仑穴。

师传第二十九

【篇解】

师，老师。传，传授。因本篇理论被认为是先师传授下来的宝贵经验及心得，所以篇名曰"师传"。

本篇首先讨论了问诊的重要性及内容，论述了肠胃寒热病变的症状表现、治疗原则及护理方法，解释了望面部五官七窍，以测知内里五脏精气盛衰的一般规律。

篇中"临病人问所便"的理论，是问诊中的重要内容，即问病人的适宜、喜好，包括居处、行动、性情、饮食、寒热、疼痛、二便等，并根据这些情况来确定疾病的寒热虚实，予以正确地诊断和治疗。篇中肠胃病变的理论对临床具有参考价值，篇中望面部五官七窍的理论属四诊中望诊的内容。

【原文】

黄帝曰：余闻先师，有所心藏，弗著于方。余愿闻而藏之，则而行之，上以治民，下以治身，使百姓无病，上下和亲，德泽下流，子孙无忧，传于后世，无有终时，可得闻乎？

岐伯曰：远乎哉问也。夫治民与自治，治彼与治此，治小与治大，治国与治家，未有逆而能治之也，夫惟顺而已矣。顺者，非独阴阳脉论[1]气之逆顺也，百姓人民皆欲顺其志也。黄帝曰：顺之奈何？岐伯曰：入国问俗，入家问讳，上堂问礼，临病人问所便[2]。

【注释】

[1] 论:《太素》认为此字当删。详文义当删。

[2] 便: 此指适宜。张介宾注:"便者, 相宜也, 有居处之宜否, 有动静之宜否, 有阴阳之宜否, 有寒热之宜否, 有性情之宜否, 有气味之宜否。临病人而失其宜, 施治必相左矣。"

【译文】

黄帝说: 我听说先师有许多宝贵经验及心得体会, 没有写在书上。我想听你讲一讲, 并将其保存好, 作为准则来执行, 即可以治疗百姓的疾病, 又可以调养自己的身体, 使百姓从此没有疾病, 上下和睦亲善, 其德流传后世, 使子孙无忧无病, 一代传一代, 没有终止之时, 可以讲给我听一听吗?

岐伯说: 问得真深远啊! 不论治民与自治, 治彼与治此, 治小与治大, 治国与治家, 从未有用逆行的方法而能治理好的。只有顺应, 才能治理好。顺, 并不单指阴阳血脉精气之顺逆, 还包括顺从百姓的意愿。黄帝问: 怎样顺从呢? 岐伯说: 例如, 到一个国家要先问当地的风俗习惯, 到人家做客要先问有什么忌讳, 登堂入室要问有什么礼节。同样道理, 医生临证时, 应该详细地询问病人的适宜、喜好。

【原文】

黄帝曰: 便病人奈何? 岐伯曰: 夫中热消瘅[1]则便寒, 寒中之属则便热。胃中热, 则消谷, 令人县心[2]善饥, 脐以上皮热; 肠中热, 则出黄如糜, 脐以下皮寒[3]。胃中寒, 则腹胀; 肠中寒, 则肠鸣飧泄。胃中寒, 肠中热, 则胀而且泄; 胃中热, 肠中寒，则疾饥，小腹痛胀。

【注释】

[1] 消瘅：病名，又名消中，即今之消渴病。症见身热消瘦、消谷善饥、多饮、多食、多尿等。是因五脏柔弱、阴虚消损所致。

[2] 县心：此指自觉胃脘部空虚。

[3] 寒：《医学纲目·治寒热法》作"热"。观上下文义，当从之。

【译文】

黄帝问：怎样问病人的适宜及喜好呢？岐伯说：中焦有热而病消瘅的病人，喜欢寒凉；体内寒气偏盛的人，喜欢温热。胃中有热的病人，消谷快，总觉胃脘部空虚，善饥，脐以上的皮肤发热。肠中有热的病人，大便黄、稀，如糜粥，脐以下的皮肤发热。胃中有寒的病人，常觉腹部胀满。肠中有寒的病人，经常肠鸣飱泄；胃中有寒而肠中有热的病人，经常腹胀泄泻；胃中有热而肠中有寒的病人，易饥饿，小腹胀痛。

【原文】

黄帝曰：胃欲寒饮[1]，肠欲热饮，两者相逆，便之奈何？且夫王公大人血食之君[2]，骄恣从欲[3]，轻人，而无能禁之，禁之则逆其志，顺之则加其病，便之奈何？治之何先？

岐伯曰：人之情，莫不恶死而乐生，告之以其败，语之以其善，导之以其所便，开之以其所苦[4]，虽有无道之人，恶有不听者乎？

【注释】

[1]饥:《甲乙经》卷六第二、《太素》卷二均作"饮"。可从。

[2]血食之君：指地位高贵、饮食肥甘之人。

[3]从欲：从，通"纵"。纵欲，任情放纵。

[4]导之以其所便，开之以其所苦：导、开，指语言开导。便，适宜、喜好。苦，痛苦。全句指医生要开导病人，使病人说出病后的适宜、喜好，以及疾病的主要症状。

【译文】

黄帝说：胃热喜寒饮，肠寒喜热饮，两者性质相逆，怎样调顺呢？况且王公大人以及地位高贵、饮食肥甘之人，骄傲任性，纵欲妄行，不能按照医嘱的禁忌去做，如果让他遵照医嘱的禁忌去做，则与他的情志相逆，如果顺从他的情志，则使病情加重，这时，应当怎样顺应呢？先治什么呢？

岐伯说：人之常情是恶死而乐生，若医生能耐心地告诉他违背医嘱的害处，讲解遵守医嘱的好处，再开导病人，使他们知道疾病后的适宜、喜好及疾病的主要症状，即便是不讲理的人，哪里还会有不听医生话的呢？

【原文】

黄帝曰：治之奈何？岐伯曰：春夏先治其标，后治其本[1]；秋冬先治其本，后治其标[2]。黄帝曰：便其相逆者奈何？岐伯曰：便此者，食饮衣服，亦欲适寒温，寒无凄怆[3]，暑无出汗。食饮者，热无灼灼，寒无沧沧[4]。寒温中适，故气将持，乃不致邪僻[5]也。

【注释】

[1] 春夏先治其标，后治其本：张介宾注："春夏之气达于外，则病亦在外，外者内之标，故先治其标，后治其本。"

[2] 秋冬先治其本，后治其标：张介宾注："秋冬之气敛于内，则病亦在内，内者外之本，故先治其本，后治其标。"

[3] 凄怆：此指身体寒冷。

[4] 寒无凄怆，暑无出汗。食饮者，热无灼灼，寒无沧沧：张介宾注："即如饮食衣服之类，法不宜寒而彼欲寒，但可令其微寒，而勿使至于凄怆。法不宜热而彼欲热者，但可令其微热，而勿使至于汗出。又如饮食之欲热者也不宜灼灼之过，欲寒者亦不沧沧之甚。"

[5] 邪僻：指邪气。

【译文】

黄帝问：怎样治疗呢？岐伯说：春夏先治其标，后治其本；秋冬先治其本，后治其标。

黄帝问：病人喜好寒热的情况与用药的寒热相逆，该怎样治疗呢？岐伯说：顺应这样的病人，在饮食、衣服方面，也要寒温适当。在衣着方面，病人觉热，喜嗜寒凉，可令其微寒，切不可使其过寒而身体寒冷；病人觉冷，喜嗜温热，可令其微热，切不可使其过热而汗出。在饮食方面也如此，欲食热的病人，饮食不要过热；欲食寒的病人，饮食不要过寒，这样正气可支持而不衰，邪气就不致于侵犯了。

【原文】

黄帝曰：本藏以身形支节䐃肉[1]，候五藏六府之小大焉。今夫王公大人、临朝即位之君而问焉，谁可扪循[2]之而后答乎？岐伯曰：身形支节者，藏府之盖[3]也，非面部之阅也。黄帝曰：五藏之气，阅于面者，余已知之矣，以肢节知而阅之奈何？岐伯曰：五藏六府者，肺为之盖[4]，巨肩陷咽，候见其外。

黄帝曰：善。岐伯曰：五藏六府，心为之主，缺盆为之道，骺骨[5]有余，以候髑骺。

黄帝曰：善。岐伯曰：肝者主为将[7]，使之候外，欲知坚固，视目小大。

黄帝曰：善。岐伯曰：脾者主为卫[8]，使之迎粮，视唇舌好恶，以知吉凶。

黄帝曰：善。岐伯曰：肾者主为外，使之远听，视耳好恶，以知其性。

【注释】

［1］腘肉：指隆起的较大块肌肉。

［2］扪循：以手按、摸、切的意思。

［3］身形支节者，脏腑之盖：在此比喻身形肢节是脏腑的外围并有保护作用。

［4］五脏六腑者，肺为之盖：在此比喻肺位居最高，犹如盖子覆于五脏六腑之上。盖，盖子。

［5］骺骨：指两锁骨内侧端。

［6］髑骺（hé yú）：骨名，即胸骨剑突。又名鸠尾。

［7］肝者主为将：将，将军。比喻肝在人体内，像将军一样有主谋虑的功能特点。

［8］卫：此指保卫、防护。

【译文】

黄帝曰:《本脏》篇说,根据人的身形、肢节、䐃肉情况,就可以测知内里五脏六腑的大小。但对王公大人们,或当朝之君,询问他们的身体与脏腑情况时,有谁敢在他们身上按摸、切循呢?这种情况下,该怎样回答他们呢?岐伯说:身形肢节,是脏腑的外围,并有保护脏腑的作用,虽视察面色可测知一些内里脏腑的情况,但仅视察面色还是不够的。黄帝说:五脏精气的盛衰,可通过面色的望诊测知,这些我已经知道了,我想知道怎样通过观察肢节来测知内里脏腑的情况呢?岐伯说:五脏六腑当中,肺位最高,根据肩的高矮,咽喉凹陷情况,可测知肺脏的虚实。

黄帝说:讲得好。岐伯说:五脏六腑当中,心为主宰,缺盆是脉气升降的道路,根据锁骨内侧端的大小及鸠尾骨的大小,可测知心脏的虚实大小情况。

黄帝说:讲得好。岐伯说:五脏六腑当中,肝好比将军,主谋虑,欲知肝脏坚固与否,可观察眼睛的大小。

黄帝说:讲得好。岐伯说:脾主运化精微于全身,使肌肉、体表有卫外的作用,脾为仓廪之官,开窍于口,其华在唇,根据唇的色泽及其对饮食味道的喜恶,就可测脾脏病变的预后吉凶。

黄帝说:讲得好。岐伯说:肾为先天之本,内藏元阴元阳,元阳有保护人体的作用,肾开窍于耳,根据其听力的好坏,就可测知肾脏的虚实盛衰。

【原文】

黄帝曰:善。愿闻六府之候。岐伯曰:六府者,胃为之海,广骸[1]、大颈、张胸,五谷乃容;鼻隧[2]以长,以候大肠;唇厚、人中长，以候小肠；目下果^[3]大，其胆乃横；鼻孔在外，膀胱漏泄；鼻柱中央起，三焦乃约^[4]。此所以候六府者也。上下三等^[5]，藏安且良矣。

【注释】

[1]广骸：此指骨骼大。又《千金翼方》卷十六第一作"骸"。胲，颊肉也。广胲，面颊宽。供参。

[2]鼻隧：指鼻道深。

[3]目下果：果，同"裹"。目下裹，指下眼睑。

[4]约：此指好、正常的意思。《广雅·释诂》："约，好也。"

[5]上下三等：指面部上、中、下三停及身体上、中、下三停均匀正常。面部上、中、下三停，发际至印堂为上停，鼻根至鼻尖为中停，人中至下颏为下停。人身上、中、下三停，头为上停，腰为中停，足为下停。

【译文】

黄帝曰：讲得好。我想听你讲一讲从身形怎样测知六腑情况呢？岐伯曰：六腑当中，胃为水谷之海，骨骼宽广、颈项粗大、胸部宽阔的人，胃的容量也大。鼻道深长与否，可测知大肠的情况。根据唇的厚薄、人中沟的长短，可测知小肠的情况。根据下眼睑的大小，可测知胆气是否刚强。鼻孔外翻的，说明膀胱不约而漏泄。鼻柱中央隆起说明三焦功能正常。这就是根据体表某些部位的形状来测知内里六腑的情况。面部上、中、下三停相称，身体上、中、下三停均匀协调，说明内脏无病且功能正常。

决气第三十

【篇解】

决，分也，别也。气，水谷精微之气。决气，分一气为六气，即水谷精微之气可分为精、气、津、液、血、脉六气。因本篇主要讨论了水谷精微之气所化生的精、气、津、液、血、脉六气的概念、性质及作用，故篇名曰"决气"。清代医家张志聪注云："决，分也。决而和，故名决气。谓气之分判为六，而和合为一也。"

全篇论述了精、气、津、液、血、脉六气的生成、概念、性质及作用，讨论了六气耗脱的症状表现，提出了"六气者，各有部主""五谷与胃为大海"的重要观点。

篇中突出了人是一个有机整体的医学思想，明确了六气的概念及其相互依存、相互转化的关系，指出了六气皆由一气（水谷精微之气）所化，即一气与六气的关系是一气分而为六，合而为一，从而强调了胃与水谷精微在人体生命活动中的重要性。因六气异名同源、相互转化，故在病机方面也必然相互影响，因此，在治疗时，既要有所侧重，又要资其化源。本篇是《内经》藏象学说重要篇章之一，是中医学认识人体生命活动的重要内容，对中医学理论的发展有重要的影响，对临床诊治六气有余不足之病证具有重要的指导意义。

【原文】

黄帝曰：余闻人有精、气、津、液、血、脉，余意以为一气耳，今乃辨为六名，余不知其所以然。

岐伯曰：两神相搏[1]，合而成形，常先身生[2]，是谓精。何谓气？岐伯曰：上焦开发，宣五谷味[3]，熏肤，充身泽毛，若雾露之溉，是谓气[4]。何谓津？岐伯曰：腠理发泄，汗出溱溱[5]，是谓津。何谓液？岐伯曰：谷入气满，淖泽[6]注于骨，骨属屈伸，泄泽[7]，补益脑髓，皮肤润泽，是谓液。何谓血？岐伯曰：中焦受气取汁[8]，变化而赤，是谓血。何谓脉？岐伯曰：壅遏[9]营气，令无所避，是谓脉。

【注释】

[1] 两神相搏：指男女媾合。搏，交也。马莳注："男女媾精，万物化生，盖当男女相媾之时，两神相合而成人，生男女之形。"

[2] 常先身生：指在身形形成之前。张介宾注："凡阴阳合而万形成，无不先从精始，故曰常先身生是谓精。"

[3] 上焦开发，宣五谷味：指上焦布散水谷精微的作用。上焦，指胸中。开发，通达、发散。五谷味，指五谷之精微。上焦开发，宣五谷味。

[4] 气：指宗气。由水谷精微之气与吸入的大自然清气相结合而成，积于胸中。

[5] 溱溱：指汗出滋润的样子。

[6] 淖（nào）泽：指水谷精微中较浓稠的部分，内注于骨腔关节，补益脑髓。淖，本义指"泥"，在此可理解为水谷精微中较稠厚的部分。泽，滋润。

[7] 泄泽：指渗出的汁液具有滋润作用。

[8] 中焦受气取汁：指中焦受纳腐熟水谷，吸收水谷精微的

作用。受气，受水谷之气。汁，水谷所化生的精微。

[9]壅遏：指限制，约束。在此指脉约束营气的作用。

【译文】

黄帝说：我听说人有精、气、津、液、血、脉，我本来以为它们是一气，现在却分为六种，我不知道其中的道理。

岐伯说：男女两性媾合，两精相合所形成的物质，即在身形形成之前的物质，就叫作精。什么叫气？岐伯说：上焦通达发散，布散水谷精微之气于全身，以温煦皮肤，充养周身，润泽毛发，像雾露灌溉草木一样，营养周身，这种物质，就叫作气。什么叫津？岐伯说：腠理开泄，使水谷精微较清稀的部分出于皮肤肌腠，又能变为汗，这种能转化为汗的物质，就叫作津。什么叫液？岐伯说：水谷精微中较浓稠的部分，满溢润泽于骨腔关节，使骨骼关节屈伸自如，并且内渗于脑，补益脑髓，又能润泽皮肤，这种物质，就叫作液。什么叫血？岐伯说：中焦脾胃受纳腐熟水谷，吸收其精微，经心肺的气化作用，变为赤色的液体，这种物质，就叫作血。什么叫脉？岐伯说：能约束营血，使其不外溢的管道，就叫作脉。

【原文】

黄帝曰：六气[1]者，有余不足，气之多少，脑髓之虚实，血脉之清浊，何以知之？岐伯曰：精脱者，耳聋[2]；气脱者，目不明[3]；津脱者，腠理开，汗大泄；液脱者，骨属屈伸不利，色夭[4]，脑髓消，胫痠，耳数鸣；血脱者，色白，夭然不泽[5]，其脉空虚[6]，此其候也。黄帝曰：六气者，贵贱[7]何如？岐伯曰：六气者，各有部主[8]也，其贵贱善恶[9]，可为常主[10]，然五谷与胃为大海也。

【注释】

[1] 六气：指精、气、津、液、血、脉六者。张介宾注："前言一气，总言之也；此言六气，分言之也。盖精、气、津、液、血、脉，无非气之所化也。"

[2] 精脱者，耳聋：张介宾注："肾藏精，耳者肾之窍，故精脱则耳聋。"

[3] 气脱者，目不明：张介宾注："五藏六府精阳之气，皆上注于目而为睛，故阳气脱则目不明。"

[4] 色夭：此指肤色枯槁。

[5] 色白，夭然不泽：此指色白如盐，枯涩而无光泽。

[6] 其脉空虚：《甲乙经》卷一第十二在此四字之前补"脉脱者"，以使六脱之候完备。可从。

[7] 贵贱：本义指地位的高低，在此指六气在人身作用的主要与次要。

[8] 各有部主：言六气各有所统领之脏。张介宾注："部主，谓各部所主也，如肾主精，肺主气，脾主津液，肝主血，心主脉也。"

[9] 善恶：此指正常与不正常。

[10] 可为常主：指六气作用的主要与次要，正常与不正常，都由统领它们的脏器所决定。常，通常。主，统领六气的脏器。

【译文】

黄帝说：精、气、津、液、血、脉六气，有余不足，其气的多少，脑髓的虚实，血脉的清浊等情况，怎样能知道呢？岐伯说：精虚者，耳鸣、耳聋。气虚者，目花、目盲。津虚者，腠理开泄，大量汗出。液虚者，骨骼关节屈伸不利，肤色枯槁，脑髓消减，小腿酸软，经常耳鸣。血虚者，面色苍白而不润泽。脉虚者，脉道空虚。这就是六气不足的症状表现。黄帝问：六气的主次是怎样的呢？岐伯说：六气各有所属的脏器，各有所分布的部位，它们的主要与次要、正常与失常，都由统领它们的脏器来决定。但不要忘记，五谷与胃是六气化生源泉。

肠胃第三十一

【篇解】

肠胃，在此泛指消化道，包括唇、舌、咽门、胃、小肠、回肠及广肠。因本篇主要论述了消化道各个部分的周长、直径、长短及容量，所以篇名曰"肠胃"。

该篇内容是古代医家通过长期观察、反复度量得出的，是古人进行解剖实践活动的记载和证明。

【原文】

黄帝问于伯高曰：余愿闻六府传谷者，肠胃之小大长短，受谷之多少奈何？伯高曰：请尽言之，谷所从出入浅深远近长短之度：唇至齿长九分，口广[1]二寸半。齿以后至会厌[2]，深三寸半，大容[3]五合[4]。舌重十两，长七寸，广二寸半。咽门[5]重十两，广一寸半，至胃长一尺六寸。胃纡[6]曲屈，伸之，长二尺六寸，大一尺五寸，径五寸，大容三斗[7]五升。

【注释】

[1] 广：横长，即宽度。

[2] 会厌：位于舌骨之后，喉头上面，是一形如树叶的软骨片，作用是呼吸发音时会厌开启，饮食吞咽时会厌关闭，以避免食物进入气管。

[3] 大容：此指最大容量。

[4] 合：合、升、斗，古代容量单位。十合为一升，十升为一斗。

[5] 咽门：指食道上口。

[6] 纡：此指屈曲。

[7] 三斗：《二十二子》本作"二斗"。今据《甲乙经》卷二第七及《太素》卷十三《肠度》改。

【译文】

黄帝问于伯高说：我愿听你讲一讲六腑传化水谷、肠胃的大小、长短及容量的情况都是怎样的？伯高说：请让我详细地讲一讲。水谷从入至出，所经过之处的浅深，远近及长度是这样：从唇到牙齿长九分，口宽二寸半。从齿到会厌，深三寸半，口中最大容量是五合。舌重量是十两，长七寸，宽二寸半。咽门重量是十两，宽一寸半，从咽门到胃长度是一尺六寸。胃呈弯曲状，伸直后，长度是二尺六寸，周长是一尺五寸，直径是五寸，最大容量是三斗五升。

【原文】

小肠[1]后附脊，左环回周迭积，其注于回肠者，外附于脐上，回运环[2]十六曲，大[3]二寸半，经八分分之少半，长三丈二尺[4]。回肠[5]当脐，左环回周叶积而下，回运环反十六曲，大四寸，径一寸寸之少半，长二丈一尺。广肠[6]傅[7]脊，以受回肠，左环叶脊[8]，上下辟[9]，大八寸，径二寸寸之大半，长二尺八寸。肠胃所入至所出，长六丈四寸四分，回曲环反，三十二曲也。

【注释】

[1] 小肠：根据原文所述长度及位置来看，似指今之十二指肠及空肠。

[2] 回运环：《甲乙》卷二第七、《太素》卷十三作"回运环反"，以与下文合。可从。

[3] 大：指周长。

[4] 二尺：《二十二子》本作"三尺"，今据《甲乙经》卷二第七及《太素》卷十三《肠度》改。

[5] 回肠：当指今之回肠和乙状结肠上段。

[6] 广肠：当指今之乙状结肠下段及直肠。

[7] 傅：通"附"。即附着。

[8] 脊：《甲乙经》卷二第一、《太素》卷十三均作"积"。可从。

[9] 辟（bì）：通"襞"，衣服上的皱褶，在此引申为叠积。指广肠内壁皱纹纵行叠积如裙褶。

【译文】

小肠的后面附着于脊，左旋环转，回周迭积，下连于回肠，前附着于脐的上方，回运环绕十六曲，周长是二寸半，直径是八分半稍短，长度是三丈二尺。回肠从脐部开始，左旋环转回周，如叶之叠积而下，回运环反十六曲，周长是四寸，直径是一寸半稍短，长度是二丈一尺。广肠附着于脊，上接回肠，向左环转，外表的皱纹横行如叶之叠积，内壁的皱纹纵行，如裙子的皱褶，周长是八寸，直径是二寸半稍长，长度是二尺八寸。肠胃从入口至出口，全长六丈四寸四分，回曲环反三十二曲。

平人绝谷第三十二

【篇解】

平人，正常无病之人。绝谷，不进饮食。因本篇主要论述了正常无病之人七日不进饮食便会死亡的道理，所以篇名曰"平人绝谷"。

篇中讨论了正常无病之人七日不进饮食便会死亡的道理，叙述了胃肠的宽度、长度及水谷的容纳和排泄情况，说明了人之五脏六腑、四肢百骸、精气津液血脉全赖水谷精微以滋养，脾胃为后天之本，是人体气血生化之源，故人绝水谷则死，强调了人食水谷的重要性。学习本篇，可参阅《灵枢·肠胃篇》。

【原文】

黄帝曰：愿闻人之不食，七日而死何也？伯高曰：臣请言其故。胃大[1]一尺五寸，径五寸，长二尺六寸，横屈受水谷三斗五升[2]。其中之谷常留二斗，水一斗五升而满。上焦泄气[3]，出其精微，慓悍滑疾，下焦下溉诸肠。小肠[4]大二寸半，径八分分之少半，长三丈二尺，受谷二斗四升，水六升三合合之大半。回肠[5]大四寸，径一寸寸之少半，长二丈一尺。受谷一斗，水七升半。广肠[6]大八寸，径二寸寸之大半，长二尺八寸，受谷九升三合八分合之一。肠胃之长，凡五丈八尺四寸，受水谷九斗二升一合合之大半，此肠胃所受水谷之数也。

【注释】

[1]大：指周长。张介宾注："大言周围之数，径言直过之数，余准此。"

[2]三斗五升：斗、升、合，古代容量单位。十合为一升，十升为一斗。

[3]上焦泄气：指上焦宣发布散水谷精微的作用。

[4]小肠：指今之十二指及空肠。

[5]回肠：根据原文所述长度及位置来看，当指今之回肠和乙状结肠上段。

[6]广肠：指今之乙状结肠下段及直肠。

【译文】

黄帝说：我想听你讲一讲为什么人七日不进饮食便会死亡？伯高说：请让我来讲讲其中的道理。胃的周长是一尺五寸，直径是五寸，长度是二尺六寸，呈横而弯曲之形，能容纳水谷三斗五升，其中谷物常二斗，水一斗五升，使胃充满。饮食物入胃后，经脾气转输水谷精微于肺，上焦宣发，布散水谷精微于全身，其气慓悍滑疾，散于下焦，灌溉诸肠。小肠的周长是二寸半，直径是八分半稍短，长是三丈二尺，能容纳谷物二斗四升，水饮六升三合半稍多。回肠的周长是四寸，直径是一寸半稍短，长二丈一尺，能容纳谷物一斗，水饮七升半。广肠的周长是八寸，直径是二寸半稍长，长二尺八寸，能容纳谷物九升三合零八分之一合。肠胃共长五丈八尺四寸，能容纳水谷九斗二升一合半稍多，这就是肠胃能受纳水谷的数量。

【原文】

平人则不然，胃满则肠虚，肠满则胃虚，更虚更满，故气得上下，五藏安定，血脉和利，精神乃居，故神者，水谷之精气也。故肠胃之中，当[1]留谷二斗，水一斗五升。故平人日再后[2]，后二升半，一日中五升，七日五七三斗五升，而留水谷尽矣。故平人不食饮七日而死者，水谷精气津液皆尽故也。

【注释】

[1] 当:《甲乙经》卷二第七、《太素》卷十三均作"常"。可从。

[2] 日再后：指每日大便两次。

【译文】

正常人的肠胃中，并不是总保持这些容量。而是胃中充满时，肠中已排空而虚；肠中充满时，胃中已排空而虚。肠与胃的充盈与空虚是一虚一实更迭变化的。故腑气上下通畅正常，五脏的功能则正常，血脉和利，精与神内藏。所以说，神的功能依赖水谷精气的滋养。所以肠胃之中，通常能存留谷物二斗，水一斗五升。正常人一日排便两次，每次排二升半，一日共排五升，七日共计排三斗五升，存留的水谷排尽。因此，正常人若七日不进饮食就会死亡，主要是水谷精气津液全都竭尽的缘故。

海论第三十三

【篇解】

海，百川汇聚处。海有东南西北，名曰四海。人体的胃、冲脉、膻中、胞，为人身之四海，篇中以自然界之四海来比喻说明人身之四海，强调了人身四海在人体生命活动中的重要作用，所以篇名曰"海论"。

全篇讨论了人身四海的名称、位置、四海腧的位置。论述了人身四海有余不足的症状表现及其调治原则。

篇中"人与天地相参"的整体观念，以自然界之四海来比喻说明人身四海的重要作用。胃为水谷之海，主受纳水谷，为气血生化之源；冲脉为十二经脉之海、血海，主藏血，渗灌脏腑及诸经；膻中为气海，是全身脏腑经脉诸气之宗主；脑为髓海，藏精髓，主精明。篇中指出人身四海虚实的治疗要按照四海流注的腧穴以补虚泻实，体现了《内经》中人是一个有机整体的基本医学思想。总之，四海理论是《内经》藏象学说重要内容之一，丰富了中医藏象学说理论，对中医藏象理论发展具有重要影响，对临床治疗四海有余不足病证具有重要的指导意义。

【原文】

黄帝问于岐伯曰：余闻刺法于夫子，夫子之所言，不离于营卫血气。夫十二经脉者，内属于府藏，外络于肢节，夫子乃合之于四海乎？岐伯答曰：人亦有四海、十二经水[1]。经水者，皆注于海，海有东西南北，命曰四海。

黄帝曰：以人应之奈何？岐伯曰：人有髓海，有血海，有气海，有水谷之海，凡此四者，以应四海也。黄帝曰：远乎哉，夫子之合人天地四海也，愿闻应之奈何？岐伯答曰：必先明知阴阳表里荣输[2]所在，四海定矣。

【注释】

[1] 十二经水：张介宾注："人有经脉十二，手足之三阴三阳也。天地有经水十二，清、渭、海、湖、汝、渑、淮、漯、江、河、济、漳也。经脉有高下小大不同，经水有广狭远近不同，故人与天地皆相应也。"

[2] 荣输：此处主要指四海所流注的腧穴。

【译文】

黄帝问岐伯：我听你讲的针刺法，总是离不开营卫血气。人体的十二经脉，内属于脏腑，外络于肢节，你怎么说它与自然界四海相应呢？岐伯回答说：人体也有四海、十二经水，十二经水也都流注于海。自然界的海分东西南北，叫作四海。

黄帝说：自然界的四海与人是怎样相应的呢？岐伯说：人体有髓海，有血海，有气海，有水谷之海，这四海与自然界之四海相应。黄帝说：多么深远的道理啊！愿听你讲讲天地之四海与人身之四海是怎样相应的？岐伯回答说：必须首先明白十二经脉荣输穴位之所在，才能确定四海。

【原文】

黄帝曰：定之奈何？岐伯曰：胃者水谷之海[1]，其输上在气街，下至三里。冲脉者为十二经之海[2]，其输上在于大杼，下出于巨虚之上下廉[3]。膻中者为气之海[4]，其输上在于柱骨之上下[5]，前在于人迎。脑为髓之海[6]，其输上在于其盖[7]，下在风府。

【注释】

［1］胃者，水谷之海：胃主受纳腐熟水谷，是气血生化之源，其水谷精微能化生精气津液血脉，滋养五脏六腑四肢百骸，是人体生死盛衰的根本所在。所以说胃为水谷之海。

［2］冲脉者，为十二经之海：冲脉藏血最盛，故又称为"血海"。其循行分布又最广，其经血能渗灌脏腑诸经，所以说冲脉为十二经之海。

［3］巨虚之上下廉：指足阳明胃经的上巨虚穴和下巨虚穴。

［4］膻中者，为气之海：膻中，此处指胸中。张介宾注："膻中，胸中也，肺之所居。诸气者，皆属于肺，是为真气，亦曰宗气。宗气积于胸中，出于喉咙，以贯心脉而行呼吸，故膻中为气之海。"即宗气能上出喉咙以司呼吸，下灌心脉以行气血，对人体生命攸关而积于胸中，所以说膻中为气之海。

［5］柱骨之上下：柱骨，指项骨，即第七颈椎棘突。柱骨之上下，指督脉的哑门穴和大椎穴。

［6］脑为髓之海：脑，位于头颅内，是精髓汇聚之处，所以说脑为髓之海。

［7］盖：指头顶部督脉的百会穴。张志聪注："盖谓督脉之百会，督脉应天道之环转覆盖，故曰盖。"

【译文】

黄帝问：怎样确定四海的位置呢？岐伯说：胃为水谷之海，

其经气流注的腧穴，上在足阳明经的气街穴，下在足阴明经的三里穴。冲脉为十二经脉之海，其经气流注的腧穴，上在足太阳经的大杼穴，下在足阳明经的上巨虚穴和下巨虚穴。膻中为气之海，其经气流注的腧穴，上在督脉的哑门穴和大椎穴，前在足阳明经的人迎穴。脑为髓之海，其经气流注的腧穴，上在头顶之督脉百会穴，下在督脉的风府穴。

【原文】

黄帝曰：凡此四海者，何利何害？何生何败？岐伯曰：得顺者生，得逆者败；知调者利，不知调者害。

黄帝曰：四海之逆顺奈何？岐伯曰：气海有余者，气满胸中，悗息面赤；气海不足，则气少不足以言。血海有余，则常想其身大，怫然[1]不知其所病；血海不足，亦常想其身小，狭然[2]不知其所病。水谷之海有余，则腹满；水谷之海不足，则饥不受谷食。髓海有余，则轻劲多力，自过其度[3]；髓海不足，则脑转[4]耳鸣，胫痠眩冒，目无所见，懈怠安卧。

黄帝曰：余已闻逆顺，调之奈何？岐伯曰：审守其输[5]而调其虚实，无犯其害[6]，顺者得复，逆者必败。黄帝曰：善。

【注释】

[1]怫然：指郁闷不舒的样子。张介宾注："怫，怫郁也，重不舒之貌。"

[2]狭然：指自觉身体狭小紧敛。张介宾注："狭，隘狭也，索然不广之貌。"

[3]自过其度：指髓海偏盛之实证，可见超过常度的异常行为，如逾垣上屋，登高而歌，弃衣而走等症状表现。

〔4〕脑转：指眩晕，即头晕目眩。

〔5〕审守其输：指治疗四海有余不足之病，要按照四海所流注的输穴进行调治。

〔6〕无犯其害：指不要犯"虚虚实实"之错误。张介宾注："审守其输，谓审察其输穴，如上文也。无犯其害，无盛盛，无虚虚也。"无，同"毋"，勿也，禁止之辞。

【译文】

黄帝问：人身有四海，人怎样做能对它有利，怎样做对它有害呢？怎样情况下可维持生命，怎样情况下可使人体败坏呢？岐伯说：四海作用正常，即可维持生命；四海作用反常，即可使人体败坏。调养得当，对四海的功能有利；调养失宜，则影响四海的功能。

黄帝问：四海的病变表现是怎样的？岐伯说：气海邪气有余的实证，见气满胸中、胸闷、喘息、面红；气海正气不足的虚证，见气短、语声低微。血海邪气有余的实证，见自觉身体庞大，而又说不清其病苦是什么；血海正气不足的虚证，见自觉身体狭小而又说不清其病苦是什么。水谷之海邪气有余的实证，症见腹部胀满；水谷之海正气不足的虚证，症见虽饥饿但不欲饮食。髓海邪气有余的实证，见身体轻力气大而超其常度；髓海正气不足的虚证，见头晕目眩耳鸣，身体倦怠，嗜卧。

黄帝问：我已知道四海有余不足的病变，怎样调治呢？岐伯说：要按照四海所流注的输穴进行调治，虚者补之，实者泻之，千万不要犯"实者补之，虚者泻之"这样的错误，遵循这个原则，则能使病人康复；违反这个原则，其治疗必定会失败。黄帝说：讲得好。

五乱第三十四

【篇解】

乱，指气机逆乱。五乱，指邪气侵犯心、肺、肠胃、臂胫、头五个部位发生的五种气机逆乱的病证。因本篇主要论述了五种气机逆乱病证的病机、症状及其治疗，所以篇名曰"五乱"。

篇中认为营卫运行失常、清浊相互干扰是五乱的主要机理，因逆乱的部位不同，故症状也各异，其治疗原则以循经取穴针刺为主。

【原文】

黄帝曰：经脉十二者，别为五行，分为四时[1]，何失而乱？何得而治[2]？岐伯曰：五行有序，四时有分，相顺则治，相逆则乱。

黄帝曰：何谓相顺[3]？岐伯曰：经脉十二者，以应十二月。十二月者，分为四时。四时者，春秋冬夏，其气各异，营卫相随，阴阳已和，清浊不相干，如是则顺之而治。

黄帝曰：何谓逆[4]而乱？岐伯曰：清气在阴，浊气在阳[5]，营气顺脉，卫气逆行[6]，清浊相干，乱于胸中，是谓大悗。故气乱于心，则烦心密嘿[7]，俯首静伏；乱于肺，则俯仰喘喝，接[8]手以呼；乱于肠胃，则为霍乱；乱于臂胫，则为四厥；乱于头，则为厥逆，头重眩仆。

【注释】

[1]别为五行，分为四时：指十二经脉分别与五行、四时相通相配。

[2]治：正常。

[3]相顺：《甲乙经》卷六第四在此二字后补"而治"。与下文为对文。可从。

[4]逆：《甲乙经》卷六第四在此字之前补"相"字，与上文为对文。可从。

[5]清气在阴，浊气在阳：张介宾注："清气属阳而升，在阴则乱。浊气属阴而降，在阳则乱。"

[6]卫气逆行："卫气阳性慓悍，昼当行阳，夜当行阴。若卫气逆行，则阴阳相犯，表里相干，乱于胸中而为悗闷，总由卫气之为乱耳。"

[7]密嘿：嘿，同"默"。密默，静默不欲言语。

[8]接：《甲乙经》卷六第四作"按"。当从。

【译文】

黄帝问：人体的十二经脉，分别与五行、四时相通并相配属，在什么情况下会出现逆乱，在什么情况下循行正常？岐伯说：五行生化有一定的次序，四时变化有一定的规律，按着一定的次序、规律进行变化，则为正常；反之，则为乱。

黄帝问：什么叫相顺而治呢？岐伯说：人体十二经脉与十二月相通应。十二月分为四时，四时，即春夏秋冬，四季气候的寒温各不相同。人体营卫二气的循行是内外相随，阴阳协调，清阳上升，浊阴下降，互不干犯，这样就是相顺、正常。

黄帝问：什么叫相逆而乱？岐伯说：清气不升，浊气不降，营气虽行于脉中，但卫气逆行，清浊相干，乱于胸中，叫作大闷。逆气乱于心，则心烦，沉默不欲言，俯首静卧。逆气乱于肺，则喘息而身体前俯后仰，喉中喝喝有声，因呼吸困难，故将手按放在胸前。逆气乱于肠胃，则病霍乱。逆气乱于臂胫，则四肢厥冷。逆气乱于头，使厥逆之气上冲，则发生头部困重、眩晕，甚至昏仆。

【原文】

黄帝曰：五乱者，刺之有道乎？岐伯曰：有道以来，有道以去[1]，审知其道，是谓身宝。

黄帝曰：善。愿闻其道。岐伯曰：气在于心者，取之手少阴、心主之输[2]。气在于肺者，取之手太阴荥[3]、足少阴输[4]。气在于肠胃者，取之足太阴、阳明[5]；不下者，取之三里。气在于头者，取之天柱、大杼[6]；不知，取足太阳荥输[7]。气在于臂足，取之先去血脉，后取其阳明、少阳之荥输[8]。

黄帝曰：补泻奈何？岐伯曰：徐入徐出，谓之导气，补泻无形，谓之同[9]精，是非有余不足也，乱气之相逆也。黄帝曰：允乎哉道，明乎哉论，请著之玉版，命曰治乱也。

【注释】

[1] 有道以来，有道以去：张介宾注："道，言所由也。邪之来去，必有其道，知其道则取病甚易，是谓保身之宝也。"

[2] 手少阴、心主之输：手少阴心经的输穴是神门，手厥阴心包经的输穴是大陵。

［3］手太阴荥：手太阴肺经的荥穴是鱼际。

［4］足少阴输：足少阴肾经的输穴是太溪。

［5］足太阴、阳明：足太阴脾经的输穴是太白。足阳明胃经的输穴是陷谷。

［6］天柱、大杼：穴名，属足太阳膀胱经。

［7］足太阳荥输：足太阳膀胱经的荥穴是通谷，输穴是束骨。

［8］阳明、少阳之荥输：手阳明大肠经的荥穴是二间，输穴是三间；足阳明胃经的荥穴是内庭，输穴是陷谷。手少阳三焦经的荥穴是液门，输穴是中渚；足少阳胆经的荥穴是侠溪，输穴是临泣。

［9］同：聚的意思。

【译文】

黄帝问：气机逆乱所致的这五种病，在针刺治疗上有什么规律吗？岐伯说：五乱的发生有一定的缘由，要根据致病的原因、发病部位来确定祛除病邪的具体方法，详审并知晓这个道理，是治疗疾病、保全身体的关键。

黄帝说：讲得好。愿听你讲一讲其中的道理。岐伯说：气乱于心者，取手少阴心经、手厥阴心包经的输穴。气乱于肺者，取手太阴肺经的荥穴、足少阴肾经的输穴。气乱于肠胃者，取足太阴脾经、足阳明胃经的输穴，若不愈，再取足三里穴。气乱于头者，取天柱、大杼穴；若不愈，取足太阳膀胱经的荥穴和输穴。气乱于臂、足者，当先刺血脉，后取手足阳明、手足少阳经脉的荥穴和输穴。

黄帝问：怎样进行补泻呢？岐伯说：缓慢进针，缓慢出针，使邪气外出，这叫导气，补泻之法虽无形，但能聚精，保护正气，这叫同精。这些方法，不是为有余不足之证而设，而是特治乱气相逆之病。黄帝说：多么恰当的道理啊！多么高明的论述啊！请将它刻在玉板上，命名为治乱。

胀论第三十五

【篇解】

胀，指胀病。包括脉胀、肤胀、五脏胀、六腑胀等。胀病因气机逆乱所致，由于发病部位不同，故临床表现也各异。因本篇详细论述了胀病的病因病机、症状、诊断及治疗，所以篇名曰"胀论"。

本篇阐明了胀病的病因病机，论述了脉胀、肤胀、五脏胀、六腑胀的症状表现，指出了胀病的诊断方法及治疗原则。

本篇是《内经》论胀专篇，为后世对胀病的认识及临床治疗奠定了基础，尤其文中提出的"无问虚实，工在疾泻""补虚泻实""久塞其空"的急则治标、标本兼治、缓则治本的治疗原则，对临床治疗新久胀病具有重要指导意义。

【原文】

黄帝曰：脉之应于寸口，如何而胀？岐伯曰：其脉大坚以涩者，胀也[1]。黄帝曰：何以知藏府之胀也？岐伯曰：阴为藏，阳为府[2]。

黄帝曰：夫气之令人胀也，在于血脉之中耶，藏府之内乎？岐伯曰：三者[3]皆存焉，然非胀之舍也。

黄帝曰：愿闻胀之舍。岐伯曰：夫胀者，皆在于藏府之外，排藏府而郭胸胁[4]，胀皮肤，故命曰胀。

【注释】

[1] 脉大坚以涩者，胀也：张介宾注："脉大者，邪之盛也。脉坚者，邪之实也。涩因气血之虚而不能流利也。大都洪大之脉，阴气必衰，坚强之脉，胃气必损，故大坚以涩，则病当为胀。"

[2] 阴为脏，阳为腑：张介宾注："涩而坚者为阴，其胀在藏。大而坚者为阳，其胀在腑。一曰脉病在阴，则胀在藏；脉病在阳，则胀在府。亦通。"

[3] 三者：指血脉、五脏、六腑。又，《甲乙经》卷八第三及《太素》卷二十九均作"二"。二者，指血脉与五脏六腑。亦通。

[4] 排脏腑而郭胸胁：言胀气向内排挤脏腑，向外扩张胸胁。

【译文】

黄帝问：胀病表现于寸口的脉象是什么呢？岐伯说：其脉象大坚而涩的，就是胀病。黄帝问：怎样能知道是脏胀还是腑胀呢？岐伯说：其脉涩而坚者为阴，胀在脏；大而坚者为阳，胀在腑。

黄帝问：气机逆乱使人胀，其气机逆乱壅滞是在血脉之中，还是在脏腑之内呢？岐伯说：在血脉、五脏、六腑三者中都有。但这均不是胀的主要发病部位。

黄帝说：愿听你讲一讲胀的发病部位。岐伯说：胀病大都发于脏腑之外，胸廓之内，逆乱的气机向内挤压脏腑，向外扩张胸廓，胀于皮肤，所以叫作胀。

【原文】

黄帝曰：藏府之在胸胁腹里[1]之内也，若匣匮之藏禁器也，各有次舍，异名而同处，一域之中，其气各异，愿闻其故。黄帝曰：未解其意，再问。[2]

岐伯曰：夫胸腹，藏府之郭也。膻中者，心主之宫城也。胃者，太仓也[3]。咽喉小肠者，传送也。胃之五窍者，闾里门户[4]也。廉泉玉英[5]者，津液之道也。故五藏六府者，各有畔界，其病各有形状。营气循脉，卫气逆为脉胀，卫气并脉循分为肤胀。三里而泻，近者一下，远者三下[6]，无问虚实，工在疾泻。

【注释】

[1]里：《太素》卷二十九作"裹"。可从。

[2]黄帝曰：未解其意，再问：《甲乙经》卷八第三及《太素》卷二十九均无此九字。当属衍文。

[3]胃者，太仓也：太仓，储粮的大仓。言胃为水谷之海。张介宾注："胃为水谷之海，故曰太仓。"

[4]胃之五窍者，闾里门户也：闾者，古时人家聚集处。在此指胃为水谷聚集之处。张介宾注："胃之五窍，为闾里门户者，非言胃有五窍，正以上自胃脘，下至小肠、大肠，皆属于胃，故曰闾里门户。如咽门、贲门、幽门、阑门、魄门，皆胃气之所行也，故总属胃之五窍。"

[5]廉泉玉英：穴名，均属任脉。廉泉，舌下舌根处，是唾液分泌的要道。玉英，即玉堂穴，位于胸正中线上，平第三肋间隙处。

[6]近者一下，远者三下：言新病针刺一次，久病针刺三

次。近，指新病。远，指久病。下次。

【译文】

黄帝说：脏腑位于胸胁腹腔之内，好像柜子里藏着宝物一样，其各按一定的次序，居于一定的部位，虽同居胸腹腔内，但名称不同，虽同在一个区域，但功能也各不相同，愿听你讲一讲其中的道理。

岐伯说：胸腹是脏腑的外围。膻中（即心包络）是心的宫城。胃是储粮的大仓。咽喉和小肠主传导变化饮食物。胃气所通过的咽门、贲门、幽门、阑门、魄门五个门窍是水谷聚集传导所经过的门户。廉泉和玉英是津液输出分泌的要道。五脏六腑各有一定的部位和界限，故其发病的症状也各不相同。营气循行于脉中，卫气运行于脉外。若卫气逆乱，则为脉胀；若卫气并脉循行于分肉间，则为肤胀。可用泻法针刺足三里穴，新病针刺一次，久病针刺三次。不论病证是虚是实，都应首先急用泻法针刺。

【原文】

黄帝曰：愿闻胀形。岐伯曰：夫心胀者，烦心短气，卧不安。肺胀者，虚满而喘咳。肝胀者，胁下满而痛引小腹。脾胀者，善哕，四肢烦悗，体重不能胜衣，卧不安。肾胀者，腹满引背央央然[1]，腰髀[2]痛。

【注释】

[1] 央央然：困苦不畅貌。

[2] 髀：指大腿。

【译文】

黄帝说：愿听你讲一讲胀病的症状。岐伯说：心胀，症见心烦、气短、睡眠不安。肺胀，症见气虚胸部胀满、喘促、咳嗽。肝胀，症见胁下胀满疼痛，且痛引小腹。脾胀，症见易哕，四肢烦闷不舒、肢体困重而穿衣困难、睡眠不安。肾胀，症见腹部胀满并牵引背部不适，腰及大腿疼痛。

【原文】

六府胀：胃胀者，腹满，胃脘痛，鼻闻焦臭，妨于食，大便难。大肠胀者，肠鸣而痛濯濯[1]，冬日重感于寒，则飧泄不化。小肠胀者，少腹䐜胀，引腰而痛。膀胱胀者，少腹满而气癃[2]。三焦胀者，气满于皮肤中，轻轻然[3]而不坚。胆胀者，胁下痛胀，口中苦，善太息。

【注释】

[1]濯（zhuó）濯：象声词，形容水在肠间流动的声音，即肠鸣。

[2]气癃：病名。因气机阻滞而致的小便不通。癃，闭也。

[3]轻轻然：轻浮而空虚貌。

【译文】

六腑胀的症状：胃胀，症见腹部胀满、胃脘部疼痛，鼻子常嗅到焦臭味、不欲饮食、大便困难。大肠胀，症见肠鸣疼痛、肠中濯濯，若冬日又感受寒气则腹泻完谷不化。小肠胀，症见少腹胀满，并牵引腰部疼痛。膀胱胀，症见少腹胀满、气机阻滞而小便不通。三焦胀，气机阻滞于皮肤中，以手按之，轻浮空虚而不坚硬。胆胀，胁肋下疼痛，胀满、口苦、善太息。

【原文】

凡此诸胀者，其道在一[1]，明知逆顺，针数不失[2]。泻虚补实，神去其室，致邪失正，真[3]不可定，粗之所败，谓之夭[4]命。补虚泻实，神归其室，久塞其空[5]，谓之良工。

【注释】

[1]其道在一：道，理也。此指胀病的治疗原则。言不要违背针刺治疗的原则。各种胀病，其治则均是一致的，即补虚泻实。

[2]针数不失：针数，指针刺治疗的原则。言不要违背针刺治疗的原则。

[3]真：真气。即人体之正气。

[4]夭：《二十二子》本作"天"，今据《太素》卷二十九《胀论》及赵府居敬堂刊本《灵枢经》改。

[5]久塞其空：久，病久。塞，指补法。空，指虚证。久塞其空，指胀病日久的虚证当用补法。

【译文】

凡以上各种胀病，其治疗原则都是一致的，要明确疾病的虚实逆顺，不要违背针刺治疗的原则。若虚证用泻法，实证用补法，则使精神离脏，邪气益胜，正气益虚，真气耗散，病人会败在粗工之手，最后导致死亡。如果正确运用虚则补、实则泻的治疗原则及方法，则精神内藏，对胀病日久的虚证能及时应用补益法，这才是医术高明的医生。

【原文】

黄帝曰：胀者焉生？何因而有？岐伯曰：卫气之在身也，常然并脉循分肉，行有逆顺，阳阳相随，乃得天和，五藏更始，四时循序[1]，五谷乃化。然后厥气在下，营卫留止，寒气逆上，真邪相攻，两气相搏，乃合为胀也。

黄帝曰：善。何以解惑？岐伯曰：合之于真，三合而得[2]。帝曰：善。

【注释】

[1]五脏更始，四时循序：四时，指一日中的平旦、日中、日西、夜半。言营卫之气循行于脏腑经脉之中，环周不休，井然有序，并与昼夜阴阳相应。

[2]三合而得：张介宾注："胀虽由于卫气，然有合于血脉之中者，在经络也。有合于藏者，在阴分也。有合于府者，在阳分也。三合既明，得其真矣。"

【译文】

黄帝问：胀病是怎样发生的？原因是什么？岐伯说：卫气在人体循行，常是并行于血脉，循行于分肉，昼行于阳，夜行于阴，阴阳相随，与天之阴阳相应，昼夜有次序地循行于脏腑经脉之中，这样五谷才能被化生成精微。但是若厥逆之气在下，使营卫循行留止，寒气上逆，正气与寒邪相争，两气相互搏结，则发生胀病。

黄帝说：讲得好。怎样解决其疑难呢？岐伯说：寒逆之气与人体真气相合，或合于血脉，或合于五脏，或合于六腑，详辨邪气所合之处，便可以辨证治疗了。黄帝说：讲得好。

【原文】

黄帝问于岐伯曰：胀论言无问虚实，工在疾泻，近者一下，远者三下。今有其三而不下者，其过焉在？

岐伯对曰，此言陷于肉肓[1]而中气穴[2]者也。不中气穴，则气内闭；针不陷肓，则气不行；上越中肉[3]，则卫气相乱，阴阳相逐。其于胀也，当泻不泻，气故不下，三而不下，必更其道[4]，气下乃止，不下复始，可以万全，乌有殆者乎。其于胀也，必审其脉[5]，当泻则泻，当补则补，如鼓应桴，恶有不下者乎。

【注释】

[1]肉肓：肌肉之间的空隙。

[2]气穴：穴位的统称。因穴位与脏腑经络之气相通，故又名气穴。

[3]上越中肉：上越，针刺入其皮。中肉，针刺入其肉。指针没刺中气穴及肉肓，而误刺于皮肤、肌肉。

[4]必更其道：道，在此指穴位。言一定要更换穴位。

[5]脉：张介宾注："必脉字之误。"可从。

【译文】

黄帝问岐伯：《胀论》说治疗胀病，不论是虚是实，首先都应急用泻法，新病刺一次，久病刺三次。可是现在有的刺三次，其胀仍不消除，问题出在哪儿呢？

岐伯回答说：这是指必须刺入肉肓和穴位才能奏效。若没有刺中穴位，则邪气仍闭藏于内；若没有刺入肉肓，则邪气不能外出；若刺于皮肤肌肉，则卫气逆乱，阴阳相争。治疗胀病，若当泻而不泻，则邪气不能排除，所以胀不能消退。若刺三次，胀仍不消，一定要更换穴位，反复治疗，这样则万无一失，哪里会有危险呢？治疗胀病，必须审察其脉象的虚实，当泻则泻，当补则补，其效果则如鼓应桴，怎能有不消退的呢？

五癃津液别第三十六

【篇解】

五，指汗、溺、泪、唾、髓五液。津液，指人体内津液。别，分别。人体内的津液虽为水谷所化，但可分别为汗、溺、泪、唾、髓五者。癃，癃闭。因本篇主要论述了汗、溺、泪、唾、髓这五液的生成，以及五液代谢障碍所致癃闭的机理，所以篇名曰"五癃津液别"。

全篇阐明了五液的概念、生成，讨论了五癃形成的机理，论述了天气之寒暑对人体水液代谢的影响。

篇中天气之寒暑影响人体的水液代谢，以及"三焦不泻，津液不化"导致水胀的理论，体现了《内经》人与自然息息相通的整体医学思想，人体水液代谢也是多脏腑协调气化的结果，对后世治疗水气病具有重要的指导作用。

【原文】

黄帝问于岐伯曰：水谷入于口，输于肠胃，其液别为五，天寒衣薄则为溺与气[1]，天热衣厚则为汗，悲哀气并[2]则为泣，中热胃缓则为唾[3]。邪气内逆，则气为之闭塞而不行，不行则为水胀[4]，余知其然也，不知其何由生，愿闻其道。

岐伯曰：水谷皆入于口，其味有五，各注其海[5]，津液各走其道。故三焦出气[6]，以温肌肉，充皮肤，为其津；其流[7]而不行者为液。天暑衣厚则腠理开，故汗出；寒留于分肉之间，聚沫[8]则为痛。天寒则腠理闭，气湿[9]不行，水下留[10]于膀胱，则为溺与气。

【注释】

[1]溺与气：溺，音义同"尿"。气，指水气。张介宾注："腠理闭密则气不外泄，故气化为水，水必就下，故留于膀胱。然水即气也，水聚则气生，气化则水注，故为溺与气。"

[2]气并：指气聚一处。此指气并于心。

[3]中热胃缓则为唾：中焦脾胃气热，唾液分泌增多。缓，弛缓。唾，唾液。

[4]水胀：病名。指三焦气化失司，津液不化而致下焦胀满，水邪泛溢于全身的病证。

[5]各注其海：海，指《灵枢·海论》中所述的四海。言五味入口后，所化生的精微分别注入四海。杨上善注："五味走五藏四海，肝心二藏主血，故酸苦二味走于血海。脾主水谷之气，故甘味走于水谷海。肺主于气，故辛走于膻中气海。肾主脑髓，故咸走髓海。"

[6]三焦出气：指水谷精微及其所化生的营、卫、津液等均由三焦输出而布散全身，如宗气出于上焦，营气出于中焦，卫气出于下焦等，皆属三焦出气。

[7]流：《甲乙经》《太素》均作"留"，停留之意。

[8]聚沫：指寒邪使津液停留凝聚而为沫。

[9]湿：《甲乙经》卷一第十三、《太素》卷二十九作"涩"。可从。

[10]留：《甲乙经》卷一第十三、《太素》卷二十九作"溜"。溜，音义同"流"，水流貌。

【译文】

黄帝问岐伯：水谷入于口，转输到肠胃，其化生的津液可分为五种。天气寒冷，衣着单薄，则津液下流，变为尿与气。天气炎热，衣着过厚，则津液外出，变为汗。悲哀过度，水气并聚，出于目，变为泪。中焦有热，脾胃功能失常，则津液出于口，变为唾液。邪气内逆，阻塞气机，津液凝聚停留，则发生水胀。我只知道这样，但不知其产生的机理，想听你讲一讲其中的道理。

岐伯说：水谷入于口，经脾胃消化吸收后，化生的津液有五，分别注入四海，各走其道。三焦能输布水谷之气，即宗气出于上焦，营气出于中焦，卫气出于下焦。其温养肌肉，充养皮肤者则为津；其流于内脏，充填精髓者，是为液。天气炎热，衣着过厚，则腠理开泄，迫津外出，所以出汗；若此时寒邪入留于分肉之间，使津液聚集为沫，则发生疼痛。天气寒冷，则腠理闭塞，气涩不行，水下流于膀胱，则为尿与气。

【原文】

五藏六府，心为之主，耳为之听，目为之候[1]，肺为之相，肝为之将，脾为之卫[2]，肾为之主外。故五藏六府之津液，尽上渗于目，心悲气并则心系[3]急，心系急则肺举，肺举则液上溢。夫心系与肺，不能常举，乍上乍下，故咳而泣出矣。中热则胃中消谷，消谷则虫上下作[4]，肠胃充郭[5]故胃缓，胃缓则气逆，故唾出。

【注释】

[1]候：观看。指目的视觉功能。

［2］脾为之卫：指脾主的肌肉具有护卫全身脏腑组织的作用。

［3］心系：心及其与其它脏腑组织相联系的脉络。

［4］虫上下作：张介宾注："虫为湿热所化，常居肠中，胃热则消谷中空，中行求食，故或上或下，动作于肠胃之间。"虫，指肠道寄生虫。

［5］肠胃充郭：指肠胃扩张充盈的状态。郭，音义同"廓"，扩大的意思。

【译文】

五脏六腑中，心为主宰。耳为心主听，目为心主视，肺为心之辅佐，肝为心主谋虑，脾为心主护养，肾为心主支撑全身。所以，五脏六腑的津液都向上渗注于目。心情悲伤则气聚于心，使心系拘急，心系拘急则肺叶布举，使水液上溢。心系与肺不能经常布举胀大，而是时上时下，所以人咳嗽时泪也随之而出。中焦有热，胃热消谷，使肠中寄生虫不安，上下扰动，致使肠胃扩张，所以胃气弛缓，胃缓则气上逆，气逆液亦随之，所以唾液出。

【原文】

五谷之津液和合而为膏[1]者，内渗入于骨空，补益脑髓，而下流于阴股[2]。阴阳不和，则使液溢而下流于阴[3]，髓液皆减而下，下过度则虚，虚故腰背痛而胫痠。阴阳气道不通，四海闭塞[4]，三焦不泻，津液不化，水谷并行肠胃之中，别于回肠[5]，留于下焦，不得渗膀胱，则下焦胀，水溢则为水胀，此津液五别之逆顺也。

【注释】

[1] 膏：指水谷精微化生的精髓脂膏。张介宾注："此津液为精髓液。"膏，脂膏也。

[2] 阴股：阴，指阴器。《太素·津液》"阴"下无"股"字。杨上善注："下流阴中，补益于精。"

[3] 下流于阴：张介宾注："阴阳不和则精气俱病，气病则不摄，精病则不守，精气不相统摄，故液溢于下而流泄于阴窍。"阴，指前阴。

[4] 闭塞：《二十二子》本作"塞闭"。今据《甲乙经》卷一第十三及《太素》卷二十九《津液》改。

[5] 别于回肠：指水谷不得运化，聚积于回肠。别，在此处可作"积聚"解。

【译文】

五谷所化生津液，经内脏的气化形成精髓脂膏，向内渗入于骨腔，补益脑髓；向下流注于前阴及下肢，使阴精充足，下肢轻松有力。若阴阳不和，则气不摄，精不守，精液下溢流出阴窍，脑髓液也随之下行而减少，下行过度，则真阴日渐虚少，故见腰背疼痛，胫酸。阴阳不和，则津液运行之路不畅通，四海闭塞，三焦气化失职，津液潴留不化，水谷并行肠胃之中，积聚于回肠，留于下焦，水液不能下渗膀胱，则下焦胀满，水液泛溢则为水胀。这就是五液的逆顺情况。

五阅五使第三十七

【篇解】

阅，表现、外候。五阅，指内里五脏变化在人体外表可以表现出来。使，役使。五使，指人体外表色泽变化是内里脏腑变化的反映。因本篇主要论述了内里五脏与外表五官五色的表里相应关系，所以篇名曰"五阅五使"。

五阅五使，是《内经》藏象理论的重要观点之一，《内经》认为脏藏于内，其征象表现于外，这也是四诊中望诊的重要理论依据，面部望诊又是望诊的重要内容，故本篇对临床诊治疾病有重要的指导意义。

【原文】

黄帝问于岐伯曰：余闻刺有五官五阅[1]，以观五气[2]。五气者，五藏之使[3]也，五时之副也[4]。愿闻其五使当安出？岐伯曰：五官者，五藏之阅也。

黄帝曰：愿闻其所出，令可为常。岐伯曰：脉出于气口，色见于明堂[5]，五色更出，以应五时，各如其常，经气入藏，必当治里。

帝曰：善。五色独决于明堂乎？岐伯曰：五官已辨，阙庭[6]必张，乃立明堂。明堂广大，蕃蔽[7]见外，方壁高基[8]，引垂居外[9]，五色乃治，平博广大，寿中百岁。见此者，刺之必已，如是之人者，血气有余，肌肉坚致，故可苦[10]已针。

【注释】

[1] 五官五阅: 五官, 指眼、耳、鼻、舌、口唇。阅, 表现、外候。五官五阅, 指外表五官与内里五脏相应, 所以内里脏腑的功能正常与否可在五官上表现出来。

[2] 五气: 五脏之气。

[3] 使: 役使。

[4] 五时之副也: 副, 配合。言五脏之气与五时相配合。

[5] 明堂: 指鼻。

[6] 阙庭: 阙, 两眉之间。庭, 额部。

[7] 蕃蔽: 蕃, 通"藩", 指颊后耳根前、面前外侧的部位。蔽, 耳郭。

[8] 方壁高基: 壁, 指面部肌肉。基, 指下颌部。方壁高基, 指面部方正, 肌肉丰满, 骨骼隆起。

[9] 引垂居外: 指耳垂大而长。

[10] 苦: 疑当作"治"。

【译文】

黄帝问于岐伯说: 我听说在针刺时, 必须先根据五官五阅的变化, 来测知内里五脏之气的盛衰。五气, 是五脏功能的外在表现, 并与五时相通应。我想听你讲一讲五脏的盛衰表现在面部的什么部位呢? 岐伯说: 面部五官就是五脏的外候。

黄帝说: 我想听你讲一讲观察这些部位的表现, 可以作为诊断的常规吗? 岐伯说: 五脏之脉表现在寸口, 五脏之色显现于明堂, 五色更迭, 以应五时, 说明五脏功能正常; 若邪气循经入脏, 治疗时必须治其内脏。

黄帝说：讲得好。五脏之色只取决于明堂吗？岐伯说：五官端正，眉间及额部必须宽阔，才能察明堂的色泽变化。若明堂宽大，两颊及耳郭显见，面部方正，骨骼隆起，耳垂大而长，面部五色正常，五官端正开阔，这样的人可活到百岁。对于这样的人进行针刺，一定会有显效。这种人血气有余，肌肉坚实，故可用针刺治疗。

【原文】

黄帝曰：愿闻五官。岐伯曰：鼻者，肺之官也；目者，肝之官也；口唇者，脾之官也；舌者，心之官也；耳者，肾之官也。

黄帝曰：以官何候？岐伯曰：以候五脏。故肺病者，喘息鼻胀；肝病者，眦青；脾病者，唇黄；心病者，舌卷短，颧赤；肾病者，颧与颜黑。

【译文】

黄帝说：我想听你讲一讲五官应五脏的情况。岐伯说：鼻为肺之官窍，目为肝之官窍，口唇为脾之官窍，舌为心之官窍，耳为肾之官窍。

黄帝问：从这些官窍可候察什么呢？岐伯说：候察内里五脏的病变。肺脏有病，则呼吸急促，鼻翼扇动；肝脏有病，则眼角色青；脾脏有病，则口唇色黄；心脏有病，则舌卷而短，颧部色赤；肾脏有病，则颧部与额部色黑。

【原文】

黄帝曰：五脉安出，五色安见，其常色殆者如何？岐伯曰：五官不辨，阙庭不张，小其明堂，蕃蔽不见，又坤[1]其墙，墙下无基，垂角[2]去外，如是者，虽平常殆，况加疾哉。

黄帝曰：五色之见于明堂，以观五藏之气，左右高下，各有形乎？岐伯曰：府藏之在中也，各以次舍，左右上下，各如其度[3]也。

【注释】

[1] 坒：通"埤"。低矮。

[2] 垂角：指耳垂与耳郭。

[3] 各如其度：指全身各个部位在面部位置的分布各有固定的分布部位。

【译文】

黄帝问：五脏之脉及五脏之色是怎样显见于外的？为什么有的人面色正常却很危险？岐伯说：其人五官不明显，眉间及额不宽阔，明堂小，两颊及耳郭窄而不显见，下颌角不突出，耳垂及耳郭小而不显见，这样的人，虽面色正常，但很危险，何况再加之生病呢？

黄帝说：观察明堂五色的变化，可以测知内里五脏之气的盛衰情况，明堂的上下左右，各有五脏六腑之气的显现部位吗？岐伯说：五脏六腑虽居于胸腹内，但在明堂的上下左右各有一定的显现部位。

逆顺肥瘦第三十八

【篇解】

逆顺，指人体经脉循行的逆顺方向。肥瘦，指形体的肥壮与瘦小。因本篇主要论述了人体十二经脉冲脉的循行规律，以及不同体质应当采用不同的刺法，所以，篇名曰"逆顺肥瘦"。

本篇讨论了肥人、瘦人、不肥不瘦之人、壮人、婴儿的体质强弱及气血盛衰，并以此为依据，分别确立不同的针刺原则及方法，总结了人体十二经脉的循行规律、冲脉的循行，论述了鉴别经脉逆顺的方法。

篇中不同体质采用不同针刺方法的理论，是《内经》"因人制宜"这一重要理论观点的具体体现，对中医治疗学的发展有着重要的影响。篇中十二经脉循行规律的理论，以及冲脉循行的论述，是经络学说的重要组成部分，对于中医经脉的研究及经脉理论指导临床运用均具有重要的指导意义。

【原文】

黄帝问于岐伯曰：余闻针道于夫子，众多毕悉矣，夫子之道应若失，而据未有坚然者也，夫子之问学熟乎，将审察于物而心生之乎？

岐伯曰：圣人之为道者，上合于天，下合于地，中合于人事，必有明法，以起度数，法式检押[1]，乃后可传焉。故匠人不能释尺寸而意短长，废绳墨而起平水[2]也，工人不能置规而为圆，去矩而为方。知用此者，固自然之物，易用之教，逆顺之常也。

黄帝曰：愿闻自然奈何？岐伯曰：临深[3]决水，不用功力，而水可竭也。循掘决冲[4]，而经可通也。此言气之滑涩，血之清浊，行之逆顺也。

【注释】

[1] 检押：法度、规则。

[2] 平水：马莳注："万物之平，莫过于水，故曰平水。"

[3] 深：低处。

[4] 循掘决冲：指若循着孔穴深掘，就能使地底的水冲决而出。循，沿着。掘，通"窟"，即孔穴。决冲，指水向上冲决。

【译文】

黄帝问于岐伯说：我听你讲的针刺方面的道理及内容非常多而全面，按着你讲的这些去做，均有手到病除的效果，从未有病邪顽固不去的。这是因先生你在学问方面的造诣很深，还是细心体察临床病例的心得呢？

岐伯说：圣人为道，上合于天，下合于地，中合于人事，必然有一定正确的法则，以作为衡量的标准，并使这些法则流传于后世。所以，木工不能舍弃尺子而揣度短长，不用绳墨而量水平，工人不能不用规而画圆，放弃矩而画方。知道这些道理，就容易接受和应用自然固有的规律，并把它作为衡量逆顺的常法。

黄帝说：我想听你讲一讲怎样顺应自然呢？岐伯说：例如，在低处决口放水，不用费很大的力气，水能从高往低处流。循着孔穴深掘，就能使地底的水冲决而出，使水路畅通。此理也可用来说明人身气血的滑涩清浊，并以此作为针刺治疗的原则。

【原文】

黄帝曰：愿闻人之白黑肥瘦小长，各有数乎？岐伯曰：年质壮大，血气充盈，肤革坚固，因加以邪[1]，刺此者，深而留之，此肥人也。广[2]肩腋项，肉薄厚皮而黑色，唇临临然[3]，其血黑以浊，其气涩以迟，其[4]为人也，贪于取与，刺此者，深而留之，多益其数也。黄帝曰：刺瘦人奈何？岐伯曰：瘦人者，皮薄色少，肉廉廉然[5]，薄唇轻言，其血清气滑，易脱于气，易损于血，刺此者，浅而疾之。黄帝曰：刺常人奈何？岐伯曰：视其白黑，各为调之，其端正敦厚者，其血气和调，刺此者，无失常数也。

【注释】

[1] 因加以邪：指感受邪气。

[2] 广：宽阔。

[3] 唇临临然：指口唇肥厚而大。

[4] 其：《二十二子》本作"共"，今据《甲乙》卷五第六及《太素》卷二十二《刺法》改。

[5] 肉廉廉然：廉廉，消瘦貌。指肌肉异常消瘦。

【译文】

黄帝说：我想听你讲一讲人体皮肤的白黑、形体的肥瘦、年龄的少老等情况不同，在针刺时有不同的原则吗？岐伯说：壮年人体质强，血气充盈，皮肤坚固，若感受邪气，给予针刺时，应深刺且留针，这是刺肥人的原则。若其人肩腋颈项宽阔，肌肉消瘦，皮肤皮厚色黑，口唇肥厚而大，这种人，血色黑而质稠浊，气行涩而迟，其人好贪取钱财，针刺时应深刺且留针，还要增加针数及针刺的次数。黄帝问：怎样针刺瘦人呢？岐伯说：瘦人皮肤薄，肤色清淡，肌肉极度消瘦，口唇薄，语声低，这种人血清气滑，容易因脱气而耗损于血，针刺时应浅刺而急出针。黄帝问：怎样针刺不肥不瘦之人呢？岐伯说：要观察其肤色的白黑，并据此而分别调治。品格端正，敦敏厚达的人，血气和调，针刺这种人，不要违背一般的针刺原则就可以了。

【原文】

黄帝曰：刺壮士真骨[1]者奈何？岐伯曰：刺壮士真骨，坚肉缓节监监然[2]，此人重[3]则气涩血浊，刺此者，深而留之，多益其数；劲[4]则气滑血清，刺此者，浅而疾之。

黄帝曰：刺婴儿奈何？岐伯曰：婴儿者，其肉脆血少气弱，刺此者，以豪针，浅刺而疾发针，日再可也。

黄帝曰：临深决水奈何？岐伯曰：血清气浊[5]，疾泻之，则气竭焉。

黄帝曰：循掘决冲奈何？岐伯曰：血浊气涩，疾泻之，则经可通也。

【注释】

[1] 真骨：骨骼坚强、结实有力。

[2] 监监然：坚实有力的样子。

[3] 重：在此指稳重之人。

[4] 劲：在此指好动之人。

[5] 浊：《太素》卷二十二作"滑"。可从。

【译文】

黄帝问：怎样针刺壮年骨骼坚实有力之人？岐伯说：针刺壮年骨骼坚实有力的人，因其肌肉坚实，骨节运动自如且坚劲有力，性格稳重，所以其人气涩而血稠浊，故针刺此种人时，应深刺且留针，增加针数及针刺的次数；若是性情好动之人，则气滑利而血清淡，故针刺此种人时，应浅刺且快出针。

黄帝问：怎样对婴儿进行针刺呢？岐伯说：婴儿肌肉脆嫩，血少气弱，故针刺时，当以毫针浅刺而急出针，每日可刺两次。

黄帝问：临深决水法是什么？岐伯说：对血清气滑的人，针刺时若用急泻法，则使正气衰竭。

黄帝问：循掘决冲法是什么？岐伯说：对血浊气涩的人，针刺时若用急泻法，则可使经脉疏通。

【原文】

黄帝曰：脉行之逆顺奈何？岐伯曰：手之三阴，从藏走手；手之三阳，从手走头。足之三阳，从头走足；足之三阴，从足走腹。

黄帝曰：少阴之脉独下行何也？岐伯曰：不然。夫冲脉者，五藏六府之海也，五藏六府皆禀焉。其上者，出于颃颡[1]，渗诸阳，灌诸精[2]；其下者，注少阴之大络[3]，出于气街，循阴股内廉，入腘中，伏行骭骨[4]内，下至内踝之后属而别；其下者，并于少阴之经，渗三阴；其前者，伏行出跗属，下循跗入大指间，渗诸络而温肌肉。故别络结则跗上不动，不动则厥[5]，厥则寒矣。

【注释】

[1] 颃颡（háng sǎng）：即上腭与鼻相通之处。

[2] 精：指精血。

[3] 少阴之大络：指足少阴肾经之大络。

[4] 骭（gàn）骨：即胫骨。

[5] 厥：气逆。

【译文】

黄帝问：经脉循行的逆顺是怎样的？岐伯说：手三阴经，从内脏行至手；手三阳经，从手行至头。足三阳经，从头行至足；足三阴经，从足行至腹。

黄帝问：为什么足少阴肾之脉独下行呢？岐伯说：不是的。那是冲脉注足少阴大络而行的一支，而非足少阴经脉。冲脉是五脏六腑精血之海，五脏六腑的精血皆禀受于此。冲脉向上出于颃颡，使精血渗灌诸阳经；向下注入足少阴肾经之大络，出于气街，循大腿内侧内廉，入腘窝，伏行于胫骨之内，下到内踝之后，分出别支。向下行的，并注于足少阴肾经，渗注足之三阴；向前行的，伏行向前出于跗上，循跗入于足大趾，渗注诸络脉，温养肌肉。所以，足少阴肾经的别络郁结，则跗上动脉就没有搏动，没有搏动则经脉气逆，气逆则足部寒冷。

【原文】

黄帝曰：何以明之？岐伯曰：以言[1]导之，切而验之，其非必动，然后乃可明逆顺之行也。

黄帝曰：窘乎哉！圣人之为道也。明于日月，微于毫厘，其非夫子，孰能道之也。

【注释】

［1］以言：《二十二子》本作"五官"。今据《甲乙经》卷二第二及《太素》卷十冲脉改。

【译文】

黄帝问：怎样做才能明白其逆顺呢？岐伯说：先以语言开导病人，之后以手按切病人的足背动脉进行体验，正常情况下，一定会有搏动，根据其是否有搏动，来判定气行的逆与顺。

黄帝说：多么难的问题啊！这是圣人论针之道啊！其道理像日月一样光明，像毫厘一样精细，若不是先生你，又有谁能讲得这样明白呢？

血络论第三十九

【篇解】

血络，指浅表可见的络脉。因该篇主要讨论了奇邪客于络脉，予针刺泻血时出现的八种情况及其机理，论述了观察血络的方法，以及发生滞针的原因，所以篇名曰"血络论"。

篇中所述刺络泻血时出现的八种情况，是临床针刺治疗过程中常见的现象，这些论述提示后人在针刺治疗时，必须根据病人气血的盛衰虚实及邪气之所在，再结合观察血络是否有瘀血的情况，而后才能决定是否可刺络泻血，只有这样做，才不至于误刺。

【原文】

黄帝曰：愿闻其奇邪[1]而不在经者。岐伯曰：血络[2]是也。黄帝曰：刺血络而仆者，何也？血出而射者，何也？血少[3]黑而浊者，何也？血出清而半为汁者，何也？发针而肿者，何也？血出若多若少而面色苍苍者，何也？发针而面色不变而烦悗者，何也？多出血而不动摇者，何也？愿闻[4]其故。

【注释】

[1] 奇邪：指四时不正的邪气。

[2] 血络：指浅表可见的络脉。

[3] 少：《甲乙经》卷一第十四、《太素》卷二十三作"出"。可从。

[4] 闻:《二十二子》本作"问",今据《甲乙》卷一第十四及《太素》卷二十三《量络刺》改。

【译文】

黄帝说:我愿听你讲讲奇邪不在经络会在哪儿呢?岐伯说:在血络。黄帝说:刺血络时病人突然昏倒,这是为什么?血出如射是什么原因呢?血色黑而浊,这是为什么?血清稀且有一半是汁沫,这是为什么?出针后,皮肤肿,这是为什么?血出或多或少,而面色苍白,这是为什么?出针后,面色虽无改变,但心烦满闷,这是为什么?出血多,但不见虚脱之象,这是为什么?想听你讲讲其中的缘故。

【原文】

岐伯曰:脉气盛[1]而血虚者,刺之则脱气,脱气则仆。血气俱盛而阴气[2]多者,其血滑,刺之则射;阳气畜积,久留而不泻者,其血黑以浊,故不能射。新饮而液渗于络,而未合和于血也,故血出而汁别焉;其不新饮者,身中有水,久则为肿。阴气积于阳,其气因于络[3],故刺之血未出而气先行,故肿。

阴阳之气,其新相得而未和合,因而泻之,则阴阳俱脱,表里相离,故脱色而苍苍然[4]。刺之血出多,色不变而烦悗者,刺络而虚经,虚经之属于阴者阴脱,故烦悗。阴阳相得而合为痹者,此为内溢于经,外注于络,如是者,阴阳俱有余,虽多出血而弗能虚也[5]。

【注释】

[1] 盛:《二十二子》本作"甚"。今据赵府居敬堂《灵枢

经》影印本改。

[2] 阴气:《太素》二十三中认为"阴气"当为"阳气"。供参。

[3] 其气因于络:因,由也。言积聚于皮肤间的阴气从络脉而出。

[4] 故脱色而苍苍然:张介宾注:"新相得而未和合者,言者气初调,营卫甫定也。当此之时,根本未固,而妄施以泻,则阴阳表里,俱致脱离,而衰危之色,故见于面也。"

[5] 虽多出血而弗能虚也:张介宾注:"虽然出血,皆邪气耳,故弗能虚。"

【译文】

岐伯说:脉气虽盛,但血虚的人刺络放血时,容易脱气而见猝然昏仆。阴阳气血俱盛,而且脉中阴气较多的人,其血行滑利,所以刺络放血时血出如射;若阳气蓄积于皮表,久留而不得泻,刺络放血时,则血色黑而且稠浊,不能喷射而出。刚刚饮水,其液体刚渗于络脉,尚未经变化合和而成为血,所以,此时刺络放血,血色淡而清稀,并有汁液。若不是刚饮过水,那么则是病人身体内有水气,积久则为水肿。五脏之阴气,积于体表阳分,其气从络脉而出,所以刺络泻血时,血尚未出而气先行,气聚于体表阳分而不散,所以被刺之处肿。

阴阳营卫之气,在刚刚相会还未完全和合时,若刺络泻血,则使阴阳营卫之气俱脱,阴阳气血相离,所以见气血耗脱之色而面色苍白。刺络泻血时,若出血过多,虽面色无异常改变,但心烦满闷。表里邪气相合而发生痹证的,是因邪气充溢于经脉,外注于络脉,这样,阴阳表里之经络皆有邪气,故在刺络泻血时,虽出的血很多，但不可以导致虚证，因为泻出的都是邪气。

【原文】

黄帝曰：相^[1]之奈何？岐伯曰：血脉者，盛坚横以赤，上下无常处，小者如针，大者如筋^[2]，则而泻之万全也，故无失数^[3]矣，失数而反，各如其度。黄帝曰：针入而肉著^[4]者，何也？岐伯曰：热气因于针则针热，热则肉著于针，故坚焉。

【注释】

[1]相：观察，候察。

[2]筋：筋，疑为"箸"之误，箸，即筷子。

[3]数：理也。道理，原则的意思。

[4]肉著：言针刺入后，被肌肉紧紧地吸着，即滞针。著，着的意思。

【译文】

黄帝问：怎样候察血络的变化呢？岐伯说：有瘀血的络脉，表现为充盛而坚、胀满且赤，或在上，或在下，没有定处，小的像针一样细，大的像筷子一样粗，在这样的部位刺络泻血，则万无一失，所以不要违背这个原则。若违背这个原则，就会出现上述这种情况。黄帝问：针刺入后，有时被肌肉紧紧地吸着，这是为什么？岐伯说：体内的热气遇到针后，使针身也发热，热则被肌肉紧紧地吸着，所以觉得坚实而拔不出针来。

阴阳清浊第四十

【篇解】

清浊，在此指人体的清气和浊气。因本篇主要论述了人体清浊之气的阴阳属性、注入脏腑，所以篇名曰"阴阳清浊"。

全篇讨论了人体清气浊气的性质、分布及作用，论述了因清浊之气的性质不同，故其病变当采用不同刺法，讨论了清浊相混致使气机逆乱的道理。

篇中"受谷者浊，受气者清"，是《内经》认识人体清浊之气的基本观点，认为五脏吸入的空气为清气，六腑接受的水谷之气是浊气。人体中的清浊之气，是一对相对的概念。清和浊，在《内经》不同的篇章中其含义有所不同，例如，《灵枢·营卫生会》云："清气在下，则生飧泄，浊气在上，则生膜胀。"学习时，可前后互参。

【原文】

黄帝曰：余闻十二经脉，以应十二经水者，其五色各异，清浊不同，人之血气若一，应之奈何？岐伯曰：人之血气，苟能若一，则天下为一矣，恶有乱者乎。黄帝曰：余问一人，非问天下之众。岐伯曰：夫一人者，亦有乱气[1]，天下之众，亦有乱人[2]，其合为一耳。

【注释】

[1] 乱气：指人体中逆乱之气。

［2］乱人：指叛逆之人。

【译文】

黄帝说：我听说人体十二经脉，与地之十二经水相应，地之十二经水的颜色、清浊各不相同，而人十二经脉中的气血却是一样的，它们是怎样相应的呢？岐伯说：人体中的血气假如都一样，那么天下的一切也就都一样了，哪里还会有作乱的人呢？黄帝说：我问的是一个人的体内气血，不是问天下众人的情况。岐伯说：在一个人的身体上有逆乱之气，在天下众人当中，也有叛逆之人，其道理是一样的。

【原文】

黄帝曰：愿闻人气之清浊。岐伯曰：受谷者浊，受气者清。清者注阴，浊者注阳。浊而清者，上出于咽；清而浊者，则下行。清浊相干［1］，命曰乱气。黄帝曰：夫阴清而阳浊，浊者有清，清者有浊，清浊别之奈何？岐伯曰：气之大别，清者上注于肺，浊者下走于胃。胃之清气，上出于口；肺之浊气，下注于经，内积于海。

黄帝曰：诸阳皆浊，何阳浊［2］甚乎？岐伯曰：手太阳独受阳之浊［3］，手太阴独受阴之清［4］，其清者上走空［5］窍，其浊者下行诸经。诸阴皆清，足太阴独受其浊。

【注释】

［1］相干：相互干扰，指清浊混淆。

［2］浊：《甲乙经》卷一第十二、《太素》卷十二作"独"。可从。

［3］阳之浊：指阳明胃府的浊气。

［4］阴之清：指诸阴脏的清气。

［5］空：音义同"孔"。

【译文】

黄帝说：我想听你讲一讲人身的清浊之气。岐伯说：六腑
中的水谷之气是浊气，五脏吸收的空气，是清气。清气注入五
脏，浊气注入六腑。浊中之清者，上出于咽；清中之浊者，向下
循行。若清浊相混淆，就叫作乱气。黄帝说：清气入五脏，故属
阴；浊气入六腑，故属阳。但浊中有清，清中有浊，怎样分别清
浊呢？岐伯说：清浊之气分别的关键是：清气上注于肺，浊气下
走于胃。胃中浊之清者（即水谷精微之气），向上注于肺，出于
口。肺中清之浊者，下注于经脉，积于气海。

黄帝问：诸阳腑皆受浊气，哪一腑最甚呢？岐伯说：诸阳腑
都受浊气，但属手太阳小肠最甚；诸脏都受清气，但属手太阴肺
最甚。其清者上注孔窍，其浊者下行经脉。诸脏皆受清气，只有
足太阴脾助胃运化精微，受水谷之浊气。

【原文】

黄帝曰：治之奈何？岐伯曰：清者其气滑，浊者其气涩，此
气之常也。故刺阴者，深而留之；刺阳者，浅而疾之[1]；清浊相
干者，以数调之也。

【注释】

［1］刺阴者，深而留之；刺阳者，浅而疾之：因《灵枢·逆
顺肥瘦篇》云"气涩血浊，刺此者深而留之；气滑血清，刺此者

浅而疾之。"故《太素》卷十二作"刺阳者，深而留之；刺阴者，浅而疾之。"可从。

【译文】

黄帝问：怎样治疗呢？岐伯说：清气滑利，浊气涩滞，这是正常情况下清浊之气的性质特点。所以刺阴时，应深刺且留针；刺阳时，应浅刺且快出针；清浊之气混淆者，当根据病情进行调治。

阴阳系日月第四十一

【篇解】

因本篇篇首论述了阴阳与天地日月的关系，认为天为阳，地为阴，所以篇名曰"阴阳系日月"。

本篇运用天人相应的整体医学观，以阴阳为纲，论述了天地日月的阴阳属性，进而阐释了人体十二经脉、上下、左右、五脏的阴阳属性；总结了十天干、十二地支、十二月与十二经脉的关系，及针刺治疗不要违背四季阴阳与人体阴阳相通应的规律；指出了自然界万事万物都可用阴阳来概括。

本篇是阴阳学说在人体阴阳划分方面的具体运用，说明了人体阴阳与自然界阴阳是息息相关的，体现了《内经》天人相应的整体医学观。篇中认为阴阳"数之可十，离之可百，散之可千，推之可万"的观点，是《内经》认识阴阳具有可分性的经典原文。篇中的针刺治疗禁忌是阴阳理论指导临床运用，对后世临床治疗具有指导意义。

【原文】

黄帝曰：余闻天为阳，地为阴，日为阳，月为阴，其合之于人奈何？岐伯曰：腰以上为天，腰以下为地，故天为阳，地为阴。故足之十二经脉[1]，以应十二月，月生于水，故在下者为阴；手之十指，以应十日[2]，日主火，故在上者为阳。

黄帝曰：合之于脉奈何？岐伯曰：寅[3]者，正月之生阳也，

主左足之少阳；未者六月，主右足之少阳。卯者二月，主左足之
太阳；午者五月，主右足之太阳。辰者三月，主左足之阳明；巳
者四月，主右足之阳明。此两阳合于前，故曰阳明。申者，七月
之生阴也，主右足之少阴；丑者十二月，主左足之少阴。酉者八
月，主左足之太阴；子者十一月，主左足之太阴。戌者九月，主
右足之厥阴；亥者十月，主左足之厥阴。此两阴交尽[4]，故曰
厥阴。

【注释】

[1] 足之十二经脉：指足三阴和足三阳经，左右共十二条
经脉。

[2] 手之十指，以应十日：手之十指位腰以上，为阳；日亦
为阳，故手之十指应十日。十日，用十天干来代表。

[3] 寅：十二地支之一。古人用十二地支配十二月，子配
十一月，丑配十二月，寅配正月，卯配二月，辰配三月，巳配
四月，午配五月，未配六月，申配七月，酉配八月，戌配九月，
亥配十月。这是古人通过观察北斗七星所指方位的变化总结出
来的。

[4] 两阴交尽：指少阴、太阴之后的厥阴，厥阴之阴气
最盛。

【译文】

黄帝说：我听说天为阳，地为阴，日为阳，月为阴，把阴阳
的属性应用于人体是怎样的呢？岐伯说：人体腰以上应天，腰以
下应地，应天为阳，应地为阴。两足在下，故足之十二经脉与地
之十二月相应，月生于水，水为阴，故月在下为阴。两手在腰以

上为阳，与天干的十日相应，日属阳主火，故在上的、有炎上性质的都为阳。

黄帝问：十二月、十日与经脉是怎样配合的呢？岐伯说：一年当中，上半年属阳，应足之阳经；下半年属阴，应足之阴经。寅为正月，为阳气初生之时，故主左足之少阳经；未为六月，主右足之少阳经。卯为二月，故主左足之太阳经，午为五月，故主右足之太阳经，辰为三月，故主左足之阳明经；巳为四月，主右足之阳明经。此为两阳合于前，故名阳明。申为七月，为阴气初生之时，主右足之少阴；丑为十二月，主左足之少阴。酉为八月，主右足之太阴；子为十一月，主左足之太阴。戌为九月，主右足之厥阴；亥为十月，主左足之厥阴。少阴太阴之后是厥阴，阴气最盛，故名厥阴。

【原文】

甲主左手之少阳，己主右手之少阳。乙主左手之太阳，戊主右手之太阳。丙主左手之阳明，丁主右手之阳明。此两火并合，故为阳明。庚主右手之少阴，癸主左手之少阴。辛主右手之太阴，壬主左手之太阴。故足之阳者，阴中之少阳也；足之阴者，阴中之太阴也。手之阳者，阳中之太阳也；手之阴者，阳中之少阴也。腰以上者为阳，腰以下者为阴。其于五藏也，心为阳中之太阳，肺为阴中之少阴，肝为阴中之少阳，脾为阴中之至阴，肾为阴中之太阴。

黄帝曰：以治之[1]奈何？岐伯曰：正月、二月、三月，人气[2]在左，无刺左足之阳；四月、五月、六月，人气在右，无刺右足之阳。七月、八月、九月，人气在右，无刺右足之阴；十月、十一月、十二月，人气在左，无刺左足之阴。

黄帝曰：五行以东方为甲乙木王[3]春，春者苍色，主肝。肝者，足厥阴也。今乃以甲为左手之少阳，不合于数何也？岐伯曰：此天地之阴阳也，非四时五行之以次行也。且夫阴阳者，有名而无形，故数之可十，离之可百，散之可千，推之可万，此之谓也。

【注释】

[1] 之：《二十二子》本无。今据《太素》卷五《阴阳合》及赵府居敬堂刊本《灵枢经》补。

[2] 人气：指人体正气。冬春人气在左，夏秋人气在右。

[3] 王：即"旺"的意思。

【译文】

一旬十日中的天干，分别与两手的十经相配，甲日主左手之少阳经，己日主右手之少阳经。乙日主左手之太阳经，戊日主右手之太阳经。丙日主左手之阳明经，丁日主右手之阳明经。此两火合并之日，故为阳明所主。庚日主右手之少阴经，癸日主左手之少阴经。辛日主右手之太阴经，壬日主左手之太阴经。两足在下为阴，故足之阳经，为阴中之少阳；足之阴经，为阴中之太阴。两手在上为阳，故手之阳经，为阳中之太阳；手之阴经，为阳中之少阴。人体腰以上属阳，腰以下属阴。用阴阳来分五脏，心位膈上，居阳位，心属火，为阳脏，故为阳中之太阳。肺位膈上，肺属金，为阴脏，故为阳中之少阴。肝位膈下，居阴位，肝属木，故为阴中之少阳。脾位膈下，居阴位，脾属湿土，故为阴中之至阴。肾位膈下，居阴位，肾属水，故为阴中之太阴。

黄帝问：将以上阴阳盛衰的规律，应用于治疗是怎样的呢？

岐伯说：人体的阳气是自左而右运行的，在春季的三个月里，人体阳气在左，所以不要刺左足之阳经；夏季的三个月里，人体阳气在右，所以不要刺右足之阳经。秋季的三个月里，人体阳气在右，所以不要刺右足之阴经；冬季的三个月里，人体阳气在左，所以不要刺左足之阴经。

黄帝说：按五行的顺序是东方甲乙木，旺于春，主苍色，应五脏之肝，肝为足厥阴。而现在以甲为左手之少阳，与甲日不同，不代表春，也不代表足厥阴肝经，与四时五行的常法不同，这是为什么？岐伯说：这是就自然界阴阳变化规律而说的，不是从四时五行的阴阳排列次序来说的。再说阴阳是有名无形的抽象概念，其推演由一可推十，由十可推百，由百可推千，由千可推万，即阴阳之中还可分阴阳，包罗万象，不可胜数，就是这个道理。

病传第四十二

【篇解】

病传，即疾病的传变。本篇主要论述了病邪侵入五脏之后以五行相克之序相互传变的规律，故篇名曰"病传"。

本篇讨论了病邪侵入五脏之后的传变规律、传变日期及死期，论述了逆传和顺传的预后。病邪在五脏，以五行相克之序相传为逆传，预后不良；传其所生之脏，或隔二、三脏相传为顺传，预后较好，可用针刺治疗。

本篇邪在五脏的传变规律，是《内经》病传理论的主要内容之一。学习本篇，还应与《素问·玉机真藏论》《素问·标本病传论》等篇互参。

【原文】

黄帝曰：余受九针于夫子，而私览于诸方，或有导引行气、乔摩[1]、灸、熨、刺、焫[2]、饮药之一者，可独守耶，将尽行之乎？岐伯曰：诸方者，众人之方也，非一人之所尽行也。

黄帝曰：此乃所谓守一勿失万物毕者也。今余已闻阴阳之要，虚实之理，倾移之过，可治之属，愿闻病之变化，淫传绝败而不可治者，可得闻乎？岐伯曰：要乎哉问。道，昭乎其如日醒[3]，窘乎其如夜瞑[4]，能被而服之，神与俱成，毕将服之，神自得之，生神之理，可著于竹帛[5]，不可传于子孙。

黄帝曰：何谓日醒？岐伯曰：明于阴阳，如惑之解，如醉之醒。黄帝曰：何谓夜瞑？岐伯曰：瘖乎其无声，漠乎其无形，折毛发理，正气横倾，淫邪泮衍[6]，血脉传溜，大气入藏，腹痛下淫，可以致死，不可以致生。

【注释】

[1] 乔摩：乔，通"跷"，即按跷。摩，即按摩。乔摩，指按摩疗法。

[2] 焫（ruò）：焚烧。指烧针柄疗法。

[3] 日醒：天明，人即清醒。

[4] 夜瞑：黑夜，人即入睡，在此指夜间看不见东西。

[5] 竹帛：指竹简和丝帛。

[6] 泮衍：浸淫蔓延。

【译文】

黄帝说：我跟先生学了有关九针的道理及疗法，自己又阅读了一些方书，其中有导引行气、按摩、灸、熨、刺、烧针柄、服汤药等各种治疗方法，在应用时，是用一法，还是多个方法综合运用呢？岐伯说：这些方法，是用于治疗许多种疾病的，并不是治一个人的病时把这些方法都用上。

黄帝说：这就是说只要掌握了治疗原则，就能够根据不同的病情运用不同的方法，这样就不会出现差错。我已经知道关于阴阳虚实的重要道理，以及精神移易的病变、疾病治愈的道理。我想知道疾病的变化、邪气浸淫蔓延使五脏精气败绝而不可救治的道理，可以告诉我吗？岐伯说：您问的问题确实很重要。明白这些道理，在诊病时就能思路清晰如天明人刚醒；不明白这些道理，在诊病时就头脑糊涂如在黑夜中摸索。若能信服这个道理，运用于临床，就会收到好的治疗效果；若完全按着这个道理去做，运用起来就会得心应手，这就是妙手生神的道理。这些神效之理法，可以写在竹帛上，以传于后世，不能自私地留给自己的子孙。

黄帝问：什么叫日醒？岐伯说：明白了阴阳的规律，犹如疑惑被解开，醉酒得以醒来。黄帝问：什么叫夜瞑？岐伯说：邪气在体内的变化，暗而无声，模糊无形。邪气侵犯人体，使毛发毁折，腠理开泄，正气被伤，邪所浸淫蔓延，从血脉传至内脏，使人腹痛、遗精、带下，甚至死亡，不可救治。

【原文】

黄帝曰：大气入藏奈何？岐伯曰：病先发于心，一日而之肺，三日而之肝，五日而之脾，三日不已，死，冬夜半，夏日中。

病先发于肺，三日而之肝，一日而之脾，五日而之胃，十日不已，死，冬日入，夏日出。

病先发于肝，三日而之脾，五日而之胃，三日而之肾，三日不已，死，冬日入，夏早食。

病先发于脾，一日而之胃，二日而之肾，三日而之膂膀胱，十日不已，死，冬人定[1]，夏晏食[2]。

病先发于胃，五日而之肾，三日而之膂膀胱，五日而上之心，二日不已，死，冬夜半，夏日昳[3]。

病先发于肾，三日而之膂膀胱，三日而上之心，三日而之小肠，三日不已，死，冬大晨，夏早晡[4]。

病先发于膀胱，五日而之肾，一日而之小肠，一日而之心，二日不已，死，冬鸡鸣，夏下晡[5]。

诸病以次相传，如是者，皆有死期，不可刺也；间一藏[6]及二三四藏者，乃可刺也。

【注释】

[1] 人定：即亥时，人定安入睡之时。

[2] 晏食：指晚饭的时候。

[3] 日昳（dié）：即未时，下午一点至三点之时。

[4] 早晡：诸本作"晏晡"，从之。晏晡，黄昏晚饭之时。

[5] 下晡：即未时。

[6] 间一脏：在此指传其所生之脏。

【译文】

黄帝问：邪气侵入五脏是怎样传变的呢？岐伯说：邪入五脏是按五行相克之序传变的。心先受邪，火克金，故一日传入肺，金克木，故三日传入肝，木克土，故五日传入脾，又三日病传不已，则为死证，冬季死于夜半，夏季死于中午。

肺先受邪，金克木，故三日传入肝，木克土，故一日传入脾，表里相传，故五日传入胃，十日而病传不已，则为死证，冬季死于日落之时，夏季死于日出之时。

肝先受邪，木克土，故三日传入脾，表里相传，故五日传入胃，土克水，故三日传入肾，又三日病传不已，则为死证，冬季死于日落之时，夏季死于早饭之时。

脾先受邪，表里相传，故一日传入胃，土克水，故二日传入肾，表里相传，故三日传入膀胱经及膀胱，十日病传不已，则为死证，冬季死于人刚入睡之时，夏季死于晚饭之时。

胃先受邪，土克水，故五日传入肾，表里相传，故三日传入膀胱经及膀胱，水克火，故五日传入心，二日不已，则为死证，冬季死于夜半，夏季死于未时。

肾先受邪，表里相传，故三日传入膀胱经及膀胱，水克火，故三日传入心，表里相传，故三日传入小肠，三日不已，则为死证，冬季死于早晨，夏季死于黄昏之时。

膀胱先受邪，表里相传，故五日传入肾，水克火，故一日传入小肠，表里相传，故一日传入心，二日不已，则为死证，冬季死于鸡鸣之时，夏季死于未时。

各种病证，都是按着一定的规律相互传变。若按上述五行相克之序传变的，是逆传，预后不良，都有死期，不可以针刺；若传其所生之脏、或间隔二三四脏相传的，为顺传，预后良好，可以针刺。

淫邪发梦第四十三

【篇解】

淫邪，指邪气浸淫。发梦，发生各种梦境。本篇主要分析了邪气浸淫五脏所致的各种梦境，并以不同的梦境分析脏腑虚实变化，故篇名曰"淫邪发梦"。

本篇讨论了各种梦境的发生是由于不同脏腑之气的盛衰虚实所致，因五脏藏神，故五脏功能异常则神失所藏，会导致魂魄飞扬等神志症状，论述了分析梦境辨别其所属脏腑的虚实是循经取穴的依据，脏气盛则用泻法，脏气虚则用补法。

【原文】

黄帝曰：愿闻淫邪泮衍奈何？岐伯曰：正邪[1]从外袭内，而未有定舍，反淫[2]于藏，不得定处，与营卫俱行，而与魂魄飞扬，使人卧不得安而喜梦。气淫于府，则有余于外，不足于内；气淫于藏，则有余于内，不足于外。

黄帝曰：有余不足有形乎？岐伯曰：阴气盛则梦涉大水而恐惧，阳气盛则梦大火而燔焫，阴阳俱盛则梦相杀。上盛则梦飞，下盛则梦堕，甚饥则梦取，甚饱则梦予。肝气盛则梦怒，肺气盛则梦恐惧、哭泣、飞扬，心气盛则梦善笑恐畏，脾气盛则梦歌乐、身体重不举，肾气盛则梦腰脊两解不属。凡此十二盛者，至而泻之立已。

【注释】

[1]正邪：张介宾注："正邪者，非正风之谓，凡阴阳劳逸之感于外，声色嗜欲之动于内，但有干于身心者，皆谓之正邪。"

[2]反淫：《千金》卷一第四作"及淫"。当从。

【译文】

黄帝问：我想听听邪气在体内是怎样浸淫传变的？岐伯说：正邪从外袭内，没有定处，淫于五脏，与营卫俱行，致魂魄飞扬，使人睡卧不安而多梦。若邪气浸淫于腑，则邪气盛于六腑，而虚于五脏，若邪所浸淫于脏，则邪气盛于五脏，而虚于六腑。

黄帝问：有余不足有现象可验证吗？岐伯说：阴气盛则梦见涉大水而恐惧；阳气盛则梦见大火而觉灼热；阴阳俱盛，则梦见相互厮杀；气盛于上，则梦飞腾；气盛于下，则梦坠堕；饥饿则梦获取食物；过饱则梦给予别人食物。肝气盛则梦愤怒；肺气盛则梦恐惧、哭泣、意志飞扬；心气盛则梦善笑、恐惧、怯畏；脾气盛则梦歌乐，体重不能举动；肾气盛则梦腰脊两相分解而不相连属。以上这十二种气盛所致的多梦，可视邪之所至之处，用泻法治之则愈。

【原文】

厥气客于心，则梦见丘山烟火。客于肺，则梦飞扬，见金铁之奇物。客于肝，则梦山林树木。客于脾，则梦见丘陵大泽，坏屋风雨。客于肾，则梦临渊，没居水中。客于膀胱，则梦游行。客于胃，则梦饮食。客于大肠，则梦田野。客于小肠，则梦聚邑冲衢[1]。客于胆，则梦斗讼自刳[2]。客于阴器，则梦接内。客于项，则梦斩首。客于胫，则梦行走而不能前，及居深地窌苑[3]中。客于股肱，则梦礼节拜起。客于胞膻[4]，则梦溲便。凡此十五不足者，至而补之立已也。

【注释】

[1] 聚邑冲衢：聚邑，指人口密集的城市。冲衢，指交通要道。

[2] 自刳（kū）：即剖腹自杀。

[3] 窌（jiào）苑：地窖和苑园。

[4] 胞膻：指膀胱和直肠。

【译文】

邪气客于心，心属火，则梦见丘山烟火。客于肺，肺属金，则梦见升腾飞扬及金铁所制的奇物。客于肝，肝属木，则梦见山林树木。客于脾，脾属土主湿，则梦见丘陵大泽，风吹雨至，毁坏房屋。客于肾，肾属水，则梦身临深渊，或没居水中。客于膀胱，膀胱经属阳，阳主动，则梦见游行。客于胃，胃主纳水谷，则梦见饮食。客于大肠，大肠广而似田野，则梦见田野。客于小肠，小肠细长而水谷聚于此，则梦见聚邑冲衢。客于胆，胆主决断，则梦见殴斗争辩及剖腹自杀。客于生殖器官，则梦见男女交合。客于颈项，则梦见斩首。客于小腿，则梦见欲行而不能，或深居地窖苑园。客于大腿和上臂，则梦见行跪拜之礼节。客于膀胱和直肠，则梦见溲便。以上十五种虚证所致的多梦，可视邪之所至之处，用补法治之则愈。

顺气一日分为四时第四十四

【篇解】

顺气，指顺应四时之气。一日分为四时，即把一昼夜分为四个阶段，犹如一年中的四时，即日出为春，日中为夏，日入为秋，夜半为冬。本篇主要论述了四时之气对人体生命活动及疾病的影响，故篇名曰"顺气一日分为四时"。

本篇从天人相应的整体观出发，讨论了四时之气对人体生命活动的影响；指出了一昼夜之中病情轻重变化规律。阐述了五变五输的概念，以及刺有五变以主为输的针刺法则。

篇中人体气血、病情在一日之中有不同变化的理论，说明了人体气血在一昼夜中的周期性变化规律，为时间医学的"法时治疗"奠定了基础。篇中刺有五变以主为输的针刺原则，为因人因时因地制宜奠定了基础，具有临床实用价值。

【原文】

黄帝曰：夫百病之所始生者，必起于燥湿、寒暑、风雨、阴阳[1]、喜怒[2]、饮食、居处，气合而有形[3]，得藏而有名，余知其然也。夫百病者，多以旦慧、昼安、夕加、夜甚[4]，何也？岐伯曰：四时之气使然。黄帝曰：愿闻四时之气。

岐伯曰：春生夏长，秋收冬藏，是气之常也，人亦应之，以一日分为四时，朝则为春，日中为夏，日入为秋，夜半为冬。朝则人气[5]始生，病气衰，故旦慧；日中人气长，长则胜邪，故安；夕则人气始衰，邪气始生，故加；夜半人气入藏，邪气独居于身，故甚也。

黄帝曰：其时有反者[6]何也？岐伯曰：是不应四时之气，藏独主其病[7]者，是必以藏气之所不胜时者甚[8]，以其所胜时者起[9]也。

黄帝曰：治之奈何？岐伯曰：顺天之时，而病可与期[10]。顺者为工，逆者为粗[11]。

【注释】

[1] 阴阳：此指房事不节。

[2] 喜怒：指七情过用。

[3] 气合而有形：邪气侵犯人体可以导致各种症状和脉象。气合，指邪气侵犯人体。有形，指脉症之病形。

[4] 旦慧、昼安、夕加、夜甚：指疾病在一昼夜中的变化规律，即平旦减轻，白昼稳定，傍晚加重，深夜最重。慧，即神志清爽，指病情减轻；安，即安适、平稳，指病情轻而稳定。加，指病情加重；甚，指病情危重。

[5] 人气：指人体阳气。

[6] 其时有反者：有时病情轻重变化与旦慧、昼安、夕加、夜甚的规律不相应。反，违反、不相应之意。张介宾注："反，谓不应前说也。"

[7] 藏独主其病：指脏腑本身的病变单独支配着病情的变化，而一日四时之气对疾病的影响不大。

[8] 以藏气之所不胜时者甚：指受病之脏的五行属性被时日的五行属性所克制时，病情就会加重。如肝病逢庚辛日、申酉时（金克木），脾病逢甲乙日、寅卯时（木克土），肾病逢戊己、

辰戌丑未时（土克水），心病逢壬癸日、亥子时（水克火），肺病逢丙丁日、巳午时（火克金），病情就会加重。

［9］以其所胜时者起：指受病之脏的五行属性克制时日的五行属性时，病情就会减轻。如肝病逢戊己日、辰戌丑未时（木克土），脾病逢壬癸日、亥子时（土克水），肾病逢丙丁日、巳午时（水克火），心病逢庚辛日、申酉时（火克金），肺病逢甲乙日、寅卯时（金克木），病情就会好转。起，此指病情好转。

［10］顺天之时，而病可与期：根据天时变化规律对病情的影响可以预测疾病预后善恶。根据时日的五行属性与五脏之间的生克关系，择所胜时日刺治，病情可按时日好转。

［11］顺者为工，逆者为粗：指能顺应时气盛衰，根据脏腑虚实施行恰当治疗，则为高明的医生，否则即为庸医。张志聪注："故良工顺天之时，以调养五行之气，则病之起可与之期，若不知天地阴阳四时五行之理者，不可以为工矣。"粗，指粗工，即医疗水平低劣的医生。

【译文】

黄帝说：多种疾病开始发生，都是由于燥湿、寒暑、风雨等天地之气阴阳失调，以及人情志不和、饮食不节、起居不慎等多种原因所致。邪气侵犯人体，可通过脉证表现出来，根据邪气侵入之脏，来确定病名，其中的道理我已知道了。许多疾病大都在早晨轻，白天平静，傍晚加重，夜半更甚，这是为什么呢？

岐伯说：这是受四时之气影响的缘故。黄帝说：我想听你讲讲四时之气对人体的作用及影响。岐伯说：春主生，夏主长，秋主收，冬主藏，这是四时正常之气候，人体也与之相应，若将一日分为四时，则早晨犹如春天，日中犹如夏天，日落犹如秋天，夜半犹如冬天。早晨则人体阳气渐盛，病邪渐衰，故病情觉轻。日中则阳气旺盛，旺则胜邪，故病情较平稳，病人较安静。日落则阳气渐衰，邪气渐盛，故病情加重。夜半阳气入里，邪气独盛于身，故病情更加严重。

黄帝说：有的病也有与四时之气不相应的，这是为什么？岐伯说：不应四时之气的，是某一脏单独病变，有病的脏气受到克己时日的克制，则病情加重；若有病的脏气遇到其所胜的时日，则病情好转。

黄帝说：怎样治疗呢？岐伯说：顺应天之四时五行的变化规律，就可以推测疾病预后的好坏。若按着这个原则去做，则为高明的医生；若违反这个原则，那就是低劣的医生了。

【原文】

黄帝曰：善。余闻刺有五变，以主五输，愿闻其数。岐伯曰：人有五藏，五藏有五变[1]，五变有五输，故五五二十五输，以应五时。

黄帝曰：愿闻五变。岐伯曰：肝为牡藏[2]，其色青，其时春，其音角，其味酸，其日甲乙。心为牡藏，其色赤，其时夏，其日丙丁，其音徵，其味苦。脾为牝藏[3]，其色黄，其时长夏，其日戊己，其音宫，其味甘。肺为牝藏，其色白，其音商，其时秋，其日庚辛，其味辛。肾为牝藏，其色黑，其时冬，其日壬癸，其音羽，其味咸。是为五变。

黄帝曰：以主五输奈何？岐伯曰[4]：藏主冬，冬刺井；色主春，春刺荥；时主夏，夏刺输；音主长夏，长夏刺经；味主秋，秋刺合。是谓五变，以主五输。

黄帝曰：诸原[5]安合以致六输？岐伯曰：原独不应五时，

以经合之，以应其数，故六六三十六输。

黄帝曰：何谓藏主冬，时主夏，音主长夏，味主秋，色主春？愿闻其故。岐伯曰：病在藏者，取之井；病变于色者，取之荥；病时间时甚者，取之输；病变于音者，取之经，经[6]满而血者；病在胃及以饮食不节得病者，取之于合。故命曰味主合。是谓五变也。

【注释】

[1] 五变：指五脏与五时、五行、五色、五音、五味的相应关系。

[2] 牡藏：牡，雄性，属阳。牡藏，即阳脏。

[3] 牝藏，牝，雌性，属阴。牝藏，即阴脏。

[4] 岐伯曰：《二十二子》本及赵府居敬堂《灵枢经》影印本均无此三字。今据《太素》卷十一《变输》补。

[5] 原：指原穴。

[6] 经：指经络。

【译文】

黄帝说：讲得好。我听说刺法有五变，以主五输，我想听听其中的法则。岐伯说：人有五脏，以应五时、五行、五色、五音、五味。五变各有和它相配合的井、荥、输、经、合之穴位。五五共计二十五输穴，以应五时的生长化收藏。

黄帝说：想听你讲讲五变的内容。岐伯说：肝属木，故为阳脏，在色属青，在时属春，在音属角，在味属酸，在日属甲乙。心属火，故为阳脏，在色属赤，在时属夏，在日属丙丁，在音属徵，在味属苦。脾属土主湿，为阴脏，在色属黄，在时属长夏，在日属戊己，在音属宫，在味属甘。肺属金，为阴脏，在色属白，在音属商，在时属秋，在日属庚辛，在味属辛。肾属水，为阴脏，在色属黑，在时属冬，在日属壬癸，在音属羽，在味属咸。这就是五变。

黄帝说：五变怎样主五输？岐伯说：五脏之气应于冬，井穴亦应于冬，故脏之病变取各自的井穴。五色之气应于春，故病见于色的取各经的荥穴。五时之气应于长夏，故其病时发时止的，取各经的输穴。五味成熟应于秋，故五味所伤之病，取各经的合穴。这就是五变分主五输。

黄帝问：六腑阳经的原穴怎样相配才能成六输呢？岐伯说：六腑的原穴，不与五时相应，六阳经原穴单独存在，六阴经以输为原，以成六输之数，六六三十六输。

黄帝说：什么叫脏主冬、时主夏、音主长夏、味主秋、色主春？想听你讲讲其中的道理。岐伯说：病在脏的，应取各经的井穴。病变表现于气色的，应取荥穴。病情时轻时重、时作时止的，应取输穴。病变表现在声音变化的，应取经穴。经气盛满而有血瘀的，以及饮食不节致病的，应取合穴。因脉气所入为合，五味从口而入，所以说味主合。这就是五变。

外揣第四十五

【篇解】

揣，量也。即揣度、推测之意。人体是一个以五脏为核心的有机整体，故五脏功能正常与否，可以从体表的征象予以分析，即分析体表的各种征象，可以测知内在五脏的病变，这就是中医学司外揣内的诊察方法。由于本篇论述了自外揣内的道理，故篇名曰"外揣"。

本篇讨论了以望、闻、问、切四种诊察方法诊察人体体表征象，以测知内在脏腑的病变。

本篇理论是藏象理论形成的基础，是后世望、闻、问、切四种诊察方法基础。

【原文】

黄帝曰：余闻九针九篇，余亲授其调[1]，颇得其意。夫九针者，始于一而终于九[2]，然未得其要道也。夫九针者，小之则无内，大之则无外，深不可为下，高不可为盖，恍惚无穷，流溢无极，余知其合于天道人事四时之变也，然余愿杂之毫毛，浑束为一[3]，可乎？

岐伯曰：明乎哉问也，非独针道焉，夫治国亦然。黄帝曰：余愿闻针道，非国事也。岐伯曰：夫治国者，夫惟道焉，非道，何可小大深浅，杂合而[4]为一乎？

黄帝曰：愿卒闻之。岐伯曰：日与月焉，水与镜焉，鼓与响焉。夫日月之明，不失其影，水镜之察，不失其形，鼓响之应，不后其声，动摇则应和，尽得其情。

黄帝曰：窘乎哉！昭昭之明不可蔽。其不可蔽，不失阴阳也。合而察之，切而验之，见而得之，若清水明镜之不失其形也。五音不彰，五色不明，五脏波荡，若是则内外相袭[5]，若鼓之应桴，响之应声，影之似形。故远者司外揣内，近者司内揣外，是谓阴阳之极，天地之盖[6]，请藏之灵兰之室，弗敢使泄也。

【注释】

[1] 亲授其调：即亲自体察事物的规律。

[2] 始于一而终于九：指九针的名种和作用，从第一针开始至第九针为止，分别与天、地、人及各种自然现象相应，如一应天，二应地，三应人，四应四时，五应五音，六应六律，七应七星，八应八风，九应九野等。

[3] 浑束为一：浑，齐同。束，约束。即将许多复杂事物，归纳总结为一。

[4] 而：《二十二子》本无。今据《太素》卷十九《知要道》及赵府居敬堂刊本《灵枢经》补。

[5] 内外相袭：指人体内里与体表相互影响。

[6] 阴阳之极，天地之盖：极，至也，引申为变化规律。盖，包罗一切。意言天地虽大，但其中的万事万物都包罗在阴阳的变化规律之中。即用阴阳的变化规律，可以概括说明天地万事万物的变化。

【译文】

黄帝说：我听过九针九篇的理论，并亲自体察了其中的规律，理解了其中的道理，但是对于九针始于一而终于九的理论，尚未掌握其中的要领和道理。九针的理论至精至微，小到不能再小，大到不能再大，至深至高，无穷无尽，如水之流，没有边际。我知道其符合于天道、人事、四时变化，但我想把这些杂乱的理论总结归纳起来，可能做到吗？

岐伯说：您问得真高明啊！不单是用针的道理是这样，就是治理国家亦是如此。黄帝说：我想听你讲用针的道理，而不是治国之事。岐伯说：治理国家，也应该有一个总纲，否则，怎能把诸多的大小轻重之事归纳总结而处理妥当呢？

黄帝说：我想详细地听一听其中的道理。岐伯说：这些复杂的理论，如日与月、水与镜、鼓与响一样。有日月的光辉，才有万物的影子；用水和用镜子观察事物，才能显现其真正的形态；击鼓必会立刻发出响动，不滞后于声音。凡是形影和声响的变动均和物体的存在相应，明白了这个道理，就能理解针刺的有关理论了。

黄帝说：这个问题确实很艰深啊！日月的光明是不可能被遮蔽的，所以也就有了阴阳的道理。结合临床来审察疾病的阴阳，切诊时判断脉之阴阳，望诊时观察色之阴阳，用阴阳的规律来诊察疾病，犹如在水面上及在镜子里观察事物，可以反映出其真实的形态。若声音不响亮，五色不明润，说明内里五脏功能异常，若按内外之气相互影响的道理来分析疾病，则如鼓之应桴、响之应声，影之似形一样，可诊察疾病的真实情况，即审察体表的变化，可以测知内里脏腑的病变；根据内里脏腑的病变，可以预测体表的症状表现。也就是说，用阴阳的变化规律，可以概括说明天地间万事万物的变化。这些重要的道理，请您把它藏于灵兰之室，不要使它丢失。

五变第四十六

【篇解】

五变，在此指风厥、消瘅、寒热、留痹、积聚五种病变。本篇主要讨论了五种病变的机理，强调了人体体质不同、疾病变化各异，故篇名曰"五变"。

本篇首先讨论了疾病的发生多由外感之邪所致，论述了体质强弱在发病过程中的重要作用，解释了风厥、消瘅、寒热、留痹、积聚五种病证的机理及症状，提出了疾病的发生发展与气候变化关系密切。

篇中所述人体体质与发病关系的理论是中医学发病理论的重要内容之一，对临床从体质角度防治疾病具有重要指导意义，篇中所述五种病变是中医学病因病机及病证理论的重要内容。

【原文】

黄帝问于少俞曰：余闻百疾之始期也，必生于风雨寒暑，循毫毛则入腠理，或复还[1]，或留止，或为风肿汗出，或为消瘅，或为寒热，或为留痹，或为积聚，奇邪[2]淫溢，不可胜数，愿闻其故。夫同时得病，或病此，或病彼，意[3]者天之为人生风乎，何其异也？

少俞曰：夫天之生风者，非以私百姓也，其行公平正直，犯者得之，避者得无殆，非求人而人自犯之。

黄帝曰：一时[4]遇风，同时得病，其病各异，愿闻其故。

少俞曰：善乎哉问！请论以比匠人。匠人磨斧斤[5]砺刀，削斫[6]材木。木之阴阳，尚有坚脆，坚者不入，脆者皮弛[7]，至其交节[8]，而缺斧斤[9]焉。夫一木之中，坚脆不同，坚者则刚，脆者易伤，况其材木之不同，皮之厚薄，汁之多少，而各异耶。夫木之早花先生叶者，遇春霜烈风，则花落而叶萎。久曝大旱，则脆木薄皮者，枝条汁少而叶萎。久阴淫雨，则薄皮多汁者，皮溃而漉[10]。卒风暴起，则刚脆之木，枝折杌伤[11]。秋霜疾风，则刚脆之木，根摇而叶落。凡此五者，各有所伤，况于人乎！

黄帝曰：以人应木奈何？少俞答曰：木之所伤也，皆伤其枝，枝之刚脆而坚，未成伤也。人之有常病也，亦因其骨节皮肤腠理之不坚固者，邪之所舍也，故常为病也。

【注释】

[1]复还：指邪气消退。

[2]奇邪：在此是指不正常的气候。

[3]意：有猜测、猜想的意思。

[4]一时：此指同时。

[5]斧斤：此指刀斧。

[6]斫：砍伐。

[7]皮弛：形容木质松软不坚实。

[8]交节：树木枝干交接处形成的树节。

[9]缺斧斤：刀斧的刃崩损而出现缺口。

[10]皮溃而漉：树皮溃烂，汁液淋漓外渗。漉，渗出。张介宾注："漉，水湿貌。"

[11]杌（wù）伤：指树木没有了枝叶，只剩树干。张介宾

注:"木之无枝者也。"

【译文】

黄帝问少俞:我听说各种疾病的发生,都是由于风雨寒暑等邪气侵袭,邪气从皮毛入腠理,但有的邪气入而复出,有的邪气留而不去,有的导致风肿汗出,有的发生消瘅,有的发为寒热,有的发生留痹,有的发为积聚,邪气浸淫蔓延,其导致的病证数不胜数,愿听你讲讲其中的缘故。为什么同时得病,有的病是这样,有的病是那样,我猜想自然界的风邪是否因人的不同而有所不同呢?

少俞说:自然界之气候变化,没有偏私,对所有的人都是公平正直的,若触犯了它,就会生病,若及时躲避则可不病,即使是偶感邪气,也不会有什么危险。故外邪伤人,是人本身不注意预防和躲避邪气的缘故。

黄帝说:同样感受风邪,又同时得病,但所生的病却不同,想听你讲讲其中的道理。

少俞说:你问得真好啊!请让我用匠人砍伐树木这件事来说明这个问题吧。匠人把刀磨得很锋利,去砍伐树木。树木有阴面和阳面之分,其质地也有坚硬和脆薄之别,坚硬的则不易砍入,脆薄的则树皮松弛,容易砍入,若碰到有结节的树木,不但砍不下,刀斧反而被损伤。即使是同一种树木,也有坚脆的不同,坚者刚硬,脆者易伤,更何况不同的树木,其质地更是不同,外皮的厚薄、汁液的多少,也都各不相同。在树木之中,有的开花早、先生嫩叶,其遇春霜和烈风,则花落叶萎。若久经曝晒大旱,则质脆皮薄的树木树枝萧条、汁液减少、树叶枯萎。若长时间阴雨潮湿,则皮薄而汁液较多的树木树皮溃烂、汁液外渗。若卒然暴风骤起，则刚脆之树木树枝折断、木干损伤。若遇秋霜疾风，则刚脆之树木根摇叶落。上述五种情况，损伤的程度各不相同，何况年龄、体质不同的人呢！

黄帝问：以人来比喻树木是怎样的呢？少俞回答说：树木受伤，多伤及树枝，而树枝刚硬而坚的，不一定受伤。人体因骨节、皮肤和腠理不坚固，邪气侵犯并停留，而经常生病。

【原文】

黄帝曰：人之善病风厥漉汗者，何以候之？少俞答曰：肉不坚，腠理疏，则善病风。黄帝曰：何以候肉之不坚也？少俞答曰：腘肉[1]不坚而无分理，理者粗理[2]。粗理而皮不致者，腠理疏。此言其浑然者[3]。

黄帝曰：人之善病消瘅者，何以候之？少俞答曰：五藏皆柔弱者，善病消瘅。

黄帝曰：何以知五藏之柔弱也？少俞答曰：夫柔弱者，必有刚强，刚强多怒，柔者易伤也。黄帝曰：何以候柔弱之与刚强？少俞答曰：此人薄皮肤而目坚固以深者，长冲直扬[4]，其心刚，刚则多怒，怒则气上逆，胸中畜积，血气逆留，髋皮充肌[5]，血脉不行，转而为热，热则消肌肤，故为消瘅，此言其人暴刚而肌肉弱者也。

黄帝曰：人之善病寒热者，何以候之？少俞答曰：小骨弱肉者，善病寒热。黄帝曰：何以候骨之小大，肉之坚脆，色之不一也。少俞答曰：颧骨者，骨之本也。颧大则骨大，颧小则骨小。皮肤薄而其肉无䐃，其臂懦懦然[6]，其地色殆然，不与其天同色[7]，污然独异，此其候也。然后臂薄者，其髓不满，故善病寒热也。

黄帝曰：何以候人之善病痹者？少俞答曰：粗理而肉不坚者，善病痹。黄帝曰：痹之高下有处乎？少俞答曰：欲知其高下者，各视其部[8]。

黄帝曰：人之善病肠中积聚者，何以候之？少俞答曰：皮肤薄而不泽，肉不坚而淖泽，如此则肠胃恶[9]，恶则邪气留止，积聚乃伤。脾胃之间，寒温不次[10]，邪气稍至；稽积留止，大聚乃起。

黄帝曰：余闻病形，已知之矣，愿闻其时。少俞答曰：先立其年，以知其时，时高则起，时下则殆[11]，虽不陷下，当年有冲通，其病必起，是谓因形而生病，五变之纪也。

【注释】

[1] 腘肉：腘，《甲乙》卷十第二上为"䐃"。腘肉，指肩、肘、髀、膝等肌肉隆起之处。

[2] 粗理：指腠理粗疏而不致密。

[3] 此言其浑然者：有"疑是后人注"之说。供参。

[4] 长冲直扬：冲，《甲乙》卷十一第六为"衡"，与《论勇》相吻合。衡，指眉上。扬，此处指眉。长衡直扬，指眉长而直，横眉竖眼。

[5] 膜皮充肌：指腹部皮肤肌肉充胀。膜同"宽"，充塞的意思。

[6] 懦懦然：指柔弱无力貌。

[7] 地色殆然，不与其天同色：意言地阁之色夭而不泽，与天庭的色泽不同。地，即地阁，俗称下巴。天，即天庭，前额。殆然，色夭而不泽貌。

[8] 欲知其高下者，各视其部：指痹有筋骨脉肌皮五体痹、

肝心脾肺肾五脏痹、肠痹、胞痹之别，故其发生的部位有高下深浅之分。

[9]肠胃恶：指肠胃功能异常。

[10]不次：即不节。

[11]时高则起，时下则殆：张介宾注："凡病遇生王，则时之高也，故可以起。起，言愈也。如逢衰克，则时之下也，病危殆矣。"

【译文】

黄帝说：有的人易患风厥，漉漉汗出，怎样测知它的原因呢？少俞回答说：肌肉不坚实，腠理疏松，则易感风邪而生病。黄帝问：怎样诊察肌肉不坚呢？少俞回答说：腘肉不坚固而松懈，肌肉松懈而纹理粗糙，皮肤就不致密，这是因为人的皮肤肌肉是浑然一体的。

黄帝问：有的人易患消瘅，怎样测知它的原因呢？少俞回答说：五脏虚弱的人，容易患消瘅。黄帝问：怎样诊察五脏是否虚弱呢？少俞答道：五脏虚弱的人，必是性刚暴烈而多怒，使柔弱的五脏受伤。

黄帝问：怎样才能知道其人五脏柔弱和性情刚烈呢？少俞回答说：这种人皮肤较瘦薄，两目深陷，视物时目光坚定，眼眶高耸，横眉竖目，性格刚烈而多怒，怒则使气血上逆，气血郁积胸中，外影响于皮肤肌肉，使气血运行不畅，久则化热，热则消烁肌肉，发为消瘅。这是指脏腑柔弱而性情暴烈的人。

黄帝问：有的人易患寒热，怎样测知它的原因呢？少俞回答说：骨骼小而肌肉脆弱的人，容易患寒热病。黄帝问：怎样知道骨骼的大小、肌肉的坚脆及气色的不同呢？少俞回答说：颧骨是全身骨骼大小的标志。颧骨大的，其全身骨骼就大；颧骨小的，其全身骨骼就小。皮肤薄，肌肉不丰满，两臂虚弱无力，地阁色夭晦暗，与天庭之色不同，这就是其外在征象。两股两臂肌肉瘦弱，其骨髓则不充满，精气虚弱，故易患寒热病。

黄帝问：有的人易患痹证，怎样测知其病因呢？少俞回答说：腠理疏松而肌肉不坚的人，容易患痹证。黄帝问：痹证的发生，有一定部位吗？少俞回答说：要想知道痹证发生的上下内外之部位，必须要诊察各部位的虚实情况。

黄帝问：有的人易患肠中积聚，怎样测知其病因呢？少俞回答说：皮肤薄而不润泽，肌肉不坚固滋润，说明气血不足，肠胃功能异常，则导致邪气停留，成为积聚而损伤人体。若饮食不节，伤及脾胃，则邪气稍有侵入，就易造成积聚停留，久之则形成严重的积聚。

黄帝说：我听了这些有关病形的论述，已知道了其中的道理，我想听你讲讲其与时令的关系。少俞回答说：要首先确定岁运的干支，再确定其运气及主时之气，并通过客主加临来分析。若客气胜过主气，则气候变化不大，病情减轻或痊愈；若主气胜过客气，则气候变化大，病情加重；有的虽未遇主气胜过客气的情况，但若遇病人体质的五行属性与岁运的五行属性相冲突，则易发生疾病。这也是五变的一般规律。

本藏第四十七

本，本源、根本，有推本求源之意。藏，指内脏。因本篇讨论了从体表之色泽、皮肤之厚薄、肌肉之坚脆等方面来推求内里脏腑功能正常与否，阐释了人体体质与疾病的关系，故篇名曰"本藏"。

本篇主要讨论了血、气、精、神、经脉的作用及其相互关系，论述了血、气、精、神、经脉对人体生命活动的影响。解释了五脏六腑的功能、脏与腑的关系及其与体表的关系。

篇中关于血气精神经脉的理论，与《灵枢·决气》篇相呼应，对于养生防病及临床治疗具有指导意义，后世医家如张仲景等在此基础上多有发挥。篇中关于脏腑功能及其与体表关系的理论是藏象学说的重要组成部分。

【原文】

黄帝问于岐伯曰：人之血气精神者，所以奉生而周于性命[1]者也。经脉者，所以行血气而营阴阳[2]，濡筋骨，利关节者也。卫气者，所以温分肉，充皮肤，肥[3]腠理，司关合[4]者也。志意者，所以御[5]精神，收魂魄，适寒温，和喜怒者也。

是故血和则经脉流行，营复阴阳，筋骨劲强，关节清利矣。卫气和则分肉解利[6]，皮肤调柔，腠理致密矣。志意和则精神专直，魂魄不散，悔怒不起，五藏不受邪矣。寒湿和则六府化谷，风痹不作，经脉通利，肢节得安矣。此人之常平也。

五藏者，所以藏精神血气魂魄者也。六府者，所以化水谷而行津液者也。此人之所以具受于天[7]也，无愚智贤不肖[8]，无以相倚[9]也。

【注释】

[1] 奉生而周于性命：奉养生命，维持人体正常的生命活动。奉，养也；周，周全、保全。张介宾注："奉，养也。周，给也。人身以血气为本，精神为用，合是四者以奉生，而性命周全矣。"

[2] 营阴阳：指营运气血于人体三阴三阳经脉。营，有营运与滋养二义。杨上善注："十二经脉，行营血气，营于三阴三阳。"

[3] 肥：此有充养、滋养之意。

[4] 司关合：关，在《素问·生气通天论》和《素问·阴阳应象大论》中，王冰注引本段文字时，均作"开"，可从之。司开合，此指主司腠理汗孔的开合。

[5] 御：指驾驭、统摄。

[6] 分肉解（xiè）利：指肌肉滑润，通利无滞。

[7] 具受于天：指脏腑的功能禀受于先天。具，通"俱"；受，禀受；天，指先天。

[8] 愚智贤不肖：指聪明有才德的人和愚笨而无才德的人。愚，愚笨的；智，聪明的；贤，贤德的；不肖，不贤德的。

[9] 无以相倚：指不偏不倚。

【译文】

黄帝问道：人体的血、气、精、神相互为用，奉养生命，周流全身。经脉的作用是通行气血、营运阴阳，使气血濡润筋骨、滑利关节。卫气的作用是温养肌肉、充养皮肤、充实腠理，司汗孔的开合。志意的作用是统御精神，收聚魂魄，使人在外能适寒温，在内能使情志和调。

所以气血和调，则经脉气血运行正常，营运循环于周身，阴阳协调，筋骨劲强，关节活动自如。卫气和调，则肌肉之间滑润通利，皮肤调和而柔润，腠理致密。志意和调，则精神正常，魂魄不失其舍，情志正常，五脏功能正常而邪气不能侵犯。若能适应气候的寒湿变化，则六腑功能正常，无外邪侵袭，不发生痹证，经脉通利，肢体关节功能活动正常，这就是人体内外协调的正常情况。

五脏的作用是藏精藏神及血气魂魄。六腑的作用是传导变化水谷，运行津液以营养周身。之所以这样，都是禀受于先天的本能，并不因人的聪明与否、贤德与否而有所偏倚。

【原文】

然有其独尽天寿，而无邪僻[1]之病，百年不衰，虽犯风雨卒寒大暑，犹有[2]弗能害也；有其不离屏蔽室内，无怵惕[3]之恐，然犹不免于病，何也？愿闻其故。

岐伯对曰：窘乎哉问也！五藏者，所以参天地，副[4]阴阳，而连四时，化五节[5]者也。五藏者，固有小大高下坚脆端正偏倾者；六府亦有小大长短厚薄结直缓急。凡此二十五者[6]，各不同，或善或恶，或吉或凶，请言其方。

【注释】

[1] 邪僻：即僻邪。

[2] 有：《太素》卷六无此字。供参。

[3] 怵惕：即惊恐不安。

[4] 副：此指配合的意思。

[5] 化五节：张介宾注："化五节者，应五行之节序而为之变化也。"即五脏的功能与四时五行之气是相通应的。

[6] 二十五者：指五脏各有大小、高下、坚脆、端正、偏倾五种变化，共计五五二十五种。

【译文】

有的人能长寿，享尽上天所赋予的寿命而不生病，年龄虽寿，却很健壮，虽然触犯风雨卒寒大暑之邪，邪气也不能伤害他；有的人虽然经常在屋内躲避风寒等邪气，也无惊恐忧思等情志不遂，但仍免不了要生病，这是什么原因呢？我想听听其中的道理。

岐伯回答说：您问得真艰深啊！人体五脏的功能与自然界天地、阴阳、四时、五行的变化是息息相应的。五脏又有小大、高下、坚脆、端正与偏倾之别。六腑也有小大、长短、厚薄、曲直、缓急之分。五脏的这二十五种情况各不相同，对人体的影响也有善、恶、吉、凶的不同。请让我详细地讲讲这个问题。

【原文】

心小则安，邪弗能伤，易伤以忧；心大则忧不能伤，易伤于邪。心高则满于肺中，悗而善忘，难开以言；心下[1]则藏外，易伤于寒，易恐以言。心坚则藏安守固；心脆则善病消瘅热中。心端正则和利难伤；心偏倾则操持不一，无守司也。

肺小则少饮，不病喘喝；肺大则多饮，善病胸痹喉痹逆气。肺高则上气肩息咳；肺下则居贲迫肺[2]，善胁下痛。肺坚则不病咳上气；肺脆则苦病消瘅易伤。肺端正则和利难伤；肺偏倾则胸偏痛也。

肝小则藏安，无胁下之病；肝大则逼胃迫咽，迫咽则苦膈中，且胁下痛。肝高则上支贲，切[3]胁悗，为息贲；肝下则逼胃，胁下空，胁下空则易受邪。肝坚则藏安难伤；肝脆则善病消瘅易伤。肝端正则和利难伤；肝偏倾则胁下痛也。

脾小则藏安，难伤于邪也；脾大则苦凑眇[4]而痛，不能疾行。脾高则眇引季胁[5]而痛；脾下则下加于大肠，下加于大肠则藏苦受邪。脾坚则藏安难伤；脾脆则善病消瘅易伤。脾端正则和利难伤；脾偏倾则善满善胀也。

肾小则藏安难伤；肾大则善病腰痛，不可以俯仰，易伤以邪。肾高则苦背膂痛，不可以俯仰；肾下则腰尻[6]痛，不可以俯仰，为狐疝[7]。肾坚则不病腰背痛；肾脆则善[8]病消瘅易伤。肾端正则和利难伤；肾偏倾则苦腰尻痛也。凡此二十五变者，人之所苦常病。

【注释】

[1] 心下：指心脏的位置低。

[2] 居贲迫肺：意言肺脏的位置低，附居于贲门部，使胃脘迫肺。贲，指胃之贲门。

[3] 上支贲切：张介宾注："上支贲切，谓肝经上行之支脉，贲壅迫切，故胁为悗闷，为息贲喘急也。"

[4] 眇（miǎo）：指胁下无肋骨的空软处。

[5] 季胁：指第十一、十二肋骨的部位。

[6] 尻：指尾椎。

[7] 狐疝：病证名。以腰尻少腹阴囊胀痛为特征的一种病

证。后世称为小肠气。多因肝或肾功能失调所致，阴囊时大时小，胀而痛，如狐之出没无常。

［8］善:《二十二子》本作"苦"。今据《甲乙》卷一第五及赵府居敬堂刊本《灵枢经》改。

【译文】

心脏小，则心神安定，邪气不能伤害，但易伤于忧虑；心大则不伤于忧虑，但易伤于邪气。心脏位置偏高，则迫肺使肺满，烦闷，善忘，遇到烦心事难以用语言开导；心脏位置偏低，则易伤于寒邪，易受恐惧语言的惊吓。心脏坚实，则功能正常，神气内守；心脏脆弱，则病消瘅热中。心脏端正，则气神和利，邪气难伤；心脏偏斜不正，则精神易分散，神气难以内守。

肺小则饮水少，不病喘息；肺大则饮水多，易患胸痹、喉痹、肺气上逆等病。肺脏位置偏高，则肺气上逆而抬肩喘息咳嗽；肺脏位置偏低，附居胃之贲门，致使胃脘迫肺，故易胁下疼痛。肺脏坚实，则不病咳嗽及肺气上逆；肺脏脆弱，则热伤津液，易病消瘅。肺脏端正，则肺气调和通利，邪气难伤；肺脏偏斜不正，则偏胸疼痛。

肝小则肝脏之气功能正常，胁下不痛；肝大则压迫胃，上迫咽喉，使胸膈不舒，胁下疼痛。肝脏位置高，则肝之上行的支脉壅迫，胁肋满闷，气上逆则发为息贲；肝脏位置低，则逼迫于胃，胁下空虚，胁下空虚则易受邪气所伤。肝脏坚实，则脏气安和，邪不能伤；肝脏脆弱，则易病消瘅，易被邪伤。肝脏端正，则肝气和调，邪不能伤；肝脏偏斜，则胁下疼痛。

脾小则脾脏功能正常，难以被邪气伤害；脾大则胁下空软处结聚疼痛，痛而不能疾行。脾脏位置高，则胁下空软处与季胁相引而痛；脾脏位置低，则下迫大肠，下迫大肠则易被邪气所伤。脾脏坚实，则脏气安和，邪不能伤；脾脏脆弱，则易患消瘅，易被邪气所伤。脾脏端正，则功能调和，邪难以伤；脾脏偏斜不正，则易胸腹胀满。

肾小则脏气安和，邪难以伤；肾大则易病腰痛，难以俯仰。肾脏位置低，则腰及尾椎部位疼痛，难以俯仰，甚至病狐疝；肾脏坚实，则不病腰背疼痛。肾脏脆弱，则易患消瘅，易被邪伤。肾脏端正则脏气安和，邪不能伤；肾脏偏斜不下，则腰及尾椎处疼痛。以上这二十五种病变，是人们感到最痛苦的、经常发生的病证。

【原文】

黄帝曰：何以知其然也？岐伯曰：赤色小理者心小，粗理者心大，无髑骬[1]者心高，髑骬小短举者心下。髑骬长者心下坚，髑骬弱小以薄者心脆。髑骬直下不举者心端正，髑骬倚一方者心偏倾也。

白色小理者肺小，粗理者肺大。巨肩反膺[2]陷喉者肺高，合腋张胁[3]者肺下，好肩背厚者肺坚，肩背薄者肺脆。背膺厚者肺端正，胁偏疏者肺偏倾也。

青色小理者肝小，粗理者肝大，广胸反骹[4]者肝高，合胁兔骹[5]者肝下。胸胁好者肝坚，胁骨弱者肝脆。膺腹好相得者肝端正，胁骨偏举者肝偏倾也。

黄色小理者脾小，粗理者脾大。揭唇[6]者脾高，唇下纵者脾下。唇坚者脾坚，唇大而不坚者脾脆。唇上下好者脾端正，唇偏举者脾偏倾也。

黑色小理者肾小，粗理者肾大。高耳者肾高，耳后陷者肾下。耳坚者肾坚，耳薄不坚者肾脆。耳好前居牙车者肾端正，耳偏高者肾偏倾也。

凡此诸变者，持则安，减则病也。

【注释】

[1] 髑骺（hé yú）：指鸠尾骨，即剑突。

[2] 反膺：指胸部突出。

[3] 合腋张胁：指胁肋部向外张胀。合腋，指上臂不抬举时，腋窝合闭。张胁，

[4] 反骹（qiāo）：指肋骨隆起而高张。

[5] 兔骹：指肋骨隐伏低合如伏兔。

[6] 揭唇：指口唇向上翻。揭，提举。

【译文】

黄帝问：怎样能知道内里五脏的大小、高下、坚脆、端正、偏倾呢？岐伯说：皮肤色红，纹理细密的人，心小；色红而纹理粗糙的，心大；摸不清胸骨剑突的，心脏位置高；胸骨剑突小而短、向前稍突起的，心脏位置低；胸骨剑突长的，心脏坚实；胸骨剑骨软、小而薄的，心脏脆弱；胸骨剑突直下不突起的，心脏端正；胸骨剑突朝一侧倾斜的，心脏也偏斜。

皮肤色白，纹理细密的人，肺小；色白而纹理粗糙的，肺大；肩宽大，胸部突出的而喉结显得内陷的，肺脏位置高；两腋内收，胁肋部向外张胀的，肺脏位置低；肩背肌肉丰满的，肺脏坚实；肩背肌肉单薄的，肺脏脆弱；背胸之肌肉敦厚的，肺脏端正；肋偏斜的，肺脏也偏斜。

皮肤色青，纹理细密的，肝小；色青而纹理粗糙的，肝大；

胸廓胀大，肋骨高而隆起的，肝脏位置高；胸廓小而窄的，肋骨隐伏低合的，肝脏位置低；胁肋完好端正的，肝脏坚实；胁肋柔弱的，肝脏脆弱；胸部与腹部端正、左右对称的，肝脏端正；胁肋骨偏斜的，肝也歪斜不正。

皮肤色黄，纹理细密的，脾小；色黄而纹理粗糙的，脾大；口唇厚而上翻的，脾脏位置高；口唇向下（即人中沟较长）而纵弛的，脾脏位置低；口唇较坚实的，脾脏坚实；口唇大而不坚实的，脾脏脆弱；口唇上下端正的，脾脏也端正；口唇偏倾的，脾脏也倾斜不正。

皮肤色黑，纹理细密的，肾小；色黑而纹理粗糙的，肾大；两耳位置偏高的，肾脏位置高；两耳向后位置偏低的，肾脏位置低；两耳坚实的，肾脏坚实；两耳薄而不坚的，肾脏脆弱；两耳位置端正、靠近牙车的，肾脏也端正；两耳偏斜且位置较高的，肾脏也偏斜不正。

有上述这些特征的人，只要善于调理、注意保护，则可平安无事；若不注意调理，使其损伤，则发生疾病。

【原文】

帝曰：善。然非余之所问也。愿闻人之有不可病者，至尽天寿，虽有深忧大恐，怵惕之志，犹不能减[1]也，甚寒大热，不能伤也；其有不离屏蔽室内，又无怵惕之恐，然不免于病者，何也？愿闻其故。

岐伯曰：五藏六府，邪之舍也，请言其故。五藏皆小者，少病，苦燋[2]心，大[3]愁忧；五藏皆大者，缓于事，难使以忧。五藏皆高者，好高举措[4]；五藏皆下者，好出人下。五藏皆坚者，无病；五藏皆脆者，不离于病。五藏皆端正者，和利得人心；

五藏皆偏倾者，邪心而善盗，不可以为人平[5]，反复言语也。

【注释】

[1] 减：《太素》卷六改为"感"。可从。

[2] 燋：即"焦"。

[3] 大：《太素》卷六无此字。可从。

[4] 好高举措：指语言好高谈阔论，性情争强好胜。一说当为"好高举指"，供参。

[5] 不可以为人平：指不可把邪心而善盗的人当作平正之人。

【译文】

黄帝说：讲得好。但是这不是我要问的问题。我想知道为什么有的人不生病、长寿，虽然遇到严重的忧恐等精神刺激，甚至有酷寒大热的侵袭，也不能伤害他；而有的人整日避寒暑于室内，又无惊恐等精神刺激，却不免于病，我想听听其中的道理。

岐伯说：五脏六腑是邪气易侵入之处，请听我讲讲其中的缘故。五脏皆小的，其脏较坚固，所以少病，但易焦虑、忧愁、畏惧。五脏皆大的，处理从容，很少忧愁。五脏位置皆高者，争强好胜、好高谈阔论。五脏位置皆低的，多情愿屈居人下。五脏皆坚实的，常无病。五脏皆脆弱的，常生病。五脏皆端正的，为人和善，与人和平相处。五脏皆偏斜的，多心术不正，贪利善盗，品德不端，言语反复无常。

【原文】

黄帝曰：愿闻六府之应。岐伯答曰：肺合大肠，大肠者，皮其应。心合小肠，小肠者，脉其应。肝合胆，胆者，筋其应。脾合胃，胃者，肉其应。肾合三焦膀胱，三焦膀胱者，腠理毫毛其应。

黄帝曰：应之奈何？岐伯曰：肺应皮。皮厚者大肠厚，皮薄者大肠薄。皮缓腹里大者大肠大而长，皮急者大肠急而短。皮滑者大肠直，皮肉不相离者大肠结[1]。

心应脉，皮厚者脉厚，脉厚者小肠厚；皮薄者脉薄，脉薄者小肠薄。皮缓者脉缓，脉缓者小肠大而长；皮薄而脉冲小[2]者，小肠小而短。诸阳经脉皆多纡屈[3]者，小肠结。

脾应肉，肉䐃坚大者胃厚，肉䐃么[4]者胃薄。肉䐃小而么者胃不坚；肉䐃不称身者胃下，胃下者下管约不利，肉䐃不坚者胃缓，肉䐃无小里[5]累者胃急，肉䐃多少[6]里累者胃结，胃结者上管约不利也。

肝应爪，爪厚色黄者胆厚，爪薄色红者胆薄，爪坚色青者胆急，爪濡色赤者胆缓。爪直色白无约者胆直，爪恶色黑多纹者胆结也。

肾应骨。密理厚皮者三焦膀胱厚，粗理薄皮者三焦膀胱薄，疏腠理者三焦膀胱缓，皮急而无毫毛者三焦膀胱急。毫毛美而粗者三焦膀胱直，稀毫毛者三焦膀胱结也。

黄帝曰：厚薄美恶皆有形，愿闻其所病。岐伯答曰：视其外应，以知其内藏，则知所病矣。

【注释】

[1] 大肠结：指大肠之气郁结不通。

[2] 脉冲小：张介宾注："冲，虚也。"脉冲小，指脉虚小。

[3] 诸阳经脉皆多纡屈：诸阳经脉，指三阳经脉之浮浅而显

现在体表的血脉。纡屈，即盘曲。

　　[4]么：此指微薄细小。

　　[5]里：《甲乙经》卷一作"裹"，当从。裹累，指皮肤上细小累累的颗粒。

　　[6]少：在此即"小"的意思。

【译文】

　　黄帝说：我想听听五脏六腑与体表的相应情况。岐伯说：肺与大肠相表里，大肠的形状，皮与之相应。心与小肠相表里，小肠的形状，脉与之相应。肝与胆相表里，胆的形状，筋与之相应。脾与胃相表里，胃的形状，肉与之相应。肾与三焦膀胱相表里，三焦膀胱的形状，与腠理毫毛相应。

　　黄帝问：具体是怎样相应的呢？岐伯说：肺外应皮肤，肺合大肠。皮肤厚者大肠也厚；皮肤薄者大肠也薄；皮肤松弛腹部大的，大肠也粗而长；皮紧的，大肠也拘紧而短；皮肤滑润的，大肠之气也通畅；肉拘急在一起的，大肠之气也郁结不通。

　　心外应血脉，心合小肠。皮肤厚者脉也厚，血脉厚的小肠也厚；皮肤薄的脉也薄，血脉薄的小肠也薄；皮肤松弛的血脉也弛纵，血脉弛缓的小肠大而长；皮肤薄而脉虚小的，小肠也小而短。体表浅表的血脉盘绕屈曲的，小肠之气也郁结。

　　脾在外应肌肉，脾合胃。肌肉块坚实而大的，则胃壁也厚；肌肉块小而微薄的，则胃壁也薄；肌肉小而不坚实的，则胃也不坚；肌肉的肥瘦与身份不相称的，则胃下垂，胃下垂则胃下口不能约束；肌肉不坚实者，则胃也弛缓；肌肉里没有小颗粒连累的，则胃易拘急；肌肉有细小累累颗粒的，则胃气郁结；胃气郁结，则胃上口不能约束。

肝在外应爪甲，肝合胆。爪甲厚色黄者，胆壁也厚；爪甲薄而色红者，胆壁也薄；爪甲坚实而色青者，则胆气不舒而胆腑拘急；爪甲润泽色红者，则胆气和缓；爪甲光滑而色白无沟纹者，胆气也和畅；爪甲色黑而多沟纹者，胆气郁结。

肾应骨，肾合三焦膀胱。皮肤纹理致密而厚者，三焦膀胱也厚；纹理粗而皮肤薄者，三焦膀胱也薄；腠理疏松者，三焦膀胱也弛缓；皮肤拘紧而无毫毛者，三焦膀胱也易拘急；毫毛漂亮而粗的，三焦膀胱的功能也和调；毫毛稀少的，三焦膀胱气机也郁结。

黄帝说：内里脏腑的厚薄、善恶情况，都可以在体表反映出来，我想听听其所导致的病变。岐伯回答说：要审察内里脏腑在体表的反应，就可以测知其内里脏腑的变化，就能知道其所发生的疾病。

禁服第四十八

【篇解】

禁，禁止、禁忌。服，服从。因本篇强调了治疗疾病必须禁止漫无目标地治疗，要遵从治疗的基本原则，故篇名曰"禁服"。

本篇主要讨论了通过寸口脉与人迎脉的比较以测知内里脏腑病变的诊察方法。

本篇所述诊脉方法，属于中医学四诊中的切诊。切诊，是中医四种诊察方法之一，也是临床诊治疾病的重要依据之一。篇中提出的人迎脉与趺阳脉、人迎脉与寸口脉相比较的方法，在《内经》中有多篇提及，对临床诊治疾病具有重要指导意义。

【原文】

雷公问于黄帝曰：细子[1]得受业，通于九针六十篇[2]，旦暮勤服[3]之，近者编绝[4]，久者简垢[5]，然尚讽诵[6]弗置，未尽解于意矣。外揣言浑束为一，未知所谓也。夫大则无外，小则无内，大小无极，高下无度，束之奈何？士之才力，或有厚薄，智虑褊浅[7]，不能博大深奥，自强于学若细子，细子恐其散于后世，绝于子孙，敢问约之奈何？

黄帝曰：善乎哉问也！此先师之所禁，坐私传之也，割臂歃血[8]之盟也，子若欲得之，何不斋乎。

雷公再拜而起曰：请闻命于是也。乃斋宿[9]三日而请曰：敢问今日正阳[10]，细子愿以受盟。黄帝乃与俱入斋室，割臂歃血。

黄帝亲祝曰：今日正阳，歃血传方，有敢背此言者，反受其殃。雷公再拜曰：细子受之。黄帝乃左握其手，右授之书，曰：慎之慎之，吾为子言之。凡刺之理，经脉为始，营其所行，知其度量，内刺五藏，外刺六府，审察卫气，为百病母，调其虚实，虚实乃止，泻其血络，血尽不殆矣。

雷公曰：此皆细子之所以[11]通，未知其所约也。黄帝曰：夫约方[12]者，犹约囊[13]也，囊满而弗约，则输泄，方成弗约，则神与弗俱[14]。

雷公曰：愿为下材者，勿满而约之。黄帝曰：未满而知约之，以为工，不可以为天下师。

【注释】

[1] 细子：此为自谦之词。

[2] 九针六十篇：张介宾注："六十篇，古经数也，今失其传。"

[3] 勤服：此指孜孜不倦地钻研。

[4] 编绝：即穿竹简的绳子断了。

[5] 简垢：指竹简满布污垢。

[6] 讽诵：此指朗诵阅读。

[7] 褊浅：此指狭隘肤浅。

[8] 歃（shà）血：指古代盟会双方口中含血，或以血涂口旁，表示信誓的一种仪式。

[9] 斋宿：指古人在祭祀前，都要素食、沐浴更衣、独宿，使心志专一，以示至诚。

[10] 正阳：此指正午之时。

［11］以：同"已"。刘衡如《灵枢经》校勘本作"已"。

［12］约方：指概要归纳问题的方法。

［13］约囊：指扎紧装满东西的袋囊口。在此指要提纲挈领地归纳问题。

［14］神与弗俱：指没有掌握事物的基本精神，怎能达到入神、妙用。

【译文】

雷公问黄帝：我自从得到了学医的机会之后，便开始研究关于论述《九针》的六十篇文章，日日夜夜孜孜不倦地钻研，虽然由于年代久远，编绝简垢，然而我仍坚持朗诵阅读，从未把它搁置起来，但是仍不能了解其意。例如《灵枢·外揣》篇说"浑束为一"，不知它指的是什么。《九针》的理论博大到不能再大，精细到不能再精细，大小没有穷尽，高下没有限度，怎样提纲挈领地归纳呢？人的才华能力有厚有薄，如果认识问题狭隘肤浅则不能领会其中博大深奥的道理。我虽然勤奋努力地钻研，但是唯恐精深的理论将来亡佚散失，不能留传后世。我冒昧地问一下，怎样提纲挈领地总结归纳这些呢？

黄帝说：你问得真好啊！这是先师对我再三告诫，经过割臂歃血仪式传授给我的，你若想通晓其中的道理，何不也经过斋戒。

雷公起身再拜说：愿意听从你的指导。于是，雷公就去斋戒了三日，然后又来请求说：在今日正午之时我想举办歃血仪式，学习方术。黄帝便与他一同进入斋室，割臂歃血。

黄帝亲自祝告说：今日正午，割臂歃血传授方术，若敢违背这些话，必遭灾殃。雷公再拜说：我一定牢记并至诚地遵守。黄帝就左手握住雷公的手，右手将方术之书授给他，并说：一定要谨慎再谨慎地学习。我现在告诉你：大凡针刺的道理，必须首先要知晓经脉，知道血液的运行和经脉的长短，才能针刺五脏、六腑；还应审察卫气的功能是否正常，卫气卫护体表，卫表不固是百病发生的根源，要调和虚实，使虚得补、实得泻，或泻其血络，使瘀血除，则不会发生因瘀血所致的不良后果了。

雷公说：这些我都已明白了，我就是不知道提纲挈领地归纳问题的方法。黄帝说：方法就好比将装满东西的袋囊口扎紧。若袋囊装满东西而不扎紧其口，袋内东西就会漏出。若学习了方法，仍不会归纳，则还没有掌握其基本精神。

雷公说：但愿医术一般的医生，不要在还没有掌握精深理论之时就总结经验和方法。黄帝说：在还没有掌握精深理论之时，就总结经验和方法的人，自以为高明，但他的方法是不可以让大家去学的。

【原文】

雷公曰：愿闻为工。黄帝曰：寸口主中，人迎主外，两者相应，俱往俱来，若引绳大小齐等。春夏人迎微大，秋冬寸口微大，如是者名曰平人[1]。

人迎大一倍于寸口，病在足少阳，一倍而躁，在手少阳。人迎二倍，病在足太阳，二倍而躁，病在手太阳。人迎三倍，病在足阳明，三倍而躁，病在手阳明。

盛则为热，虚则为寒，紧则为痛痹，代则乍甚乍间。盛则泻之，虚则补之，紧痛则取之分肉，代则取血络且[2]饮药，陷下则灸之，不盛不虚，以经取之，名曰经刺。人迎四倍者，且大且数，名曰溢阳[3]，溢阳为外格[4]，死不治。必审按其本末，察其寒热，以验其藏府之病。

【注释】

[1]平人：指阴阳平衡、气血和调之人。

[2]且：《二十二子》作"具"。今据《甲乙经》卷四第一上及《太素》卷十四《人迎脉口诊》改。

[3]溢阳：指人迎脉显著大于寸口脉的阳盛之脉。

[4]外格：指阳气盛实于外，与阴气不相交通。

【译文】

雷公说：我想听听作为医生的诊治方法。黄帝说：寸口脉属手太阴，主五脏之病，人迎脉属足阳明，两者表里相应，同来同往，如引绳一样大小一致。春夏阳气盛，故人迎脉微大；秋冬阴气盛，故寸口脉微大。若这样，就是健康无病的平人。

人迎脉的脉象比寸口脉大一倍，病在足少阳，若大一倍而兼躁，病在手少阳。人迎脉的脉象比寸口大两倍，病在足太阳，若大两倍而躁，病在手太阳。人迎脉的脉象比寸口大三倍，病在足阳明，若大三倍而躁，病在手阳明。

一般来说，脉盛则为热，脉虚则为寒，脉紧则为痛痹，脉结代则其病时轻时重。脉盛用泻法，脉虚用补法；脉紧而痛当刺分肉的穴位，脉代则刺络脉出血，并服汤药；脉陷下用灸法，脉不盛不虚的，当循有病之经脉刺之，叫作经刺。人迎脉的脉象大于寸口脉四倍且又兼数者，叫作溢阳，溢阳是阳气盛实于外，与阴气不相交通之征，此属死证，难以救治。必审察疾病的来龙去脉，详察疾病的寒热，以推测内里脏腑之病。

【原文】

寸口大于人迎一倍，病在足厥阴，一倍而躁，在手心主。寸口二倍，病在足少阴，二倍而躁，在手少阴。寸口三倍，病在足太阴，三倍而躁，在手太阴。

盛则胀满、寒中、食不化、虚则热中、出糜、少气、溺色变，紧则痛痹，代则乍痛乍止。盛则泻之，虚则补之，紧则先刺而后灸之，代则取血络而后调之，陷下则徒[1]灸之，陷下者，脉血结于中，中有著血[2]，血寒，故宜灸之，不盛不虚，以经取之。寸口四倍者，名曰内关[3]，内关者，且大且数，死不治。必审察其本末之寒温，以验其藏府之病，通其营输，乃可传于大数[4]。

大数曰：盛则徒泻之，虚则徒补之，紧则灸刺且饮药，陷下则徒灸之，不盛不虚，以经取之。所谓经治者，饮药，亦曰灸刺。脉急则引，脉大以弱，则欲安静，用力无劳也。

【注释】

[1]徒：此指只、仅仅。

[2]著血：此指瘀血。

[3]内关：此指阴气盈溢在内，格阳气于外，不相交通，又叫溢阴。

[4]大数：此指大法。

【译文】

寸口脉的脉象大于人迎脉一倍，病在足厥阴，大一倍而躁，病在手厥阴心包经。寸口脉的脉象大于人迎两倍，病在足少阴，大二倍而躁，病在手少阴。寸口脉的脉象大于人迎三倍，病在足太阴，大三倍而躁，病在手太阴。

寸口脉盛，则病胀满、寒积中焦、谷食不化；寸口脉虚，则病内热、大便溏而糜、少气、尿色有改变；脉紧，则病痛痹；脉代，则病痛，且时作时止。脉盛则用泻法，脉虚则用补法。脉紧则先针刺而后用灸法；脉结代则先刺络放血而后调理虚实；脉虚陷下则只用灸法；脉虚陷下，有瘀血结于脉中的，是脉寒，所以宜用灸法；不盛不虚的，循有病之经脉刺之。寸口脉的脉象大于人迎四倍的，叫作内关。内关，就是阴气盈溢在内，格阳气于外所致的病证，其脉大而数，属死证。总之，要详察疾病本质的寒热虚实，以推求内里脏腑的病变。要通晓营血运行的理论，才能向其传授治疗大法。

其大法是：脉盛的用泻法，脉虚的用补法，脉紧的用灸法、刺法及服用汤药，脉陷下的只用灸法，不盛不虚的循有病之经脉刺之。所说的经治，就是或服药，或针灸，脉急则用导引法祛邪。脉大而弱，则应令病人安静休息，不要用力，不要劳累。

五色第四十九

【篇解】

五色，即面部的青、赤、黄、白、黑五种色泽变化。面部的五种色泽变化分属五脏。因本篇主要论述了观察面部色泽变化，以推测内里脏腑的病变，故篇名曰"五色"。

本篇主要论述了人体脏腑肢节反应在颜面部的色泽及分布部位，并以面部色泽表现来推知内里脏腑的病变。讨论了面部色诊的内容、诊察方法及临床意义，论述了人迎和气口脉象的主病及预后，强调了色脉合参。

篇中所述理论对临床望诊具有重要参考价值。人是一个以五脏为核心的联系体表四肢百骸的有机整体，"有诸内，必形诸外"，这是《内经》一贯的整体观思想。

【原文】

雷公问于黄帝曰：五色独决于明堂[1]乎？小子[2]未知其所谓也。黄帝曰：明堂者鼻也，阙者眉间也，庭者颜[3]也，蕃者颊侧也，蔽者耳门也，其间欲方大，去之十步，皆见于外[4]，如是者寿必中百岁。

雷公曰：五官之辨奈何？黄帝曰：明堂骨高以起，平以直，五藏次于中央，六府挟其两侧[5]，首面上于阙庭[6]，王宫在于下极[7]，五藏安于胸中，真色以致，病色不见，明堂润泽以清，五官恶得无辨乎。

雷公曰：其不辨者，可得闻乎？黄帝曰：五色之见也，各出其色部。部骨陷者，必不免于病矣。其色部乘袭者，虽病甚，不死矣。雷公曰：官五色奈何？黄帝曰：青黑为痛，黄赤为热，白为寒，是谓五官[8]。

【注释】

[1] 明堂：指鼻部。

[2] 小子：雷公的自谦之词。

[3] 颜：额部。

[4] 去之十步，皆见于外：指其面部轮廓能在十步以外看的很清楚。

[5] 五藏次于中央，六府挟其两侧：指五脏反应于面部的位置是依次排列在面部中央，六腑反应于面部的部位则是附于鼻的两旁。次，次第。

[6] 首面上于阙庭：指额部和眉间的部位，为头面所主。

[7] 王宫在于下极：两目之中的部位，由心所主。张介宾注："下极居两目之中，心之部也。心为君主，故曰王宫。"

[8] 官：主也。

【译文】

雷公问黄帝：观察面部五色，只取决于明堂的部位吗？我不知道面部色诊的分布。黄帝说：明堂，就是指鼻；阙，指两眉中间；庭，指额部；蕃，指面部外侧、耳根前的部位。这些部位要是长得方大丰满，距离十步以外仍能看得清楚，定能长寿。

雷公说：怎样辨别脏腑在五官的分布部位呢？黄帝说：鼻骨高而隆起，平正而直，五脏依次排列在面中央，六腑附于鼻的两旁。阙中、天庭主头面；两眉间稍往下主心脏；五脏在胸腹之中。若五脏功能正常，则面色正常，不见病色，而且鼻部润泽清明，五官的病色怎会难以辨别呢？

雷公说：五官的病色有不易辨别的，可以讲给我吗？黄帝说：五脏的病色，都会在面部相应的部位表现出来，若所主的部位有深陷入骨的征象，一定是内里有关脏腑有病。若其病色属于彼此相生脏腑之色，虽病情很重，但是不一定死亡。雷公说：五色是怎样主病的呢？黄帝说：青色、黑色主痛，黄色、赤色主热，白色主寒，这就是五色所主的一般证候。

【原文】

雷公曰：病之益甚，与其方衰如何？黄帝曰：外内皆在[1]焉。切其脉口滑小紧以沉者，病益甚，在中[2]；人迎气大紧以浮者，其病益甚，在外[3]。其脉口浮滑者，病日进[4]；人迎沉而滑者，病日损。其脉口滑以沉者，病日进，在内；其人迎脉滑盛以浮者，其病日进，在外。脉之浮沉及人迎与寸口气小大等者，病难已。病之在藏，沉而大者，易已，小为逆；病在府，浮而大者，其病易已。人迎盛坚者，伤于寒；气口盛[5]坚者，伤于食。

【注释】

[1] 外内皆在：马莳注："人迎主外，脉口主内，外内皆在，其病可得而知也。"

[2] 在中：指主在里的五脏之病甚。

[3] 在外：指主在外的六腑之病甚。

[4] 病日进：进，《太素》卷十四作"损"，当从。病日损，即疾病日渐减轻。

[5] 盛:《二十二子》本作"甚"。今据《甲乙》卷四第一上及《太素》卷十四《人迎脉口诊》改。

【译文】

雷公问:疾病日渐严重和渐渐好转,应怎样来诊察呢? 黄帝说:从人迎脉、寸口脉的脉象就能分辨。若寸口脉滑、小、紧、沉,则病日渐严重,主病在五脏;若人迎脉大、紧、浮,则病日渐严重,主病在六腑。若寸口脉浮滑,则病日渐好转;若人迎脉沉而滑,则病日渐好转。若寸口滑而沉,则病日渐加重,主病在五脏;若人迎脉滑盛而浮,则病日渐加重,主病在六腑。若寸口脉与人迎脉的浮沉小大相等,则病难以治愈。若病在五脏,脉沉而大,则病易愈;脉小,则病难愈。若病在六腑,脉浮而大,为病易愈。若人迎脉盛坚,为外伤于寒;若寸口脉盛坚,为内伤于饮食。

【原文】

雷公曰:以色言病之间甚奈何? 黄帝曰:其色粗以明[1],沉夭者为甚[2],其色上行者病益甚,其色下行如云彻散者病方已。五色各有藏部[3],有外部,有内部也。色从外部走内部者,其病从外走内;其色从内走外者,其病从内走外。病生于内者,先治其阴,后治其阳,反者益甚;其病生于阳者,先治其外,后治其内,反者益甚。其脉滑大以代而长者,病从外来,目有所见,志有所恶[4],此阳气之并也,可变而已[5]。

雷公曰:小子闻风者,百病之始也;厥逆者,寒湿之起也,别之奈何? 黄帝曰:常候阙中,薄泽[6]为风,冲浊[7]为痹,在地为厥,此其常也,各以其色言其病。

雷公曰：人不病卒死，何以知之？黄帝曰：大气[8]入于藏府者，不病而卒死矣。雷公曰：病小愈而卒死者，何以知之？黄帝曰：赤色出两颧，大如母指者，病虽小愈，必卒死。黑色出于庭，大如母指，必不病而卒死。雷公再拜曰：善哉！其死有期乎？黄帝曰：察色以言其时[9]。

【注释】

[1] 粗以明：指面色明亮。《甲乙经》作"其色粗以明者为间"，当参。

[2] 沉夭者为甚：沉夭，即色晦暗，为病重。

[3] 藏部：五色所主的脏腑部位。

[4] 目有所见，志有所恶：指神志异常，有幻见等症状。

[5] 可变而已：指治疗方法应灵活变动，病才能治愈。

[6] 薄泽：指色浮浅而光泽。

[7] 冲浊：指色深沉而浑浊。

[8] 大气：大邪之气，即厉害的邪气。

[9] 时：即死期。

【译文】

雷公问：怎样从面部的五色来分辨疾病的轻和重呢？黄帝说：其色明亮而润泽，为病较轻；其色晦暗而滞，为病较重。其病色向上发展，为病日渐加重；其病色向下如云散去，为病将愈。面部的五色，各有五脏所主的部位，有外部（鼻周围，主六腑），有内部（鼻中央，主五脏）。病色从外部转入内部，说明疾病日渐深入；病色从内部转入外部，说明疾病日趋好转。病生于内的，当先治阴，后治阳，反之则病情加重。病生于外的，当先治外，后治内，反之则病情加重。若脉象滑大、代而长，说明其病由外侵犯于内，证见幻见、神志恍惚，这是因阳邪并于阴分所致，治法应相应地灵活变动，则可使病愈。

雷公说：我听说风邪是百病发生的根源，厥逆是因感受寒湿所致，从面色上怎样分别呢？黄帝说：通常是观察眉间的色泽变化。色浮浅而光泽的，为病风；色深沉而浑浊，为病痹；病色出现在地阁（下巴），为厥逆。这是通常的诊察方法，以各自所主部位的色泽变化来确定是什么病。

雷公问：人没有病，却突然死亡，怎样才能事先诊察出来呢？黄帝说：正气虚弱，邪气侵入脏腑，虽没有明显症状，但可致突然死亡。雷公问：有的病已有好转，却又突然死亡，怎样才能事先诊察出来呢？黄帝说：两颧赤色，大如拇指，是火克金之征象，病虽稍有好转，但必发卒死。天庭见黑色，大如拇指，是肾气败绝，虽不见明显症状，但必发卒死。雷公再拜说：讲得太好了。卒死有一定的时日吗？黄帝说：观察色泽的变化，就可知其死亡的时日。

【原文】

雷公曰：善乎！愿卒闻之。黄帝曰：庭者，首面也。阙上者，咽喉也。阙中者，肺也。下极者，心也。直下者，肝也。肝左[1]者，胆也。下[2]者，脾也。方上[3]者，胃也。中央[4]者，大肠也。挟大肠者，肾也[5]。当肾者，脐也[6]。面王[7]以上者，小肠也。面王以下者，膀胱子处也。颧者，肩也。颧后者，臂也。臂下者，手也。目内眦上者，膺乳也。挟绳而上[8]者，背也。循牙车以下者，股也。中央[9]者，膝也。膝以下者，胫也。当胫以下者，足也。巨分[10]者，股里也。巨屈者，膝膑也[11]。

此五藏六府肢节之部也，各有部分。有部分，用阴和阳，用阳和阴，当明部分，万举万当，能别左右，是谓大道，男女异位^[12]，故曰阴阳，审察泽夭，谓之良工。

【注释】

[1] 肝左：指鼻柱的左侧。

[2] 下：此指鼻柱之下、鼻准头部位。

[3] 方上：指鼻头的两翼处。

[4] 中央：指鼻头的两翼至颊部的中央（颧骨之下）。

[5] 挟大肠者，肾也：即颊部，是反映肾的部位。

[6] 当肾者，脐也：此指颊部的下方，是脐所主的部位。

[7] 面王：指鼻头。

[8] 挟绳而上：指靠近耳边直上的部分。挟，靠近。

[9] 中央：此指上下腭骨中间。

[10] 巨分：指口旁的大纹处。

[11] 巨屈者，膝膑也：指颊下的曲骨部，是反映膝盖的部位。

[12] 男女异位：指男女病色的转移，其位置是不同的。

【译文】

雷公说：我想详尽地听听其中的道理。黄帝说：天庭，主头面部。阙上，主咽喉。阙中，主肺。下极，主心。鼻柱，主肝。鼻柱左侧，主胆。鼻头，主脾。鼻头的两翼处，主胃。鼻头的两翼至颊部的中央，主大肠。由此外开的颊部，主肾。肾下的部位，主脐。鼻头以上、两颊以内，主小肠。鼻头以下、人中穴处，主膀胱、子宫。颧骨处，主肩。颧骨外后方，主臂。臂之下，主手。目内眦的上方，主胸乳。颊的外部、靠近耳边直上的部位，主背。顺颊车以下，主股。上下腭骨中间（即两牙床的中央），主膝。膝的下方，主胫。胫的下方，主足。口角两侧大纹处，主股内侧。两颊的曲骨下，主膝盖。

这就是五脏六腑肢体关节应于面部的主病部位情况，知道这些部位分布，就能调和阴阳的偏盛偏衰，明确了脏腑肢节在面部的分布部位，就能运用自如，疗效令人满意，若能辨别阳左阴右的道理，就是符合阴阳的规律。男女病色的转移，其位置是不同的，所以说，必须了解阴阳的规律。详细地审察面部色泽的明润和晦暗，这才是高明的医生。

【原文】

沉浊为内，浮泽为外，黄赤为风，青黑为痛，白为寒，黄而膏润为脓，赤甚者为血，痛甚为挛，寒甚为皮不仁。

五色各见其部，察其浮沉，以知浅深，察其泽夭，以观成败，察其散抟[1]，以知远近，视色上下，以知病处，积神于心[2]，以知往今[3]。故相气不微，不知是非[4]，属意勿去[5]，乃知新故。

色明不粗，沉夭为甚；不明不泽，其病不甚。其色散，驹驹然[6]未有聚，其病散而气痛，聚未成也。肾乘心，心先病，肾为应，色皆如是[7]。

男子色在于面王，为小腹痛，下为卵痛，其圜直[8]为茎痛，高为本，下为首，狐疝癀阴[9]之属也，女子在于面王，为膀胱子处之病，散为痛，抟为聚，方员左右，各如其色形。其随而下至胝为淫，有润如膏状，为暴食不洁。

左为左，右为右，其色有邪，聚散而不端，面色所指者也。

色者，青黑赤白黄，皆端满有别乡[10]。别乡赤者，其色亦大如榆荚，在面王为不日。其色上锐，首空上向，下锐下向，在左右如法。以五色命藏，青为肝，赤为心，白为肺，黄为脾，黑为肾。肝合筋，心合脉，肺合皮，脾合肉，肾合骨也。

【注释】

[1] 抟（tuán）：聚结的意思。

[2] 积神于心：指医生全神贯注地诊察疾病。

[3] 往今：指疾病的既往与现在。

[4] 相气不微，不知是非：言观察病人的气色时不认真细致，就无法判断正常与异常。

[5] 属意勿去：诊治时不要分散注意力。

[6] 驹驹然：言病色如稚驹奔驰不定，散而不聚。驹，幼马。

[7] 肾乘心，心先病，肾为应，色皆如是：肾属水，心属火，水克火，肾水上凌心火则黑色见于心所属的部位（两目之间），是心先病之后肾邪起而反映到心的部位上。不仅心肾如此，各个脏器病色的出现都是这样。

[8] 圜直：指人中沟。

[9] 㿗阴：一侧阴囊偏大的病证。

[10] 别乡：他乡，即别的部分。

【译文】

面色沉深晦暗，主脏病在内；面色浮浅润泽，主腑病在表；色黄赤，主风病；色青黑，主疼痛；色白，主寒；色黄如脂膏明润，主痈脓；色赤甚，主血瘀疼痛，甚至痉挛；寒气甚，则肌肤麻木不仁。

五色在面部有一定的部位，观察五色的浮、沉，可以知疾病的深、浅；观察五色的润泽、晦暗，可以知疾病预后的善、恶；

观察五色的上传、下传，可以知疾病的新旧；观察五色的上下位置，可以知疾病所在的脏腑肢节。医生要聚精会神地诊察疾病，才能知疾病的既往和现在。因此，如果不认真细致地察看病人的气色，就不能正确地诊治疾病，只有专心致志，才能清楚疾病既往和现在的症状。

面色明润不明显，而但见晦暗，其病必甚；面色既不明亮，也不润泽，其病不重；病色散而不定，如稚驹奔驰，其病也无固定之处，病疼痛，但尚未成积聚。肾脏黑色见于心脏所属的部位，是心先病之后肾邪起而反映到心的部位上，不仅心肾如此，其他各个脏器病色的出现也都是这样。

若男子病色出现在鼻头上方两侧，主小腹疼痛，且牵引睾丸。若病色出现在人中沟，主阴茎疼痛；若病色在人中沟的上半部，主阴茎根部疼痛；若病色在人中沟的下半部，主阴茎头部疼痛。这都属狐疝、癀阴一类病的范畴。若女子病色出现在鼻头之下的人中部，主膀胱、子宫部位的疾病；若病色散而不聚，主痛；若病色聚而不散，主积聚，其积聚的左右部位、方圆形状，与表现在面部的病色一致；若病色随而下行，为尾骶部病变，并症见带下润如膏状，这是因暴饮暴食或饮食不洁所致。

病色在左，说明病变也在左；病色在右，说明病变也在右。若面色聚散不定，可据病色的部位来判定病变的脏腑。

面色，即青、赤、黄、白、黑，都可以出现在别的部位上。若心所主的赤色，出现在别的脏腑所主的面部位置上，色赤大如榆荚，则不过几日就死亡。若病色的形状是上尖，说明病邪向上发展；病色的形状是下尖，说明病邪向下发展；向左、向右，也同此法。五色归属五脏，青色属肝，赤色属心，白色属肺，黄色属脾，黑色属肾。五脏合五体，肝合筋，心合脉，肺合皮，脾合肉，肾合骨。

论勇第五十

【篇解】

本篇论述了由于人体体质不同，故性格也有勇敢和怯弱之别，所以篇名曰"论勇"。

篇中讨论了勇敢、怯弱性格的形成是内脏功能的盛衰所致。论述了勇敢及怯弱之人的体质、性格特点，以及对四时邪气、对疼痛的反应。阐述了酒悖的概念。

本篇理论属于中医体质学范畴。学习此篇，当与《素问·血气形志》《灵枢·阴阳二十五人》等篇互参。

【原文】

黄帝问于少俞曰：有人于此，并行并立，其年之长少等也，衣之厚薄均也，卒然遇烈风暴雨，或病或不病，或皆病，或皆不病，其故何也？少俞曰：帝问何急？

黄帝曰：愿尽闻之。少俞曰：春青风[1]，夏阳风，秋凉风，冬寒风。凡此四时之风者，其所病各不同形。

黄帝曰：四时之风，病[2]人如何？少俞曰：黄色薄皮弱肉者，不胜春之虚风；白色薄皮弱肉者，不胜夏之虚风；青色薄皮弱肉，不胜秋之虚风[3]；赤色薄皮弱肉，不胜冬之虚风也。

黄帝曰：黑色不病乎？少俞曰：黑色而皮厚肉坚，固不伤于四时之风。其皮薄而肉不坚，色不一者，长夏至而有虚风者，病矣。其皮厚而肌肉坚者，长夏至而有虚风，不病矣。其皮厚而肌肉坚者，必重感于寒，外内皆然，乃病。黄帝曰：善。

【注释】

[1] 青风：应据《甲乙》卷六第五改为"温风"，以与下三义合。

[2] 病：作动词，伤害的意思。

[3] 黄色薄皮弱肉者，不胜春之虚风：黄色薄皮弱肉者，指脾虚之人。脾属土，春属木，木克土，故脾虚之人，不胜春之虚风。余仿此类推。虚风，指四时不正之邪。

【译文】

黄帝问少俞：若使有些人在一起，同样行走和站立，年龄也相同，衣着的厚薄也一样，突然遇到狂风暴雨之后，有的生病，有的不病，或都生病，或都不生病，其道理是什么呢？少俞说：您最急于问的是哪一种？

黄帝说：我想全都知道。少俞说：春季的风是温风，夏季的风是阳风，秋季的风是凉风，冬季的风是寒风。这四种风侵害人体所导致的病证是不同的。

黄帝问：四时之风是怎样伤害人体的呢？少俞说：肤色黄而皮薄，肌肉瘦弱之人，易被春天的风邪伤害；肤色白而皮薄，肌肉瘦弱之人，易被夏天的风邪伤害；肤色青而皮薄，肌肉瘦弱之人，易被秋天的风邪伤害；肤色赤而皮薄，肌肉瘦弱之人，易被冬天的风邪伤害。

黄帝问：黑色皮肤的人不因伤于风邪而生病吗？少俞说：肤色黑的人皮厚，肌肉坚固，四时之风不容易伤害。但若肤色虽黑，皮薄，肌肉不坚，肤色时有变化者，易被长夏的风邪伤害而生病；而肤色黑，皮厚，肌肉坚固的人，虽有长夏风邪侵袭，但不病，必须在风邪侵袭后，又屡次伤于寒邪，内外同时受邪的情况下，才会生病。黄帝说：讲得好。

【原文】

黄帝曰：夫人之忍痛与不忍痛者，非勇怯之分也。夫勇士之不忍痛者，见难则前，见痛则止；夫怯士之忍痛者，闻难则恐，遇痛不动。夫勇士之忍痛者，见难不恐，遇痛不动；夫怯士之不忍痛者，见难与痛，目转面盼[1]，恐不能言，失气惊，颜色变化，乍死乍生。余见其然也，不知其何由，愿闻其故。少俞曰：夫忍痛与不忍痛者，皮肤之薄厚，肌肉之坚脆缓急之分也，非勇怯之谓也。

黄帝曰：愿闻勇怯之所由然。少俞曰：勇士者，目深以固，长衡[2]直扬，三焦理[3]横，其心端直，其[4]肝大以坚，其胆满以傍，怒则气盛而胸张，肝举而胆横，眦裂而目扬，毛起而面苍，此勇士之由然者也。

黄帝曰：愿闻怯士之所由然。少俞曰：怯士者，目大而不减，阴阳相失，其焦理纵，髑骺[5]短而小，肝系缓，其胆不满而纵，肠胃挺，胁下空，虽方大怒，气不能满其胸，肝肺虽举，气衰复下，故不能久怒，此怯士之所由然者也。

【注释】

[1] 盼：指惊惧貌。

[2] 衡：指眉上的部位。

[3] 理：指纹理。

〔4〕其:《二十二子》本作"共"。今据赵府居敬堂刊本《灵枢经》订正。

〔5〕髑骺（hé yú）:指鸠尾骨，即胸骨剑突。

【译文】

黄帝说:人是否能忍受疼痛，并不是由性格的勇敢和怯弱来决定的。勇敢的人并不能忍受疼痛，遇到困难时能冲上前，但遇到疼痛则畏缩不前;怯弱的人能忍受疼痛，遇到困难则恐惧，但遇到疼痛则能坚持忍受。还有的勇敢之人，遇到困难不恐惧，遇到疼痛也能坚持忍受;有的怯弱之人，遇到困难与疼痛，目转不敢正视，一脸的恐惧貌，吓得不敢说话，惊而失气，面色也有改变，吓得像忽死忽生似的。我见过这些现象，但不知其中的原因，请你给我讲讲其中的道理。少俞说:人是否能忍受疼痛，与皮肉的厚薄，肌肉的坚脆、弛缓、拘急有密切的关系，并不是由性格的勇敢和怯弱来决定的。

黄帝说:我想听听人的性格勇敢和怯弱的原因。少俞说:勇敢的人，目光深沉坚定，额头宽阔，三焦的纹理横行，心脏端正，肝脏大而坚实，胆腑充盈依附于肝，发怒时，气盛而使胸部胀满，肝叶举，胆气横溢，两目圆睁，炯炯有神，毛发立起，面色青。由于具有这些特点，所以称之为勇士。

黄帝说:我想听听性格怯弱的原因。少俞说:怯弱的人，目虽大，但无神，阴阳失衡，三焦的纹理纵行，鸠尾骨短而小，肝系弛缓不收举，胆腑汁液不满，胆腑形状纵长，肠胃挺直蠕动减弱，胁下虚弱，虽然刚刚大怒，但不能使气满于胸，肝肺虽上举，但其气很快衰下，所以不会怒的太久。由于具有这些特点，所以称之为怯士。

【原文】

黄帝曰：怯士之得酒，怒不避勇士者，何藏使然？少俞曰：酒者，水谷之精，熟谷之液也，其气慓悍，其入于胃中，则胃胀，气上逆，满于胸中，肝浮胆横。当是之时，固比于勇士，气衰则悔。与勇士同类，不知避之，名曰酒悖[1]也。

【注释】

[1]酒悖（bèi）：指酒醉后发生的狂妄行为。

【译文】

黄帝说：怯弱的人饮酒之后，也能大怒而不惧勇士，是哪一脏使他这样的呢？少俞说：酒是水谷之精气，熟谷所化的液体，其气慓悍，走窜不定，酒入胃中则胃胀，胃气上逆，充满于胸中，使肝浮胆横。当时虽自比为勇士，待酒醒气衰后，则后悔不该不避勇士。这种借助酒气与勇士相比而不知回避的情况，叫酒悖。

背腧第五十一

【篇解】

腧，即腧穴。背腧，指五脏在背部的腧穴。本篇主要论述了背部五脏腧穴的位置及验证方法，所以篇名曰"背腧"。

全篇讨论了背部五脏俞穴、杼、膈腧等穴位的位置及其取穴方法，论述了艾灸补泻的方法。

篇中背部五脏俞穴的论述，不仅是针灸学的重要理论基础及依据也是中医诊断学的主要内容之一，即内里脏腑发生病变，在其相应的背俞穴上可出现压痛。文中所述的取穴方法也颇为实用，篇中所述灸法的补泻方法是后世灸法补泻的理论渊源，也是《内经》关于灸法补泻的唯一记载。

【原文】

黄帝问于岐伯曰：愿闻五藏之腧，出于背者[1]。岐伯曰：胸中大腧[2]在杼骨[3]之端，肺腧在三焦[4]之间，心腧在五焦之间，膈腧在七焦之间，肝腧在九焦之间，脾腧在十一焦之间，肾腧在十四焦之间，皆挟脊相去三寸所[5]，则欲得而验之，按其处，应在中而痛解，乃其腧也。灸之则可，刺之则不可。气盛则泻之，虚则补之。以火补者，毋吹其火，须自灭也。以火泻者，疾吹其火，傳其艾[6]，须其火灭也。

【注释】

[1] 五脏之腧，出于背者：张介宾注："五脏居于腹中，其脉气俱出于背之足太阳经，是为五脏之腧。"

[2] 大腧：在此指大杼穴。

[3] 杼骨：即第一胸椎棘突。

[4] 三焦：焦，据《太素》《甲乙经》等当改作"椎"。下文所有"焦"字皆同此。三焦，即第三椎旁开一寸半处。

[5] 挟脊相去三寸所：指挟脊柱两旁左右各一寸五之处，即两穴相距三寸。

[6] 傅其艾：以手拥传其艾吹之，使火气不散。傅，即"传"。

【译文】

黄帝问于岐伯说：想听你讲讲背部的五脏俞穴。岐伯说：主胸中之气的大杼穴，在第一胸椎的两旁，肺俞穴在第三胸椎的两旁，心俞穴在第五胸椎的两旁，膈俞在第七胸椎的两旁，肝俞在第九胸椎的两旁，脾俞在第十一胸椎的两旁，肾俞在第十四椎骨两旁，这些俞穴都各距脊柱一寸半，即两穴相距三寸。若想验证取穴是否准确，就按压俞穴所在部位，如有酸痛、酸软的感觉，则取穴部位正确。这些穴位在治疗时，由于内里是五脏六腑，应该用灸法，不要用刺法。邪气盛的，用泻法；正气虚的，用补法。用灸法补时，不要吹艾火，须待艾火自然熄灭；用灸法泻时，要急吹艾火，使火燃旺，再急吹灭艾火。

卫气第五十二

【篇解】

本篇论述了十二经脉的标本，以及胸、腹、头、胫四气街的部位，因这些内容均与卫气有关，故篇名曰"卫气"。

本篇主要介绍了脏腑、营卫二气的作用，讨论了十二经脉的标本穴位所在，论述了胸、腹、头、胫四气街的部位。

标本，在《内经》中虽出现多次，但是在不同的篇章中，其含义是不同的。本篇的标本，是指十二经脉之标本，其本在四末（下），标在头面及胸背（上），含义与《灵枢·根结》"六经根结"的内容略同。气街，在《内经》中含义有二，一是泛指气聚会运行的道路；二是穴位名。本篇的气街，指前者。篇中十二经脉之标本及胸、腹、头、胫四气街的理论，对临床依据经脉之气诊治及预防疾病具有指导意义。

【原文】

黄帝曰：五藏者，所以藏精神魂魄者也。六府者，所以受水谷而行化物[1]者也。其气内于五藏，而外络肢节。其浮气之不循经者，为卫气；其精气之行于经者，为营气。

阴阳相随，外内相贯，如环之无端，亭亭淳淳[2]乎，孰能穷之。然其分别阴阳，皆有标本[3]虚实所离之处。能别阴阳十二经者，知病之所生。候虚实之所在者，能得病之高下。知六府之气街[4]者，能知解结契绍于门户[5]。能知虚石[6]之坚软者，知补泻之所在。能知六经标本者，可以无惑于天下。

【注释】

［1］行化物：《二十二子》本作"化行物"。今据《太素》卷十《经脉标本》及赵府居敬堂刊本《灵枢经》改。

［2］亭亭淳淳：形容营卫气血在体内如环无端地流动。亭亭，遥远的意思。淳淳，流动貌。

［3］标本：本在四末（下），标在头面及胸背（上）。马莳注："标者，犹树之梢杪，绝而出于络外之径路也；本者，犹木之根干，经脉之血气从此而出也。"

［4］气街：在此指气聚会运行的道路。张介宾注："此曰街者，乃胸腹头胫之气，所聚所行之道路，故谓之气街。"

［5］解结契绍于门户：解结，指消除郁滞。契，相合。绍，继承。门户，气血出入之要地。张介宾注："街，犹道也；契，合也；绍，继也；门户，出入之要地也。主府主表，皆属阳经，知六府往来之气街者，可以解其结聚，凡脉络之相合相继，自表自内，皆得其要，故曰契绍于门户。"

［6］石：应据《甲乙》卷二第四及《太素》卷一《经脉标本》改为"实"。

【译文】

黄帝说：五脏藏精、神、魂、魄。六腑受纳腐熟水谷，化生精微。其水谷精微之气在内能滋养五脏，在外能滋养肢体关节。其浮散于体表、不循经脉循行的，叫卫气。其精专之气行于脉内的，叫营气。

营行脉中，卫行脉外，阴阳相随，外内相贯，如环无端，如水之流，有谁能穷究其理呢？经脉是阴阳、标本、虚实的离合所在。若能分别阴阳十二经脉的起止，就能知疾病发生于何条经脉；若能诊察出疾病的虚实之所在，就能知道疾病的高下。若能知六腑之气聚会运行的道路，就能知气血相合、出入之要地，以消除郁滞的邪气。若能知坚为实、软为虚的道理，就能知应补泻的脏腑经脉。若能知六经的标本，就可以清楚任何复杂的病而没有疑惑。

【原文】

岐伯曰：博哉圣帝之论！巨请尽意悉言之。足太阳之本，在跟以上五寸中[1]，标在两络[2]命门。命门者，目也。足少阳之本，在窍阴之间，标在窗笼之前[3]。窗笼者，耳也。足少阴之本，在内踝下上三寸中[4]，标在背腧与舌下两脉也。足厥阴之本，在行间上五寸所，标在背腧也。足阳明之本，在厉兑，标在人迎颊挟颃颡[5]也。足太阴之本，在中封前上四寸之中，标在背腧与舌本也。

手太阳之本，在外踝[6]之后，标在命门之上一寸也。手少阳之本，在小指次指之间上二寸，标在耳后上角下外眦也。手阳明之本，在肘骨中，上至别阳[7]，标在颜下合钳上[8]也。手太阴之本，在寸口之中，标在腋内动也。手少阴之本，在锐骨[9]之端，标在背腧也。手心主之本，在掌后两筋之间二寸中，标在腋下下三寸也。凡候此者，下虚则厥，下盛则热；上虚则眩，上盛则热痛。故石[10]者绝而止之，虚者引而起之。

【注释】

[1] 跟以上五寸中：指外踝上三寸的跗阳穴。

[2] 两络：指睛明穴，左右各一。

[3] 窗笼之前：指耳前的听宫穴。窗笼，窗户上的笼罩，喻人体的耳。

[4] 内踝下上三寸中：指由内踝下一寸的照海穴起，向上三寸，即内踝上二寸的复溜、交信两穴。

[5] 人迎颊挟颃颡：指喉结两旁的人迎穴与颊所挟的内里之颃颡处。颃颡，上腭与鼻相通的孔窍处。

[6] 外踝：指手外踝的尺骨茎突。

[7] 别阳：指臂臑穴。

[8] 颜下合钳上：指手阳明经之标在额下两旁合于足阳明胃经夹于耳之两旁。钳，夹持。钳上，即《灵枢·根结》篇的钳耳，指头维穴，如钳夹束于耳上。颜，指额下。

[9] 锐骨：指尺骨下端前面的神门穴。

[10] 石：当作"实"。《甲乙经》卷二第四及《太素》卷十《经脉标本》均作"实"。

【译文】

岐伯说：您问得真广博呀！请让我详尽地告诉您。足太阳经之本在足跟上五寸的跗阳穴，其标在两目的命门穴（即睛明穴），所说的命门，即两目的睛明穴。足少阳经之本在两足的窍阴穴，其标在耳前的听宫穴。足少阴经之本在内踝上二寸的复溜、交信穴，其标在背部的肾俞穴和舌下的廉泉穴。足厥阴经之本在行间穴上五寸的中封穴，其标在背部的肝俞穴。足阳明经之本在两足的厉兑穴，其标在人迎穴与颊所挟的内里之颃颡处。足太阴经之本在中封穴上四寸的三阴交，其标在背部的脾俞和舌根部。

手太阳经之本在尺骨茎突之后的养老穴，其标在睛明穴上一寸处。手少阳经之本在小指、次指之间上二寸外的液门穴，其标在耳后上角至眼外角处。手阳明经之本在肘骨至臂臑穴处，其标在额下至耳之处。手太阴经之本在寸口，其标在腋窝动脉处。手少阴经之本在尺骨下端前面的神门穴，其标在背部的心俞穴。手厥阴心包经之本在掌后二寸两筋之间的内关穴，其标在腋下三寸处。大凡诊察上述十二经脉的标本时，下虚的则为厥逆，下盛的则为病热。上虚的则为眩晕，上盛的则为发热疼痛。所以在治疗时，实证应泻其邪，虚证应补其正气，使功能恢复正常。

【原文】

请言气街：胸气有街，腹气有街，头气有街，胫气有街。故气在头者，止[1]之于脑。气在胸者，止之膺与背腧。气在腹者，止之背腧，与冲脉于脐左右之动脉者[2]。气在胫者，止之于气街[3]，与承山踝上以[4]下。

取此者用毫针，必先按而在久应于手，乃刺而予之。所治者，头痛眩仆，腹痛中满暴胀，及有新积。痛可移者，易已也；积不痛，难已也。

【注释】

[1] 止：指聚集的意思。

[2] 止于背腧，与冲脉于脐左右之动脉者：张介宾注："腹之背腧，谓自十一椎膈膜以下，太阳经诸脏之俞皆是也。其行于前者则冲脉并少阴之经行于腹与脐之左右动脉，即肓俞、天枢等穴，皆为腹之气街也。"

［3］气街：在此指足阳明胃经之气街穴，又名气冲。

［4］以：应据《太素》卷十删。

【译文】

请让我讲讲气街：胸有胸气聚会运行的要道，腹有腹气聚会运行的要道，头有头部之气聚会运行的要道，胫有下肢气血聚会运行的要道。所以，头部之气聚集于脑。胸部之气，聚集于胸与背部膈以上的腧穴。腹部之气，聚集于背部膈以下的腧穴和冲脉在脐左右两旁的动脉之处。小腿之气血，聚集在足阳明胃经的气街穴、足太阳经的承山穴和足踝的上下。

凡取这些穴位，应用毫针，必须先用手按其处，按的时间稍长一点，待手下有反应时，再给予针刺。刺这些部位，能治疗头痛、眩晕、昏仆、腹痛、中满、突然腹胀。积聚初期，若积聚疼痛部位不固定的，容易治愈；若积聚疼痛部位固定不移且有实质性包块的，难以治愈。

论痛第五十三

【篇解】

　　篇中论述了不同体质的人对疼痛的耐受性也有所不同，故篇名曰"论痛"。

　　本篇主要论述了人体体质不同，故对针、石、灸、焫所引起的疼痛的耐受性也各异。讨论了不同体质的人对药物毒性的耐受力也各不相同。

　　本篇提示医生在运用针、灸、石、焫治疗疾病时，要注意病人的体质状况，治疗时宜因人制宜。

【原文】

　　黄帝问于少俞曰：筋骨之强弱，肌肉之坚脆，皮肤之厚薄，腠理之疏密，各不同，其于针石火焫[1]之痛何如？肠胃之厚薄坚脆亦不等，其于毒药[2]何如？愿尽闻之。少俞曰：人之骨强筋弱肉缓皮肤厚者耐痛，其于针石之痛、火焫亦然。

　　黄帝曰：其耐火焫者，何以知之？少俞答曰：加以黑色而美骨者，耐火焫。

　　黄帝曰：其不耐针石之痛者，何以知之？少俞曰：坚肉薄皮者，不耐针石之痛，于火焫亦然。

　　黄帝曰：人之病，或同时而伤，或易已，或难已，其故何如？少俞曰：同时而伤，其身多热者易已，多寒者难已。

　　黄帝曰：人之胜毒[3]，何以知之？少俞曰：胃厚色黑大骨及肥者，皆胜毒；故其瘦而薄胃者，皆不胜毒也。

【注释】

　　[1] 火焫（ruò）：此处指火针及艾灸。焫，烧的意思。

　　[2] 毒药：此处指峻下通利之药。

　　[3] 胜毒：指对药物的耐受力强。

【译文】

　　黄帝问少俞说：人的筋骨有强有弱，肌肉有坚有脆，皮肤有厚有薄，腠理有疏有密，各不相同，以上这些对于针、石、火、焫所致疼痛的反应怎样呢？肠胃的厚薄坚脆也各不同，其对药物的耐受力怎样呢？想听你详尽地讲一讲。少俞说：大凡骨强、筋弱、肉缓、皮肤厚的人能耐受疼痛，对于针石火病所引起的疼痛也能耐受。

　　黄帝问：怎样能知道其人耐火焫呢？少俞回答说：耐受疼痛的人，再加上皮肤色黑，骨骼结实，就是能耐火焫的人。

　　黄帝问：怎样能知道其人不能耐受针刺砭石之疼痛呢？少俞说：肌肉坚实，皮肤薄的人，不能耐受针刺砭石的疼痛，对于火灸所引起的疼痛也不能耐受。

　　黄帝说：人生病，有的是同时患病，但有的容易治愈，有的难以治愈，这是为什么？少俞说：同时生病的人，其中身体多热者，容易治愈；多寒者，难以治愈。

　　黄帝问：怎样才能知道其人是否能耐受毒性药物呢？少俞说：胃气强盛，皮肤色黑，骨骼宽大，肌肉肥厚的人，对毒性药物有较强的耐受力；肌肉瘦弱，胃气虚弱者，对毒性药物的耐受力也较弱。

天年第五十四

【篇解】

天，指自然。年，指年龄。天年，即大自然赋予人的寿数，也就是人的自然寿数。古人认为享寿百岁，才算尽终天年。本篇主要论述了人体生、长、壮、老、已各个阶段的生命活动特点，以及影响寿命长短的因素，所以篇名曰"天年"。

本篇首先论述了人之始生是"以母为基，以父为楯"，突出了形与神两者的整体关系；继而讨论了先天禀赋与寿夭的关系，认为禀赋强者多长寿，禀赋差者多短寿；最后叙述了人体生、长、壮、老、已各个阶段的生命活动特点。

篇中认为形与神协调是人体生命活动的基本保证，"形与神俱"也是《内经》理论体系中一贯强调的重要观点之一，以此来分析病因病机、指导防病治病具有临床指导意义，学习本篇还应与《素问·上古天真论》《素问·四气调神大论》《灵枢·本神》等篇互参。

篇中对人体生命阶段的划分是以十岁为一个年龄段，这与《素问·上古天真论》男子以八岁、女子以七岁为一个年数段有所不同。五脏气血的盛衰是以十年为一阶段，肾气、生殖机能的盛衰是以男八年、女七年为一个阶段。本篇是以五脏气血盛衰角度来论述人体生命过程的，而《素问·上古天真论》是以肾气及生殖机能的盛衰来论述的。本篇及《素问·上古天真论》是研究人体生命规律的重要资料，对于研究人体生命活动节律、探讨生命奥秘具有重要的指导意义。

【原文】

黄帝问于岐伯曰：愿闻人之始生，何气筑为基[1]？何立而为楯[2]，何失而死，何得而生？岐伯曰：以母为基，以父为楯[3]，失神者死，得神者生也。

黄帝曰：何者为神？岐伯曰：血气已和，荣卫以通，五藏已成，神气舍心，魂魄毕具，乃成为人。

黄帝曰：人之寿夭各不同，或夭寿，或卒死，或病久，愿闻其道。岐伯曰：五藏坚固[4]，血脉和调，肌肉解利[5]，皮肤致密，营卫之行，不失其常，呼吸微徐[6]，气以度行[7]，六府化谷，津液布扬[8]，各如其常，故能长久。

黄帝曰：人之寿百岁而死，何以致之？岐伯曰：使道[9]隧以长，基墙高以方[10]，通调营卫，三部三里[11]起，骨高肉满，百岁乃得终。

【注释】

[1] 基：基础，事物的根本。

[2] 楯（shǔn）：栏槛。此处引申为护卫和遮蔽的意思。《说文》："阑槛也。"

[3] 以母为基，以父为楯：指人体胚胎的形成，全赖父精母血的结合。阴精为基础，阳气为外卫，阴阳互用，从而促成了胚胎的生长发育。马莳注："方其始生，赖母以之为基，坤道成物也，赖父以之为楯，阳气以为捍卫也。"

[4] 五藏坚固：指五脏精气密固。杨上善注："谓五脏形，坚而不虚，固而不变。"

[5]肌肉解利：肌肉滑润通利无滞。

[6]呼吸微徐：气息匀畅平稳。杨上善注："谓吐纳气，微微不粗，徐徐不疾。"

[7]气以度行：气血运行速度与呼吸节律之间保持着正常的比例关系。即气血运行和缓。杨上善注："呼吸定息，气行六寸，以循度数，日夜百刻。"

[8]津液布扬：津液的输布畅通无阻。

[9]使道：杨上善注："谓是鼻孔使气之道。"意指鼻孔。张介宾注："使道指七窍而言。"马莳注："使道者，水沟也。俗云人中。"意指人中沟。

[10]基墙高以方：指面部轮廓清楚，肌肉高厚方正。

[11]三部三里：杨上善注："三部，谓三焦部也。三里，谓是膝下三里，胃脉者也。"张介宾注："凡营卫部里及骨高肉满，若此者，即致寿之道。"

【译文】

黄帝问岐伯：我想听你讲讲人体生命开始时，以什么为基础？以什么为卫护？失去什么会死亡？得到什么可以生存？岐伯说：人之始生，以母血为基础，以父精为卫护，失去神气则死亡，得到神气就能生存。

黄帝问：什么是神？岐伯说：血气调和，营卫通畅，五脏已发育好，神气藏于心，精神意识感觉发育完全，才能成为人。

黄帝说：人的寿命有长短，有的长寿，有的早夭，有的猝死，有的病久，想听听其中的道理。岐伯说：五脏功能正常，气血运行畅通，肌肉润泽滑利，皮肤固密，营卫运行有度，不失其常，呼吸徐缓，营卫运行有昼夜的规律，六腑传化水谷，水谷精微布散于全身，各个组织器官功能均正常，这样的人就能长寿。

黄帝问：有的人活过百岁才死，是什么原因呢？岐伯说：长寿的人，鼻直而高，人中沟直而长，面部的形态高厚方正，肌肉丰满，营卫之气通畅，面部的上中下之骨骼高而隆起，肌肉丰满，说明失天禀赋充足，若后天调养适当，则能长寿而度百岁。

【原文】

黄帝曰：其气之盛衰，以至其死，可得闻乎？岐伯曰：人生十岁，五藏始定，血气已通，其气在下[1]，故好走[2]。二十岁，血气始盛，肌肉方长，故好趋。三十岁，五藏大定，肌肉坚固，血脉盛满，故好步。四十岁，五藏六府十二经脉，皆大盛以平定，腠理始疏，荣华颓落，发颇斑白，平盛不摇[3]，故好坐。五十岁，肝气始衰，肝叶始薄，胆汁始灭[4]，目始不明。六十岁，心气始衰，苦忧悲，血气懈惰[5]，故好卧。七十岁，脾气虚，皮肤枯。八十岁，肺气衰，魄离，故言善误。九十岁，肾气焦[6]，四藏经脉空虚。百岁，五藏皆虚，神气皆去，形骸独居而终[7]矣。

黄帝曰：其不能终寿而死者，何如？岐伯曰：其五藏皆不坚，使道不长，空外以张[8]，喘息暴疾；又卑基墙，薄脉少血，其肉不石[9]，数中风寒，血气虚，脉不通，真邪[10]相攻，乱而相引[11]，故中寿而尽也。

【注释】

[1] 其气在下：指阳气自下而生。马莳注："其气在下，气

盛于足之六经也。"张志聪注："此言人之生长，从阴而生，自下而上，故曰其气在下。"

［2］好走：指少年人善动而好奔跑。《说文》段注："《释名》曰：徐行曰步，疾行曰趋，疾趋曰走。"

［3］发颇斑白，平盛不摇：渐生白发，人体达到限度，不再生长。张介宾注："人当四十，阴气已半，故发颇斑白而平盛不摇好坐者，衰之渐也。"颇，稍微。斑白，花白。

［4］灭：《太素》《甲乙经》均作"减"，可从。

［5］血气懈惰：指气血运行迟缓无力。

［6］焦：枯竭。

［7］形骸独居而终：马莳注："五十岁以后，则肝生心，心生脾，脾生肺，肺生肾者，每十岁而日衰。故五十岁肝胆衰，六十岁心气衰，七十岁脾气衰，八十岁肺气衰，九十岁肾气衰，百岁五脏俱衰。"

［8］空外以张：指鼻孔外张。

［9］其肉不石：指肌肉松弛不坚实。《太素》"石"作"实"。

［10］真邪：真，指人体正气。邪，指邪气。

［11］乱而相引：指真气衰败，邪气侵入。张介宾注："正本拒邪，正气不足，邪反随之而入，故曰相引。"

【译文】

黄帝说：人体正气的盛衰，以及从出生到死亡的情况，可以告诉我吗？岐伯说：人从出生到十岁，五脏已发育完全，血气运行已通畅，肾气始盛，所以善动，走路时善跑。二十岁，血气开始充盛，肌肉开始丰满，所以走路很快。三十岁，五脏发育完全稳定，肌肉坚固，血脉盛满，所以走路时显得很稳重。

四十岁，五脏六腑十二经脉，皆发育充盛到极点，平稳恒定，腠理开始疏松，面容开始憔悴，头发花白，性情安稳不动，所以好坐。五十岁，肝气始衰，肝脏的功能开始减弱，胆汁也开始减少，两目始花。六十岁，心气始衰，善忧愁、悲伤，血气懈惰，所以好卧。七十岁，脾气虚弱，皮肤枯槁不泽。八十岁，肺气衰败，肺不藏魄，所以常语言错乱。九十岁，肾气衰败，肝心脾肺四脏经脉皆空虚。百岁，五脏皆虚衰，神气不藏，只剩躯壳，寿命终止。

黄帝问：有的人不能活完自然赋予的寿命而死亡，这是为什么？岐伯说：因五脏不坚固，鼻不高直，人中沟不长，鼻陷而短，鼻孔外张，呼吸急促。另外，面部骨弱肌瘦，脉之气血虚少，肌肉不坚实，屡遭风寒之邪侵袭，血气虚，脉不通，正气与邪气相争，正气紊乱，邪气入侵，所以活到自然寿数的一半时就死亡。

逆顺第五十五

【篇解】

本篇主要论述了人体气机有逆顺，针刺时有可刺与不可刺之别，所以篇名曰"逆顺"。

篇中讨论了气机有逆顺，故病候有可刺与不可刺之分，指出了禁忌针刺的病候，论述了上工与下工在掌握病机方面的不同之处，从而强调了抓住时机早期治疗的重要性。

篇中针刺要"无迎逢逢之气，无击堂堂之阵，无刺熇熇之热，无刺漉漉之汗，无刺浑浑之脉，无刺病与脉相逆"的治疗禁忌，对临床治疗具有指导意义。篇中"治未病，不治已病"的理论是《内经》理论体系的重要观点之一。

【原文】

黄帝问于伯高曰：余闻气有逆顺，脉有盛衰，刺有大约，可得闻乎？伯高曰：气之逆顺者，所以应天地、阴阳、四时、五行也。脉之盛衰者，所以候血气之虚实有余不足。刺之大约者，必明知病之可刺，与其未可刺，与其已不可刺也。

黄帝曰：候之奈何？伯高曰：兵法曰，无迎逢逢之气[1]，无击堂堂之阵[2]。刺法曰，无刺熇熇之热[3]，无刺漉漉之汗[4]，无刺浑浑之脉[5]，无刺病与脉相逆者。

黄帝曰：候其可刺奈何？伯高曰：上工，刺其未生者也。其次，刺其未盛者也。其次，刺其已衰者也。下工，刺其方袭者

也，与其形之盛者也，与其病之与脉相逆者也。故曰：方其盛
也，勿敢毁伤，刺其已衰，事必大昌。故曰：上工治未病，不治
已病。此之谓也。

【注释】

［1］逢逢之气：形容其兵阵来势盛大。

［2］堂堂之陈：形容其兵势盛大，阵容整齐。陈，"阵"的
古字。

［3］熇（hé）熇之热：形容热势炽盛。

［4］漉漉之汗：形容大汗出的样子。

［5］浑浑之脉：形容脉来急疾而无绪，混乱不清。

【译文】

黄帝问伯高：我听说气机有逆顺，脉来有盛衰，针刺有大
法，可以给我讲讲吗？伯高说：诊察气机的逆顺，来分析其是否
与天地、阳阴、四时、五行相应。诊察脉的盛衰，来分析血气
的虚实、有余与不足。针刺的原则，是让医生必须明白疾病的可
刺、不可刺及不可再刺等情况。

黄帝问：怎样才能知道可刺与不可刺呢？伯高说：《兵法》上
说，不要迎面对抗来势盛大之兵力，不要进攻其势盛大、阵容整
齐之兵阵。《刺法》上说：热势炽盛时不要针刺，大汗出的时候
不要针刺，脉来急疾混乱不清时不要针刺，病情与脉象不相符合
时不要针刺。

黄帝问：怎样知道可刺的时机呢？伯高说：高明的医生，在
疾病未发之时就给予针刺，或在疾病刚发生，病情较轻时针刺，
或在待病邪稍衰之时针刺。医术低劣的医生，在邪气正旺，病势

正盛之时，或在病情与脉象不相符合之时给予针刺。所以说：在病势正盛，正邪相争之时，不要针刺，否则损伤正气，若在病势稍衰之时针刺，一定会取得满意的疗效。所以说：高明的医生，在疾病尚未发生之时就给予治疗，不治邪气正盛之时。就是这个道理。

五味第五十六

【篇解】

五味，泛指药食的酸、苦、甘、辛、咸。本篇主要论述了谷类、菜类、果类、畜类的五种性味与五脏的密切关系，所以篇名曰"五味"。

本篇讨论了五味入胃后，各走其所喜之脏，从而发挥补益作用。论述了营气、卫气、宗气的生成及运行，指出了五脏之病各有忌宜的药食之味。

篇中五味入五脏的理论，是《内经》理论体系中的重要理论之一，是后世药物气味归经的理论依据，也是药疗和膳疗的基本理论原则，对中医药药物归经理论的形成具有重要影响，对临床药物治疗、膳食调养具有重要指导意义。学习本篇应与《素问·宣明五气篇》相互参阅。

【原文】

黄帝曰：愿闻谷气有五味，其入五藏，分别奈何？伯高曰：胃者，五藏六府之海也，水谷皆入于胃，五藏六府皆禀气于胃。五味各走其所喜[1]，谷味酸，先走肝，谷味苦，先走心，谷味甘，先走脾，谷味辛，先走肺，谷味咸，先走肾。谷气津液已行，营卫大通，乃化糟粕，以次传下。

黄帝曰：营卫之行奈何？伯高曰：谷始入于胃，其精微者，先出于胃之两焦[2]，以溉五藏，别出两行[3]，营卫之道。其大气[4]之抟[5]而不行者，积于胸中，命曰气海[6]，出于肺，循喉咽[7]，故呼则出，吸则入。天地之精气，其大数常出三入一[8]，故谷不入，半日则气衰，一日则气少矣。

【注释】

[1] 五味各走其所喜：五味，泛指药食的酸、苦、甘、辛、咸五种味道。各走其所喜，指五味与五脏的五行归类关系。五味分别入五脏。

[2] 两焦：指上焦和中焦。

[3] 别出两行（háng）：指胃中所化生的水谷之精微，分为两部分，各走其道，清者为营，行于脉中，浊者为卫，行于脉外，故曰别出两行。

[4] 大气：此处指宗气。

[5] 抟（tuán）：聚的意思。

[6] 气海：张介宾注："气海，即上气海，一名膻中，居于膈上。"

[7] 咽：应据《甲乙经》卷六卷第九及《太素》卷二改为"咙"。

[8] 出三入一：张介宾注："人之呼吸，通天地之精气，以为吾身之真气。故真气者，所受于天，与谷气并而充身也。然天地之气，从吸而入；谷食之气，从呼而出。总计出入大数，则出者三分，入止一分。惟其出多入少，故半日不食，则谷化之气衰；一日不食，则谷化之气少矣。知气为吾身之宝，而得养气之云者，可以语道矣。"

【译文】

黄帝问：我想听听水谷之五味与五脏的关系怎样呢？伯高说：胃是五脏六腑营养的源泉，水谷入于胃，五脏六腑的功能与营养皆来源于胃中所化生的水谷之精微。五味所化生的精微，各走与其同性之脏，酸味先入肝，苦味先入心，甘味先入脾，辛味先入肺，咸味先入肾。水谷所化生的津液正常分布运行，营卫之气运行畅通，其糟粕依次传下，排出体外。

黄帝问：营卫之气的运行怎样？伯高说：水谷入于胃，其所化生的精微，出于胃，行于上、中两焦，灌溉滋养五脏，并且清纯的部分为营，行于脉中，浊悍的部分为卫，行于脉外。水谷之气与自然之清气相合，聚积于胸中，所以胸中为气海，水谷之气与吸入的大自然清气相合，叫宗气，此气出于肺，循喉咙，呼则出，吸则入。人吸入的大自然之清气，被人体吸收利用的与被呼出体外的大致比例为1:3，所以，若半日不进水谷，则正气衰弱，一日不进水谷，则正气虚少。

【原文】

黄帝曰：谷之五味，可得闻乎？伯高曰：请尽言之。五谷：秔米[1]甘，麻[2]酸，大豆咸，麦苦，黄黍[3]辛。五果：枣甘，李酸，栗咸，杏苦，桃辛。五畜：牛甘，犬酸，猪咸，羊苦，鸡辛。五菜：葵[4]甘，韭酸，藿[5]咸，薤[6]苦，葱辛。五色：黄色宜甘，青色宜酸，黑色宜咸，赤色宜苦，白色宜辛。

凡此五者，各有所宜。五宜：所言五色[7]者，脾病者，宜食秔米饭牛肉枣葵；心病者，宜食麦羊肉杏薤。肾病者，宜食大豆黄卷[8]猪肉栗藿；肝病者，宜食麻犬肉李韭；肺病者，宜食黄黍鸡肉桃葱。

五禁：肝病禁辛，心病禁咸，脾病禁酸，肾病禁甘，肺病禁苦。

肝色青，宜食甘，秔米饭牛肉枣葵皆甘。心色赤，宜食酸，大肉麻李韭皆酸。脾色黄，宜食咸，大豆豕肉[9]栗藿皆咸。肺色白，宜食苦，麦羊肉杏薤皆苦。肾色黑，宜食辛，黄黍鸡肉桃葱皆辛。

【注释】

[1] 秔（jīng）：即粳米。属土，味甘，入脾。

[2] 麻：指芝麻。

[3] 黄黍：即糯小米，又称黄米，味辛，入肺。

[4] 葵：即冬葵，一种蔬菜，味甘，入脾。

[5] 藿：指豆叶，味咸，入肾。

[6] 薤：即野蒜，新鲜的鳞茎可作蔬菜，干燥的鳞茎可入药，称谓薤白。

[7] 五色：应据《太素》卷二改为"五宜"。

[8] 大豆黄卷：张介宾注云"大豆黄卷，大豆芽也。"

[9] 豕肉：即猪肉。

【译文】

黄帝问：可以告诉我谷物的五味吗？伯高说：请让我详细地讲一讲。五谷的味道是：粳米味甘，芝麻味酸，大豆味咸，小麦味苦，黄米味辛。五果的味道是：枣味甘，李味酸，栗味咸，杏味苦，桃味辛。五畜的味道是：牛肉味甘，狗肉味酸，猪肉味咸，羊肉味苦，鸡肉味辛。五菜的味道是：冬葵味甘，韭菜味酸，豆叶味咸，野蒜味苦，葱味辛。五色的味道应该是：黄色的应当味甘，青色的应当味酸，黑色的应当味咸，赤色的应当味苦，白色的应当味辛。

大凡以上五者，各有所宜。所说的五宜是：脾病之人，宜食粳米饭、牛肉、枣、冬葵等甘味食物；心病之人，宜食小麦、羊肉、杏、野蒜等苦味食物；肾病之人，宜食黄豆芽、猪肉、栗子、豆叶等咸味食物；肝病之人，宜食芝麻、狗肉、李子、韭菜等酸味食物；肺病之人，宜食黄米、鸡肉、桃、葱等辛味食物。

五脏病之五味禁忌是：肝病禁食辛味，心病禁食咸味，脾病禁食酸味，肾病禁食甘味，肺病禁食苦味。

肝合青色，肝病宜食甘味食物，粳米、牛肉、枣、冬葵都属甘味。心合赤色，心病宜食酸味食物，狗肉、芝麻、李子、韭菜都属酸味。脾合黄色，脾病宜食咸味食物，大豆、猪肉、栗、豆叶都属咸味。肺合白色，肺病宜食苦味食物，小麦、羊肉、杏、野蒜都属苦味。肾合黑色，肾病宜食辛味食物，黄米、鸡肉、桃、葱都属辛味。

水胀第五十七

【篇解】

水胀，指邪气壅塞气机、水液凝聚停留体内的一种病证。本篇论述了水胀、肤胀、鼓胀、肠覃、石瘕五种病证的证候特点及鉴别要点，因首论水胀病，所以篇名曰"水胀"。

本篇主要论述了水胀、肤胀、鼓胀的证候特点及鉴别要点，讨论了肠覃、石瘕的病机、证候特点及鉴别要点，篇中强调了肠覃、石瘕、肤胀、鼓胀的治则治法。

篇中所述五种病证的鉴别诊断及治疗原则，至今仍有临床指导价值，五种病证的鉴别方法是采取按、叩、望等多种诊察方法相互参合；治法中的刺络放血法在《内经》中多见，并多用以治疗实证；义中所述病证的治疗方法，后世多有发挥并取得满意疗效。

【原文】

黄帝问于岐伯曰：水[1]与肤胀、鼓胀、肠覃、石瘕、石水[2]，何以别之。岐伯答曰：水始起也，目窠[3]上微肿，如新卧起之状，其颈脉动[4]，时咳，阴股间寒[5]，足胫瘇[6]，腹乃大，其水已成矣。以手按其腹，随手而起，如裹水之状，此其候也。

黄帝曰：肤胀[7]何以候之？岐伯曰：肤胀者，寒气客于皮肤之间，𣪏𣪏然[8]不坚，腹大，身尽肿，皮厚，按其腹，窅而不起[9]，腹色不变，此其候也。

鼓胀[10]何如？岐伯曰：腹胀身皆大，大与肤胀等也，色苍黄，腹筋起[11]，此其候也。

【注释】

[1] 水：在此指水胀。

[2] 石水：病名。本篇对石水有问无答，疑有缺文。结合《灵枢·邪气藏府病形》《素问·阴阳别论》《素问·大奇论》及《金匮要略》等有关石水的论述，可知石水是因体内阴盛阳虚，水气内聚所致的以少腹水肿为主要表现的一类病证。

[3] 目窠（kē）：指眼睑。窠，《太素》作"裹"。

[4] 颈脉动：指人迎脉搏动明显。因水湿内停，内泛血脉，脉中水气涌动所致。王冰注："水气上溢，则肺被热熏，阳气上逆，故颈脉盛鼓而咳喘也。颈脉，谓耳下及结喉旁人迎脉也。"

[5] 阴股间寒：大腿内侧因水湿所伤感觉寒冷。阴股，指大腿内侧。

[6] 瘇：通"肿"。

[7] 肤胀：病名。指由于阳气不足，寒邪客于皮肤之间，气机郁滞所致的以肌肤肿胀、皮厚、腹大、肤色不变为主症的一类病证。

[8] 𪔣𪔣然（kōng）：指鼓声。𪔣然，指叩击肿胀处呈鼓声。

[9] 窅（yāo）而不起：指以手按其肿胀的腹部，当手抬起时，按处凹陷，不能随手而起。

[10] 鼓胀：病名。以腹部胀大如鼓，皮色青黄，腹壁青筋显露为特征的一类病证。

[11] 腹筋起：腹壁脉络怒张，青筋显露或突起。

【译文】

黄帝问岐伯：水胀与肤胀、鼓胀、肠覃、石瘕、石水等病应怎样鉴别？岐伯回答说：水胀初起时，眼睑微肿，好像刚睡醒似的。若颈部动脉搏动明显，时有咳嗽，阴股部觉得寒凉，足胫部肿，腹部肿大，这是水病已成。以手按其腹部，腹皮随手而起，如按压装满水的皮囊，这就是水胀的症状表现。

黄帝问：肤胀病怎样诊察呢？岐伯说：肤胀病是因寒气客于皮肤之间所致，叩击肿胀之处如鼓声，按之不坚硬，腹部胀大，全身肿胀，皮厚，按其肿胀的腹部，凹陷不起，腹色无异常改变，这就是肤胀的症状表现。

鼓胀病怎样诊察呢？岐伯说：腹部胀大，全身肿胀，肿胀与肤胀一样，但皮肤色青黄，腹部有青色脉络突起，这就是鼓胀的症状表现。

【原文】

肠覃[1]何如？岐伯曰：寒气客于肠外，与卫气相搏，气不得营[2]，因有所系，癖而内著[3]，恶气乃起，瘜肉[4]乃生。其始生也，大如鸡卵，稍以益大，至其成如怀子之状，久者离岁，按之则坚，推之则移，月事以时下，此其候也。

石瘕[5]何如？岐伯曰：石瘕生于胞中[6]，寒气客于子门[7]，子门闭塞，气不得通，恶血当写[8]不写，衃[9]以留止，日以益大，状如怀子，月事不以时下。皆生于女子，可导而下[10]。

黄帝曰：肤胀鼓胀可刺邪[11]？岐伯曰：先泻其胀之血络，后调其经，刺去其血络也。

【注释】

[1] 肠覃（xùn）：古病名，因寒气客于肠外所致的肠外肿物似菌状的一类病证，肿块以按之坚硬、推之可移、大则状如怀子、不影响月经为特征。覃，古通"蕈"，菌状植物。

[2] 营：赵府居敬堂刊木《灵枢经》作"荣"。

[3] 癖而内著（zhuó）：指寒邪在体内停留。癖，积也；著，留也。

[4] 瘜肉：赘生于肠外的肿物。

[5] 石瘕：病名。因寒邪客于胞宫，瘀血内留所致的胞宫内肿物坚硬如石一类的病证。肿块以日渐长大、状如怀子、影响月经为特征。

[6] 胞中：即子宫。

[7] 子门：即子宫口。张介宾注："子门，即子宫之门也。"

[8] 写：即"泻"。下文同此。

[9] 衃（pēi）：瘀滞凝固之黑血。张介宾注："衃，凝败之血也。"

[10] 可导而下：指活血逐瘀，引导衃血下行的方法。杨上善注："可以针刺导而下之。"丹波元简注："导，谓坐导药，其病在胞中，故用坐导药以导下之。"

[11] 邪：音义同"耶"。

【译文】

肠覃病怎样诊察呢？岐伯说：寒邪侵于肠外，与卫气相互搏结，使卫气不能正常运行，邪气系于肠外，久之著而生肿块。其肿块初起时，如鸡卵大小，之后日渐长大，至病成时，肿块大如怀子，数年不消，按之坚硬，推之可移动，不影响月经，这就是肠覃的症状表现。

石瘕病怎样诊察呢？岐伯说：石瘕生于胞中，因寒邪侵于子门，使子门闭塞，气血瘀滞不通，经血不得排出，瘀滞凝固的黑血内留，瘀血块日渐增大，使腹部胀大如怀子，月经不能按时而下，此病皆生于女性，当导引瘀血下行。

黄帝问：肤胀和鼓胀，可以用针刺法治疗吗？岐伯说：先用针泻其肿胀之血络，然后根据病情的轻重缓急调整其经脉，刺除络脉之瘀血，疏通气血。

贼风第五十八

【篇解】

贼风，泛指四时不正之气。本篇讨论了贼风邪气伤人的病机和病证，所以篇名曰"贼风"。

全篇主要讨论了故邪（原有的邪气）稽留于内，遇喜怒不节、饮食失宜、寒温不时等诱因而发病的发病学内容，论述了祝由疗法治疗情志因素所致疾病的道理，说明了疾病的发生并非因鬼神所致，而是新感引故邪的结果。

篇中故邪遇诱因及因加而发的发病学观点，突出了人体正气在发病中的主导作用，学习时，可参见《素问·生气通天论》《素问·阴阳应象大论》《灵枢·论疾诊尺》等篇。篇中祝由疗法属今之心理疗法范畴，指不用针灸及药物等治疗手段，而借助语言及行为等对病人进行精神和心理方面的调整，调动病人积极的因素，转移病人对病痛的注意力的一种心理疗法。祝由疗法是心理疗法及心身医学的先驱，也是中医治疗学的重要组成部分。学习时，可与《素问·移精变气论》互参。

【原文】

黄帝曰：夫子言贼风邪气之伤人也，令人病焉，今有其不离屏蔽[1]，不出空穴[2]之中，卒然病者，非不离[3]贼风邪气，其故何也？

岐伯曰：此皆尝有所伤于湿气，藏于血脉之中，分肉之间[4]，久留而不去；若有所堕坠，恶血^[5]在内而不去。

卒然喜怒不节，饮食不适，寒温不时，腠理闭而不通。其开而遇风寒，则血气凝结，与故邪相袭^[6]，则为寒痹。其有热则汗出，汗出则受风，虽不遇贼风邪气，必有因加而发^[7]焉。

【注释】

［1］屏蔽：遮蔽用的屏障。

［2］空穴：指房屋。穴，《二十二子》本作"宂"。今据《甲乙》卷六第五及赵府敬堂刊本《灵枢经》改。

［3］不离：《太素》作"必离"。这里是"遭遇"的意思。

［4］间：《二十二子》本作"闻"，今据《甲乙》卷六第五及《太素》卷二十八《诸风杂论》改。

［5］恶血：即瘀血。

［6］与故邪相袭：新感之风寒邪气入侵人体，与原有的湿气、瘀血等邪气相互结合。故邪，指旧邪，即上文所言之湿气、恶血及喜怒不节、饮食不适等；袭，相合。

［7］因加而发：因于故邪，又加新邪，新故邪气相合而发病。张介宾注："其或有因热汗出而受风者，虽非贼风邪气，亦为外感。必有因加而发者，谓因于故而加以新也，新故合邪，故病发矣。"

【译文】

黄帝说：先生说四时不正之气侵犯人体，使人发生疾病。但现在有的人并没有离开屋内，却突然发病。已经避开了贼风邪气，却仍然发病，其道理是什么呢？

岐伯说：这是因为平素伤于湿邪，湿邪藏于血脉之中、分肉之间，久留而不去；或有堕坠，伤于血脉，瘀血留滞不去。

若突然逢情志不遂、饮食不适、气候寒温失常时，则使腠理闭而不通。若腠理开则遇风寒侵袭，使经脉血气凝结，新感的风寒之邪与故有的湿邪相互作用，发为寒痹。有的因热而汗出，汗出则腠理开而感受风邪。虽深居密室，未遇贼风邪气，但一定是原有故邪，加之新感，使人发病。

【原文】

黄帝曰：今夫子之所言者，皆病人之所自知也。其毋所遇邪气，又毋怵惕之所志，卒然而病者，其故何也？唯有因鬼神之事乎？

岐伯曰：此亦有故邪留而未发，因而志有所恶，及有所慕，血气内乱，两气相搏[1]。其所从来者微，视之不见，听而不闻，故似鬼神。

黄帝曰：其祝[2]而已者，其故何也？岐伯曰：先巫者，因知百病之胜[3]，先知其病之所从生者，可祝而已也。

【注释】

[1] 两气相搏：指原有的留而未发的故邪，与情志所致的血气内乱相互搏结。

[2] 祝：即祝由。古代祝说病由的一种治病方法，属今之心理疗法之一，适用于部分精神情志所导致的病证。

[3] 百病之胜：指多种疾病的治疗方法。胜，制的意思。

【译文】

黄帝说：先生所讲的，都是病人自己所知道的。而有的人既没遇贼风邪气的侵袭，又没有惊恐等情志所伤，却突然发病，是什么原因呢？难道是鬼神在作祟吗？

岐伯说：这也是体内有故邪，留而未发，遇情志不遂（所恶及所慕），血气内乱，则邪与情志所致的血气内乱相互搏结。其发病不易察觉，看不见，听不到，所以好似鬼神在作怪。

黄帝问：有的病用祝由法能治好，这是什么道理呢？岐伯说：从前巫医用祝由法治病，是因为他们知道各种疾病的治疗方法，在弄清病人发病的缘由之后，用祝由法治疗，有的疾病是可以痊愈的。

卫气失常第五十九

【篇解】

本篇主要论述了卫气失常导致的各种病变及针刺方法，所以篇名曰"卫气失常"。

篇中首先讨论了卫气运行失常引起的各种病变的诊断方法及取穴原则，讨论了脂、膏、肉三种类型的人体体质特征、气血多少及体质强弱。

卫气有卫外、温煦、濡养的作用，卫气运行失常可致多种病变，治疗原则是针对具体病证辩证取穴。脂、膏、肉不同体质类型的人，体质强弱状况是不同的，故发病也异，所以提示医生在临证治疗时要全面诊察，因人而异，辨体施治。

【原文】

黄帝曰：卫气之留于腹中，搐[1]积不行，苑蕴[2]不得常所，使人支[3]胁胃中满，喘呼逆息者，何以去之？伯高曰：其气积于胸中者，上取之；积于腹中者，下取之；上下皆满者，傍取之。

黄帝曰：取之奈何？伯高对曰：积于上，泻人[4]迎、天突、喉中；积于下者，泻三里与气街；上下皆满者，上下取之，与季胁之下一寸；重者，鸡足[5]取之。诊视其脉大而弦急，及绝不至者，及腹皮急甚者，不可刺也。黄帝曰：善。

【注释】

[1] 揗：应据马莳的《灵枢注证发微》注改为"稸"。稸，蓄积的意思。

[2] 苑蕴：郁结的意思。

[3] 支：《二十二子》本作"肢"，今据赵府居敬堂刊本《灵枢经》改。

[4] 人：《二十二子》本作"大"。今据《甲乙经》卷九第四及赵府居敬堂刊本《灵枢经》改。

[5] 鸡足：针刺方法之一，又叫合谷刺，即将针深刺于分肉之间，然后再向左、右各斜刺一针，犹如鸡足着地，分为三歧。

【译文】

黄帝说：卫气运行失常，留于腹中，蓄积不行，其郁结没有一定的部位，常使人胁肋胀满，胃脘满闷，喘息气逆，该怎样治疗呢？伯高说：气郁积在胸中的，取上部的穴位治疗；气郁积在腹中的，取下部的穴位治疗；胸腹部皆胀满的，取附近的穴位治疗。

黄帝问：怎样取穴呢？伯高说：气郁积在胸部的，当泻人迎、天突、廉泉穴；气郁积在腹部的，当泻足三里、气街穴；胸腹部胀满的，当取在上的人迎、天突、廉泉和在下的足三里、气街，以及季胁下的章门穴；病情严重的，当用鸡足刺法。若病人脉大而弦急，或脉绝不至，或腹皮紧张，皆不可针刺。黄帝说：讲得好。

【原文】

黄帝问于伯高曰：何以知皮肉、气血、筋骨之病也？伯高曰：色起两眉薄泽者，病在皮。唇色青黄赤白黑者，病在肌肉。营气濡然[1]者，病在血气。目色青黄赤白黑者，病在筋。耳焦枯受尘垢，病在骨。黄帝曰：病形何如，取之奈何？伯高曰：夫百病变化，不可胜数，然皮有部，肉有柱，血气有输，骨有属。

黄帝曰：愿闻其故。伯高曰：皮之部，输于四末。肉之柱，在臂胫诸阳分肉之间，与足少阴分间[2]。血气之输，输于诸络[3]，气血留居，则盛而起。筋部无阴无阳，无左无右，候病所在。骨之属者，骨空之所以受益而益脑髓者也。

黄帝曰：取之奈何？伯高曰：夫病变化，浮沉深浅，不可胜穷，各在其处，病间者浅之，甚者深之，间者小[4]之，甚者众之，随变而调气，故曰上工。

【注释】

[1]营气濡然：营气耗散于外，休表湿润而多汗。

[2]足少阴分间：分间，据《千金翼方》卷二十五第一，当改为"分肉之间"。足少阴分肉之间，指足少阴肾经循行所过之处的腨、股、臀等处，肌肉坚厚。

[3]输于诸络：《千金翼方》卷第二十五第一作"在于诸经络"。可从。

[4]小：《甲乙经》卷六第六及《千金翼方》卷二十五第一作"少"。可从。

【译文】

黄帝问伯高：怎样可以知道皮肉、气血、筋骨的病变呢？伯高说：病色见于两眉之间，且色薄而泽，是病在皮肤。口唇见青、黄、赤、白、黑各种病色，是病在肌肉。营气耗散而体表湿润汗出的，是病在血气。两目见青、黄、赤、白、黑各种病色，是病在筋。两耳焦枯晦暗不泽，且有尘垢，是病在骨。黄帝问：病之变化是怎样的？怎样取穴治疗呢？伯高说：各种疾病都是千变万化的，其变化是难以数尽的。然而皮病有一定的部位，肉病有一定的支柱，血气病有一定的输运之处，骨病有一定的部位。

黄帝说：我想听听其中的缘故。伯高说：病在皮的，邪气轻浅，当取四肢浅表的部位针刺。病在肉的，当取肌肉的支柱进行针刺，即臂、胫诸阳经分肉之间，以及足少阴肾经所过之处的腨、股、臀等肌肉坚厚之处。病在血气的，当取诸经络，若气血瘀滞，则经脉壅盛，郁结而隆起。病在筋的，没有阴阳左右之分，视其病之所在而刺治。病在骨的，当取相应之关节，之所以针刺关节，因其有补益脑髓和骨髓的作用。

黄帝说：怎样取穴呢？伯高说：疾病千变万化，其浮沉深浅不可胜数，治疗时，应根据病之所在之处的发病情况进行针刺。病情轻的，宜浅刺；病情重的，宜深刺。病情轻的，取穴宜少；病情重的，取穴宜多。要随着疾病的变化来调整气血的盛衰，所以说这就是高明的医生。

【原文】

黄帝问于伯高曰：人之肥瘦大小寒温，有老壮少小，别之奈何？伯高对曰：人年五十已上为老，二十已上为壮，十八已上为少，六岁已上为小[1]。

黄帝曰：何以度知其肥瘦？伯高曰：人有肥[2]有膏有肉。

黄帝曰：别此奈何？伯高曰：䐃肉坚，皮满者，肥。䐃肉不坚，皮缓者，膏。皮肉不相离者，肉。

黄帝曰：身之寒温何如？伯高曰：膏者其肉淖[3]，而粗理者身寒，细理者身热。脂者其肉坚，细理者热，粗理者寒。

黄帝曰：其肥瘦大小奈何？伯高曰：膏者，多气而皮纵缓，故能纵腹垂腴[4]。肉者，身体容大。脂者，其身收小。

【注释】

[1]十八已上为少，六岁已上为小：据《灵枢注证发微》似应将原文改为"十八岁已下为少，六岁已下为小"为妥。

[2]肥：《甲乙经》卷六第六改为"脂"，以与后文合。可从。

[3]淖：润泽的意思。

[4]纵腹垂腴（yú）：指腹部肥肉弛缓下垂。

【译文】

黄帝问伯高：人体的肥瘦，身材的大小，体质的寒温，以及年龄的老壮少小，该怎样来分别呢？伯高回答说：五十以上为老年，二十以上为壮年，十八岁以下为少年，六岁以下为小孩。

黄帝问：怎样衡量肥瘦呢？伯高说：人体有脂、膏、肉三种类型。

黄帝问：怎样区别这三种类型呢？伯高说：腘肉坚实，肌肉丰满，属脂的类型。腘肉不坚实，皮肉松缓的，属膏的类型。皮肉坚实的，属肉的类型。

黄帝问：其与人体的寒温有什么关系呢？伯高说：膏型之人，肌肉润泽，腠理粗疏的，多寒；腠理细密的，多热。脂型之人，肌肉坚实，腠理细密的，多热，腠理粗疏的，多寒。

黄帝问：这三种类型的人，其身形的胖瘦、大小是怎样的？伯高说：膏型之人，气盛，但皮肤弛缓，所以腹部肥肉弛缓下垂。肉型之人，身体魁梧结实。脂型之人，肌肉紧密，身形相对小一些。

【原文】

黄帝曰：三者之气血多少何如？伯高曰：膏者多气，多气者热，热者耐寒。肉者多血则充形，充形则平。脂者，其血清，气滑少[1]，故不能大。此别于众人者也。

黄帝曰：众人[2]奈何？伯高曰：众人皮肉脂膏不能相加[3]也，血与气不能相多，故其形不小不大，各自称其身，命曰众人。

黄帝曰：善。治之奈何？伯高曰：必先别其三形，血之多少，气之清浊，而后调之，治无失常经[4]。是故膏人，纵腹垂腴；肉人者，上下容大；脂人者，虽脂不能大者。

【注释】

[1] 气滑少：气滑利而少。

[2] 众人：指常人。

[3] 不能相加：不肥胖。言常人血气和平，皮肉脂膏正常，故不肥胖。

[4] 无失常经：常经，指一般规律。言治疗时不要违背一般的治疗法则。

【译文】

黄帝问：这三种人的血气多少情况是怎样的？伯高说：膏型人多气，多气者身热，身热则耐寒。肉型人多血，多血则充养形体，故身体平和无病。脂型人血清，气滑利而少，故身形不肥胖。这就是三者与常人的区别。

黄帝问：常人是怎样的？伯高说：常人血气和平，皮肉脂膏正常，故不肥胖，血气也无偏盛，所以身形不大不小，各自相称，这就是常人的身材。

黄帝说：讲得好。怎样治疗呢？伯高说：必须先分清其人是三种类型中的哪一种，根据其血之多少、气之清浊来调治，治疗时，不要违背通常的治疗规律。三种人的身形特点是：膏型人，腹部胖肉松弛下垂；肉型人，形体魁梧；脂型人，肌肉坚实，身形无明显肥大。

玉版第六十

该篇论述了痈疽是积微而生，提示医生对疾病要早期诊断、早期治疗。文中叙述了痈疽病若治疗不当则形成逆证，强调了针具虽小，既能治病，也能伤人，指出了五里穴应禁刺。

古人认为本篇内容至关重要，当刻之于玉版，以传后世，故名曰"玉版"。

【原文】

黄帝曰：余以小针为细物也，夫子乃言上合之于天，下合之于地，中合之于人，余以为过针之意矣，愿闻其故。岐伯曰：何物大于天乎？夫大于针者，惟五兵[1]者焉。五兵者，死之备也，非生之具。且夫人者，天地之镇[2]也，其不可不参乎？夫治民者，亦唯针焉。夫针之与五兵，其孰小乎？

【注释】

[1]五兵：指古代的五种兵器。即剑、矛、矢、刀、戟。

[2]镇：引申为重要、贵重的意思。

【译文】

黄帝说：我以为针灸的针是很细小的东西，先生却说它能上合之于天，下合之于地，中合之于人，我认为你夸大了小针的作用，想听听其中的道理。岐伯说：什么东西比天还大呢？比小针大的，只有剑、矛、矢、刀、戟五种兵器，但这五种兵器是用作战争杀人的，而不象小针有治病救人的作用。人是天地之间最宝贵的，怎能不将人与天地之变化相参呢？能够救治百姓的，只有小针。小针与五兵相比，其作用的大小不是很清楚了吗？

【原文】

黄帝曰：病之生时，有喜怒不测，饮食不节，阴气不足，阳气有余，营气不行，乃发为痈疽。阴阳不通[1]，两热相搏[2]，乃化为脓，小针能取之乎？岐伯曰：圣人不能使化者，为之邪不可留[3]也。故两军相当[4]，旗帜相望，白刃陈于中野[5]者，此非一日之谋也。能使其民，令行禁止[6]，士卒无白刃之难者，非一日之教也，须臾之得[7]也。夫至使身被痈疽之病，脓血之聚者，不亦离道[8]远乎。夫痈疽之生，脓血之成也，不从天下，不从地出，积微之所生也。故圣人自治于未有形也，愚者遭[9]其已成也。

黄帝曰：其已形，不予[10]遭，脓已成，不予见，为之奈何？岐伯曰：脓已成，十死一生，故圣人弗使已成，而明为良方，著之竹帛[11]，使能者踵而传之后世，无有终时者，为其不予遭也。黄帝曰：其已有脓血而后遭乎，不导之以小针治乎？岐伯曰：以小治小者其功小，以大治大者多害[12]，故其已成脓血者，其唯砭石[13]铍锋[14]之所取也。

【注释】

[1] 阴阳不通：营卫之气被邪气阻滞而运行不畅。阴，营气；阳，卫气。

[2] 两热相搏：外入之邪热与营卫瘀滞所化之阳热相互

搏结。

[3] 不能使化者，为之邪不可留：高明的医生对痈疽能及早施治，不会使它发展到化脓的地步。化者，痈疽已化脓；为之，即治之。

[4] 相当：敌对双方列阵对峙。

[5] 中野：战场。

[6] 令行禁止：有令则执行，有禁则停止。

[7] 须臾之得：短时间所能达到。须臾，短时间；得，达到。

[8] 离道：道，指背离养生祛病之道。

[9] 遭：遇、逢的意思。此处可解为"治"。

[10] 予：预测。

[11] 竹帛：竹简和绸帛。

[12] 以小治小者其功小，以大治大者多害：《甲乙经》卷十一第九作"以大治大者，其功大，以小治大者，其害大。"再观下文，脓已成用大针切开引流，则其功大，若用小针则排脓不净，留患为害。故可从《甲乙经》。

[13] 砭石：用石做的针，即石针。

[14] 铍锋：即铍针与锋针。

【译文】

黄帝说：疾病开始发生时，多是情志不遂、饮食不节所致，使得阴气不足，阳气有余，营卫之气不行，壅滞而发为痈疽。因阴阳之气不通，壅遏化热的营气与化热的邪气相互搏结，化生为脓，用小针能治疗吗？岐伯说：高明的医生，在邪气尚未化脓之时，就给予治疗，使邪气不能留于体。疾病的形成，犹如两军交战，旗帜飘扬，遍野白刃，并不是一天的谋划。若能让人们有令则行，有禁则止，使士卒免遭刀刃之难，也不是一天之内能成功说服的。人发生痈疽之病，形成脓血，不就是因为不实行养生之道吗？痈疽的发生，脓血的形成，此病不是从天上掉下来的，也不是从地里冒出来的，是逐渐积累而形成的。所以高明的医生在痈疽、脓血未发生之时就给予治疗；医疗技术低劣的医生，则在脓血已成之时才给予治疗。

黄帝说：痈疽已形成但不能预先治疗，脓血已形成但不能事先预测，这时应该怎么办呢？岐伯说：痈疽脓血已形成，很难治愈，所以高明的医生能在痈肿没形成之前，就早期诊断，早期治疗，并把有效的药剂写在竹简或丝绸上，使之能一代一代传下去，让后人学习，不至于失传。黄帝问：痈疽脓血形成后该怎样治疗？不导引脓液，用小针可以治疗吗？岐伯说：以小针来治疗，使脓血不能完全排除，功效小，危害大；以大针来排放脓血则功效大，危害小。所以，痈疽已成脓血的，只有用砭石及铍针、锋针刺破痈疽，排放脓血，才能治愈。

【原文】

黄帝曰：多害者其不可全[1]乎？岐伯曰：其在逆顺[2]焉。黄帝曰：愿闻逆顺。岐伯曰：以为伤者，其白眼青，黑眼小，是一逆也；内[3]药而呕者，是二逆也；腹痛渴甚，是三逆也；肩项中不便，是四逆也；音嘶色脱，是五逆也。除此五者为顺矣。

【注释】

[1] 全：指治愈。

[2] 逆顺：病重难治、预后差者为逆；病轻易治、预后好者

为顺。本篇逆顺，指痈疽邪毒内陷者为逆，邪毒外透者为顺。

[3] 内：音义同"纳"。

【译文】

黄帝问：严重的痈疽不可以治愈吗？岐伯说：能否治愈，决定于病证的逆顺。黄帝说：我想听你讲讲逆顺。岐伯说：已经发生痈疽的人，白眼呈青色，黑眼变小，是一逆；服药呕吐的，是二逆；腹痛，口渴严重的，是三逆；项肩背活动不灵的，是四逆；声音嘶哑，面色白而无光泽的，是五逆。除此五种为逆证之外，余皆属顺证。

【原文】

黄帝曰：诸病皆有逆顺，可得闻乎？岐伯曰：腹胀，身热，脉大[1]，是一逆也；腹鸣而满，四肢清，泄，其脉大，是二逆也；衄而不止，脉大，是三逆也；咳且溲血脱形，其脉小劲，是四逆也；咳，脱形身热，脉小以疾，是谓五逆也。如是者，不过十五日而死矣。

其腹大胀，四末清[2]，脱形，泄甚，是一逆也；腹胀便血，其脉大，时绝，是二逆也；咳溲血，形内[3]脱，脉搏，是三逆也；呕血，胸满引背，脉小而疾，是四逆也；咳呕腹胀，且飧泄，其脉绝，是五逆也。如是者，不及一时[4]而死矣。工不察此者而刺之，是谓逆治。

【注释】

[1] 大：《甲乙经》卷四第一下注云："一作小"。可从。身热，脉小，脉证不符，故为逆证。

［2］四末清：指四肢清冷。是脾土败绝之候。

［3］内：《甲乙经》卷四第一下作"肉"，可从。

［4］一时：指病情危在旦夕。

【译文】

黄帝问：一般的疾病也都有逆顺，可以给我讲讲吗？岐伯说：腹胀，身热，脉却小，脉证不相符，是一逆；肠鸣而腹部胀满，四肢清冷，腹泻，脉却大，脉证不相符，是二逆；衄血不止，脉象却浮大，是三逆；咳嗽，尿血，消瘦，脉却小而坚劲，是四逆；咳嗽，消瘦，身热，脉小而数，是五逆。如属上述情况，不超过十五日就会死亡。

腹胀大，四肢清冷，消瘦，重度泄泻，说明脾土之气已败绝，是一逆；腹胀，便血，脉大时有间歇，说明阳气将竭，是二逆；咳嗽，尿血，严重消瘦，脉来应指有力，说明气血虚损，而见真脏脉，是三逆；呕血，胸背胀满，脉小而数，说明气血虚弱，是四逆；咳嗽，呕吐，腹胀，飧泄，脉绝不至，是五逆。如属上述情况，则病情危在旦夕，很快就会死亡。若医生不细心地审察这些，只顾盲目地针刺，这就是逆治。

【原文】

黄帝曰：夫子之言针甚骏[1]，以配天地，上数天文，下度地纪，内别五藏，外次六府，经脉二十八会[2]，尽有周纪，能杀生人，不能起死者，子能反之乎？岐伯曰：能杀生人，不能起死者也。黄帝曰：余闻之则为不仁，然愿闻其道，弗行于人。岐伯曰：是明道也，其必然也，其如刀剑之可以杀人，如饮酒使人醉也，虽勿诊，犹可知矣。

黄帝曰：愿卒闻之。岐伯曰：人之所受气者，谷也。谷之所注者，胃也。胃者，水谷气血之海也。海之所行云气者，天下也。胃之所出气血者，经隧也。经隧者，五藏六府之大络也，迎而夺之[3]而已矣。

黄帝曰：上下有数乎[4]？岐伯曰：迎之五里[5]，中道而止[6]，五至而已，五往而藏之气尽矣[7]，故五五二十五而竭其输矣，此所谓夺其天气者也，非能绝其命而倾其寿者也。

黄帝曰：愿卒闻之。岐伯曰：阚门而刺[8]之者，死于家中；入门而刺[9]之者，死于堂上。黄帝曰：善乎方，明哉道，请著之玉版，以为重宝，传之后世，以为刺禁，令民勿敢犯也。

【注释】

[1] 骏：大之意。

[2] 经脉二十八会：二十八，指二十八脉，即十二经脉左右计二十四脉，加上阴跷、阳跷、任脉、督脉。经脉二十八会，指二十八经脉相互交会，流注循环周身。

[3] 迎而夺之：迎其经脉之气而用针泻之。

[4] 上下有数乎：上下，指手足经脉。数，指禁刺的穴位。此句是问在手足经脉上是否有禁刺的穴位。

[5] 五里：穴名。即手五里穴，属手阳明大肠经。屈肘，在肘横纹外端上三寸处。因此穴是经隧之要害，故是古代的禁针穴。

[6] 中道而止：中道，指半途。中道而止，言脏腑经络之气运行到半途而停止。

[7] 五至而已，五往而脏之气尽矣：《灵枢集注》卷七注："至者迎其气之至也；往者追其气之行也。故五至而迎其五脏之气至即已，若五往而追之，则五脏之气尽泄于外矣。五脏各有五

输，五五二十五腧，若皆取之，则竭其输矣。此所谓夺其天气者
也，非由命之自绝，寿之自倾，实所以杀生人也。"

[8]阚而刺：阚，即人从门缝中探视。窥门而刺，在此可引
伸为浅刺。

[9]入门而刺：入门，即人进入门内。入门而刺，在此可引
伸为深刺。

【译文】

黄帝说：先生说针刺的作用甚大，其理可配天地，上应天
文，下合地理，在内连通五脏，在外贯通六腑，还可贯通二十八
脉，使之环周不休。但有人认为针刺能将人刺死，也没有起死回
生的治疗作用，你能反驳他们吗？岐伯说：医术不高明的医生能
将活人刺死，不能将要死的人救活。黄帝说：我听了这些，认为
其不仁道，我想听听其中的道理，以使有些医生不再将人刺死。
岐伯说：其道理很清楚，也是必然要告诉您的，针刺技术不高明
的医生给人针刺，好像用刀剑杀人，也好像喝醉了的人，这些医
生虽然没有细致地诊察疾病，但看上去好像什么都知道。

黄帝说：我想详尽地听一听。岐伯说：人体的精气来源于水
谷，水谷所注之处是胃。胃为水谷之海，气血化生之源。海水之
气上升成为云，天云下降而为雨。胃中水谷所化生的气血行于经
隧之中。经隧，就是五脏六腑的经脉。若逆其经脉之气而用针泻
之，就会伤害五脏六腑。

黄帝问：手足经脉上有禁刺的穴位吗？岐伯说：手阳明经的五
里穴是经隧的要害，若用泻法迎而夺之，则脏腑之气运行中止而败
绝。每一脏泻五次则脏气衰败，五脏各泻五次，五五二十五次，则
五脏之气衰尽，五脏所输注之处的气血也竭尽了。这就是不知禁刺

而妄夺真气的后果，即使侥幸未夺人之性命，也能使人短寿。

黄帝说：愿你详尽地讲一讲。岐伯说：若妄刺禁刺之穴，如果刺得浅，则病人回到家中便会死亡；如果刺得深，则病人立即死于诊所。黄帝说：多么好的理论，多么重要的道理啊！请把它刻之于玉版，作为重要的宝物，传之于后世，并作为针刺的禁忌，使人们不要违背它。

五禁第六十一

【篇解】

本篇主要讨论了针刺所禁刺之时日，以及五夺、五逆、五过的症状表现，由于篇中先论五禁，故名曰"五禁"。

篇中的针刺禁忌时日，是基于《黄帝内经》"人与天地相参"的整体观，根据干支配时配日而推绎的，对后世"子午流注"针刺理论及方法的形成有重要的影响。五夺，指五种精血津液严重耗脱的病证，禁用泻法；五逆，指热病过程中出现的五种脉证相反的逆证，要慎用针刺；五过，指补泻方法不要太过。该篇理论对后世临床针刺治疗有重要指导意义。

【原文】

黄帝问于岐伯曰：余闻刺有五禁，何谓五禁？岐伯曰：禁其不可刺也。黄帝曰：余闻刺有五夺。岐伯曰：无泻其不可夺者也。黄帝曰：余闻刺有五过[1]。岐伯曰：补泻无过其度。黄帝曰：余闻刺有五逆。岐伯曰：病与脉相逆，命曰五逆。黄帝曰：余闻刺有九宜。岐伯曰：明知九针之论，是谓九宜[2]。

【注释】

[1] 五过：指补泻过度。其详细内容，后文未有说明，疑有脱简。

[2] 九宜：指九针之所宜，即九针的用法。在《灵枢·官

针》篇有详细叙述，可参阅。

【译文】

黄帝问岐伯：我听说针刺有五禁，什么叫五禁？岐伯说：在针刺禁忌的时日不能针刺。黄帝问：我听说针刺有五夺，什么叫五夺？岐伯说：在精血津液虚弱之时，不要再用泻法。黄帝问：我听说针刺有五过，什么叫五过？岐伯说：针刺补泻的手法不要太过。黄帝问：我听说针刺有五逆，什么叫五逆？岐伯说：病证与脉象不相符的，有五种情况，故叫作五逆。黄帝问：我听说针刺有九宜，什么叫九宜？岐伯说：九针的适应病证各有所宜，能正确地使用九针，就是九宜。

【原文】

黄帝曰：何谓五禁？愿闻其不可刺之时。岐伯曰：甲乙日自乘[1]，无刺头，无发蒙[2]于耳内。丙丁日自乘，无振埃[3]于肩喉廉泉。戊己日自乘四季，无刺腹去爪[4]泻水。庚辛日自乘，无刺关节于股膝。壬癸日自乘，无刺足胫。是谓五禁。

黄帝曰：何谓五夺[5]？岐伯曰：形肉已夺，是一夺也；大夺血之后，是二夺也；大汗出之后，是三夺也；大泄之后，是四夺也；新产及大血之后，是五夺也。此皆不可泻。

黄帝曰：何谓五逆？岐伯曰：热病脉静，汗已出，脉盛躁，是一逆也；病泄，脉洪大，是二逆也；著痹不移，䐃肉破[6]，身热，脉偏绝，是三逆也；淫而夺形身热，色夭然白，及后下血衃[7]，血衃[8]笃重，是谓四逆也；寒热夺形，脉坚搏，是谓五逆也。

【注释】

[1]甲乙日自乘：古人以十天干纪日，每日一干，十日一周，终而复始。自乘，自己当令。日自乘，指自己当令之日。

[2]发蒙：古代针刺法之一。主治耳不闻、目不见的病证，方法是在中午刺听宫穴。因此法取效迅速，如开发蒙馈，故曰发蒙。可参见《灵枢·刺节真邪》篇。

[3]振埃：古代针刺法之一。主治阳气大逆于胸中所致的咳喘胸满、不得平卧、肩息上气等病证。取穴是以天突、廉泉为主。可参见《灵枢·刺节真邪》篇。

[4]去爪：古代针刺法之一。主治关节、脉络四肢之病及阴囊水肿。用铍针、砭石刺出水邪。

[5]夺：劫夺之意。在此指脱、失的意思。

[6]䐃肉破：䐃肉，指大的肌肉，如腨、股等部的肌肉。破，败也；此指瘦削。

[7]后下血衃：指大便便下黑色瘀血块。后，指大便。衃，黑色的瘀血块。

[8]血衃:《甲乙经》卷四第一删此二字。可参。

【译文】

黄帝问：什么叫五禁？我想听你讲讲五禁的不可刺之时日。岐伯说：逢甲乙日，不要针刺头部，不要用发蒙法刺耳。逢丙丁日，不要用振埃法刺肩部及廉泉。戊己日应四季，逢戊已日不要刺腹部，不要用去爪法泻水。逢庚辛日不要刺关节及股膝部。逢壬癸日不要刺足胫的穴位。这就是五禁。

黄帝问：什么叫五夺？岐伯说：形体肌肉瘦如刀削，是一夺；大失血后，是二夺；大汗出之后，耗脱津液，是三夺；重度泄泻之后，耗气伤津，是四夺；新生产后，以及产后大出血，气血皆亏，是五夺。以上五种气血津液耗脱之证，都不可用泻法。

黄帝问：什么叫作五逆？岐伯说：热病脉象反静，汗已出，脉反盛躁，是一逆；腹泻之人，脉反洪大，是二逆；着痹日久不愈，腨、臀、股等处肌肉消瘦，身热，半身无脉，是三逆；纵欲过度，形体消瘦，身热，面色苍白，大便有黑色的瘀血块，病情危重，是四逆；寒热病日久使形体消瘦，脉象却反而坚实有力，是五逆。

动输第六十二

【篇解】

动，指动脉搏动。输，指气血输注。本篇讨论了在十二经脉中，只有手太阴、足阳明、足少阴三条经脉上独有动脉搏动的道理，以及三条动脉与全身气血输注的关系，所以篇名曰"动输"。

全篇主要讨论了手太阴、足阳明、足少阴三条经脉上动脉搏动的位置及道理，指出了手太阴经寸口脉的搏动主要是宗气的作用，足阳明经人迎脉的搏动主要是胃气的作用，足少阴经太溪脉的搏动主要是冲脉的作用。论述了四街的作用，以及四街与四肢的关系。

篇中介绍的人迎、寸口、太溪脉，是古代临床诊察疾病常切按的部位，此外，还有诊跗阳脉和太阳脉。现今除诊察寸口脉外，其他多已不用。该篇理论具有临床应用价值，对后世中医诊脉理论的发展及应用有指导意义。

【原文】

黄帝曰：经脉十二，而手太阴、足少阴、阳明独动不休，何也？岐伯曰：是[1]明胃脉也。胃为五藏六府之海，其清气上注于肺，肺气从太阴而行之，其行也，以息往来[2]，故人一呼脉再动，一吸脉亦再动，呼吸不已，故动而不止。

黄帝曰：气之过于寸口[3]也，上十焉息？下八焉伏[4]？何道从还？不知其极。岐伯曰：气之离藏也，卒然如弓弩之发，如水之下岸，上于鱼^[5]以反衰，其余气衰散以逆上，故其行微。

【注释】

[1] 是：《甲乙经》卷二第一、《太素》卷九均作"足阳"。可从。

[2] 以息往来：指脉气的运行及脉的搏动与呼吸的关系非常密切。息，一呼吸谓之一息。

[3] 寸口：又名气口、脉口。腕后桡动脉搏动处，是脉诊的重要部位。

[4] 上十焉息，下八焉伏：历代医家注释不一，张介宾注似较为恰当。张介宾注云："上下，主进退之势也；十八，喻盛衰之形也；焉，何也；息，生长也。上十焉息，言脉之进也其气盛，何所来而生也；下八焉伏，言脉之退也其气衰，何所去而伏也。"

[5] 鱼：指手鱼，即手大指本节后，掌侧隆起的肌肉。

【译文】

黄帝问：在十二经脉中，只有手太阴、足少阴、足阳明经有不休止的经脉搏动，这是为什么？岐伯说：手太阴、足少阴、足阳明三条经脉之所以有搏动，是足阳明胃脉作用的结果。胃为五脏六腑之海，是五脏六腑之气血化生的源泉。水谷入胃后，所化生的水谷精微之清气部分，上注于肺，运行于十二经脉，其运行与宗气关系密切，其搏动与呼吸亦关系密切，正常情况下，人一呼脉搏动两次，一吸脉亦搏动两次，所以只要人呼吸不停止，其脉搏跳动也不休止。

黄帝问：脉气流经寸口时，脉之来，其脉气盛；脉之去，其脉气衰，这是为什么呢？是从哪条经返回的呢？我不知其中的要点。岐伯说：脉气离开内脏，迅速而急，如突然离弦的箭，如水从高处下冲，待行于寸口时，脉气仍是来势很盛，但行至鱼际时，则脉气反而衰弱，脉气衰弱，逆之上行，所以其脉气的循行微弱。

【原文】

黄帝曰：足之阳明何因而动？岐伯曰：胃气上注于肺，其悍气[1]上冲头者，循咽，上走空窍，循眼系，入络脑，出颇[2]，下客主人[3]，循牙车[4]，合阳明，并下人迎，此胃气别走于阳明者也。故阴阳上下，其动也若一[5]。故阳病而阳脉小者为逆，阴病而阴脉大者为逆。故阴阳俱静俱动，若引绳相倾[6]者病。

【注释】

[1] 悍气：指水谷之精微中急疾滑利的部分。

[2] 颇（kǎn）：通"颊"，即面颊部。

[3] 客主人：穴名。即上关穴。属足少阳胆经。位于下关穴直上，颧弓的上缘。

[4] 牙车：穴名。即颊车穴。属足阳明胃经。位于下颌角前七方一横指凹陷中，咀嚼时咬肌隆起最高点处。

[5] 阴阳上下，其动也若一：阴阳上下，指手太阴肺经与足阳明胃经的搏动，一个上在人迎，一个下在寸口。其动也若一，指因两脉相互贯通，所以其搏动也一致。

[6] 相倾：指有所倾偏。

【译文】

黄帝问：足阳明胃经的经脉搏动是因为什么呢？岐伯说：胃

气上注于肺，其中慓悍之气上行于头，循咽喉而上走空窍，之后循目系而入络于脑，出于面颊，下行至客主人，循颊车合于足阳明经，并下行人迎，即胃气之慓悍之气别行于足阳明，故使人迎有经脉搏动。所以手太阴肺经的搏动在寸口，足阳明胃经的搏动在人迎，虽一阴一阳，一上一下，但两者相互贯通，所以其经脉的搏动也一致。所以，人体阳分有病，而人迎脉却小者，为脉与证不相符，为逆证；人体阴分有病，而寸口脉反大者，也是脉与证不相符，故亦为逆证。所以，寸口脉与人迎脉的搏动情况应该是俱静俱动，如引绳一样，非常平衡均匀，若有所偏倾，则为病。

【原文】

黄帝曰：足少阴何因而动？岐伯曰：冲脉者，十二经之海也，与少阴之大络，起于肾下[1]，出于气街[2]，循阴股内廉，邪[3]入腘中，循胫骨内廉，并少阴之经，下入内踝之后，入足下；其别者，邪入踝，出属、跗上，入大指[4]之间，注诸络[5]，以温足胫，此脉之常动者也。

【注释】

[1] 与少阴之大络，起于肾下：肾下，指小腹内。冲脉起于小腹内，下出于会阴，分为两支，一支上行于脊柱之内，一支经气冲（即气街）与足少阴肾经交会，循腹两侧上行。故言冲脉者，起于肾下，会与足少阴之大络。

[2] 气街：穴名。又名气冲。位于腹股沟动脉处。是足阳明胃经、冲脉、足少阳胆经交会之穴。

[3] 邪：同"斜"。

［4］大指：指足大趾。

［5］诸络：诸经在足部的络脉。

【译文】

黄帝问：足少阴脉为什么搏动不休呢？岐伯答：因冲脉与足少阴脉关系密切。冲脉是十二经血气之海，与足少阴之大络同起于小腹之中，下出会阴，经气冲穴与足少阴肾经交会，并循足少阴肾经沿大腿内侧下行，斜入腘窝，循胫骨内侧并足少阴肾经下行，入内踝之后，进入足心。其别支，斜入踝骨，出于足背，入足大趾之间，注于足部的诸络脉，以温煦滋养足胫部，这就是足少阴太溪脉搏动不休的原因。

【原文】

黄帝曰：营卫之行也，上下相贯，如环之无端，今有其卒然遇邪气，及逢大寒，手足懈惰，其脉阴阳之道，相输之会，行相失也，气何由还？岐伯曰：夫四末[1]阴阳之会者，此气之大络也。四街[2]者，气之径路也。故络绝则径通[3]，四末解[4]则气从合，相输如环。黄帝曰：善。此所谓如环无端，莫知其纪，终而复始，此之谓也。

【注释】

［1］四末：即四肢。

［2］四街：指头、胸、腹、胫四部的脉气运行要道。

［3］络绝则径通：言络脉虽被邪气阻绝，但四街的路径尚通畅。

［4］解：消除、解除。

【译文】

黄帝说：营卫之气的循行，上下相贯，如环无端。现今有的人突然感受邪气，或遇大寒，使四肢懈惰，使经脉的阴阳之道、气血相互输注之处的气血运行失常，此时，营卫之气是怎样循环运行的呢？岐伯说：四肢是阴阳经脉汇聚之处，是营卫之气运行的大络，头、胸、腹、胫部都有脉气运行的要道。因此，络脉虽被邪气阻绝，但头、胸、腹、胫四街的路径尚通畅，待四肢邪气祛除后，则气血又重新正常运行会合，相互输注，如环无端。黄帝说：讲得好。这就是气血运行如环无端、终而复始的道理呀。本来我不知其循行的规律，原来道理就在于此。

五味论第六十三

【篇解】

五味，即药食的酸、苦、甘、辛、咸五种滋味。本篇讨论了五味与五脏的关系，即五味对五脏的宜忌，故篇名曰"五味"。

本篇主要讨论了五味入口，各有所走之五脏，论述了过食五味影响五脏导致的病证及其机理，从而强调了五脏对五味的宜忌。

《内经》重视五味与五脏的关系，在《灵枢·五味》《素问·宣明五气》等篇均有论述，认为五味与五脏关系密切。饮食五味正常，则能滋养五脏；过食五味，则伤害五脏。此理论对后世药物气味归经理论的形成具有重要影响，对药食疗法具有临床指导意义。

【原文】

黄帝问于少俞曰：五味入于口也，各有所走，各有所病。酸走筋，多食之，令人癃[1]；咸走血，多食之，令人渴；辛走气，多食之，令人洞心[2]；苦走骨，多食之，令人变呕；甘走肉，多食之，令人悗心[3]。余知其然也，不知其何由，愿闻其故。

【注释】

[1] 癃：指小便不利或闭塞不通。

[2] 洞心：指心中有空虚感。

[3] 悗（mèn）心：指心中烦闷。

【译文】

黄帝问少俞：水谷五味入于口，进入胃，之后各有所走之五体五脏，对五体五脏有滋养作用。但若偏嗜五味，也会使相应的五体五脏发生疾病。酸味走筋入肝，多食酸，则使人小便不利或癃闭不通；咸味走骨入血，多食咸，则使人口渴；辛味走气入肺，多食辛，则使人心中有空虚感；苦味走骨入心，多食苦味，则使人呕逆；甘味走肉入脾，多食甘味，则使人心烦满闷。我只知道过食五味，会导致这些病证，但不知其中的原因，想听你讲讲其中的缘故。

【原文】

少俞答曰：酸入于胃，其气涩以收，上之两焦[1]，弗能出入也，不出即留于胃中，胃中和温，则下注膀胱，膀胱之胞薄以懦[2]，得酸则缩绻，约而不通，水道不行。故癃。阴[3]者，积筋之所终[4]也，故酸入而走筋矣。

黄帝曰：咸走血[5]，多食之，令人渴，何也？少俞曰：咸入于胃，其气上走中焦，注于脉，则血气走之，血与咸相得则凝，凝则胃中汁注之，注之则胃中竭，竭则咽路焦[6]，故舌本[7]干而善渴。血脉者，中焦之道也，故咸入而走血矣。

黄帝曰：辛走气，多食之，令人洞心，何也？少俞曰：辛入于胃，其气走于上焦，上焦者，受气而营诸阳者也。姜韭之气熏之，营卫之气不时受之，久留心下，故洞心。辛与气俱行，故辛入而与汗俱出。

黄帝曰：苦走骨[8]，多食之，令人变呕，何也？少俞曰：苦入于胃，五谷之气，皆不能胜苦，苦入下脘，三焦之道皆闭而不通，故变呕。齿者，胃之所终[9]也，故苦入而走骨，故入而复出，知其走骨也。

黄帝曰：甘走肉，多食之，令人悗心，何也？少俞曰：甘入于胃，其气弱小[10]，不能上至于上焦，而与谷留于胃中者，令人柔润者也，胃柔则缓，缓则虫[11]动，虫动则令人悗心。其气外通于肉，故甘走肉。

【注释】

[1]两焦：指上、中二焦。

[2]膀胱之胞薄以懦：杨上善注："膀胱皮薄而又软，故得酸则缩约不通，所以成病为癃。"

[3]阴：此指男子外生殖器。

[4]终：《太素》卷二解为"终聚"。可从。

[5]咸走血：《太素》卷二注："肾主骨，咸味走骨，言走血者，以血为水也。咸味之气，走于中焦血脉之中。"可从。

[6]焦：干燥。

[7]本：《甲乙经》卷六第九及《太素》卷二无此字。疑是后人所添。

[8]苦走骨：苦味属火入心，此曰走骨，是因苦味性坚而沉，故走骨。

[9]骨之所终：当"骨之余"讲。

[10]其之所小：指甘味其性柔缓弱小。

[11]虫：指体内的寄生虫。

【译文】

少俞回答说：酸味入胃后，因酸味有收涩的作用，入于上中两焦之后，不能循营气的脉道运行，而留滞于胃中，使胃中生热，其热向下渗注膀胱，膀胱皮薄而软弱，得酸则缩，束敛而使小便不通，因而水道不通，水液不能排除，故使人病癃闭。前阴是宗筋之所聚会之处，所以酸味入则走前阴，使小便不通。

黄帝问：咸走血，多食咸味使人口渴，这是为什么？少俞说：咸味入胃后，其气上出中焦，注于血脉，与血并行于脉中，血遇咸则稠而易凝，凝则胃中汁液注于血脉之中以缓解，胃中汁液则乏竭，乏竭则不能上奉以润喉咽，故咽喉干燥，舌干而易渴。血脉是中焦所化生的水谷精微的通道，所以咸味入中焦后而走血。

黄帝问：辛走气，多食辛味使人觉心中空虚，这是为什么？少俞说：辛味入胃，其气上走上焦，上焦受水谷精微之气后，能将其宣发布散于周身各处，能使卫气行于诸阳分，姜韭等味入胃后，走上焦，使营卫之气受熏，多食辛味则使之积于胃中，故使人心中有空虚感。辛味与卫气俱行于人体阳分，所以食辛味易使人出汗。

黄帝问：苦走骨，多食苦味使人呕逆，这是为什么？少俞说：苦味入胃，其性燥坚，中焦之气不能接受、胜任之，故苦入下脘，下脘不能胜任其燥坚，故使三焦之道闭塞不通，气上逆而呕。牙齿是骨之余，苦味入而走骨，是说苦味自齿门进，又从齿门出的意思，这即是苦走骨。

黄帝问：甘走肉，多食甘味使人心烦满闷，这是为什么？少俞说：甘味入胃后，因其性柔缓、弱小，故不能向上出于上焦，而与五谷一道留于胃中，使人胃气柔弱润缓，蠕动缓慢，缓则虫动而不安，使人心烦满闷。甘味之气入脾而外通于肌肉，所以说甘走肉。

阴阳二十五人第六十四

【篇解】

本篇运用阴阳五行理论，根据人体先天禀赋不同，将人体分为木、火、土、金、水五类，又根据五行配五音将每一种类型分为五种，五五共计二十五种，所以篇名曰"阴阳二十五人"。

全篇讨论了二十五种人体质的不同特性，并指出在肤色、形体、性格等方面的差异；说明了表现于外表形色上的特征，是手足三阳经脉循行于人体上下部位时的气血盛衰变化所致；讨论了临床诊治宜根据二十五种人体质的不同特点确立不同的治疗原则。

篇中认为先天禀赋不同，其体质亦异，因此其所生的疾病也各不相同，所以其治疗原则也随之不同，这是古人经长期临证观察得出的经验，为中医体质学的形成及发展奠定了坚实的基础；篇中所述的按经脉气血盛衰进行补泻的针刺阴阳的原则具有临床指导意义。

【原文】

黄帝曰：余闻[1]阴阳之人何如？伯高曰：天地之间，六合[2]之内，不离于五[3]，人亦应之，故五五二十五人之政，而阴阳之人不与焉。其态又不合于众者五，余已知之矣，愿闻二十五人之形，血气之所生，别而以候，以外知内何如？

岐伯曰：悉乎哉问也，此先师之秘也，虽伯高犹不能明之也。

黄帝避席遵循而却[4]曰：余闻之，得其人弗教，是谓重失，得而泄之，天将厌之。余愿得而明之，金柜藏之，不敢扬之。

岐伯曰：先立五形金木水火土，别其五色，异其五形之人，而二十五人具矣。黄帝曰：愿卒闻之。岐伯曰：慎之慎之，臣请言之。

【注释】

[1]闻：刘衡如校刊本注云："详文义当作'问'。"可从。

[2]六合：即东、南、西、北、上、下六方。原文"六合之内"，指宇宙之内。

[3]五：指天之五气（风寒热湿燥）及地之五行（木火土金水）。

[4]遵循而却：遵，通"蹲"。遵循而却，退而恭听的样子。

【译文】

黄帝问：我听说人体有属阴属阳的不同，怎样辨别呢？伯高说：天地之间，宇宙之内，万物的变化都离不开天之五气、地之五行的作用，人体也与之相应，并根据五行五音而分为五五二十五种人。而属于阴阳两类的人，是另一种划分方法，与二十五种人的划分方法不同，属阴属阳之人的形态与一般人不同，分为太阳、少阳、太阴、少阴、阴阳平和五种，这些我已知道，我想听你讲讲二十五人的形态、血气盛衰不同所致的特征，以及怎样从外在表现来测知内里脏腑的变化。

岐伯说：您问得真详细啊，这是先师传下来的重要理论，就是伯高的话，他也不明其中的道理。

黄帝离开座位退而恭敬地说：我听人说，遇到了可以传给宝贵经验的人却不传授给他，这就是重大的损失。得到了宝贵经验却随便地泄漏，将被人所厌恶。我希望得到这些重要的理论，并将其藏之金匮，不随便废弃。

岐伯说：首先要确立木、火、土、金、水五大类型，再分别知道其五色，五行之人的二十五种特征就明显地分辨出来了。黄帝说：希望你详细地给我讲讲。岐伯说：一定要慎重再慎重，请让我详尽地叙述。

【原文】

木形之人，比于上角[1]，似于苍帝[2]。其为人苍色，小头，长面，大肩背，直身，小手足，好有才，劳心，少力，多忧劳于事。能春夏不能秋冬[3]，感而病生，足厥阴佗佗然[4]。

大角之人，比于左足少阳，少阳之上遗遗然[5]。

左角之人，比于右足少阳，少阳之下随随然[6]。

钛角之人，比于右足少阳，少阳之上推推然[7]。

判角之人，比于左足少阳，少阳之下栝栝然[8]。

【注释】

[1]比于上角：比，比类。角，五音之一。五音，即角、徵、宫、商、羽五种音阶。五音与五行相应，角应木，徵应火，宫应土，商应金，羽应水，并用以代表阴阳二十五种人中的木形之人。每一行之人又可分为五种类型，如木形之人，可分为上角、大角、左角、钛角、判角，以说明五行之中，每一行的人因禀赋不同，又可分为五种类型，五五即二十五种人。

[2]苍帝：苍，苍色，属木，属东方。帝，泛指人。苍帝，

即生活在东方地区的人们。

　　［3］能春夏不能秋冬：能，音义同"耐"，耐受的意思。言能耐受春夏的温热而不能耐受秋冬的寒凉。

　　［4］佗佗然：形容体态优美、雍容自得的样子。

　　［5］遗遗然：形容从容自得的样子。

　　［6］随随然：形容随和、顺从的样子。

　　［7］推推然：形容向前、进取的样子。

　　［8］栝栝然：形容方正挺直的样子。

【译文】

　　木形之人中可类比于五音中的上角者，好像东方地区的民族，其特征是皮肤苍色，头小，面长，两肩大而宽，身背直挺，手足小，多有才能，劳心思虑，体力弱，对许多事易忧虑，这种人能耐受春夏的温热，不能耐受秋冬的寒凉，感寒凉则易发生足厥阴肝经的病变，此种类型的人，他们看上去都雍容自得。

　　木形人中的大角之人，可类比于左侧的足少阳胆经，并在下部显现出足少阳型的生理特征，此种人看上去显得从容自得。

　　木形人中的左角之人，可类比于右侧的足少阳胆经，并在下部显现出足少阳型的生理特征，此种人看上去显得随和、顺从。

　　木形人中的钛角之人，可类比于左侧的足少阳胆经，并在下部显现出足少阳型的生理特征，此种人看上去显得努力、向上。

　　木形人中的判角之人，可类比于左侧的足少阳胆经，并在下部显现出足少阳型的生理特征，此种人看上去显得公正、认真。

【原文】

　　火形之人，比于上徵[1]，似于赤帝[2]。其为人赤色，广䏖[3]，锐面^[4]小头，好肩背髀腹，小手足，行安地^[5]，疾心^[6]，行摇，肩背肉满，有气^[7]轻财，少信，多虑，见事明，好颜，急心，不寿暴死。能春夏不能秋冬，秋冬感而病生，手少阴核核然^[8]。

质徵之人，比于左手太阳，太阳之上肌肌然^[9]。

少徵之人，比于右手太阳，太阳之下慆慆然^[10]。

右徵之人，比于右手太阳，太阳之上鲛鲛然^[11]。

质判之人，比于左手太阳，太阳之下支支颐颐然^[12]。

【注释】

[1]上徵：徵，五音之一。属火。火形之人，可分为上徵、质徵、少徵、右徵、质判五种类型。

[2]赤帝：即生活在南方地区的人们。赤，赤色，属火，属南方。

[3]广䏚（yǐn）：脊背肌肉宽广。䏚，脊肉。

[4]锐面：锐面，面部瘦小。锐，小的意思。

[5]行安地：行步稳重。

[6]心：《行金》卷十三第一删此字。可从。

[7]气：气魄。

[8]核核然：形容真实的样子。

[9]肌肌然：形容光明磊落的样子。

[10]慆（tāo）慆然：形容喜悦的样子。

[11]鲛（jiāo）鲛然：形容踊跃善动、不甘心落后的样子。

[12]支支颐颐然：形容乐观自得的样子。

【译文】

火形的人中可类比于上徵者，好像南方地区的民族，其特征是赤色皮肤，脊背肌肉宽广，面部瘦小，头小，肩、背、髀、腹部发育正常均匀，手足小，走路稳重，急行时摇肩，背部肌肉丰满，有气魄，不看重钱财，缺乏信心，善思考，明白事理，颜面红润，性格急躁，短寿，易暴死。能耐受春夏的温热而不能耐受秋冬之寒凉，秋冬感寒凉易患手少阴心经之病。此类人看上去显得很诚实。

火形人中的质徵之人，可类比于左侧的手太阳经，并在上部显现出手太阳经的生理特征，此种人看上去显得光明磊落。

火形人中的少徵之人，可类比于左侧的手太阳经，并在下部显现出手太阳经的生理特征，此种人看上去显得喜出望外的样子。

火形人中的右徵之人，可类比于右侧的手太阳经，并在上部显现出手太阳经的生理特征，此种人看上去踊跃善动，不甘落后。

火形人中的质判之人，可类比于左侧的手太阳经，并在下部显现出手太阳经的生理特征，此种人看上去乐观自得。

【原文】

土形之人，比于上宫[1]，似于上古黄帝[2]。其为人黄色，圆面，大头，美肩背，大腹，美股胫，小手足，多肉，上下相称，行安地，举足浮，安心，好利人，不喜权势，善附人也。能秋冬不能春夏，春夏感而病生，足太阴敦敦然[3]。

大宫之人，比于左足阳明，阳明之上婉婉然[4]。

加宫之人，比于左足阳明，阳明之下坎坎然[5]。

少宫之人，比于右足阳明，阳明之上枢枢然[6]。

左宫之人，比于右足阳明，阳明之下兀兀然[7]。

【注释】

[1]上宫：宫，五音之一。属土。宫形之人，可分为上宫、大宫、加宫、少宫、左宫五种类型。

[2]黄帝：即指生活在中原地区的人们。黄，黄色，属土，属中央。

[3]敦敦然：诚实忠厚的样子。

[4]婉婉然：形容和顺的样子。

[5]坎坎然：深沉持重的样子。

[6]枢枢然：言行圆润婉转的样子。

[7]兀（wù）兀然：兀兀然，坚定、独立不动的样子。

【译文】

土形人中可类比于上宫者，好像中原地区的人，其特征是黄色皮肤，面呈圆形，头大，肩背肌肉结实，腹部大，股胫肌肉丰满，手足小，全身肌肉丰满，上下均匀相称，行步稳重而动作轻，内心较安定，乐于助人，不看重权势，善于听从他人的意见。能耐受秋冬的寒凉，不能耐受春夏的温热，春夏感邪则易患足太阴经的病变。此类人看上去诚实忠厚。

土形人中的大宫之人，可类比于左侧的足阳明经，并在上部显现出足阳明经的生理特征，此种人看上去很和顺。

土形人中的加宫之人，可类比于左侧的足阳明经，并在下部显现出足阳明经的生理特征，此种人看上去深沉稳重。

土形人中的少宫之人，可类比于右侧的足阳明经，并在上部显现出足阳明经的生理特征，此种人言行圆润婉转。

土形人中的左宫之人，可类比于右侧的足阳明经，并在下部显现出足阳明经的生理特征，此种人看上去显得意志坚定。

【原文】

金形之人，比于上商[1]，似于白帝[2]。其为人方面，白色，小头、小肩背、小腹、小手足，如骨发踵外[3]，骨轻，身清廉，急心，静悍[4]，善为吏。能秋冬不耐春夏，春夏感而病生。手太阴敦敦然。

钛商之人，比于左手阳明，阳明之上廉廉然[5]。

右商之人，比于左手阳明，阳明之下脱脱然[6]。

右[7]商之人，比于右手阳明，阳明之上监监然[8]。

少商之人，比于右手阳明，阳明之下严严然[9]。

【注释】

[1] 上商：商，五音之一。属金。商形之人，可分为上商、钛商、右商、大商、少商五种类型。

[2] 白帝：即生活在西部地区的人们。白，白色，属金，属西方。

[3] 骨发踵外：踵，足跟。言跟骨大而坚实。

[4] 静悍：性格似金，稳重而刚悍。

[5] 廉廉然：方正廉洁的样子。

[6] 脱脱然：潇洒的样子。

[7] 右：观前文之意，似为左。

[8] 监监然：敏锐明察的样子。

[9] 严严然：威严庄重的样子。

【译文】

金形的人中可类比于上商者，好像西方的民族，面呈方形，皮肤色白，头小，肩背窄，腹小，手足小，足跟骨大而坚实，身轻矫健，自身廉洁，性情略急，动静分明，性格刚悍，适于做官吏。能耐受秋冬的寒凉而不能耐受春夏之温热，感春夏之邪则易患手太阴肺经的病变，此种人看上去坚贞不屈。

金形人中的钛商之人，可类比于左侧的手阳明经，并在上部显现出手阳明经的生理特征，此种人看上去方正廉洁。

金形人中的右商之人，可类比于左侧的手阳明经，并在下部显现出手阳明经的生理特征，此种人看上去很潇洒。

金形人中的左商之人，可比类于右侧的手阳明经，并在上部显现出手阳明经的生理特征，此种人很敏锐，并善于观察事物。

金形人中的少商之人，可比类于右侧的手阳明经，并在下部显现出手阳明经的生理特征，此种人威严庄重。

【原文】

水形之人，比于上羽[1]，似于黑帝[2]。其为人黑色，面不平，大头，廉颐[3]，小肩，大腹，动手足，发行摇身，下尻长，背延延然[4]，不敬畏[5]，善欺绐人[6]，戮[7]死。能秋冬不能春夏，春夏感而病生，足少阴汗汗然[8]。

大羽之人，比于右足太阳，太阳之上颊颊然[9]。

少羽之人，比于左足太阳，太阳之下纡纡然[10]。

众之为人[11]，比于右足太阳，太阳之下洁洁然[12]。

桎之为人[13]，比于左足太阳，太阳之上安安然。

是故五形之人二十五变者，众之所以相欺者是也。

【注释】

[1] 上羽：羽，五音之一。属水。羽形之人，可分为上羽、

大羽、少羽、众羽、桎羽五种类型。

［2］黑帝：即指生活在北方地区的人们。黑，黑色，属水，属北方。

［3］廉颐：颐，口角之后部。言颐处清瘦。

［4］下尻（kāo）长，背延延然：言脊背和臀部较长。下尻，在此指臀部。延延，长之意。

［5］不敬畏：言其禀性不卑不亢。

［6］善欺绐（dài）人：即好欺骗人。

［7］戮：杀的意思。

［8］汙汙然：汙汙，当作"汙汙"。汙汙然，卑下的样子。

［9］颊颊然：很得意的样子。

［10］纡（yū）纡然：弯曲之意。纡纡然，不爽快的样子。

［11］众之为人：指众羽之人。

［12］洁洁然：洁身自好的样子。

［13］桎之为人：指桎羽之人。

【译文】

水形之人，可类比于上羽者，长得很像北方地区的人。其特征是：皮肤色黑，颜面棱角分明，头大，颐部清瘦，肩小，腹部大，手足好动，行走时身摇，脊背及臀部较长，禀性不卑不亢，其中有善于欺骗人者多被杀戮。能耐受秋冬的寒凉而不能耐受春夏的温热，若感春夏之邪，则易患足少阴经的病变。此种人看上去好像很卑下。

水形人中的大羽之人，可类比于右侧的足太阳膀胱经，并在上部显现出足太阳膀胱经的生理特征，此种人看上去很得意。

水形人中的少羽之人，可类比于左侧的足太阳膀胱经，并在下部显现出足太阳膀胱经的生理特征，此种人看上去好像很不爽快的样子。

水形人中的众羽之人，可类比于右侧的足太阳膀胱经，并在下部显现出足太阳经的生理特征，此种人生性洁身自好。

水形人中的桎羽之人，可类比于左侧的足太阳经，并在上部显现出足太阳经的生理特征，此种人看上去安和、心静。

所以说，五行之人的二十五种变化是很复杂难辨的，若不详细审辨，则会被欺蒙。

【原文】

黄帝曰：得其形，不得其色何如？岐伯曰：形胜色[1]，色胜形[2]者，至其胜时年加[3]，感则病行，失则忧矣。形色相得[4]者，富贵大乐。

黄帝曰：其形色相胜之时，年加可知乎？岐伯曰：凡年忌[5]下上之人，大忌常加[6]七岁，十六岁，二十五岁，三十四岁，四十三岁，五十二岁，六十一岁，皆人之大忌，不可不自安也，感则病行，失则忧矣。当此之时，无为奸事，是谓年忌。

【注释】

[1] 形胜色：张介宾注："形胜色者，如以木形人而色见黄也。"黄属土，即木克土。

[2] 色胜形：张介宾注："色胜形者，如以木形人而见白也。"即金克木。

[3] 至其胜时年加：张介宾注："胜时年者，如木旺土衰，而又逢丁壬之木运，或东方之干支，或厥阴气候之类，值其旺气相加，而感之则病矣，既病而再有疏失，及可忧也。"

［4］形色相得：即五行之人见本色，木形人色苍，火形人色赤等。

［5］年忌：张介宾注："年忌者，忌有常数，所以示人之避患也。"年忌，指应禁忌的年龄，始于七岁，以后每九年为年忌。

［6］常加：《甲乙经》卷一第六在此二字后补"九岁"二字，供参。

【译文】

黄帝问：其身体的类型与肤色不相称，这是怎么回事呢？岐伯说：若形体的五行属性克制肤色的五行属性，或肤色的五行属性克制形体的五行属性，这是不正常的，若再遇胜时年加，感则生病，失于治疗，则忧患无穷。形体的五行属性与肤色的五行属性相符合的，说明健康无病。

黄帝问：形体的五行属性与肤色的五行属性相胜之时的年加，可以告诉我吗？岐伯说：大凡二十五种人的年忌，是从七岁开始计算，以后依次加九岁，即十六岁、二十五岁、三十四岁、四十三岁、五十二岁、六十一岁，这几年都是大忌之年，一定要引起重视，若感于邪气则易病，失于治疗则忧患无穷。凡遇大忌之年，不要做不该做的事，这就是年忌。

【原文】

黄帝曰：夫子之言，脉之上下，血气之候，以知形气奈何？岐伯曰：足阳明之上，血气盛则髯[1]美长；血少气多[2]则髯[3]短；故气少血多[4]则髯[5]少；血气皆少则无髯[6]，两吻多画[7]。足阳明之下，血气盛则下毛[8]美长至胸；血多气少则下毛美短至脐，行则善高举足，足指少肉，足善寒；血少气多则肉而善瘃[9]；血气皆少则无毛，有则稀枯悴，善痿厥足痹。

足少阳之上，气血盛则通髯美长；血多气少则通髯美短；血少气多则少髯；血气皆少则无须，感于寒湿则善痹，骨痛爪枯也。足少阳之下，血气盛则胫毛美长，外踝肥；血多气少则胫毛美短，外踝皮坚而厚；血少气多则腑[10]毛少，外踝皮薄而软；血气皆少则无毛，外踝瘦无肉。

足太阳之上，血气盛则美眉，眉有毫毛；血多气少则恶眉，面多少理[11]；血少气多则面多肉；血气和则美色。足太阴[12]之下，血气盛则跟肉满，踵坚；气少血多则瘦，跟空；血气皆少则喜转筋，踵下痛。

【注释】

［1］髯：《甲乙经》卷一第卜六改为"须"，以免与"足少阳"条混淆。可从。

［2］血少气多：《甲乙经》卷一第六据下文改为"血多气少"。当从。

［3］髯：详见注［1］。

［4］气少血多：《甲乙经》卷一第十六据下文改为"气多血少"。当从。

［5］髯：详见注［1］。

［6］髯：详见注［1］。

［7］两吻多画：指口角两旁纹理很多。

［8］下毛：阴毛。

［9］瘃（zhú）：病名，即肉中硬核。

［10］腑（héng）：小腿上部外侧。

［11］面多少理：少，《甲乙经》卷一第十六改为"小"。可

从。面多少理，指面部有许多细小的皱纹。

[12] 阴：马莳注本改为"阳"。观上下文，当从。

【译文】

黄帝说：先生说经脉的上下部位，可以看出气血的盛衰，那么怎样从形体外表看出气血的盛衰呢？岐伯说：足阳明经气血的盛衰在上部的表现是：气血皆盛的，胡须长而美；血多气少的，胡须短；气多血少的，胡须稀少；血气皆少的，无胡须，且口角两旁有很多的纹理。足阳明经气血的盛衰在下部的表现是：气血皆盛的，阴毛长而美，并长至胸部；血多气少的，阴毛短而美，并长至脐部，走路时好高抬脚，足趾肌肉少，常觉足寒；血少气多的，肉中善长肉核；血气皆少的，没有阴毛，即使有也是稀少枯萎，易病痿证、厥证、痹证。

足少阳经气血的盛衰在上部的表现是：气血皆盛的，胡须连鬓，美而长；血多气少的，胡须连鬓，美而短；血少气多的，胡须少；血气皆少的，无胡须，若感于寒湿则易患痹证，骨节疼痛，爪甲枯萎。足少阳经气血的盛衰在下部的表现是：血气皆盛的，小腿毛美而长，外踝大而结实；血多气少的，小腿毛美而短，外踝皮坚而厚；血少气多的，小腿上部外侧毛少，外踝皮薄而软；血气皆少的，小腿无毛，外踝瘦而无肉。

足太阳经气血的盛衰在上部的表现是：血气皆盛的，两眉毛长得美；血多气少的，眉毛长得不好，且面部多有细小的纹理；血少气多的，面部多肉；血气和调的，面红润泽。足太阳经气血的盛衰在下部的表现是：血气皆盛的，足跟肉满而坚实；气少血多的，足跟消瘦而无力；血气皆少的，易痉挛转筋，易足跟疼痛。

【原文】

手阳明之上，血气盛则髭美[1]；血少气多则髭恶；血气皆少则无髭。手阳明之下，血气盛则腋下毛美，手鱼肉以温[2]；气血皆少则手瘦以寒。

手少阳之上，血气盛则眉美以长，耳色美；血气皆少则耳焦恶色。手少阳之下，血气盛则手卷[3]多肉以温；血气皆少则寒以瘦；气少血多则瘦以多脉[4]。

手太阳之上，血气盛则[5]多须，面多肉以平；血气皆少则而瘦恶色。手太阳之下，血气盛则掌肉充满，血气皆少则掌瘦以寒。

【注释】

[1]髭（zì）美：口唇上边的胡须。因手阳明大肠经的循行在面部是挟鼻交人中，故该经血气充盛则口唇上边的胡须浓而美。

[2]手鱼肉以温：手鱼，指手拇指本节后掌面的如鱼肚样高起的肌肉。因手阳明经的循行经过此处，故该经血气充盛则手肉部位肉丰厚而手觉温暖。

[3]卷：《甲乙经》卷一第十六改为"拳"。可从。

[4]多脉：指青筋显露。

[5]则：《二于二子》本此后有"冂"。今据《甲乙经》卷一第十六删。

【译文】

手阳明经气血的盛衰在上部的表现是：血气皆盛的，则口唇上方的胡须浓而美；血少气多的，则口唇上方的胡须长得不好；血气皆少的，则口唇上方无胡须。手阳明经气血的盛衰在下部的表现是：血气皆盛的，则腋下毛美，且手鱼部肉厚温暖；气血皆少，则手消瘦易寒冷。

手少阳经气血的盛衰在上部的表现是：血气皆盛的，则眉毛秀美而长，耳部色泽红润；血气皆少的，则耳朵色暗枯萎。手少阳经气血的盛衰在下部的表现是：血气皆盛的，则手多肉而觉温暖；血气皆少的，则手消瘦且常觉寒冷；气少血多的，则手肌肉消瘦且青筋显露。

手太阳经气血的盛衰在上部的表现是：血气皆盛的，则胡须浓密，面部肌肉丰厚；血气皆少的，则面部消瘦色泽晦暗。手太阳经气血的盛衰在下部的表现是：血气皆盛的，则手掌部肌肉丰满；血气皆少的，则手掌部肌肉消瘦且常觉手寒凉。

【原文】

黄帝曰：二十五人者，刺之有约[1]乎？岐伯曰：美眉者，足太阳之脉，气血多；恶眉者，血气少；其肥而泽者，血气有余；肥而不泽者，气有余，血不足；瘦而无泽者，气血俱不足。审察其形气有余不足而调之，可以知逆顺矣[2]。

【注释】

[1]约：法则、原则的意思。

[2]审察其形气有余不足而调之，可以知逆顺矣：马蒔注云："审察其形之有余不足，而盛则泻之，虚则补之，可以知当补而补，当泻而泻之为顺，而反此则为逆矣。"

【译文】

黄帝问：对二十五种人实行针刺治疗时，有什么原则吗？岐伯说：眉毛秀美的，说明足太阳经脉的气血多；眉毛长得不好的，说明足太阳经脉的气血少；身体肥胖而肤色润泽的，说明血气有余；身体肥胖但肤色不润泽的，说明气有余而血不足；身体消瘦而皮肤不润泽的，说明气血都不足。必须要详细地审察气血的盛衰、有余不足的情况，并根据其盛衰而施以补虚泻实的方法来调整，这才是知其病之逆顺而施用针刺治疗的正确方法。

【原文】

黄帝曰：刺其诸阴阳奈何？岐伯曰：按其寸口人迎，以调阴阳[1]，切循[2]其经络之凝涩，结而不通者，此于身皆为痛痹，甚则不行，故凝涩。凝涩者，致气以温之，血和乃止。其结络者，脉结血不和，决之乃行[3]。

故曰：气有余于上者，导而下之[4]；气不足于上者，推而休之[5]；其稽留不至者，因而迎之[6]；必明于经隧，乃能持之[7]。寒与热争者，导而行之；其宛陈血不结者[8]，则[9]而予之[10]。必先明知二十五人，则血气之所在，左右上下，刺约毕也。

【注释】

[1] 按其寸口、人迎，以调阴阳：寸口，属手太阴经，行气于三阴，故可主内，以候阴；人迎，属足阳明经，行气于三阳，故可主外，以候阳。故按寸口、人迎脉，可知阴阳的盛衰，因此可作为调和阴阳的准则。

〔2〕切循：按、摸的意思。

〔3〕决之乃行：决，疏通的意思，在此指泻血法。言用泻血法疏通络脉，使血行正常。马莳注云："有结于络脉者，惟其脉结，则血不行，必决之以出血，则血乃行也。"

〔4〕导而下之：指导引上部有余之气，使之下行。

〔5〕推而休之：休，《甲乙经》卷一第六作"往"，与上文为对文。可从。推而往之，对于气不足于下的病证，应以手推按肌肤，使气血向上运行。

〔6〕因而迎之：言气稽留不至的，应根据其所在经脉，迎着经气循行方向行针。因，根据。

〔7〕持之：持针。在此指用针治疗。

〔8〕宛陈血不结者：宛陈，郁积的意思。宛陈血不结，指气分虽郁积日久，但血尚未结的。

〔9〕则：《二十二子》本作"侧"。今据赵府居敬堂刊木《灵枢经》改。

〔10〕则而子之：言按着原则给予治疗。《甲乙经》卷一第十六作"即而取之"。供参考。

【译文】

黄帝问：怎样针刺手足诸阴阳经呢？岐伯说：首先要按其寸口脉和人迎脉，以知阴经阳经的盛与衰，并予以调理，再以手指切循按摸其经络，察其有无凝涩及郁结不通，若有凝涩、郁结不通，必是痛痹，病情严重的会致气血不行，完全凝涩。对于气血凝涩者，要用温阳以行血气之法，待血脉疏通调和后停止针刺治疗。络脉郁结的，血不能畅行，可用泻血法疏通络脉，使血正常运行。

　　所以说，上部之气有余的，可用导引法使之下行；上部之气不足的，可用推按法使气血向上运行；其气稽留不至的，应根据其所在的经脉，迎着经气循行方向行针。必须明白疾病所在经脉以及虚实盛衰，之后才能持针以刺之。寒热相争者，应对其疏导，以使气血畅行，气分虽郁结但血分尚未结的，应按原则给予治疗。总之，必须先明确阴阳二十五种人的类型，以及其气血盛衰所表现的上下左右经脉的特点，才能掌握针刺的原则。

五音五味第六十五

【篇解】

本篇继上篇论述了对于五种不同类型的人应该调治的经脉及其五味宜忌，故篇名曰"五音五味"。

全篇讨论了二十五种人在治疗时宜调治的经脉，论述了二十五种人对五谷、五果、五味各有所宜，解释了妇女、宦者及天宦无须的原因，阐明了针刺治疗应以十二经脉气血的多少为补泻法应用的依据。

本篇是在前篇所述阴阳二十五种人的各种类型基础上，进一步说明五音所属的各类型人应调治的经脉，篇中五味宜忌理论对于药物及膳食治疗具有指导意义。

【原文】

右徵与少徵[1]，调右手太阳上。左商与左徵[2]，调左手阳明上。少徵与大宫[3]，调左手阳明上。右角与大角[4]，调右足少阳下。大徵与少徵[5]，调左手太阳上。众羽与少羽[6]，调右足太阳下。

少商与右商[7]，调右手太阳下。桎羽与众羽[8]，调右足太阳下。少宫与大宫[9]，调右足阳明下。判角与少角[10]，调右足少阳下。钛商与上商[11]，调右足阳明下。钛商与上角[12]，调左足太阳下。

【注释】

[1] 右徵与少徵：上篇言，右徵可类比于右侧的手太阳经之

上部，少徵可类比于右侧的手太阳经之下部。

[2]左商与左徵：左商，似指上篇右商，上篇言右商之人，可类比于左侧的手阳明经之下部。左徵，即前篇的质徵，可类比于左侧的手太阳经之上部。

[3]少徵与大宫：少徵可类比于右侧的手太阳经之下部，大宫可类比于左侧的足阳明经之上部。

[4]右角与大角：右角，似指前篇的左角。左角，可类比于右侧的足少阳胆经之下部。大角，可类比于左侧的足少阳胆经之上部。

[5]大徵与少徵：大徵，即前篇的质徵，可类比于左侧的手太阳经之上部。少徵，见注[3]。

[6]众羽与少羽：众羽，可类比于右侧的足太阳膀胱经之下部；少羽，可类比于左侧的足太阳膀胱经之下部。

[7]少商与右商：少商，可类比于右侧的手阳明大肠经之下部。右商，似指前篇的大商。大商，可比类于右侧的手阳明经之上部。

[8]桎羽与众羽：桎羽，可类比于左侧的足太阳经之上部；众羽，见本段注[6]。

[9]少宫与大宫：少宫，可类比于右侧的足阳明经之上部；大宫，可比类于左侧的足阳明经之上部。

[10]判角与少角：判角，可类比于左侧的足少阳胆经之下部；少角，即前篇的左角，可类比于右侧的足少阳胆经之下部。

[11]钛商与上商：钛商，可类比于左侧的手阳明经之上部；上商，属手太阴肺经。

[12]钛商与上角：钛商，可类比于左侧的手阳明经之上部；上角，属足厥阳肝经。

【译文】

对于属右徵与少徵类型的人，应调治右侧的手太阳经之上部。对于属左商与左徵类型的人，应调治左侧的手阳明经之上部。对于属少徵与大宫类型的人，应调治左侧的手阳明经之上部。对于属右角与大角类型的人，应调治右侧的足少阳经之下部。对于属大徵与少徵类型的人，应调治左侧的手太阳经之下部。对于属众羽与少羽类型的人，应调治右侧的足太阳经之下部。

对于属少商与右商类型的人，应调治右侧手太阳经之下部。对于属桎羽与众羽类型的人，应调治右侧的足太阳经之下部。对于属少宫与大宫类型的人，应调治右侧的足阳明经之下部。对于属判角与少角类型的人，应调治右侧的足少阳经之下部。对于属钛商与上商类型的人，应调治右侧的足阳明经之下部。对于属钛商与上角类型的人，应调治左侧的足少阳经之下部。

【原文】

上徵与右徵同，谷麦，畜羊，果杏，手少阴，藏心，色赤，味苦，时夏。

上羽与大羽同，谷大豆，畜彘[1]，果栗，足少阴，藏肾，色黑，味咸，时冬。

上宫与大宫同。谷稷[2]，畜牛，果枣，足太阴，藏脾，色黄，味甘，时季夏。

上商与右商同，谷黍[3]，畜鸡，果桃，手太阴，藏肺，色白，味辛，时秋。

上角与大角同，谷麻[4]，畜犬，果李，足厥阴，藏肝，色青，味酸，时春。

【注释】

[1] 彘（zhì）：猪。

[2] 稷（jì）：谷子。

[3] 黍（shǔ）：即黄米。

[4] 麻：指胡麻仁。

【译文】

属上徵、右徵类型的人，应该用五谷中的麦、五畜中的羊肉、五果中的杏来调养，在经脉属手少阴，在脏属心，在色为赤，在味为苦，在时为夏。

属上羽、大羽类型的人，应该用五谷中的大豆、五畜中的猪肉、五果中的栗来调养，在经脉属足少阴，在脏属肾，在色为黑，在味为咸，在时为冬。

属上宫、大宫类型的人，应该用五谷中的谷子、五畜中的牛肉、五果中的枣来调养，在经脉属足太阴，在脏属脾，在色为黄，在味为甘，在时为长夏。

属上商、右商类型的人，应该用五谷中的黄米、五畜中的鸡肉、五果中的桃来调养，在经脉属手太阴，在脏属肺，在色为白，在味为辛，在时为秋。

属上角、大角类型的人，应该用五谷中的胡麻仁、五畜中的狗肉、五果中的李来调养，在经脉属足厥阴，在脏属肝，在色为青，在味为酸，在时为春。

【原文】

大宫与上角同，右足阳明上。左角与大角同，左足阳明上。

少羽与大羽同，右足太阳下。左商与右商同，左手阳明上。加宫与大宫同，左足少阳[1]上。质判与大宫同，左手太阳下。判角与大角同，左足少阳下。大羽与大角同，右足太阳上。大角与大宫同，右足少阳上。

【注释】

[1] 足少阳：宫音属土，应调足阳明为是，故按"足阳明"译文。

【译文】

属大宫、上角类型的人，应调治右侧足阳明经的上部。属左角、大角类型的人，应调治左侧足阳明经的上部。属少羽、大羽类型的人，应调治右侧足太阳经的下部。属左商、右商类型的人，应调治左侧手阳明经的上部。属加宫、大宫类型的人，应调治左侧足阳明经的上部。属质判、大宫类型的人，应调治左侧手太阳经的下部。属判角、大角类型的人，应调治左侧足少阳经的下部。属大羽、大角类型的人，应调治右侧足太阳经的上部。属大角、大宫类型的人，应调治右侧足少阳经的上部。

【原文】

右徵、少徵、质徵、上徵、判徵。右角、钛角、上角、大角、判角。右商、少商、钛商、上商、左商。少宫、上宫、大宫、加宫、左角宫。众羽、桎羽、上羽、大羽、少羽。

【译文】

在火音人之中，又分为右徵、少徵、质徵、上徵、判徵五种类型。在木音人之中，又分为右角、钛角、上角、大角、判角五种类型。在金音人之中，又分为右商、少商、钛商、上商、左商五种类型。在土音人之中，又分为少宫、上宫、大宫、加宫、左宫五种类型。在水音人之中，又分为众羽、桎羽、上羽、大羽、少羽五种类型。

【原文】

黄帝曰：妇人无须者，无血气乎？岐伯曰：冲脉、任脉，皆起于胞中[1]，上循背[2]里，为经络之海。其浮而外者，循腹右上行，会于咽喉，别而络唇口。血气盛则充肤热肉，血独盛则澹渗[3]皮肤，生毫毛。今妇人之生，有余于气，不足于血，以其数脱血[4]也，冲任之脉，不荣口唇，故须不生焉。

【注释】

[1] 胞中：在此指女子的子宫。

[2] 背：《甲乙经》卷二第二、《太素》卷十改为"脊"。可从。

[3] 澹渗：《甲乙经》卷二第二改为"渗灌"。可从。

[4] 数脱血：指女子按月行月经。

【译文】

黄帝问：女子没有胡须，能解释为没有血气吗？岐伯说：冲脉、任脉都起始于胞中，向上循脊而行，是经络气血之海。其有一支浮而行于外，循腹前上行，会于咽喉，其别支络于口唇。血气旺盛则充养肌肉、温煦皮肤；血独盛则渗灌皮肤，使人生胡须及汗毛。妇人常是气有余而血不足，这是因月经按期而下，血数下行，使冲任脉之血不上荣于口唇，所以不生胡须。

【原文】

黄帝曰：士人有伤于阴，阴气绝[1]而不起，阴不用，然其须不去，其故何也？宦者[2]独去何也？愿闻其故。岐伯曰：宦者去其宗筋[3]，伤其冲脉，血泻不复，皮肤内结，唇口不荣，故须不生。黄帝曰：其有天宦[4]者，未尝被伤，不脱于血，然其须不生，其故何也？岐伯曰：此天之所不足也，其任冲不盛，宗筋不成，有气无血，唇口不荣，故须不生。

【注释】

[1] 阴气绝：阴，指男子外生殖器。气，指功能。言外生殖器丧失了性功能。

[2] 宦者：被阉割的人。

[3] 宗筋：男子前阴为宗筋之所聚，故宗筋在此指男子外生殖器。

[4] 天宦：亦称"天阉"。指先天性生殖器官发育不全的男子。

【译文】

黄帝说：有的人外生殖器受伤之后，阴茎不举，丧失了性功能，但胡须仍旧存在，这是什么原因呢？阉人割掉睾丸后却不生胡须，这又是为什么呢？我想听听其中的道理。岐伯说：阉人割掉睾丸后，损其宗筋，伤其冲任，使血泻不复，血虚不营，皮肤气血闭结，不营运于口唇，所以不生胡须。黄帝说：天宦之人，睾丸未被阉割，血未脱，却不生胡须，这是什么原因呢？岐伯说：这是先天禀赋不足所致的先天性外生殖器发育不全，因其冲任之脉气血不充盛，故外生殖器性机能发育不全，有气无血，不能荣养口唇之皮肤，所以不生胡须。

【原文】

黄帝曰：善乎哉！圣人之通万物也，若日月之光影，音声[1]鼓响，闻其声而知其形，其非夫子，孰能明万物之精。是故圣人视其颜色，黄赤者多热气，青白者少热气，黑色者多血少气。美眉者太阳多血，通髯极须者少阳多血，美须者阳明多血，此其时然也。夫人之常数，太阳常多血少气，少阳常多气少血，阳明常多血多气，厥阴常多气少血，少阴常多血少气，太阴常多血少气，此天之常数也。

【注释】

[1] 音声：《太素》卷十在此二字后加"之"字。可从。

【译文】

黄帝说：讲得好啊！圣人能通晓万物之道，如日月与光影，音声与击鼓，闻其声而知其形，除非夫子你，又有谁能明晓万物变化之精华呢？所以只有圣人才能视其外在颜色，而知其内里病变。面色黄赤的，为内里多热气；面色青白的，为内里热气少；面色黑的，为内里多血少气。眉毛浓而美的，为太阳经多血；髯与胡须相连的，为少阳经多血；胡须浓而美的，为阳明经多血。这是一般的情况。人体经脉气血有一定的分布规律：太阳常常是多血少气，少阳常常是多气少血，阳明常常是多血多气，厥阴常常是多气少血，少阴常常是多血少气，太阴常常是多血少气，这是自然界赋予人的正常气血分布情况。

百病始生第六十六

【篇解】

百病，指多种疾病。始生，即开始发生。本篇重点讨论了多种疾病始发的原因、邪气侵犯的部位、病邪的传变等，所以篇名曰"百病始生"。

全篇论述了疾病发生的原因及三部之气所伤异类的道理。讨论了外感病的一般传变规律及机理，提示了早期治疗的重要性，强调了人体正气的强弱是发病与否的关键。阐明了五脏所伤的病因、病机及治则。

该篇是《内经》论病因病机的重要篇章之一。篇中不同邪气伤害不同部位的理论，对中医病因学说的形成奠定了坚实的基础，篇中"两虚相得，乃客其形""两实相逢，众人肉坚"的发病学观点，一直有效地指导着中医养生防病及临床治疗。篇中积证的理论，为后世对积证的认识及临床奠定了基础。除本篇之外，在《素问·腹中论》《素问·五脏生成》《灵枢·水胀》等篇也有对积证的论述。篇中关于外感病的一般传变规律的理论，在《素问·生气通天论》《素问·阴阳应象大论》《素问·举痛论》等篇也有论述，可前后相互参阅。

【原文】

黄帝问于岐伯曰：夫百病之始生也，皆生于风雨寒暑，清湿[1]喜怒。喜怒不节则伤藏，风雨则伤上，清湿则伤下。三部之气[2]，所伤异类，愿闻其会[3]。岐伯曰：三部之气各不同，或起于阴，或起于阳[4]，请言其方[5]。喜怒不节，则伤藏，藏伤则病起于阴也；清湿袭虚[6]，则病起于下；风雨袭虚，则病起于上，是谓三部。至于其淫泆[7]，不可胜数。

【注释】

[1] 清湿：指寒湿之邪。清，同"凊（qìng）"，寒也。

[2] 三部之气：指伤于人体三个部位的邪气。即伤于内脏的喜怒不节、伤于上部的风雨、伤于下部的清湿。

[3] 会：在此指要领。

[4] 或起于阴，或起于阳：阴，指人体属阴的部位；阳，指人体属阳的部位。张介宾注："喜怒不节，五志病也，内伤于藏，故起于阴。清湿袭虚，阴邪之在表也，故起于下。风雨袭虚，阳邪之在表也，故起于上。"喜怒不节属内伤，故伤内里五脏；风雨清湿属外感，故伤人体表，其中风雨属阳邪，伤阳分，即伤人体之上部；清湿属阴邪，伤阴分，即伤人体的下部。

[5] 方：道理，规律。

[6] 袭虚：指邪气乘人体正虚而侵入。

[7] 淫泆：指邪气在体内浸淫传变。淫，浸淫；泆，同"溢"，有扩散之意。

【译文】

黄帝问于岐伯说：多种疾病开始发生时，大都因感受风雨寒暑清湿等外感邪气，以及情志不和所致。情志不和，易伤害内脏；风雨之邪，易伤害人体的上部；清湿之邪，易伤害人体的下部。这三种邪气伤害人体部位各不相同，我想听听其中的道理。

岐伯说：因这三种邪气的性质各不相同，所以其伤害人体的部位也各不相同，有的病起于内脏，有的病起于体表，请让我来讲讲其中的道理。若情志不和，则内伤五脏，脏伤就是病起于阴；清湿之邪乘虚侵犯人体的体表，多伤于体表的下部；风雨之邪乘虚侵犯人体的体表，多伤于体表的上部。这就是邪气始伤人体时所侵犯的三个部位。至于邪气在体内的浸淫传变，是不可尽数的。

【原文】

黄帝曰：余固不能数，故问先师，愿卒[1]闻其道。岐伯曰：风雨寒热，不得虚邪，不能独伤人。卒然逢疾风暴雨而不病者，盖无虚故邪不能独伤人，此必因虚邪之风[2]，与其身形，两虚相得，乃客其形[3]，两实相逢，众人肉坚[4]。其中于虚邪也，因于天时，与其身形，参以虚实，大病乃成，气有定舍[5]，因处为名，上下中外，分为三员[6]。

【注释】

[1] 卒：详尽之意。

[2] 虚邪之风：泛指四时不正之气及乘体虚而侵犯人体的外邪。马莳注："此言邪气淫泆，始于虚以感之。"

[3] 两虚相得，乃客相形：意言自然界的虚邪贼风在人体正气虚弱之时，侵犯人体而发病。两虚，虚邪及人体正气虚。相得，相合。

[4] 两实相逢，众人肉坚：意言在自然界气候正常及人体正气充实之时，则人体健康无病。两实，指自然界气候正常及人体正气充盛。肉坚，肌肉坚实。

[5] 气有定舍：指邪气侵犯人体，各有一定的居舍部位。

[6] 上下中外，分为三员：三员，指三部。马莳注云："盖人身大体自纵而言之，则以上、中、下为三部；自横而言之，则以在表、在里、半表半里为三部，故谓之上下中外之三员也。"

【译文】

黄帝说：邪气在体内的传变，我确实是数不清，所以请教先生，想详尽地听听其中的道理。岐伯说：风雨寒热等外邪，在不遇到人体正气虚弱之时，是不能侵犯人体的。有的人，突然遇到疾风暴雨却不病，是因其正气不虚弱，所以邪气不遇人体正气虚时，是不能伤害人体的。邪气侵犯人体而发病，必须是外有虚邪贼风，内有人体正气虚弱，两个条件都具备，邪气才能侵入人体而发病。若自然界气候正常，人体正气也充实，则人健康无病。之所以被邪气伤害，是因为外有不正常的气候变化，内有人体正气虚弱，邪气实，正气虚，两者相互参合，则发生较严重的疾病。邪气侵犯人体有一定的部位，根据其侵犯的不同部位来确定病名。人体的分部是：从上下分，分为上、中、下三部；从内外分，分为表、里、半表半里三部。

【原文】

是故虚邪之中人也，始于皮肤，皮肤缓则腠理开，开则邪从毛发入，入则抵深，深则毛发立，毛发立则淅然[1]，故皮肤痛。留而不去，则传舍于络脉，在络之时，痛于肌肉，其痛之时息[2]，大经乃代[3]。留而不去，传舍于经，在经之时，洒淅喜惊[4]。留而不去，传舍于输[5]，在输之时，六经不通四肢，则肢节痛，腰脊乃强。留而不去，传舍于伏冲之脉[6]，在伏冲之时，体重身痛。留而不去，传舍于肠胃，在肠胃之时，贲响[7]腹胀，多寒则肠鸣飧泄，食不化，多热则溏出糜[8]。留而不去，传舍于肠胃之外，募原[9]之间，留著于脉，稽留而不去，息而成积[10]。或著孙脉，或著络脉，或著经脉，或著输脉，或著于伏冲之脉，或著于膂筋[11]，或著于肠胃之募原，上连于缓筋[12]，邪气淫泆，不可胜论。

【注释】

[1] 淅然：形容怕冷的样子。

[2] 其痛之时息：指疼痛时作时止。息，止。《甲乙经》卷八第二改为"其病痛时息"。供参考。

[3] 大经乃代：指邪气由络脉深入经脉，经脉代替络脉受邪。张介宾注："络浅于经，故痛于肌肉之间。若肌肉之痛时渐止息，是邪将去络而深，大经代受之矣。"大经，即经脉。与较小的络脉相对而言。代，代替。

[4] 洒（xiǎn）淅喜惊：指寒栗而不能自控，好像受了惊吓一样。洒淅，形容怕冷的样子。喜惊，易惊恐。

[5] 输：杨上善认为指输脉，即足太阳之脉。可从。

[6] 伏冲之脉：张介宾认为其指冲脉行于脊的部分，因部位较深，故曰"伏冲"。当从。

[7] 贲响：腹中因气攻冲而鸣响，即肠鸣。

[8] 溏出糜：相当于今之热性泻痢之类。溏，指大便溏。糜，同"糜"，指大便糜烂恶臭。

[9] 募原：又称膜原。泛指隔间及肠胃以外的脂膜。

[10] 息而成积：息，增长，此指邪气留著于脉，稽留而不去，日久则气血凝结，便会成为积块。

[11] 膂（lǚ）筋：伏行于脊柱的筋膜。

［12］缓筋：循行于腹内脐两旁的筋膜。杨上善注："缓筋，足阳明之筋也。"

【译文】

所以虚邪贼风侵犯人体时，首先客于皮肤，使皮肤弛缓不坚，腠理开泄，邪气乘虚从毫毛而入，渐渐进入皮肤深部，使毛发立、人怕冷，且皮肤疼痛。邪气留着日久不去，则向内传舍于络脉，邪入络脉，使人肌肉疼痛，且时作时止，之后将要传入经脉。邪气留着日久不去，则向内传舍于经脉，邪入经脉，则使人恶寒、易惊恐。邪气留着经脉日久不去，则向内传舍于输脉，邪入输脉，使手足三阴三阳经脉气血运行不畅达于四肢，故四肢关节疼痛，腰脊强硬不舒。邪气留着输脉日久不去，则向内传舍于伏冲之脉，邪入伏冲之脉，使人身体困重疼痛。邪气留着伏冲之脉日久不去，则向内传舍于肠胃，邪入肠胃，则使人腹胀肠鸣。寒气胜则肠鸣飧泄，泄下完谷不化；热气胜则大便稀溏糜烂恶臭。邪气留着肠胃日久不去，则传舍于肠胃之外、募原之间，留着于血脉。邪气在血脉中稽留而不去，日久气血瘀滞，结而形成积块。邪气在体内，或留着于孙脉，或留着于络脉，或留着于经脉，或留着于输脉，或留着于伏冲之脉，或留着于膂筋，或留着于肠胃之募原，或上连于缓筋，总之，邪气在体内的浸淫是无处不到，其在体内的变化也是数不尽的。

【原文】

黄帝曰：愿尽闻其所由然。岐伯曰：其著孙络之脉而成积者，其积往来上下，臂手[1]孙络之居也，浮而缓[2]，不能句积[3]而止之，故往来移行肠胃之间，水凑渗注灌，濯濯有音[4]，有寒则䐜䐜[5]满雷引[6]，故时切痛[7]。其著于阳明之经，则挟脐而居，饱食则益大，饥则益小[8]。其著于缓筋也，似阳明之积，饱食则痛，饥则安[9]。其著于肠胃之募原也，痛而外连于缓筋，饱食则安，饥则痛[10]。其著于伏冲之脉者，揣之应手而动，发手则热气下于两股，如汤沃之状[11]。其著于脊筋在肠后者[12]，饥则积见，饱则积不见，按之不得[13]。其著于输之脉者，闭塞不通，津液不下，孔窍干壅[14]。此邪气之从外入内，从上下也。

【注释】

[1]臂手：《甲乙经》作"擘乎"。可从。擘，通"辟"。辟，聚也。乎，此处作"于"来解。擘乎，指邪气聚积于孙络。

[2]浮而缓：指孙络浮浅而松缓。

[3]句积：句，《甲乙经》卷八第二作"拘"。当从。拘积，约束积块。

[4]濯（zhuó）濯有音：指水在肠间流动、往来冲激有声。濯，指水声。

[5]䐜䐜：《甲乙经》卷八第二作"腹䐜"，可从。

[6]䐜满雷引：指腹部胀满，肠中雷鸣。

[7]切痛：急剧疼痛。

[8]其著于阳明之经，则挟脐而居，饱食则大，饥则益小：张介宾注："足阳明经挟脐下行，故其为积则挟脐而居也。阳明属胃，受水谷之气，故饱则大，饥则小。"

[9]其著于缓筋也，似阳明之积，饱食则痛，饥则安：张介

宾注："缓筋在肌肉之间，故似阳明之积，饱则肉壅，故痛。饥则气退，故安。"

[10] 其著于肠胃之募原也，痛而外连于缓筋，饱食则安，饥则痛：张志聪注："募原者，肠胃之膏膜，饱则津液渗润于外，故安，饥则干燥，故痛也。"

[11] 其著于伏冲之脉者，揣之应手而动，发手则热气下于两股，如汤沃之状：揣，触摸的意思。发手，指抬手。如汤沃之状，好像灌了热汤一样。杨上善注："以手按之，应手而动，发手则热气下于两股如汤沃，邪之盛也。"

[12] 者：《二十二子》本作"右"。今据《甲乙经》卷八第二改。

[13] 其著于膂筋在肠后者，饥则积见，饱则积不见，按之不得：张介宾注："脊内之筋曰膂筋，故在肠胃之后。饥则肠空，故积可见；饱则肠满蔽之．故积不可见，按之亦不可得也。"

[14] 其著于输之脉者，闭塞不通，津液不下，孔窍干壅：张志聪注："积著于输之脉，则脉道闭塞不通，津液不下，而皮毛之孔窍干塞也。"

【译文】

黄帝说：我想听你详尽地讲讲其中的道理。岐伯说：邪气留着孙络而成积的，其积块能往来上下活动，积聚于有孙络的地方，孙络浮浅而松缓，不能约束积块使之不动，所以邪气往来移行于肠胃之间，使水在肠间渗注流动时，濯濯有声。若寒气胜，则腹部胀满，肠鸣，肠间小络因寒相互牵引，故时有急剧腹痛。

邪气留着于足阳明之经而成积的，则其积块挟脐而居，饱食时则积块显得大，饥饿时则积块显得小。

邪气留着于缓筋而成积的，与足阳明经之积相似，饱食时积块处觉疼痛，饥饿时积块显小且安稳不痛。

邪气留着肠胃之募原而成积的，积块处疼痛且牵引缓筋，饱食时则安稳不痛，饥饿时则疼痛。

邪气留着于伏冲之脉而成积的，以手触摸之，则应手而动，抬手时，则觉有热气下行于两股部，好像浇灌了热汤一样。

邪气留着于膂筋而成积的，因膂筋在肠后，所以在饥饿时可触到积块，饱食后则看不到积块之形，用手也触不到。

邪气留着于输脉而成积的，使输脉闭塞不通，津液不布，所以使皮毛之孔及二阴之孔窍干壅不通。

这就是邪气由外入内，由上至下，渐渐发展，日久不去而形成积块的过程及道理。

【原文】

黄帝曰：积之始生，至其已成奈何？岐伯曰：积之始生，得寒乃生，厥[1]乃成积也。黄帝曰：其成积奈何？岐伯曰：厥气生足悗[2]，悗生胫寒，胫寒则血脉凝涩，血脉凝涩则寒气上入于肠胃，入于肠胃则䐜胀，䐜胀则肠外之汁沫迫聚不得散[3]，日以成积。

卒然多食饮则肠满，起居不节，用力过度，则络脉伤，阳络伤则血外溢，血外溢则衄血，阴络伤则血内溢，血内溢则后血[4]，肠胃[5]之络伤，则血溢于肠外，肠外有寒汁沫与血相搏，则并合凝聚不得散而积成矣。

卒然外中于寒，若内伤于忧怒，则气上逆，气上逆则六输[6]不通，温气不行，凝血蕴里[7]而不散，津液涩渗著而不去，而积皆成矣。

【注释】

[1] 厥：逆也。此指寒邪厥逆于上。

[2] 厥气生足悗（mán）：马莳注："足之六经有厥逆，则足闷然不得清利，由是而胫寒，由是则血脉凝涩，由是则寒邪入于肠胃。"足悗，指足部酸痛不舒、活动不便。

[3] 肠外之汁沫迫聚不得散：马莳注："其肠外有塞汁沫与此血相搏，所以合并凝聚，不得散释，而积已成矣"。

[4] 后血：此处泛指大小便出血。

[5] 肠胃：据《甲乙》《太素》作"肠外"。

[6] 六输：此指六经。即本篇上文所云"在输之时，六经不通"之义。

[7] 凝血蕴里：意为阳气运行不畅，则凝结之血聚积包裹而不能消散。蕴，聚积也。里，《甲乙经》《太素》作"裹"。

【译文】

黄帝问：积块从开始发生到成形是怎样的呢？岐伯说：积块开始发生时，是因感于寒邪，寒邪厥逆于上，则导致积块的形成。黄帝问：是怎样形成积块的呢？岐伯说：寒邪侵于足部，寒厥之气逆上，则使足部疼痛不舒，关节活动不利，小腿寒冷，继而血脉凝涩。寒气上逆于肠胃，致使水谷不化而发生胸膈胀满，胸膈胀满则肠外的汁沫聚而不散，日久形成积块。

若突然暴饮暴食，使肠胃胀满，又或生活起居没有规律，或用力过度，都可损伤络脉。阳络被伤，则血液外溢而发生衄血；阴络被伤，则血液内溢而发生便血。若肠外之络被伤，则血液溢于肠外，与肠外之寒汁沫相搏结，凝聚不散，则形成积块。

或突然外感寒邪，又遇情志不遂，则使厥气逆上，寒厥之气上逆，则六输之脉络不通，卫气不行，气血凝涩，蕴裹而不散，日久不去，则形成积块。

【原文】

黄帝曰：其生于阴者[1]奈何？岐伯曰：忧思伤心；重寒伤肺[2]；忿怒[3]伤肝；醉以入房，汗出当风，伤脾；用力过度，若入房汗出浴，则伤肾。此内外三部之所生病者[4]也。

黄帝曰：善。治之奈何？岐伯答曰：察其所痛，以知其应[5]，有余不足，当补则补，当泻则泻，毋逆天时[6]，是谓至治[7]。

【注释】

[1] 生于阴：此指内在的五脏。张介宾注："此言情欲伤藏，病起于阴也。"

[2] 重寒伤肺：《灵枢·邪气藏府病形》曰："形寒寒饮则伤肺。"杨上善注："肺以恶寒，故重寒伤肺。"

[3] 忿怒：即愤恨恼怒。

[4] 此内外三部之所生病者：与本篇第一段原文首尾相应，概括全篇。意为上述内部内容就是三部之气所致的疾病情况。

[5] 察其所痛，以知其应：审查其证候所在的部位，以知其内在相应脏腑的病变。痛，指外在证候。

[6] 毋逆天时：不能违背五藏六腑与四时气候的相应关系。

[7] 至治：最佳的治疗原则。至，极也。

【译文】

黄帝问：内脏疾病是怎样发生的呢？岐伯说：忧思过度则伤

心；屡次感受寒邪则伤肺；愤恨大怒则伤肝；醉酒后行房事，又在汗出之时感受风邪，则伤脾；劳力过度，或行房事汗出后沐浴，则伤肾。这就是内外三部使人体发生的病变。

黄帝说：讲得好。怎样治疗呢？岐伯回答说：详细审察病痛所在的位置，可知内里相应的脏腑，根据有余不足的具体情况，当补则补，当泻则泻。但要注意，千万不要违背自然四时的变化规律，这就是最好的治法。

行针第六十七

【篇解】

　　行针，指针刺治疗。本篇重点讨论了由于人的体质不同，阴阳气血盛衰各异，外表形态表现也不同，因而在针刺治疗时，针下得气的感应亦有差异，所以篇名曰"行针"。

　　全篇主要论述了重阳之人、阳中有阴之人、阴阳和调之人、阴气多阳气少之人在针刺治疗时，针下感应（即得气）有迟、快、不迟不快的差异，论述了针刺后产生的不良反应不完全是体质的差异，也有医生的医疗技术较差的原因。

　　篇中提示医生在针刺治疗时，应根据病人不同的体质状况来决定针刺手法的强弱及针刺的次数，因人制宜；文中告诫医生应不断地提高针刺治疗水平，以避免医疗事故的发生。该篇理论对临床针刺治疗具有指导意义。

【原文】

　　黄帝问于岐伯曰：余闻九针于夫子，而行之于百姓，百姓之血气各不同形，或神动而气先针行[1]，或气与针相逢[2]，或针已出气独行[3]，或数刺乃知[4]，或发针而气逆[5]，或数刺病益剧，凡此六者，各不同形，愿闻其方。岐伯曰：重阳之人[6]，其神易动，其气易往也。

　　黄帝曰：何谓重阳之人？岐伯曰：重阳之人，熇熇高高[7]，言语善疾，举足善高，心肺之藏气有余，阳气滑盛而扬，故神动而气先行。黄帝曰：重阳之人而神不先行者，何也？岐伯曰：此人颇有阴者也。

黄帝曰：何以知其颇有阴也？岐伯曰：多阳者多喜，多阴者多怒，数怒者易解[8]，故曰颇有阴，其阴阳之离合难[9]，故其神不能先行也。

【注释】

[1]气先针行：气，即得气，针下的感应。言针才刺入就有感应，指得气快。

[2]气与针相逢：指针刺入后产生的感应不早不晚，不快不慢。

[3]针已出气独行：出针后才有感应，指得气慢。

[4]数刺乃知：指针刺时须将针反复提插方才有感应。

[5]发针而气逆：出针后有不良反应。

[6]重阳之人：即阳气偏盛之人。

[7]熇熇高高：形容阳气旺盛的样子。即性情爽朗、高昂不卑。

[8]数怒者易解：容易发怒而又易和解。

[9]阴阳之离合难：张介宾注："阳中有阴，未免阳为阴累，故其离合难而神不能先行也。"

【译文】

黄帝问于岐伯说：我跟先生您学习了九针理论后，便应用于百姓，给百姓治病，因百姓之血气有盛有衰，故体质也各不相同，因此在针刺时的感应也有差异。有的精神易冲动的人得气快，针刚刺入就有感应，有的针刺产生感应的时间不早不晚，有的出针后才有感应，有的须将针反复提插才有感应，有的出针后有不良反应，有的多次针刺后病情反而更重，我想听你讲讲出现上述六种不同情况的道理。岐伯说：重阳之人，其精神容易冲动，气血流动快，故针下感应也快。

黄帝问：什么样的人是重阳之人？岐伯说：重阳之人性格爽朗，说话速度快，走路时脚抬得较高，心肺二脏之气有余，阳气盛而滑疾，容易布散，所以精神易冲动，针才刺入就有感应。黄帝问：重阳之人中，也有的精神不易冲动，针下感应不快，这是为什么？岐伯说：这种人是阳中有阴。

黄帝问：怎样知道其人是阳中有阴呢？岐伯说：阳气多的人性情开朗多乐，阴气多的人性情暴躁多怒，若容易发怒而又容易和解，这就是阳中有阴之人，这种人未免阳为阴累，得气较慢，故精神不易冲动，针下感应也较慢。

【原文】

黄帝曰：其气与针相逢奈何？岐伯曰：阴阳和调而血气淖泽[1]滑利，故针入而气出，疾而相逢也。

黄帝曰：针已出而气独行者，何气使然？岐伯曰：其阴气多而阳气少，阴气沉而阳气浮者内藏，故针已出，气乃随其后，故独行也。

黄帝曰：数刺乃知，何气使然？岐伯曰：此人之[2]多阴而少阳，其气沉而气往难，故数刺乃知也。

黄帝曰：针入而气逆者，何气使然？岐伯曰：其气逆与其数刺病益甚者，非阴阳之气，浮沉之势也，此皆粗之所败，上之所失，其形气无过焉。

【注释】

[1] 淖泽：滋润的意思。

〔2〕之:《太素》卷二十三将此字删去。当从。

【译文】

黄帝问：有的人针刺入后，所产生的感应不早不晚，这是为什么？岐伯说：这说明此种人阴阳和调，阴阳和调则血气滋润，运行滑利自如，所以进针后针感适时而至，不早不晚。

黄帝问：有的人出针后，针刺之处才有感应，是什么气使其这样的呢？岐伯说：这说明此种人阴气多而阳气少，阴气沉滞，而浮滑的阳气也内藏，所以感应迟钝，出针后才有感应。

黄帝问：有的人针刺时须将针反复提插才有感应，是什么气使其这样的呢？岐伯说：这说明此种人阴气多而阳气少，阴气沉滞，阳气往来困难，所以针刺时须将针反复提插才有感应。

黄帝问：有的人针刺后有气逆等不良反应，这是为什么呢？岐伯说：针刺后有不良反应的，以及针刺几次后病情更加严重的，不是阴阳之气的浮沉滑涩所致，而是因医生技术低劣造成的，是医生治疗中的过失，不是病人的体质及阴阳之气所致。

上膈第六十八

【篇解】

膈，指膈证。膈证有上、下之分。上膈，指因气机郁结所致的食入即吐的一类病证。下膈，指因虫积所致的呕吐宿食的一种病证。本篇主要论下膈证，由于篇首先论上膈证，所以篇名曰"上膈"。

全篇认为下膈的主要病因病机是情志不遂、饮食不节、寒温不时，使肠胃受寒，肠中寄生虫因寒而伏守于下管，人进饮食时则虫上行，虫上行则下管虚，下管虚则邪气入而停留，结而为痈。其治疗原则主要是散寒消积，其治法除针刺外，还要药物治疗及饮食调养等多种方法相互配合。

【原文】

黄帝曰：气为上膈[1]者，食饮入而还出，余已知之矣。虫为下膈[2]，下膈者，食晬时[3]乃出，余未得其意，愿卒闻之。岐伯曰：喜怒不适，食饮不节，寒温不时，则寒汁流于肠中，流[4]于肠中则虫寒，虫寒则积聚，守于下管[5]，则肠胃充郭，卫气不营，邪气居之。人食则虫上食，虫上食则下管虚，下管虚则邪气胜之，积聚以留，留则痈成，痈成则下管约。其痈在管内者，即[6]而痛深；其痈在外者，则痈外而痛浮，痈上皮热。

【注释】

[1] 上膈：病名。指因气机郁结所致的食入即吐的一类

病证。

　　[2]下膈：病名。指因虫积所致的呕吐宿食的一种病证。

　　[3]晬时：指昼夜。

　　[4]流：同"留"。

　　[5]下管：指肠管。

　　[6]即：《甲乙经》卷十一第八及《太素》卷第二十六改为"则沉"。可从。

【译文】

　　黄帝说：气机郁结所致上膈证的表现是饮食入后即吐，这些我已知道。虫积所致的下膈证的表现是饮食入胃，一昼夜后即吐出，但我不知道其中的道理，愿听你详细地讲讲。岐伯说：下膈证主要是因情志不遂、饮食不节、寒温不时等原因，致使肠胃受寒，寒汁流于肠中，寒留肠中则肠中寄生虫因寒而积聚，并伏守于胃肠下段，使肠胃扩充，卫气运行失常，则邪气留着不去。人饮食时，虫也上行取食，虫上行则胃肠下段空虚，邪气乘虚而入，聚积停留形成痈，使胃肠的下段不能畅通。若痈在管内，则疼痛的部位较深；若痈在管外，则疼痛的部位较浅，而且痈处的皮肤发热。

【原文】

　　黄帝曰：刺之奈何？岐伯曰：微按其痈，视气所行，先浅刺其傍，稍内益深，还而刺之[1]，毋过三行[2]，察其沉浮，以为深浅。已刺必熨[3]，令热入中，日使热内，邪气益衰，大痈乃溃。伍以参禁[4]。以除其内，恬憺无为[5]，乃能行气，后以咸苦，化谷乃下矣。

【注释】

[1] 还而刺之：即再刺。

[2] 无过三行：虽可再刺，但不可超过三次。

[3] 熨（wèi）：即热敷。

[4] 伍以参禁：多种治法相互参伍，如针刺、药疗、饮食调养、精神调养等。禁，禁忌，指还要注意各种禁忌。

[5] 恬憺无为：精神乐观，无忧无虑，思想没有杂念。

【译文】

黄帝问：怎样用针刺治疗呢？岐伯说：用手轻轻地按其痈处，以观察痈处气血流行情况。之后先在痈的旁边浅刺，片刻后逐渐深刺，如此反复刺之，但不要超三次，观察痈的部位深浅，以决定针刺的深浅。针刺之后，还要热敷其处，使热气入内，邪气渐渐衰退，大痈乃溃散。此外，还要多种治法相互参伍，如药疗、饮食调养、精神调养等，还要注意有关的禁忌，以除内里之邪，精神要乐观，以使气血畅行，再配以咸苦的药物，使痈邪从大便排除，则疾可愈。

忧恚无言第六十九

【篇解】

忧，指忧虑。恚，指发怒。无言，在此指失音。本篇讨论了因外邪或情志因素导致突然失音的病因、病机及刺法，所以篇名曰"忧恚无言"。

全篇重点讨论了咽喉、会厌、口唇、舌、悬雍垂、颃颡等发音器官的位置及作用。说明了外邪侵袭或突然情志不遂，均可使气道不利、发音器官功能失常、会厌开合不利而失音，其治疗当视其虚实，施以补泻。

【原文】

黄帝问于少师曰：人之卒然忧恚而言无音者，何道之塞，何气出行[1]，使音不彰？愿闻其方。少师答曰：咽喉者，水谷之道也。喉咙者，气之所以上下者也[2]。会厌者，音声之户也[3]。口唇者，音声之扇[4]也。舌者，音声之机也。悬雍垂[5]者，音声之关也。颃颡者，分气之所泄也[6]。横骨[7]者，神气所使，主发舌者也。故人之鼻洞涕出不收者，颃颡不开，分气失也。是故厌小而疾薄，则发气疾，其开阖利，其出气易；其厌大而厚，则开阖难，其气出迟，故重言[8]也。人卒然无音者，寒气客于厌，则厌不能发，发不能下至，其开阖不致，故无音。

【注释】

［1］出行:《甲乙经》卷十二第二改为"不行"。当从。

［2］咽喉者，水谷之道也。喉咙者，气之所以上下者也:指咽喉是水谷入胃的通道，喉咙是呼吸出入之道。张介宾注:"人有二喉，一软一硬。软者居后，是谓咽喉，乃水谷之道，通于六腑者也。硬者居前，是谓喉咙，为宗气出入之道，所以行呼吸，通于五脏者也。"

［3］会厌者，音声之户也:会厌，又名吸门，位于舌骨之后，形如树叶，柄在下能张能收，呼吸发音时则会厌开启，饮食吞咽时则会厌闭合，故称会厌为音声之门户。

［4］扇:门扇。在此指音声出入之门户。

［5］悬雍垂:位于软腭后端，介于口腔与咽喉之间，悬于正中而下垂的一圆锥形小肌肉，张口时即可见。

［6］颃颡者，分气之所泄也:颃颡，上腭与鼻相通的孔窍处，即后鼻道。张志聪注:"颃颡者，腭上窍也……上腭与鼻相通之窍是也……口鼻之气及涕唾从此相通，故为分气之所泄，谓气从此而分出于口鼻者也。"

［7］横骨:附于舌根部的软骨。

［8］重言:即口吃。

【译文】

黄帝问少师:有的人因突然忧愁恚怒而致喉咙发不出声音来，是哪一条通道闭塞或哪一种气不能运行导致的呢？愿听你讲讲其中的道理。少师回答说:咽喉是水谷入胃的通道。喉咙是呼吸之气出入之道。会厌能张能关，是声音之门户。口唇能启能闭，是声音出入之门户。舌能上下左右活动，是发音的重要器官。悬雍垂位于软腭后端，是声音出入的关口。颃颡是口鼻相通之处，能将气分出于口鼻。横骨，附于舌根，受心神的支配，心神能控制舌的运动。所以人鼻流涕不止的，是颃颡不开，分气功能失司的缘故。所以若会厌小而薄，出气就快，开合自如流利，则能正常出气发音；若会厌大而厚，开合困难，其出气发音也慢，所以说话蹇涩而口吃。有的人突然发不出声音，是因寒邪客于会厌部，使会厌不能发出声音，即使有一点声音，但其开阖功能仍失常，所以仍发不出声音。

【原文】

黄帝曰：刺之奈何？岐伯曰：足之少阴[1]，上系于舌，络于横骨，终于会厌。两泻其血脉，浊气乃辟[2]。会厌之脉，上络任脉，取之天突[3]，其厌乃发也。

【注释】

[1] 足之少阴：《甲乙经》卷十二第二改为"足少阴之脉"。可参。

[2] 辟：排除、祛除。

[3] 天突：穴位名。属任脉。位于胸骨上窝正中，喉结下四寸处。

【译文】

黄帝问：怎样用针刺治疗呢？岐伯说：足少阴之脉，上系舌根，络于横骨，终于会厌。针刺时，应泻足少阴之脉及任脉，使浊邪之气排除。会厌部的足少阴之脉，上络于任脉，故也可刺天突穴，使会厌功能正常，便能发出声音了。

寒热第七十

【篇解】

本篇主要论述了瘰疬、鼠瘘的病因病机、治疗及预后，因其病因主要是寒热之邪留着于经脉，并且其症状表现也多有寒热，所以篇名曰"寒热"。

瘰疬，指生于颈项腋下、累累如串珠、大小不等、比较顽固的外科疾患。其中，疮口溃破流脓日久不愈的称为鼠瘘。此病相当于现代医学的淋巴节结核一类的病变。本篇理论是古人长期临床观察所得，是关于淋巴节结核的最早记载，为后人诊治此病提供了宝贵资料。

【原文】

黄帝问于岐伯曰：寒热瘰疬[1]在于颈腋者，皆何气使生？岐伯曰：此皆鼠瘘[2]寒热之毒气也，留于脉而不去者也。

黄帝曰：去之奈何？岐伯曰：鼠瘘之本，皆在于藏，其末上出于颈腋之间，其浮于脉中，而未内著于肌肉而外为脓血者，易去也。

黄帝曰：去之奈何？岐伯曰：请从其本引其末[3]，可使衰去而绝其寒热。审按其道以予之，徐往徐来[4]以去之，其小如麦者，一刺知，三刺而已。

黄帝曰：决其生死奈何？岐伯曰：反[5]其目视之，其中有赤脉，上下贯瞳子，见一脉，一岁死；见一脉半，一岁半死；见二脉，二岁死；见二脉半，二岁半死；见三脉，三岁而死。见赤脉不下贯瞳子，可治也。

【注释】

［1］瘰疬：指生于颈项腋下的结核，其结核大如梅李，小如麦粒，数个相连，硬而微痛的病证。相当于现代医学的淋巴节结核一类的病变。

［2］鼠瘘：瘰疬破波后，其疮口流出脓水日久不愈的，即称为鼠瘘。张介宾注："其状累然而历贯上下也，故于颈腋之间，皆能有之。因其形如鼠穴，塞其一，复穿其一，故又名为鼠瘘。盖以寒热之毒，留于经脉，所以联络不止。一曰结核连续者为瘰疬，形长如蚬蛤者为马刀。又曰胁肋下者为马刀。"

［3］从其本引其末：本，指内脏。末，指瘰疬之处。从其本引其末，言要针对病本（内脏）来治疗，则病之末（外在的瘰疬）随之而消散。

［4］徐往徐来：缓慢进针、缓慢出针的针刺补泻方法。

［5］反：翻的意思

【译文】

黄帝问岐伯：症见发热恶寒的瘰疬，多生颈项及腋下，这都是什么邪气所致？岐伯说：这都属鼠瘘，是寒热之毒所致，寒热之毒气留着于脉中，经久不去则发生此病。

黄帝问：怎样消除此病呢？岐伯说：鼠瘘病的病本，都在内脏，病之标上出于颈项及腋下，发为瘰疬，若只在浅表的经脉之中，而未内著于肌肉、未破溃流脓血的，则容易治疗。

黄帝问：怎样治疗呢？岐伯说：要针对病本即内脏来治疗，

从本引末，则外在的瘰疬会随之而渐渐消散，发热恶寒的症状消失。详细地审察切按其病所在的经络，并给予针刺，缓慢进针、缓慢出针，使病邪祛除。若其病小如麦粒，则针刺一次就能见效，针刺三次就能治愈。

黄帝问：根据什么来判断此病的预后呢？岐伯说：要翻起病人的眼睑来观察。若眼睑有赤脉，从上至下贯穿瞳仁，说明病情危重。若见一条赤脉，则一年死亡；若见一条半赤脉，则一年半死亡；若见二条赤脉，则二年死亡；若见二条半赤脉，则二年半死亡；若见三条赤脉，则三年死亡。若虽有赤脉，但未下贯瞳子的，则可以治愈。

邪客第七十一

【篇解】

邪，邪气。客，外来。邪客，即邪气侵犯人体。因本篇篇首论述了邪气客于人体所致的不眠证，故篇名曰"邪客"。

全篇主要讨论了人体营气、卫气、宗气的生成、循行及作用。论述了手太阴肺与心主之脉即心包经的循行、手少阴脉无腧的道理，以及针刺治疗的原则和手法，探讨了八虚与五脏的密切关系。

篇中有关营气、卫气、宗气及其与睡眠关系的理论，还可参见《灵枢·营卫生会篇》。篇中少阴无输的观点，意在强调心脏的重要性，可与《灵枢·本输》篇互参。篇中所述针刺方法，对于临床治疗具有参考价值。篇中八虚与五脏关系的理论是《内经》藏象理论重要观点之一，说明了人是一个有机的整体，对临床以表知里判断病位及辨证论治具有重要指导意义。

【原文】

黄帝问于伯高曰：夫邪气之客人也，或令人目不瞑不卧出[1]者，何气使然？伯高曰：五谷入于胃也，其糟粕、津液、宗气分为三隧[2]。故宗气积于胸中，出于喉咙，以贯心脉[3]，而行呼吸焉。营气者，泌其津液，注之于脉，化以为血，以荣四末，内注五藏六府，以应刻数[4]焉。卫气者，出其悍气之慄疾[5]，而先行于四末分肉[6]皮肤之间而不休者也。昼日行于阳，夜行于阴，常从足少阴之分间[7]，行于五藏六府。今厥气[8]客于五藏六府，则卫气独卫其外，行于阳，不得入于阴。行于阳则阳气盛，阳气盛则阳跷陷[9]，不得入于阴，阴虚，故目不瞑。

【注释】

[1] 不卧出：刘衡如《灵枢经》校刊本注云："应据后义'其卧立至'，改为'卧不至'，与上'目不瞑'为对文。"可从。

[2] 分为三隧：隧，指通道。此指糟粕、津液、宗气在体内运行的三条途径。张介宾注："隧，道也。糟粕之道，出于下焦；津液之道，出于中焦；宗气之道，出于上焦，故分为三隧。"

[3] 心脉：《甲乙经》《太素》均作"心肺"，可从。

[4] 以应刻数：古人用铜漏法计算时间，刻数，指铜漏上的刻数。铜漏中一百刻数的水在一昼夜中滴尽，人体营卫二气在一昼夜中各在人身运行五十周次，气行一周，水下二刻，故云以应刻数。

[5] 悍气之慓疾：此指卫气卫外的性能。悍，刚勇猛烈之意；慓，疾也；慓疾，同义复词，急疾快速之意，此形容卫气运行急速。

[6] 分肉：此泛指肌肉。

[7] 足少阴之分间：卫气昼行于阳二十五周，每行一周都要经过足少阴肾经。夜行于阴亦二十五周，每周都是始于足少阴肾经。

[8] 厥气：此指导致阴阳逆乱的邪气。

[9] 阳跷陷：《甲乙经》卷十二第三改为"阳跷满"。可从。

【译文】

黄帝问于伯高说：邪气侵犯人体，也可引起失眠，不能安

卧，这是什么邪气造成的呢？伯高说：水谷入于胃中，经消化吸
收后，分为三条道路：糟粕出于下焦，津液出于中焦，宗气出于
上焦。宗气积于胸中，出于喉咙，以贯通心肺之脉，主司呼吸。
营气，即水谷精微之稠厚的部分，其在心肺等脏的作用下，变为
血液行于脉中，在外营养四肢百骸，在内滋养五脏六腑，其循行
的速度与铜漏的刻数相应。卫气，是水谷精微之中悍气所化，其
气慓疾滑利，运行于四肢分肉皮肤之间而无休止，白昼行于阳分
二十五周，黑夜行于阴分二十五周，傍晚入于阴分（五脏六腑）
时，要经过足少阴肾。若厥逆之气客于五脏六腑，则卫气行于阳
分，而不得入于阴。行于阳则阳气盛，阳气盛则阳跷脉满盛，卫
气不能入于阴分，阴分卫气虚少，故不眠。

【原文】

黄帝曰：善。治之奈何？伯高曰：补其不足，泻其有余，调
其虚实，以通其道而去其邪，饮以半夏汤一剂，阴阳已通，其卧
立至。

黄帝曰：善。此所谓决渎壅塞，经络大通[1]，阴阳和得[2]
者也。愿闻其方。伯高曰：其汤方以流水千里以外者八升，扬之
万遍[3]，取其清五升煮之，炊以苇薪火，沸置秫米[4]一升，治
半夏[5]五合[6]，徐炊，令竭[7]为一升半，去其滓，饮汁一小
杯，日三稍益，以知为度。故其病新发者，复杯则卧[8]，汗出则
已矣。久者，三饮而已也。

【注释】

[1]决渎壅塞，经络大通：决，挖掘，此乃疏通之意；渎，
水道。壅塞，指经络壅塞。言经络壅塞不通，应用决渎之法，使

经络大通。

[2]阴阳和得:《甲乙经》卷十二第三作"阴阳得和"。可从。

[3]以流水千里以外者八升，扬之万遍:张志聪注:"用流水千里以外者，所谓劳水也，再扬之万遍，则水性无力，不能助寒水上行矣"。古人认为取长流水，再用勺扬之千万遍，用此水煮药能散水寒之气，张仲景称此水为甘澜水，并用以治疗奔豚气。

[4]置秫米:秫米，即糯小米，又叫小黄米。置，《甲乙经》卷十二第三作"煮"。《太素》卷十二作"量"，可参。

[5]治半夏:指经过炮制的半夏。治，即"制"，指炮制。

[6]合:古时的容量单位，一升的十分之一。《汉书·律历志》:"十合为升。"

[7]竭:此乃浓缩之意。

[8]复杯则卧:此形容见效迅速，服药后在放杯的瞬间便可安然入睡。复杯，将空杯口向下置放。

【译文】

黄帝说:讲得好。怎样治疗呢? 伯高说:应补不足（阴分），泻有余（阳分），调理阴阳的盛衰虚实，通调营卫运行之道路，以祛邪气，再饮服半夏汤一剂，阴阳营卫二气运行之道路畅通，则能卧睡。

黄帝说:讲得好。这就是疏通经络之壅塞，使阴阳和利之法。请告诉我半夏方及其煎煮服用方法。伯高说:其方是取长流水八升，用勺扬之千万遍，取在上的清水五升，用苇薪为柴煮之，煮沸后，放入秫米一升、制半夏五合，以小黄米煎煮至一升半时，去渣，一次饮一小杯，每日服三次，可渐渐加量，直至有药效能睡眠为止。若是新患失眠，服第二次时就能入睡，汗出则病痊愈。若是久患失眠，服三剂后能痊愈。

【原文】

黄帝问于伯高曰：愿闻人之肢节，以应天地奈何？伯高答曰：天圆地方，人头圆足方以应之。天有日月，人有两目。地有九州[1]，人有九窍。天有风雨，人有喜怒。天有雷电，人有音声。天有四时，人有四肢。天有五音，人有五藏。天有六律[2]，人有六府。天有冬夏，人有寒热。天有十日，人有手十指。辰有十二，人有足十指、茎、垂以应之；女子不足二节[3]，以抱人形。天有阴阳，人有夫妻。岁有三百六十五日，人有三百六十节[4]。地有高山，人有肩膝。地有深谷，人有腋腘。地有十二经水，人有十二经脉。地有泉脉[5]，人有卫气。地有草蓂[6]，人有毫毛。天有昼夜，人有卧起。天有列星，人有牙齿。地有小山，人有小节[7]。地有山石，人有高骨[8]。地有林木，人有募筋[9]。地有聚邑[10]，人有䐃肉[11]。岁有十二月，人有十二节[12]。地有四时不生草，人有无子。此人与天地相应者也。

【注释】

[1]九州：即古代的冀、兖、青、徐、扬、荆、豫、梁、雍九州。

[2]六律：泛指十二音律。十二音律分阳六律与阴六律。张介宾注："六律者，黄钟、太簇、姑洗、蕤宾、夷则、无射为六阳律；大吕、夹钟、仲吕、林钟、南吕、应钟为六阴律。"

[3]女子不足二节：指女子缺少阴茎和睾丸。

　　〔4〕三百六十节:《太素》卷五首篇作"三百六十五节"。当从。

　　〔5〕泉脉:地层中伏流的泉水。

　　〔6〕草(mí)蒙:草类植物,又作草萱。丹波元简注:"谓地上众草也。"

　　〔7〕小节:小的关节。

　　〔8〕高骨:泛指人身体骨骼隆地之处。张介宾注:"高骨者,颧肩膝踝之类。"

　　〔9〕募筋:募通"膜"。募筋,即筋膜。

　　〔10〕聚邑:指人群聚集的城镇。

　　〔11〕腘肉:人身隆起的肌肉。

　　〔12〕十二节:人身左右两侧的肩、肘、腕、髋、膝、踝十二大关节。

【译文】

　　黄帝问伯高:我想知道人身的肢节是怎样与天地相应的呢?伯高回答说:天是圆的,地是方的,人的头是圆的,足是方的。天有日月,人有两目。地有九州,人有九窍。天有刮风下雨,人有喜怒哀乐。天有打雷闪电,人有声音喊叫。自然界有四时,人有四肢。自然界有五音,人有五脏。自然界有六律,人有六腑。自然界有冬夏,人身有发热恶寒的变化。天干有十,人有十指。地支有十二,人有足十趾和阴茎、睾丸。女子虽无阴茎、睾丸,但能怀胎孕子。天有阴阳,人有夫妻。一年有三百六十五日,人有三百六十五个关节。地有高山,人有肩膝。地有深谷,人有腋窝及腘窝。地有十二条大的河流,人体有十二经脉。地有泉脉,人体有卫气。地有丛草,人有毫毛。天有昼夜变化,人有卧起。天有星辰排列，人有牙齿。地有小山，人有小的关节。地有山石，人有骨骼隆起。地有林木，人有筋膜。地有人群聚集之城镇，人有肌肉隆起之处。一年有十二月，人有十二个大关节。地有四时不生草之处，人有不能生育者。这就是人与天地之气相应的具体情况。

【原文】

黄帝问于岐伯曰：余愿闻持针之数，内针之理，纵舍[1]之意，扦皮[2]开腠理，奈何？脉之屈折[3]，出入之处，焉至而出，焉至而止，焉至而徐，焉至而疾，焉至而入，六府之输于身者，余愿尽闻。少[4]序别离之处，离而入阴，别而入阳，此何道而从行？愿尽闻其方。岐伯曰：帝之所问，针道毕矣。

黄帝曰：愿卒闻之。岐伯曰：手太阴之脉，出于大指之端，内屈循白肉际，至本节之后太[5]渊留以澹[6]，外屈上于本节，下内屈，与阴诸络[7]会于鱼际，数脉[8]并注，其气滑利，伏行雍骨[9]之下，外屈出于寸口而行，上至于肘内廉，入于大筋之下，内屈上行臑阴[10]，入腋下，内屈走肺，此顺行逆数之屈折也[11]。

心主之脉，出于中指之端，内屈循中指内廉以上留于掌中，伏行两骨之间，外屈出两筋之间，骨肉之际[12]，其气滑利，上二寸[13]，外屈出行两筋之间，上至肘内廉，入于小筋之下，留两骨之会，上入于胸中，内络于心脉。

【注释】

[1]纵舍：指针刺操作方法。马莳注："针有所持之法，所纳之理，或纵针而不必持，或舍针而不复用。"

［2］扞皮：指用手指按压并抻展其皮肤。

［3］屈折：指经脉的循行屈曲折转。

［4］少：《太素》卷九作"其"。当从。

［5］太：《二十二子》本作"大"，今据《甲乙经》卷三第二十四改。

［6］留以澹（dàn）：澹，水摇貌。留以澹，指脉气流经太渊时形成寸口脉搏动。

［7］阴诸络：即诸阴经的络脉。

［8］数脉：指手三阴经，即手太阴、手少阴、手厥阴经。

［9］壅骨：第一掌骨，《太素》注："壅骨，谓手鱼骨也。

［10］臑阴：上臂内侧。

［11］此顺行逆数之屈折也：《太素》卷九注云："手太阴一经之中，上下常行，名之为顺。数其屈折，从手向心，故曰逆数也。"张介宾注："肺经之脉从藏走手为顺，此则从手数至藏，故为顺行逆数之屈折。"

［12］心主之脉，出于中指之端，内屈循中指内廉，以上留于掌中，伏行两骨之间司，外屈出两筋之间，骨肉之际：马莳注："其脉行于中指之端中冲穴，从内少曲循中指之内廉，以上留于掌巾之劳宫穴，伏行于两骨之间，外曲而行出于两筋之间，正骨肉之际大陵穴之所在也。"

［13］上二寸：《太素》卷九作"上行三寸"。当从。上行三寸，指间使穴。

【译文】

黄帝问岐伯：我想听你讲讲持针、进针的道理，针刺操作法的原则，以及针刺时按压舒展皮肤的方法，还有经脉循行屈曲折转的情况，脉气的出入、行止、快慢情况，六腑之输在全身的情况，经脉循行的别离之处，由阴入阳、由阳入阴的道路，请你详细地按顺序给我讲讲。岐伯说：你所问的问题，包括了所有的针刺理论及方法。

黄帝说：我想详细地听你讲一讲。岐伯说：手太阴之脉，出于手大指之端，向内屈曲循行，循内侧的白肉际，行至本节后太渊穴处形成寸口脉的搏动，之后向外屈曲而行，上于本节，又屈而向内，与诸阴经的络脉会于鱼际，手三阴经脉气并注于此，其脉气滑利，伏行于第一掌之下，又向外屈曲出于寸口而行，向上行于肘内廉，入于肘内侧大筋之下，向内屈曲上行于上臂内侧，入腋下，向内屈曲入肺中，这就是手太阴之脉屈曲逆行的路线。

心主之脉（即手厥阴心包经），出于手中指之端，向内屈曲循行于手中指内廉，向上行于掌中，伏行于两骨之间，向外屈曲出两筋之间，循骨肉之际（大陵穴），其脉气滑利，上行腕上三寸后，又向外屈曲行于两筋之间，向上循肘内侧，入于小筋之下，留于两骨交会之处，上入于胸中，内络于心脉。

【原文】

黄帝曰：手少阴之脉独无腧，何也？岐伯曰：少阴，心脉也。心者，五藏六府之大主也，精神之所舍也，其藏坚固，邪弗能容[1]也。容之则心伤，心伤则神去，神去则死矣。故诸邪之在于心者，皆在于心之包络，包络者，心主之脉也，故独无腧焉。

黄帝曰：少阴独无腧者，不病乎？岐伯曰：其外经病而藏不病，故独取其经于掌后锐骨之端[2]。其余脉出入屈折，其行之徐疾，皆如手少阴心主之脉行也。故本腧[3]者，皆因其气之虚实疾徐以取之，是谓因冲[4]而泻，因衰而补，如是者，邪气得去，真气坚固，是谓因天之序[5]。

【注释】

[1] 容:《太素》卷九改为"客"。当从。

[2] 掌后锐骨之端: 即神门穴。

[3] 本腧: 各经在四肢的腧穴。此处指少阴本经之腧，张介宾注:"故曰本腧者，言少阴本经之腧，非上文皆在心包之谓也。"

[4] 冲: 盛也。

[5] 因天之序: 指针刺补泻要按着自然四时的变化规律。

【译文】

黄帝问: 为什么只有手少阴经没有腧穴? 岐伯说: 手少阴经，属心脉。心脏是五脏六腑的主宰，是藏神之处，其脏坚固，故邪气不能侵犯。若邪气侵犯，则心脏受伤，心脏受伤则不藏神，神气涣散则死亡。所以各种邪气侵犯心脏，邪气都是留于心包络。心包络是心脏所主之脉，能代替心脏受邪，所以手少阴经没有腧穴。

黄帝问: 手少阴经没有腧穴，它不生病吗? 岐伯说: 只是手少阴心经有病而心脏不病，所以只取其经在掌后锐骨之端的神门穴。其余脉循行出入屈折、快慢的情况，都与手少阴心主之脉一样，都要根据其经气的虚实、循行的快慢，取各经的腧穴，邪气盛则泻之，正气虚则补之，这样则邪气祛除，脏气坚固。另外，针刺补泻时，不要违背自然四时的变化规律。

【原文】

黄帝曰: 持针纵舍奈何? 岐伯曰: 必先明知十二经脉之本

末，皮肤之寒热，脉之盛衰滑涩。其脉滑而盛者，病日进；虚而细者，久以持；大以涩者，为痛痹；阴阳如一[1]者，病难治。其本末尚热者，病尚在；其热已衰者，其病亦去矣。持其尺[2]，察其肉之坚脆、大小、滑涩、寒温、燥湿。因视目之五色，以知五藏而决死生。视其血脉，察其色，以知其寒热痛痹。

黄帝曰：持针纵舍，余未得其意也。岐伯曰：持针之道，欲端以正，安以静，先知虚实，而行疾徐，左手执骨，右手循之，无与肉果[3]，泻欲端以正，补必闭肤，辅针[4]导气，邪得淫泆，真气得居。

黄帝曰：扦皮开腠理奈何？岐伯曰：因其分肉，左别其肤，微内而徐端之，适神不散，邪气得去。

【注释】

[1]阴阳如一：阴阳，指脉象。有的注家认为指人迎、寸口，有的注家认为指左右脉。待考。

[2]尺：指尺肤部。

[3]无与肉果：果，《甲乙经》卷五第七作"裹"。当从。无与肉裹，言针刺时不要发生肌肉缠裹针体的情况，即不要出现滞针。

[4]辅针：《甲乙经》卷五第七及《太素》卷二十二改为"转针"。可从。

【译文】

黄帝问：针刺的纵舍是怎样的？岐伯说：必须先弄清十二经脉的起止、皮肤的寒热、脉象的盛衰滑涩等情况。若脉滑而盛的，是病情日渐加重；若脉虚而细的，是病程太久；若脉大而涩的，是痛痹；若阴阳脉象一致的，其病难以治愈。若其经脉的起止处仍有热的，说明邪气未尽；若热已退的，说明病气已去。还要诊病人的尺肤部，观察其肌肉的坚脆、寒温、燥湿，以及脉象的大小、滑涩。望其目之五色变化，以知内里五脏精气的盛衰而判断预后吉凶；观察皮肤血脉及颜色的变化，以知其病之寒热痛痹。

黄帝说：关于针刺纵舍的问题，我还是不太清楚。岐伯说：关键是针刺时必须要精神集中，心安神静，先判定疾病的虚实，再决定进针手法的快慢，左手把握住穴位所在的骨骼，右手循穴进针，注意不要发生滞针。用泻法时针要正直，用补法时，出针后必须立即按闭针孔。另外在针刺时要捻转针体，以导引邪气，使邪气外出，正气恢复正常。

黄帝问：怎样用手舒展皮肤以开腠理呢？岐伯说：以左手按循其皮肤，之后舒展其皮肤肌肉，右手轻握针体，缓慢直入，使正气不散，邪气排除。

【原文】

黄帝问于岐伯曰：人有八虚[1]，各何以候？岐伯答曰：以候五藏。黄帝曰：候之奈何？岐伯曰：肺心有邪，其气留于两肘；肝有邪，其气流于两腋；脾有邪，其气留于两髀；肾有邪，其气留于两腘。凡此八虚者，皆机关[2]之室，真气之所过，血络之所游，邪气恶血，固不得住留，住留则伤筋络骨节机关，不得屈伸，故病挛也[3]。

【注释】

[1] 八虚：虚，指空隙之处。八虚，指两腋、两肘、两髀、两腘。

［2］机关：在此指关节。

［3］疴挛：殉，音义同"拘"，拘挛，拘急挛缩。

【译文】

黄帝问岐伯：人身有八虚，能以此诊察出什么病呢？岐伯回答说：能候察五脏的病变。黄帝问：怎样诊察？岐伯说：心肺有病，其邪气必留于两肘；肝脏有病，其邪气必留于两腋；脾脏有病，其邪气必留于两髀；肾脏有病，邪气必留于两腘。这八虚都是大的关节所在之处，是真气所过、血络所行之处，邪气恶血不得停留于此，若停留则损伤筋络骨骼关节，使关节不得屈伸而拘挛。

通天第七十二

【篇解】

通，通应。天，先天禀赋。本篇认为人的体质有阴阳气血偏多偏少的不同，这是先天禀赋所致，所以篇名曰"通天"。

全篇根据阴阳五行理论，将人的体质分太阴、少阴、太阳、少阳、阴阳平和五种类型，叙述了这五种类型人的性格、体态特点，以及阴阳气血多少的差异，认为这都是先天禀赋所致；同时论述了五种不同类型的人应当运用不同针刺原则及方法。

本篇详论人之体质差异，可结合《灵枢·阴阳二十五人》《灵枢·五音五味》等篇来学习。篇中因人施治的针刺原则对临床针刺治疗具有重要指导价值。

【原文】

黄帝问于少师曰：余尝闻人有阴阳，何谓阴人？何谓阳人？少师曰：天地之间，六合之内，不离于五[1]，人亦应之，非徒一阴一阳而已也，而略言耳，口弗能遍明也。

黄帝曰：愿略闻其意，有贤人圣人，心能备而行之乎？少师曰：盖有太阴之人，少阴之人，太阳之人，少阳之人，阴阳和平之人。凡五人者，其态不同，其筋骨气血各不等。

【注释】

[1] 五：指五行。张介宾注："由阴阳而化五行，所以天地

万物之理，总不离五，而人身之相应者，亦惟此耳。"

【译文】

黄帝问少师：我听说人有属阴属阳之分，什么样的人属阴，什么样的人属阳？少师说：天地之间，宇宙之内，都是由阴阳五行变化来的，人亦如此，不但与之相应，而且不仅只是分为阴阳，阴阳只是大致的划分，其中详细的分类，不是几句话能说明白的。

黄帝说：我想听你大致地讲讲。还有贤人和圣人，他们聪慧贤德，也能用阴阳来划分吗？少师说：人体可分为五种类型，即太阴之人，少阴之人，太阳之人，少阳之人，阴阳和平之人。这五种类型的人，体态及筋骨气血等方面均不同。

【原文】

黄帝曰：其不等者，可得闻乎？少师曰：太阴之人，贪而不仁，下齐湛湛[1]，好内而恶出[2]，心和[3]而不发，不务于时，动而后之[4]，此太阴之人也。

少阴之人，小贪而贼心，见人有亡，常若有得，好伤好害，见人有荣，乃反愠怒[5]，心疾[6]而无恩，此少阴之人也。

太阳之人，居处于于[7]，好言大事，无能而虚说，志发于四野，举措不顾是非[8]，为事如常自用，事虽败而常无悔，此太阳之人也。

少阳之人，误谛[9]好自贵，有小小官，则高自宜[10]，好为外交而不内附[11]，此少阳之人也。

阴阳和平之人，居处安静，无为惧惧，无为欣欣[12]，婉然[13]从物，或与不争，与时变化，尊则谦谦[14]，谭而不治[15]，是谓至治。古之善用针艾者，视人五态乃治之，盛者泻之，虚者补之。

【注释】

[1] 下齐湛湛：下齐，形容外表谦虚整齐。湛，深貌。湛湛，比喻深藏阴恶之心。马莳注云："下齐湛湛，内存阴险，外伪谦虚，貌似下仰整流整齐。"

[2] 好内而恶出：喜欢贪得，厌恶付出。马莳注："好内而恶出者，有所得则喜，有所费则怒也。"

[3] 心和：《甲乙经》卷一第十六作"心抑"。可从。心抑，指抑制自己的心情，形色不显露。

[4] 动而后之：《甲乙经》卷一第十六作"动而后人"。可从。动而后人，指行为动作常在别人之后。

[5] 愠（yùn）怒：温怒，即恼怒。

[6] 心疾：内心嫉妒。

[7] 于于：安然自足的样子。

[8] 举措不顾是非：指行动举止粗草，不顾是非。

[9] 谑谛（shì dì）：形容做事精细，反复审查。张介宾注："谑谛，审而又审也。"

[10] 宜：《甲乙经》卷一第十六改为"宣"。可从。

[11] 好为外交而不内附：喜好做对外交际之事，而不愿做室内之事。

[12] 无为欣欣：形容无所追求，喜乐自得的样子。

[13] 婉然：形容和顺的样子。

[14] 谦谦：《甲乙经》卷一第十六作"谦让"。可从。

[15] 谭而不治：《甲乙经》卷一第十六作"卑而不谄"。可从。卑而不谄，指地位虽低微，但不巴结奉承。

【译文】

黄帝问：这五种类型人的不同表现可以讲给我听听吗？少师说：属太阴的人，贪婪而不仁慈，外表谦虚，内心阴险，喜欢贪得，厌恶付出，形色不显露于外，言行不急表现，行为动作常在别人之后，这就是太阴类型的人。

属少阴的人，喜好贪小利，有贼心，见别人遇难却常显得很得意，好伤害他人，见别人有了荣誉，反而恼怒，内心嫉妒，对人毫无恩情，这就是少阴类型的人。

属太阳的人，对生活环境感到满足，好讲大话，言过其实，好高骛远，行动粗草不顾是非，做的事很平常却自以为了不起，做了错事常不后悔，这就是太阳类型的人。

属少阳的人，做事精细，自认为了不起，若当个小小的官，便自吹自擂，喜好在外做交际之事，不愿做室内之事，这就是少阳类型的人。

属阴阳和平的人，行为稳重，情绪平稳，能从容对待名利地位，内心无恐惧之感，喜乐自得，处理事物谦和，不与人争，能顺应变化，地位高时很谦虚，地位低时也不巴结奉承，这是最好的做人方法。古代善于用针艾治病的医生，常常根据这五种形态来治疗，邪气盛的用泻法，正气虚的用补法。

【原文】

黄帝曰：治人之五态奈何？少师曰：太阴之人，多阴而无阳，其阴血浊，其卫气涩，阴阳不和，缓筋而厚皮[1]，不之疾泻，不能移之。

少阴之人，多阴少阳，小胃而大肠[2]，六府不调，其阳明脉小而太阳脉大[3]，必审调之，其血易脱，其气易败也。

太阳之人，多阳而少阴，必谨调之，无脱其阴，而泻其阳，阳重脱[4]者易狂[5]，阴阳皆脱者，暴死不知人也。

少阳之人，多阳少阴，经小而络大[6]，血在中而气外[7]，实阴而虚阳，独泻其络脉则强，气脱而疾，中气不足，病不起也。

阴阳和平之人，其阴阳之气和，血脉调，谨诊其阴阳，视其邪正，安容仪，审有余不足，盛则泻之，虚则补之，不盛不虚，以经取之。此所以调阴阳，别五态之人者也。

【注释】

[1] 缓筋而厚皮：筋脉弛缓而皮厚。

[2] 小胃而大肠：指胃小则贮藏少，小肠大则传导快。

[3] 阳明脉小而太阳脉大：因小胃、大肠，所以足阳明胃脉小，手太阳小肠脉大。

[4] 阳重脱：阳气严重耗脱。

[5] 易狂：容易病狂。狂，狂乱，神志失常的病变。

[6] 经小而络大：张介宾注："经脉深而属阴，络脉浅而属阳，故少阳之人，多阳而络大，少阴而经小也。"

[7] 气外：《甲乙经》卷一第十六作"气在外"。当从。

【译文】

黄帝问：对这五种类型的人，该怎样治疗呢？少师说：太阴之人，多阴而无阳，阴血多且稠浊，卫气少而运行涩滞，阴阳不和，筋脉弛缓而皮厚，若不急泻其阴，则病情不能好转。

少阴之人，多阴少阳，胃小而肠大，六腑功能不相协调，胃纳谷少，肠传导快，所以，阳明胃脉小，而太阳小肠脉大，必须谨慎地审察而调治，此种人易脱血伤气。

太阳之人，多阳而少阴，必须谨慎地审察，小心地调治，治疗时不要脱其阴、泻其阳。若阳气严重耗脱，则易病狂乱；或阴阳皆脱，则易突然昏仆，不省人事。

少阳之人，多阳而少阴，经脉小而络脉大，血在中而气在外，治疗时，应补阴而泻阳，着重泻在外的络脉则病易愈，但也容易致气突然耗脱，中气不足，则难以治愈。

阴阳平和之人，阴阳气和调，血脉运行正常，治疗时应谨慎地诊察其阴阳气血的变化，以及正邪交争的情况，审视其容表，辨其有余不足，邪气盛的用泻法，正气虚的用补法，不盛不虚的，循经取穴治疗，这就是根据五种不同类型的情况，来调治阴阳的方法。

【原文】

黄帝曰：夫五态之人者，相与毋故，卒然新会，未知其行也，何以别之？少师答曰：众人之属，不如五态之人者，故五五二十五人，而五态之人不与焉。五态之人，尤不合于众者也。

黄帝曰：别五态之人奈何？少师曰：太阴之人，其状黮黮然[1]黑色，念然下意[2]，临临然[3]长大，腘然未偻[4]，此太阴之人也。

少阴之人，其状清然[5]窃然[6]，固以阴贼[7]，立而躁崄，行而似伏[8]，此少阴之人也。

太阳之人，其状轩轩[9]储储[10]，反身折腘[11]，此太阳之人也。

少阳之人，其状立则好仰，行则好摇，其两臂两肘则常出于背，此少阳人也。

阴阳和平之人，其状委委然[12]，随随然[13]，颙颙然[14]，愉愉然^[15]，暶暶然^[16]，豆豆然^[17]，众人皆曰君子，此阴阳和平之人也。

【注释】

[1] 黮黮（dǎn）然：形容肤色暗黑不光泽。

[2] 念然下意：内心有诡计而外表却显谦和。

[3] 临临然：形容居高临下的样子。

[4] 腘然未偻：身形高大而不屈曲。

[5] 清然：面部表情很冷酷。

[6] 窃然：形容行为隐秘鬼祟的样子。

[7] 阴贼：阴险的意思。

[8] 立而躁嶮，行而似伏：站立时烦躁，面目表情阴险，行为隐秘。

[9] 轩轩：形容仪态轩昂，自觉高大的样子。

[10] 储储：形容富足而自我满足的样子。

[11] 反身折腘：反身，挺胸凸肚。折腘，膝腘部弯曲。

[12] 委委然：形容安详自得的样子。

[13] 随随然：形容随和顺从的样子。

[14] 颙颙然：形容温和的样子。

[15] 愉愉然：形容愉悦的样子。

[16] 暶暶然：形容目光慈祥的样子。

[17] 豆豆然：形容举止大方，光明磊落的样子。张介宾注："豆豆，磊落不乱也。"

【译文】

黄帝说：以前与这五种人并无接触，突然见面时，又不知他们的行为特点，怎样来区别呢？少师回答说：大多数的人，都没有这五种类型人的特征，这五种类型的人，也不在阴阳二十五人范围内，所以，与一般的人是不同的。

黄帝问：从表面上怎样分别这五种类型的人呢？少师说：太阴之人，肤色暗黑不泽，内心有诡计而外表却显谦和，自觉高大，膝腘部并无伛偻却故意略弯曲，这就是太阴类型的人。

少阴之人，表情冷酷，行为隐秘，内心阴险，站立时常烦躁，行走时鬼鬼祟祟，这就是少阴类型的人。

太阳之人，仪态轩昂，显得自满自足，挺胸凸肚，膝部略弯，这就是太阳类型的人。

少阳之人，站立时好仰头挺胸，行走时好摇晃，并常将两手背在后边，这就是少阳类型的人。

阴阳和平之人，安详自得，顺从而温和，表情愉悦，目光慈祥，举止大方有序，且又磊落，人们称这种人为君子，这就是阴阳平和之人。

官能第七十三

【篇解】

官，职位。能，能力、特长。官能，即根据某些人的特长而安排其分管某种职事。因本篇结尾论述了应该根据某些人的特长而传授不同的技术，所以篇名曰"官能"。

全篇主要论述了用针治病的道理及方法。认为针刺治疗时，要根据病证的阴阳、虚实、寒热、表里来确定补泻、徐疾等针刺方法。详细介绍了针刺补泻的方法，强调了早期治疗的重要性。最后，讨论了应当根据某些人的特长来传授不同的医疗技术。

篇中所述针刺理论及方法，尤其是根据病证的阴阳、寒热、虚实、表里来确定补泻方法的理论，对于临床针刺治疗相关病证具有重要指导意义。

【原文】

黄帝问于岐伯曰：余闻九针于夫子，众多矣不可胜数，余推而论之，以为一纪[1]。余司[2]诵之，子听其理，非则语余，请其正道，令可久传，后世无患，得其人乃传，非其人勿言。岐伯稽首再拜曰：请听圣王之道。

【注释】

[1] 纪：纲领。

[2] 司：试试的意思。

【译文】

黄帝对岐伯说：我从先生你那里学了许多关于九针的理论，我将这些理论进行推理、总结，归纳成纲领，我现在将其读给你听，若有不对的地方，请给予指正，以使这些重要的道理长久流传下去，方便后人学习，避免错误，遇到合适的人就传授给他，不要轻易地传授给他人。岐伯又行了个礼恭敬地说：请您给我讲讲其中的道理吧。

【原文】

黄帝曰：用针之理，必知形气之所在，左右上下，阴阳表里，血气多少，行之逆顺，出入之合，谋伐有过。知解结，知补虚泻实，上下气门，明通于四海，审其所在，寒热淋露，以输异处[1]，审于调气，明于经隧，左右肢络，尽知其会。

寒与热争，能合而调之，虚与实邻，知决而通之，左右不调，把而行之，明于逆顺，乃知可治，阴阳不奇，故知起时，审于本末，察其寒热，得邪所在，万刺不殆，知官九针，刺道毕矣。

明于五输[2]，徐疾所在，屈伸出入，皆有条理。

言阴与阳，合于五行，五藏六府，亦有所藏，四时八风，尽有阴阳，各得其位，合于明堂，各处色部，五藏六府，察其所痛，左右上下，知其寒温，何经所在，审皮肤之寒温滑涩[3]，知其所苦，膈有上下，知其气所在。

【注释】

[1] 以输异处：指邪气侵犯的腧穴部位不同。

［2］五输：即井、荥、输、经、合五输穴。

［3］皮肤之寒温滑涩：张介宾注："寒者多阴，温者多阳，滑者多实，涩者多虚。"

【译文】

黄帝说：用针的道理在于必须明确知道病人的形气盛衰，病位的左右上下表里，病性的阴阳，气血的多少，经气运行的逆顺及出入会合之处，伐其邪气。必须知道消除郁滞的方法及补虚泻实的方法，知道周身穴位所在，明知气海、血海、髓海及水谷之海的重要性及位置，详审邪气所在的部位，寒热淋露之邪侵犯的腧穴所在，并谨慎地审察调理，通晓十二经脉的循行及左右肢络的交会。

若寒热交争，要综合脉证而调理阴阳。若虚实难辨，要详辨虚实，再给予疏通，若左右病变相互影响的，应把握病邪的所在而左病刺右、右病刺左。要辨别疾病的逆顺，才能清楚预后的吉凶。阴阳偏盛偏衰不明显的，说明病将痊愈。详审疾病的本末，详察其病的寒热属性，以知病邪所在之处，给予及时的治疗就不会出现差错。若能知道九针的作用并会运用，针刺的道理就基本掌握了。

必须明晓井、荥、输、经、合五输穴的作用，要知道徐疾针刺法的适应证，以及经脉有条理地屈伸出入。

要将阴阳学说的理论与五行学说的理论结合起来，并应用于人体的五脏六腑。四时八风的变化，是因天之阴阳相互作用的结果。五脏六腑的病变，可以在面部的一定部位上表现出来，尤其是明堂部位，综合面部各部位的色泽变化，以知疼痛所在脏腑，上下左右部位，以及寒热所在的经脉。审察皮肤的寒温滑涩，可知疾病的阴阳虚实。膈有上下之分，可以知道邪气所在的脏腑。

【原文】

先得其道，稀而疎之[1]，稍深以留，故能徐入之。大热在上，推而下之，从下上者，引而去之，视前痛者，常先取之。大寒在外，留而补之，入于中者，从合泻之。针所不为，灸之所宜。

上气不足，推而扬之，下气不足，积[2]而从之，阴阳皆虚，火自当之[3]，厥而寒甚，骨廉陷下，寒过于膝，下陵三里[4]，阴络所过，得之留止，寒入于中，推而行之，经陷下者，火则当之[5]，结络坚紧[6]，火所治之[7]。不知所苦，两蹻[8]之下。男阴女阳[9]，良工所禁，针论毕矣。

【注释】

[1]稀而疎之：马莳注："稀者针之少也，疎者针之阔也。"指针刺的穴位宜少而精，并且距离不要太近。

[2]积：指留针。

[3]火自当之：指灸法。

[4]下陵三里：即足三里穴。

[5]火则当之：《甲乙经》卷五第四及《太素》卷十九均作"火即当之"。可从。火即当之，指灸法。

[6]紧：《二十二子》本作"下"，今据《甲乙经》卷五第四《太素》卷十九《知官能》改。

[7]火所治之：《甲乙经》卷五第四及《太素》卷十九均改为"火之所治"。可从。

[8]两蹻：即阴蹻脉与阳蹻脉。

[9]男阴女阳:《甲乙经》卷五第四及《太素》卷十九均改为"男阳女阴"。可从。

【译文】

先掌握了这些道理,之后再进行针刺,针刺时,取穴一定要少而精,缓慢进针,到一定深度时宜留针,以引导邪气外除。若大热在上的,应推按使邪气下行;若邪气从下向上发展,应导引邪气,使之下行。审察最先疼痛之处并在此处给予针刺。若寒邪在表,宜留针以助阳气;若寒邪入里,应泻其合穴;不能针刺的,就用灸法。

若上气不足,应从下向上推按,以补其气;或下气不足,宜留针候气;若阴阳皆虚,应用灸法;若寒厥之气严重,则骨缘附近的筋脉陷下;若足寒过膝,应灸足三里;若寒邪留于阴络所过之处,并渐渐深入的,应当用推按之法,使邪气外出;若经脉陷下的,应当用灸法;若络脉结而坚紧的,也用灸法。若病人说不清病在何处,当灸阳跷的申脉穴和阴跷的照海穴,男子取阳跷,女子取阴跷,若男子取阴,女子取阳跷,这是良医所禁忌的,针刺的道理都在于此。

【原文】

用针之服[1],必有法则,上视天光[2],下司八正[3],以辟奇邪[4],而观百姓,审于虚实,无犯其邪。是得天之露[5],遇岁之虚[6],救而不胜,反受其殃,故曰:必知天忌,乃言针意。法于往古,验于来今,观于窈冥[7],通于无穷,粗之所不见,良工之所贵,莫知其形,若神髣髴。

邪气之中人也,洒淅动形。正邪[8]之中人也微,先见于色,不知于其身，若有若无，若亡若存，有形无形，莫知其情。是故上工之取气，乃救其萌芽；下工守其已成，因败其形。

是故工之用针也，知气之所在，而守其门户，明于调气，补泻所在，徐疾之意，所取之处。

泻必用员[9]，切而转之，其气乃行，疾而[10]徐出，邪气乃出，伸而迎之，遥[11]大其穴，气出乃疾。补必用方[12]，外引其皮，令当其门，左引其枢，右推其肤，微旋而徐推之，必端以正，安以静，坚心无解，欲微以留，气下而疾出之，推其皮，盖其外门，真气乃存。用针之要，无忘其神。

【注释】

[1] 服：事也。

[2] 天光：指日月星辰。

[3] 八正：指春分、秋分、夏至、冬至、立春、立夏、立秋、立冬八个节气的正常气候。

[4] 奇邪：指四时不正之邪。

[5] 天之露：指自然界雾露风寒之邪。

[6] 岁之虚：指岁运不及之年。

[7] 窈冥：深远、幽暗的意思。

[8] 正邪：指八方之正风，如春季的东风、夏季的南风等。八方之正风，在人体虚弱汗出时侵犯人体，亦能使人生病，所以叫正邪。王冰注："正邪者，不从虚之乡来也。"

[9] 员：指泻法，方法是深刺、捻转、疾入徐出、摇大针孔，使邪气祛除。员，同"圆"。

[10] 疾而：《甲乙经》卷五第四及《太素》卷十九作"疾入"。当从。疾入，言进针速度要快。

［11］遥：《甲乙经》卷五第四及《太素》卷十九作"摇"。当从。

［12］方：指补法，方法是安神静心；徐刺，轻捻转，微候气至，疾出针，按闭针孔，以补正气。方，端正安静的意思。

【译文】

用针治疗，必须要遵守法则，要上知日月星辰循行运转，下知自然界四时八正的气候变化及其对人体的影响，以告知百姓及时地躲避四时不正之邪，弄清天运的虚与实，以便防御其邪。自然界雾露风寒之邪及岁运不及之年的邪气，易使人生病，不但救之无效，反会使病情加重，所以说必须要知道天时的忌宜，才可以讨论针刺的理论及方法。取法于古代的理论及经验，应用于现今的临床，古今结合，详审深远难明的针刺理论，以及变化无穷的针刺方法。粗工并不知晓这些，只有高明的医生才能知道它的重要性，体内脏腑气血的变化，从表面上看不到，好似神气一样，若有若无。

邪气侵犯人体后，使人洒淅恶寒。正邪侵犯人体后，发病轻微，只是先在面色上表现出来，身体上的表现并不明显，似有似无，不容易判定其病情。

所以高明的医生治病时，往往在疾病刚刚初起时就给予治疗，医疗技术低劣的医生则是在疾病完全形成后，才给予治疗，此时病邪很重，已伤害身体。所以医生用针治病，必须知道经气的运行道路，以及经气出入的门户。

运用泻法时，要用流利圆活的手法，左手按其穴，右手进针并捻转，使经气运行，进针时要快，出针时要慢，以使邪气随之而出，也可迎其邪气而刺之，并在出针时摇大针孔，使邪气迅速外出。

运用补法时,手法要端正,先抚按皮肤,循经取穴,之后左手按其穴,右手推针刺入,轻轻的捻转针体,再慢慢地将针深入,必须手法端正,心安神静,精神集中,留针微候,气至后,要快速出针,推按皮肤以闭针孔,使真气内存。一般来说,用针的关键,不要忘记保护神气。

【原文】

雷公问于黄帝曰:针论[1]曰:得其人乃传,非其人勿言。何以知其可传?黄帝曰:各得其人,任之其能,故能明其事。

雷公曰:愿闻官能奈何?黄帝曰:明目者,可使视色。聪耳者,可使听音。捷疾辞语[2]者,可使传论语。徐而安静,手巧而心审谛[3]者,可使行针艾,理血气而调诸逆顺,察阴阳而兼诸方。缓节柔筋[4]而心和调者,可使导引行气。疾[5]毒言语[6]轻人者,可使唾痈呪病[7]。爪苦手毒[8],为事善伤者,可使按积抑痹。各得其能,方乃可行,其名乃彰。不得其人,其功不成,其师无名。

故曰:得其人乃言,非其人勿传,此之谓也。手毒者,可使试按龟,置龟于器下而按其上,五十日而死矣;手甘者,复生如故也。

【注释】

[1]针论:上古医学文献。

[2]捷疾辞语:指吐字清楚,语言流利,能言善辩。

[3]审谛:详细诊察。

[4]缓节柔筋:言上肢筋脉轻缓、举动柔和。缓,缓和。

节，关节，柔，柔和。筋，筋脉。

[5] 疾：同"嫉"。嫉妒。

[6] 毒言语：言语恶毒。

[7] 唾痈咒病：指古代的祝由疗法。张介宾注："人之恶口毒舌者，亦由禀赋，诸无所利，而独利于唾咒疾病。"

[8] 爪苦手毒：手势狠毒。

【译文】

雷公问黄帝：《针论》中说，针灸的技术，若遇到有志于此的人就传授予他，不是合适的人则不传。但是，怎样才能知道其人是否可传呢？黄帝说：仔细观察他在各方面的特长和能力，就能知道他擅长做什么。

雷公说：我想听你讲讲怎样来根据个人的能力而传授不同的技术。黄帝说：视力好的人，可让他辨五色。听力好的人，可让他辨声音。语言流利，能言善谈的人，可让他宣传医学理论。语言稍慢，性格稳重，手巧而善于观察的人，可让他做针灸工作，调理气血，调整逆顺，并根据阴阳气血的盛衰而采用多种治疗方法。举动柔和、性格温和的人，可让他做导引工作。嫉妒心强，言语恶毒，易攻击别人的人，可让他唾痈咒病。手势狠毒的人，近物易伤，故可让他按摩积聚，抑制瘰证的发展。让这些人发挥各自的才能，进行各方面的工作，不久则会闻名。若传授给不应传授的人，则不能成功，其师也无名。

所以说得其人乃言，非其人勿传，就是这个道理。验证其人是否手毒，可让他按压乌龟，把乌龟放在容器中，让其人手按乌龟，五十天乌龟便死亡则是手毒者，若不是手毒者，则乌龟不死。

论疾诊尺第七十四

【篇解】

疾，疾病。尺，尺肤部。因本篇主要论述了诊查病人尺肤部的变化以诊断疾病的方法，所以篇名曰"论疾诊尺"。

全篇详细讨论了诊察病人尺肤部的方法，阐述了尺肤部的变化与疾病的关系，论述了望诊、脉诊等诊法在诊治疾病及判断预后中的重要作用，讲述了四时伏邪伤人所致的病证。

古人重视尺肤诊，在《内经》中多有提及。诊察尺肤部的润泽、粗糙、寒、热、肌肉的坚实等情况，对临床某些寒热、虚实病的诊断具有指导意义，篇中妇人妊娠脉的诊法，对后世脉诊具有重要影响。伏邪为病理论是《内经》发病学主要观点之一，可与《素问·生气通天论》《素问·阴阳应象大论》等篇互参。

【原文】

黄帝问于岐伯曰：余欲无视色持脉，独调其尺[1]，以言其病，以外知内，为之奈何？岐伯曰：审其尺之缓急、小大、滑涩、肉之坚脆，而病形定矣。

视人之目窠[2]上微痈[3]，如新卧起状，其颈脉动，时咳，按其手足上，窅[4]而不起者，风水肤胀也。尺肤滑其淖泽[5]者，风也。尺肉弱者，解㑊[6]，安卧脱肉者，寒热，不治。尺肤滑而泽脂者，风也。尺肤涩者，风痹也。尺肤粗如枯鱼之鳞者，水泆饮[7]也。尺肤热甚，脉盛躁者，病温也，其脉盛而滑者，病且出也。尺肤寒，其脉小者，泄、少气。尺肤炬然[8]先热后寒者，寒热也。尺肤先寒，久大之而热者，亦寒热也。

【注释】

[1] 尺：尺肤部。前臂内侧从肘至腕的皮肤。

[2] 目窠：窠，《太素》卷十五改为"裹"。当从。目裹，即眼睑，眼胞。

[3] 微痈：痈，同"壅"。微痈，即微肿。

[4] 窅（yǎo）：深陷、凹下。

[5] 淖泽：润泽的意思。

[6] 解㑊：身体困倦，懈怠无力。

[7] 泆饮：病证名。水液溢于肠胃之外、皮肤之中所致的皮肤粗糙之证。

[8] 炬然：灼热。

【译文】

黄帝问岐伯：我想不用常用的望诊、脉诊，而只诊察尺肤部来诊断疾病，从尺肤部皮肤的各种变化来测知内里的病变，该怎样做呢？岐伯说：要详审尺肤部皮肤的松紧、薄厚、滑涩、肌肉的坚实消瘦等变化，就可以诊断疾病。

若见病人眼胞微肿，如同刚睡醒一样，颈部人迎搏动明显，时有咳嗽，再按病人的手足，按处凹而不起，这就是风水肤胀。尺肤部光滑润泽，是病风。尺肤部肌肉瘦弱，则身体困倦无力，嗜睡。尺肤部肌肉瘦如刀削，且易发热恶寒，则难治。尺肤部光滑润泽，为病风。尺肤部粗糙，为风痹。尺肤部

粗糙如鱼鳞，为溢饮。尺肤部热甚，脉大而躁，为温病。若脉
大而滑，为病将痊愈。尺肤部凉，脉小，为泄泻、阳气虚。尺
肤部灼热，若先热后寒，为寒热病；若先寒，之后逐渐转为热
的也是寒热病。

【原文】

　　肘所[1]独热者，腰以上热；手所独热者，腰以下热。肘
前独热者，膺[2]前热；肘后独热者，肩背热。臂中独热者，腰
腹热；肘后粗[3]以下三四寸热者，肠中有虫。掌中热者，腹中
热；掌中寒者，腹中寒。鱼上白肉有青血脉者，胃中有寒。尺炬
然热，人迎大者，当夺血。尺坚大，脉小甚，少气，悗有加[4]，
立死。

【注释】

　　[1]肘所：肘所及下文的手所、肘前、肘后、臂中，是指
肘、臂、手的上下前后不同部位，这些部位与人体的上下内外相
通应，故诊察这些部位，可以测候人体的疾病之所处。张志聪
注："盖以两手下垂，上以候下，下以候下，前以候前，后以候后
也。夫所谓肘所、手所者，论手臂之背面；臂中、掌中、鱼上，
乃手臂之正面。背面为阳，故候形身之外；正面主阴，故候腰腹
肠胃之内。"张介宾注："肘前，内廉也，手三阴之所行，故应于
膺前；肘后，外廉也，手太阳之所行，故应于肩背，肘下为臂，
臂在下故应腰腹。"

　　[2]膺：胸部。

　　[3]粗：《甲乙经》卷四第二作"廉"。可从。

　　[4]悗有加：悗，即闷。晚有加，指又加上烦闷。

【译文】

肘部皮肤单独发热的，说明腰以上有热；手部皮肤单独发热的，说明腰以下有热。肘部内侧单独发热的，说明胸部有热；肘部背侧单独发热的，说明肩背部有热。臂中单独发热的，说明腰腹部有热；肘后廉以下三四寸处发热的，说明肠中有虫。掌中有热的，说明腹中有热；掌中寒凉的，说明腹中有寒。手鱼部的白肉有青色脉络显现的，说明胃中有寒。尺肤部灼热，人迎脉虚大，说明有失血。尺肤部坚实，而脉却特别小，气短，若再加上烦闷，则立即死亡。

【原文】

目赤色者病在心，白在肺，青在肝，黄在脾，黑在肾。黄色不可名者，病在胸中。诊目痛，赤脉从上下者，太阳病；从下上者，阳明病；从外走内者，少阳病。

诊寒热，赤脉上下至瞳子，见一脉一岁死，见一脉半一岁半死，见二脉二岁死，见二脉半二岁半死，见三脉三岁死。

诊龋齿痛，按其阳[1]之来，有过者独热，在左左热，在右右热，在上上热，在下下热。诊血脉者，多赤多热，多青多痛，多黑为久痹，多赤、多黑、多青皆见者，寒热身痛而色[2]微黄，齿垢黄，爪甲上黄，黄疸也，安卧，小便黄赤，脉小而涩者，不嗜食。

人病，其寸口之脉，与人迎之脉小大等及其浮沉等者，病难已也。女子手少阴脉[3]动甚者，妊子。婴儿病，其头毛皆逆上者，必死。耳间青脉起者，掣痛。大便赤瓣飧泄，脉小者，手足寒，难已；飧泄，脉小，手足温，泄易已。

【注释】

［1］阳:《甲乙经》卷第十二第六及《脉经》卷五篇四均作
"阳明"。当从。

［2］而色:《甲乙经》卷十一第六及《脉经》卷五第四均作
"面色"。当从。

［3］手少阴脉:指手少阴心经的神门穴处。

【译文】

目色赤,病在心;目色白,病在肺;目色青,病在肝;目色
黄,病在脾;目色黑,病在肾。目色黄而不太明显的,为病在胸
中。诊目痛的病人时,若其目中有赤脉从上至下走行,为太阳经
病变;若赤脉从下至上走行,为阳明经病变;若赤脉从外向内走
行,为少阳经病变。

诊寒热病时,若病人目中赤脉从上向下至瞳仁,有一条
赤脉,则一年死;有一条半赤脉,则一年半死;有两条赤脉,
则两年死;有两条半赤脉,则两年半死;有三条赤脉,则三
年死。

诊龋齿疼痛时,以手循按手足阳明经,不同部位的牙齿疼
痛,由与其相应的阳明经脉之热所致。如左侧牙痛,为左侧阳明
经有热;右侧牙痛,为右侧阳明经有热;上牙疼痛,为循行人身
上部的阳明经有热;下牙疼痛,为循行人身下部的阳明经有热。
诊察血脉时,血脉多赤色,多是有热;血脉多青色,多是疼痛;
血脉多黑色,为长久痹痛;若血脉赤、黑、青色相间而见的,为
寒热身痛。面色微黄,牙齿黄且有垢,指甲色黄,为黄疸。若懈
怠嗜卧,小便黄赤,脉小而涩,则必有不欲饮食的症状。

病人寸口脉与人迎脉的大小、浮沉相等，其病难以治愈。妇女手少阴心经的神门穴搏动明显，为怀孕的脉象。诊察婴儿的疾病，若婴儿头发干枯不泽，且全都向上支立，必死。若婴儿耳后青色脉络明显，为抽掣疼痛。若大便泄泻，并有赤青色花瓣样的粪便，为飧泄。其中脉小手足不温的，难以治愈；病飧泄，脉小手足温的，虽有腹泻，但容易治愈。

【原文】

四时之变，寒暑之胜[1]，重阴必阳，重阳必阴[2]，故阴主寒，阳主热，故寒甚则热，热甚则寒，故曰：寒生热，热生寒，此阴阳之变也。故曰：冬伤于寒，春生瘅热[3]；春伤于风，夏生后泄肠澼[4]；夏伤于暑，秋生痎疟[5]；秋伤于湿，冬生咳嗽。是谓四时之序也。

【注释】

[1] 胜：胜复。

[2] 重阴必阳，重阳必阴：张介宾注："重者，重叠之义。谓阴时而复感寒，阳时而复感热，或以天之热气伤人阳分，天之寒气伤人阴分，皆谓之重。盖阴阳之道，同气相求，故阳伤于阳，阴伤于阴。然而重阳必变为阴证，重阴必变为阳证。"

[3] 瘅热：即温热病。

[4] 后泄肠澼：后，《甲乙经》卷十一篇第五及《太素》卷三十均作"飧"，以与《素问·阴阳应象大论》合。可参。肠澼，下痢脓血的病证。

[5] 痎疟：病名。泛指疟疾。

【译文】

自然界四时的变化，寒暑往来更胜，总是阴盛极则转为阳，阳盛极则转为阴。阴主寒，阳主热。寒甚则转热，热甚则转寒。所以说，寒能生热，热能生寒，这就是四时阴阳相互胜复、消长转化的规律。所以冬天伤于寒邪，当时不病，邪气内伏，到了夏天则发生温热病；春天伤于风邪，邪气内伏，到了夏天则发生泄泻或泄下脓血；夏天伤于暑邪，邪气内伏，到了秋天则发生疟疾；秋季（夏末秋初）伤于湿邪，邪气内状，到了冬天则发生咳嗽。这就是四时气候变化的发病规律。

刺节真邪第七十五

【篇解】

　　刺节，指振埃、发蒙、去爪、彻衣、解惑五种针刺方法。邪，指持痈、容大、狭小、寒、热五种邪气。真，指人体真气，即正气。因本篇主要论述了"刺五节""刺五邪"的针刺方法，以及人体真气在发病过程中起到的重要作用，所以篇名曰"刺节真邪"。

　　全篇讨论了振埃、发蒙、去爪、彻衣、解惑五种针刺方法，持痈、容大、狭小、寒、热五种邪气侵犯人体所导致的病证及针刺方法，厥证、上实下虚、上寒下热等病证的针刺方法。论述了真气、正气（正风）、邪气的含义，以及三者之间的关系。阐述了正风、邪气侵犯人体所导致的病证，提出了邪气结聚于不同部位所致的各种病变。

　　篇中病证理论及针刺方法对后世临床治疗影响很大，其中有些方法因疗效可靠，一直沿用至今，尤其"刺五节""刺五邪"的理论及方法，对指导临床辩证刺治具有重要指导意义。篇中所论真气的理论，强调了人体真气在发病过程中的重要作用是《内经》发病学重要观点之一。

【原文】

　　黄帝问于岐伯曰：余闻刺有五节奈何？岐伯曰：固有五节：一曰振埃[1]，二曰发蒙[2]，三曰去爪[3]，四曰彻衣[4]，五曰解惑[5]。

黄帝曰：夫子言五节，余未知其意。岐伯曰：振埃者，刺外经，去阳病也。发蒙者，刺府腧，去府病也。去爪者，刺关节肢络[6]也。彻衣者，尽刺诸阳之奇输[7]也。解惑者，尽知调阴阳，补泻有余不足，相倾移[8]也。

【注释】

[1]振埃：五节刺之一。张介宾注："振埃者，犹振落尘埃。"即浅刺浅表的经脉，以治疗阳气逆于胸中所致的喘咳胸满的一种针刺方法。

[2]发蒙：五节刺之一。以马莳注："发蒙者，开发蒙聩也，其法刺其府输，以去其府病耳。"即在中午刺听宫穴，以治疗耳不闻、目不见病证的一种针刺方法。

[3]去爪：五节刺之一。张介宾注："治之者，当察在何经，以取其关节肢络，故命曰去爪者，犹去其赘疣也。"即针刺关节支络，以治疗关节、阴囊水肿，肢体活动不便之病证的一种针刺方法。

[4]彻衣：五节刺之一。即刺诸阳经之奇腧，以治疗阳有余阴不足所致的内热、口舌干燥之病证的一种针刺方法。

[5]解惑：五节刺之一。马莳注："解惑者，如解其迷惑也，其法尽知调阴阳诸经之虚实以移其病也。"即补虚泻实、平衡阴阳的一种针刺方法。用以治疗阴阳失衡所致的症状反复多变、颠倒无常、如神志迷惑般的病证。

[6]肢络：应据《甲乙经》卷九第十一及《太素》卷二十二作"支"。

[7]奇腧：六腑阳经的别络。张志聪注："奇腧者，六腑之

别络也。"

[8] 相倾移：相，互相。相倾移，使阴阳平衡的意思。张介宾注："调其虚实，可以移易其病也。"

【译文】

黄帝问岐伯：我听说刺法有五节，都是什么呢？岐伯说：刺法中确实有五节，一叫振埃，二叫发蒙，三叫去爪，四叫彻衣，五叫解惑。

黄帝问：你说的这五节，我不知其中的含义。岐伯说：振埃法，就是浅刺浅表的经脉，以治疗阳气逆于胸中所致的病变。发蒙法，就是刺六腑的腧穴，以治疗六腑病变。去爪法，就是刺关节支络。彻衣法，就是尽刺六腑阳经的别络。解惑法，就是尽调阴阳，补不足，泻有余，以使阴阳平衡。

【原文】

黄帝曰：刺节言振埃，夫子乃言刺外经，去阳病，余不知其所谓也，愿卒闻之。岐伯曰：振埃者，阳气大逆，上满于胸中，愤瞋[1]肩息，大气逆上，喘喝坐伏，病恶埃烟，饲[2]不得息，请言振埃，尚疾于振埃。

黄帝曰：善。取之何如？岐伯曰：取之天容[3]。黄帝曰：其咳上气穷诎[4]胸痛者，取之奈何？岐伯曰：取之廉泉[5]。黄帝曰：取之有数乎？岐伯曰：取天容者，无过一里[6]，取廉泉者，血变而止。帝曰：善哉。

【注释】

[1] 愤瞋：愤瞋，即胀满的意思。

　　[2]饐（yì）：同"噎"。

　　[3]天容：穴名。属手太阳小肠经。位于下颌解后，胸锁乳突肌前缘。

　　[4]穷诎：身体蜷缩。

　　[5]廉泉：穴名。属任脉。在舌下舌根处。

　　[6]一里：即一寸。《太素》卷二十二注："一里，一寸也。故《明堂》刺天容入一寸也。"

【译文】

　　黄帝说：五节刺法中说的振埃法，你说的是浅刺浅表的经脉，以治疗阳气逆于胸中所致的病变，我不知道为什么这样讲，想听你详细地谈谈。岐伯说：振埃法，用于治疗阳气大逆，满于胸中所致的胸闷、胀满、抬肩喘息。气逆严重则喘息且喉中喝喝有声，其体位只能是坐或伏，而不能安卧，其病严重时，怕见尘埃与烟，那样会使他咽部如噎塞一样，感到呼吸困难。请让我讲讲振埃的含义，之所以叫振埃，是因为其疗效像抖落尘埃一样快。

　　黄帝说：讲得好。应取什么穴位呢？岐伯说：取手太阳小肠经的天容穴。黄帝问：其中咳嗽、气逆、身体蜷缩、胸痛的，该取什么穴位呢？岐伯说：取任脉的廉泉穴。黄帝问：取穴针刺时，有什么要求吗？岐伯说：取天容穴时，其深度不要超过一寸。取廉泉穴时，见病人面部血色有改变时，应立即止针。黄帝说：讲得好。

【原文】

　　黄帝曰：刺节言发蒙，余不得其意。夫发蒙者，耳无所闻，目无所见。夫子乃言刺府输，去府病，何输使然？愿闻其故。岐伯曰：妙乎哉问也！此刺之大约，针之极也，神明之类也，口说书卷，犹不能及也，请言发蒙耳[1]，尚疾于发蒙也。

黄帝曰：善。愿卒闻之。岐伯曰：刺此者，必于日中，刺其听宫[2]，中其眸子，声闻于耳[3]，此其输也。黄帝曰：善。何谓声闻于耳？岐伯曰：刺邪以手坚按其两鼻窍而疾偃[4]，其声必应于针也。黄帝曰：善。此所谓弗见为之，而无目视，见而取之，神明相得者也。

【注释】

[1] 耳：《太素》卷二十二无。当从。

[2] 听宫：穴名。属手太阳小肠经。位于耳屏前，下颌骨髁状突的后缘，张口呈凹陷处。

[3] 耳：《甲乙经》卷十二第五作"外"。下同。

[4] 偃：仰卧。

【译文】

黄帝说：五节刺法中说的发蒙法，我还是不明白其中的意思：发蒙法是治疗耳聋、目盲之病的，你说刺六腑的腧穴，以祛除六腑的病变。哪些腧穴可以治疗这样的病呢？我想听听其中的道理。岐伯说：您问得真妙啊！这是针刺的大法，也是针刺的精华及神妙之处，其深刻的含义用语言是不能表达完全的，请让我讲讲发蒙，之所以叫发蒙，是因为其疗效像启发蒙昧一样快。

黄帝说：讲得好。我想详细地听一听其中的道理。岐伯说：针刺治疗耳聋、目盲这种病，必须在中午的时候，刺手太阳小肠

的听宫穴，若瞳仁有针感，耳朵能听见声音，说明所刺的腧穴正
确。黄帝说：讲得好。什么叫声闻于耳？岐伯说：针刺时，用手
使劲按压病人的两鼻孔处，使其立即仰面躺下，此时病人耳中会
有声音应针而响。黄帝说：讲得好。这就是看不见病位而针刺，
这种针刺方法，真是达到了神妙的程度。

【原文】

黄帝曰：刺节言去爪，夫子乃言刺关节肢[1]络，愿卒闻之，
岐伯曰：腰脊者，身之大关节也。肢胫[2]者，人之管以趋翔[3]
也。茎垂[4]者，身中之机，阴精之候，津液之道也。故饮食不
节，喜怒不时，津液内溢，乃下留于睾，血道[5]不通，日大不
休，俯仰不便，趋翔不能，此病荣然[6]有水，不上不下，铍石
所取，形不可匿，常不得蔽，故命曰去爪。帝曰：善。

【注释】

[1]肢：《甲乙经》卷九第十一及《太素》卷二十二作
"支"。当从。

[2]肢胫：《甲乙经》卷九第十一及《太素》卷二十二作
"股胫"。供参考。

[3]趋翔：奔走飞翔的意思。张志聪注："手足肢胫之骨节，
人之管以趋翔。盖津液淖泽于肢胫，则筋骨利而胫能步趋，肢能
如翼之翔也。"

[4]茎垂：指男子阴茎及阴囊。

[5]血道：《甲乙经》卷九第十一及《太素》卷二十二作
"水道"。可从。

[6]荣然：水聚貌。

【译文】

黄帝说：五节刺法中说的去爪法，你说是刺关节支络，我想详细地听一听。岐伯说：腰脊是人身比较大而且比较重要的关节。上肢和下肢是在心神的支配下主管活动和行走的。阴茎和阴囊，是人身重要的器官，主藏精排精，也是排泄尿液的通道。所以饮食不节、情志不和时，水津内溢，下留于阴囊，使水液排泄之道闭塞，阴囊日渐肿大，仰俯不便，活动走路均受影响，此病是水液聚于阴囊，上不能使之宣通，下不能使之排除，当用铍针、贬石来治疗。这种治疗外形明显而不可隐匿的阴囊水肿的方法，就好像剪去过长的指甲一样，所以叫作去爪。黄帝说：讲得好。

【原文】

黄帝曰：刺节言彻衣，夫子乃言尽刺诸阳之奇输，未有常处也，愿卒闻之。岐伯曰：是阳气有余而阴气不足，阴气不足则内热，阳气有余则外热，内[1]热相搏，热于怀炭，外畏绵帛近，不可近身，又不可近席，腠理闭塞，则汗不出，舌焦唇槁，腊干嗌燥，饮食不让美恶。

黄帝曰：善。取之奈何？岐伯曰：取[2]之于其天府[3]，大杼[4]三痏，又刺中脊[5]以去其热，补足手[6]太阴以去其汗，热去汗稀，疾于彻衣。黄帝曰：善。

【注释】

[1] 内：《甲乙经》卷七第一作"两"。可从。

[2] 取：《二十二子》本作"或"，今据《甲乙经》卷七第

一、《太素》卷二十二改。

　　[3]天府：穴名。属手太阴肺经。位于腋前皱襞上端水平线下2寸，肱二头肌外缘。

　　[4]大杼：穴名。属足太阳膀胱经。位于第一胸椎棘突下，旁开1.5寸。

　　[5]中膂：穴名。属足太阳膀胱经。位于第三骶椎棘突下，旁开1.5寸。

　　[6]足手：《甲乙经》卷七第一及《太素》卷二十二均作"手足"。可从。

【译文】

　　黄帝说：五节刺法中说的彻衣法，你说是尽刺诸阳经的奇腧，而没有固定针刺之处，我想详细地听一听。岐伯说：此病是因阳气有余而阴气不足所致。阴气不足则生内热，阳气有余而生外热，两热相互搏结，则身热如怀揣炭火，在外怕绵帛靠近身体，衣被也不能挨近，又不能挨席坐卧，因腠理闭塞，故无汗，舌焦，口唇槁裂如干腊，咽干，尝不出食物的味道。

　　黄帝说：讲得好。应取什么穴位呢？岐伯说：取手太阴肺经的天府和足太阳膀胱经的大杼，各刺三次，再刺足太阳膀胱经的中膂穴，以去其热，再补手太阴肺经、足太阴脾经，以使其出汗，这样热去汗出渐止，则病愈，其疗效之快如同彻衣。黄帝说：讲得好。

【原文】

　　黄帝曰：刺节言解惑，夫子乃言尽知调阴阳，补泻有余不足，相倾移也，惑何以解之？岐伯曰：大风[1]在身，血脉偏虚，虚者不足，实者有余，轻重不得，倾侧[2]宛伏[3]，不知东西，不知南北，乍上乍下，乍反乍覆，颠倒无常，甚于迷惑。

黄帝曰：善。取之奈何？岐伯曰：泻其有余，补其不足，阴阳平复，用针若此，疾于解惑。黄帝曰：善。请藏之灵兰之室，不敢妄出也。

【注释】

[1] 大风：指中风偏枯之类的病证。

[2] 倾侧：指病人身体左右倾斜。

[3] 宛伏：屈曲。宛伏，指病人身体屈曲前倾。

【译文】

黄帝说：五节刺法中说的解惑法，你说是指全面地调理阴阳，补不足、泻有余，使阴阳恢复相对平衡，这是怎样解惑的呢？岐伯说：患中风偏枯之类的病，则血脉偏虚。虚，说明正气不足；实，说明邪气有余。病人身体前后、左右失去平衡，行动不稳，身体屈曲，倾斜欲仆，神识不清，不辨东西南北。其症状忽在上，忽在下，忽又反复，颠倒无常，甚至神识迷惑。

黄帝说：讲得好。应取什么穴位呢？岐伯说：当泻其有余的邪气，补其不足的精血，使阴阳恢复平衡，则能痊愈。若能正确运用此法，则会立即见效，比解除迷惑还要快。黄帝说：讲得好。请将其藏于灵兰之室，不要随便拿出。

【原文】

黄帝曰：余闻刺有五邪，何谓五邪？岐伯曰：病有持痈[1]者，有容大[2]者，有狭小[3]者，有热者，有寒者，是谓五邪。

黄帝曰：刺五邪奈何？岐伯曰：凡刺五邪之方，不过五章[4]，痹热消灭，肿聚散亡，寒痹益温，小者益阳，大者必去，请道其方。

【注释】

[1]持痈：指缠绵延久的痈肿。

[2]容大：容，当作"客"。《甲乙经》《太素》作"客"。客大，指邪气亢盛。

[3]狭小：指正气不足。

[4]五章：张介宾注："五章，五条也。"

【译文】

黄帝问：我听说刺法有刺五邪，什么叫五邪，岐伯说：有缠绵延久的痈肿，有亢盛的邪气，有轻微的邪气，有热邪，有寒邪，这五种称为五邪。黄帝问：怎样针刺治疗五邪呢？岐伯说：刺治五邪的方法，不外五条，痹热宜消退，痈肿宜消散，寒痹宜温经，正气不足宜温补正气，实邪宜祛除。请让我详细地介绍其内容。

【原文】

凡刺痈邪无迎陇[1]，易俗移性[2]不得脓，脆道更行[3]去其乡，不安处所乃散亡。诸阴阳过痈者，取之其输泻之。凡刺大邪日以小，泄夺其有余，乃益虚，剽[4]其通，针其邪肌肉亲，视之毋有反其真。刺诸阳分肉间。

凡刺小邪日以大，补其不足乃无害，视其所在迎之界，远近尽至，其不得外，侵而行之乃自费[5]。刺分肉间。凡刺热邪越而苍[6]，出游不归[7]乃无病，为开通辟门户，使邪得出病乃已。

凡刺寒邪日以温，徐往徐来致其神，门户已闭气不分，虚实得调其气[8]存也。

黄帝曰：官针奈何？岐伯曰：刺痈者用铍针，刺大者用锋针，刺小者用员利针，刺热者用镵针，刺寒者用毫针也。

【注释】

[1] 刺痈邪无迎陇：陇，同"隆"。隆盛的意思。杨上善注："陇，大盛也。痈之大盛，将有脓，不可迎而泻之。"

[2] 易俗移性：易，改变。马莳注："如易风俗，如移性情相似，须缓以待之。"言针治痈邪时，宜从缓调治其本，不能操之过急。

[3] 脆道更行：张介宾注："脆，柔脆溃坚之谓。凡痈毒不化，则不得脓，故或托其内，或温其外，或刺以针，或灸以艾，务化其毒，皆脆道更行也。"

[4] 剽：砭刺。

[5] 自费：邪气自行消散。

[6] 越而苍：苍，《甲乙经》卷五第二及《太素》卷二十二作"沧"。可从。沧，寒也。越而沧，使热邪泄越，转为凉爽。

[7] 出游不归：指邪气排除，病愈而不复发。

[8] 其气:《甲乙经》卷五第二及《太素》卷二十二作"真气"。可从。

【译文】

凡刺治痈邪时，不要迎着亢盛的痈邪而刺，要耐心缓慢地调治，不能操之过急。痈盛尚未化脓时，宜采取各种方法以化其毒。根据痈所在的阴经或阳经，取其经之腧穴，泻其毒邪。凡刺治亢盛的邪气时，要使邪气渐渐地消除，用泻法刺其亢盛的邪气，使邪气日益消损，还要用贬刺，通其脉络。针刺祛邪时，要注意观察肌肉的变化，不要伤害真气，主要针刺诸阳经的分肉。

凡刺治小邪时，应使正气日渐恢复，补益不足的正气，使邪气不能侵害。视其虚证所在的部位，迎其经气而刺之，以补远近诸经气的不足，使外邪不能侵犯机体，若侵犯，也因正气不虚而自行消散。通常针刺分肉间。凡刺治热邪，一定要使邪热泄越出去，而使身体感到凉爽，使热邪不再侵犯身体，则病愈。刺治时必须先为邪气的祛除开通道路，即疏通经络，使邪气去而病愈。

凡刺治寒邪时，一定要使寒邪渐去，经脉渐温，方法是缓慢进针、缓慢出针，使神气来复，出针后以手按闭针孔，使邪气去正气存，虚实得调。

黄帝问：怎样用官针来刺五邪呢？岐伯说：刺痈肿，用铍针；刺实邪，用锋针；刺小邪，用员利针；刺热邪，用镵针；刺寒邪，用毫针。

【原文】

请言解论[1]，与天地相应，与四时相副，人参天地，故可为解。下有渐洳[2]，上生苇蒲[3]，此所以知形气之多少也。阴阳者，寒暑也，热则滋雨而在上，根荄[4]少汁。人气在外，皮肤缓，腠理开，血气减，汁[5]大泄，皮淖泽。

寒则地冻水冰，人气在中，皮肤致，腠理闭，汗不出，血气强，肉坚涩。当是之时，善行水者，不能往冰；善穿地者，不能凿冻；善用针者，亦不能取四厥；血脉凝结，坚传不往来者，亦未可即柔。

故行水者，必待天温冰释冻解，而水可行，地可穿也。人脉犹是也，治厥者，必先熨调和其经，掌与腋、肘与脚、项与脊以调之，火气已通，血脉乃行，然后视其病，脉淖泽者，刺而平之，坚紧者，破而散之，气下乃止，此所谓以解结者也。

【注释】

[1] 解论：解结的理论。

[2] 渐洳：濡湿之地。

[3] 苇蒲：苇，芦苇。蒲，茸蒲、香蒲之类。节、蒲均生于池泽水湿之处。

[4] 荄：植物的根。

[5] 汁：马莳本作"汗"。可从。

【译文】

请让我再讲讲有关解结的理论，人与天地相应，与自然四时变化相一致，因人与天地之气相参合，所以可以用解结的刺法。濡湿之地，可以生苇蒲，所以观看苇蒲的生长况状，就可知地面水湿的情况。同样道理，观察人的体表，就可知内里脏腑气血的盛衰。阴阳就是自然界寒暑的变化。气候炎热，则地面水分蒸发上升，使植物的根缺少水分。同样道理，人遇热则阳气行于外表，皮肤弛缓，腠理开泄，汗出，血气减少，因汗大出，所以皮肤湿润。

天寒则地冻，水结冰，人体阳气也内藏，皮肤致密，腠理闭而无汗，血气盛，肌肉坚涩。所以在严冬之时，善于行水者，不能往来于冰上；善于凿土的人，不能凿开冰冻的土地；善于用针的人，难能治愈四肢厥冷之证；对于血脉坚涩，血气凝结不散，经脉气血聚而不畅行的病人，也不能立即使其消散，使气血畅行。

所以善行水的人，必须待到天气温暖，水冰融化时，才能划船于水上；善于开垦土地的人，必须待到解冻时，才能开凿土地。人的血脉也是如此。所以治疗四肢厥逆之证，必须先用温熨之法调和其经，在掌与腋、肘与脚、项与脊等处以温熨法调之，使阳气运行，则血脉气血乃畅行。之后观察病人的脉象，根据脉象变化，决定针刺方法。若脉滑润，则用平调之法；若脉坚紧，则用破瘀散邪之法，瘀邪祛除则止针，这就是所说的解结之法。

【原文】

用针之类，在于调气，气积于胃，以通营卫，各行其道。宗气留于海，其下者注于气街，其上者走于息道[1]。故厥在于足，宗气不下，脉中之血，凝而留止，弗之火调，弗能取之。

用针者，必先察其经络之实虚，切而循之，按而弹之，视其应动者，乃后取之[2]而下之。

六经调者，谓之不病，虽病，谓之自已也。一经上实下虚而不通者，此必有横络[3]盛加于大经，令之不通，视而泻之，此所谓解结也。

上寒下热，先刺其项太阳[4]，久留之，已刺则熨项与肩胛，令热下合乃止，此所谓推而上之者也。上热下寒，视其虚脉而陷之于经络者取之，气下乃止，此所谓引而下之者也。

大热遍身，狂而妄见、妄闻、妄言，视足阳明及大络取之，虚者补之，血而[5]实者泻之，因其偃卧，居其头前，以两手四指挟按颈动脉[6]，久持之，卷而切推[7]，下至缺盆中，而复止[8]如前，热去乃止，此所谓推而散之者也。

【注释】

[1] 息道：指呼吸道。

[2] 之：应据《甲乙经》卷七第三及《太素》卷二十二删。

[3] 横络：即横行的络脉。

[4] 项太阳：项部的足太阳膀胱经。

[5] 而：《太素》卷二十二无。当从。

[6] 颈动脉：指人迎脉。

[7] 卷而切推：指卷而推按的手法。卷，推按的一种手法。

[8] 止：《太素》卷二十二作"上"。可从。

【译文】

用针刺之类的方法治病，主要在于调气。气来源于胃中，由胃中水谷精微所化，能化生营卫二气，并使之行于脉中、脉外，各行其道。宗气留于胸中的气海，其下行，则注于足阳明的气街；其上行，则行于呼吸之道。所以寒厥之气发生在足，则宗气不能下行于足，脉中之血凝滞不通，若不先用水熨之法调理以温通血脉，是不能用针刺的。

用针刺治病的医生，在给病人针刺时，必须先察明经络气血的实虚，以手切循、按弹经脉及腧穴，观察其是否应手而动，若应手而动，则可取穴进针。

三阴三阳六经调和的人，是不病之人，或虽病也能不治自愈。若一条经脉上实下虚，气血不通，这一定是横行的脉络阻滞影响了大经，使大经涩滞不通，要根据瘀滞的具体情况针刺泻之，这就是所说的解结。

若病人症状表现是上寒下热，先针刺颈项部足太阳膀胱经的腧穴，并且宜久留针，出针之后，再热熨项部及肩胛部，使温热之气上下相合，则止针与热熨，这就是推而上为之的方法。

若病人症状表现是上热下寒，应先观察虚脉的部位，以及邪陷的经络，之后再予针刺，阳热之气下行，寒气祛除时则止针。这就是所说的引而下之的方法。

若病人全身高热，甚至狂乱不安、幻视、幻听、谵语、狂言，应根据足阳明胃经及大的络脉的虚实情况进行针刺，虚证用补法，血实则用泻法。根据病人仰卧所在的位置，医生位于病人头的前方，以双手的拇指、食指左右共四指，挟按病人的人迎脉，挟持的时间略长一些，之后再用卷按切推的手法，向下推至缺盆，如此反复多次，直至热退后停止推按，这就是所说的推而散之的方法。

【原文】

黄帝曰：有一脉生数十病者，或痛、或痈、或热、或寒、或痒、或痹、或不仁，变化无穷，其故何也？岐伯曰：此皆邪气之所生也。

黄帝曰：余闻气者，有真气，有正气，有邪气，何谓真气？岐伯曰：真气者，所受于天，与谷气并而充身也。正气者，正风也，从一方来，非实风，又非虚风也。

邪气者，虚风之贼伤人也，其中人也深，不能自去。正风者，其中人也浅，合而自去，其气来柔弱，不能胜真气，故自去。

虚邪之中人也，洒淅动形，起毫毛而发腠理。其入深，内搏于骨，则为骨痹。搏于筋，则为筋挛。搏于脉中，则为血闭不通，则为痈。搏于肉，与卫气相搏，阳胜者则为热，阴胜者则为寒，寒则真气去，去则虚，虚则寒。搏于皮肤之间，其气外发，腠理开，毫毛摇，气往来行，则为痒。

留而不去，则痹。卫气不行，则为不仁。虚邪偏客[1]于身半，其入深，内居荣卫，荣卫稍衰，则真气去，邪气独留，发为偏枯[2]。其邪气浅者，脉偏痛。

【注释】

[1] 客：《甲乙经》卷十第二作"客"。
[2] 偏枯：半身不遂。

【译文】

黄帝说：有的人在一条经脉上发生数十种病症，或疼痛，或痛肿，或发热，或恶寒，或瘙痒，或痹痛，或麻木不仁，其表现变化无穷，这都是什么原因所导致的呢？岐伯说：这都是由邪气所引起的。

黄帝说：我听说气有真气，有正气，有邪气，什么叫真气？岐伯说：真气，受于先天，与后天的水谷之气相合，充养于周身。天气，即指适时而至的风，所以叫正风，它来自与四时变化相一致的方向，即不是厉害的实风，也不是四时不正之气的虚风。

邪气，指伤人的虚邪贼风，其伤害人体的部位也较深，所致的疾病不能自愈。正风伤害人体的部位比较浅，若真气强盛则邪气自行消退，其病不治自愈，因正风来的比较柔弱，不能战胜人身的真气，所以能自行消散。

虚邪伤害人体，使人寒冷战栗，其病起于毫毛，使腠理开，邪气深入。邪气深入，若搏结于骨，则为骨痹；若搏结于筋，则病筋挛；若搏结于脉中，则使血脉闭塞不通，发为痈肿；若搏结于肌肉，邪气与卫气相互搏结，如果阳气胜则发热，阴气胜则恶寒，损伤人身真气，真气被伤则阳气虚，阳气虚则恶寒。若虚邪搏结于皮肤之间，外发于毫毛肌腠，使腠理开，毫毛摇，虚邪往来于毫毛肌腠，使人皮肤瘙痒。

若虚邪留而不去，则发痹证。若虚邪致使卫气运行失常，则使人肌肤麻木不仁。若虚邪侵犯于身体的一侧，并渐渐深入，内伤营卫，使营卫之气衰弱，人体真气衰减，邪气独留于体内，则发为偏枯。若邪气侵犯部位较浅，使血脉运行不畅，则半身疼痛。

【原文】

虚邪之入于身也深，寒与热相搏，久留而内著，寒胜其热，则骨疼肉枯，热胜其寒，则烂肉腐肌为脓，内伤骨，内伤骨为骨蚀[1]。有所疾前筋，筋屈不得伸，邪气居其间而不反，发于筋溜[2]。有所结，气归之，卫气留之，不得反，津液久留，合而为肠溜[3]，久者数岁乃成，以手按之柔。

已有所结，气归之，津液留之，邪气中之，凝结日以易甚，连以聚居，为昔瘤[4]，以手按之坚。有所结，深中骨，气因于骨，骨与气并，日以益大，则为骨疽[5]。有所结，中于肉，宗气归之，邪留而不去，有热则化而为脓，无热则为肉疽[6]。凡此数气[7]者，其发无常处，而有常名也。

【注释】

[1] 骨蚀：病名。因脓毒内陷，侵蚀于骨所致的病变。

[2] 筋溜：《甲乙经》卷十一第九作"筋瘤"。筋瘤，病名。

血气结聚于筋所致的病变。

[3] 肠溜：病名。水气互结于肠间所致的病变。

[4] 昔瘤：张介宾注："昔瘤者，非一朝一夕之谓。"指发病缓慢、病程长的慢性肿瘤。

[5] 骨疽：病名。指生于骨部的阴疽。

[6] 肉疽：丹波元简："无脓而谓之骨疽，此亦似指肉瘤而言。陈氏云：肉瘤者，软若绵，硬似馒，皮色不变，不紧不宽，终年只似覆肝。"可见，肉疽当作肉瘤，指赘生于肌肉的肿块。

[7] 数气：指各种邪气。

【译文】

虚邪侵犯人体的部位较深，寒邪与热邪相互搏结，久留不去则内着。若寒胜于热，则病骨疼、肌肉枯萎；若热胜于寒，则使肌肉腐烂而发脓肿；若邪气内侵于骨，则发为骨蚀；若筋有病变，屈伸不利，邪气侵犯于筋又留而不去，则发为筋瘤；若邪气结聚，使气机不畅，卫气涩滞，津液久留于肠间，气水相互搏结，发为肠瘤。有的发病较缓，数年之后才形成，以手按之较柔软。

若邪气已有所结，致使气机不畅，津液不得运化而停留，又外伤于邪气，使结聚日益加重，不断聚集，日久则成为昔瘤，以手按之较坚硬。若邪气已向深部结聚于骨则损伤于骨，邪气并于骨，日久则渐渐发为骨疽。若邪气结聚于肌肉，使宗气运行涩滞，邪气留而不去，若热邪胜，则使肌肉腐败化为脓肿，若无热，则发为肉瘤。上述各种邪气，侵犯人体没有固定的部位，一般是根据其所侵害的部位来确定其病名。

卫气行第七十六

【篇解】

因本篇论述了人体卫气在一昼夜之中运行于人身五十周次的规律，所以篇名曰"卫气行"。

全篇论述了卫气一昼夜运行于人身五十周次的规律，虽然白昼与黑夜各运行二十五周次，但是白昼与黑夜循行路线是不同的，白昼行于阳分，黑夜行于阴分。具体是白昼晨起醒来，目张之时，卫气开始上行，出于足太阳膀胱经的睛明穴，其气散行于手三阳经，下行于足三阳经，经足部的足少阴肾经之别即跷脉复出于睛明穴，此为一周，白昼如此运行二十五周。黑夜卫气从足少阴肾经进入肾脏，并以五行相克之序周流五脏，即肾→心→肺→肝→脾→肾，如此运行于阴分二十五周，次日平旦又复出于足太阳膀胱经的睛明穴。文中讨论了二十八星宿、日行一舍、水下百刻与卫气循行的关系，以及根据卫气循行规律进行针刺治疗的方法及其重要性。

篇中卫气随昼夜阴阳变化而有规律地循行的理论是人体生命节律理论之一，是《内经》基本理论的重要组成部分，对于临床研究疾病昼夜节律及法时而治均有重要的指导意义。学习本篇可参考《灵枢·营卫生会》《灵枢·顺气一日分为四时》《素问·八正神明论》《素问·上古天真论》《素问·诊要经终论》《素问·水热穴论》《素问·脉要精微论》等篇。

【原文】

黄帝问于岐伯[1]曰：愿闻卫气之行，出入之合，何如？岐伯曰：岁有十二月，日有十二辰，子午为经，卯酉为纬[2]。天周二十八宿[3]，而一面七星，四七二十八星，房昴为纬[4]，虚张为经[5]。是故房至毕为阳，昴至心为阴[6]，阳主昼，阴主夜。故卫气之行，一日一夜五十周于身，昼日行于阳二十五周，夜行于阴二十五周，周于五藏。

【注释】

[1]岐伯：《太素》卷十二作"伯高"。当从。

[2]子午为经，卯酉为纬：经，指纵行的线；纬，指横行的线。即南北之道为经，东西之道为纬。十二地支中子午卯酉在方位中的分配是：子位于正北，午位于正南，卯位于正东，酉位于正西，子午主南北的纵线，卯酉主东西的横线。

[3]天周二十八宿：古代天文学家将周天的恒星分为二十八个星座，称为二十八宿，也称二十八星。东、西、南、北方位各有七宿，东方有角、亢、氐、房、心、尾、箕七宿，北方有斗、牛、女、虚、危、室、壁七宿，西方有奎、娄、胃、昴、毕、觜、参七宿，南方有井、鬼、柳、星、张、翼、轸七宿。

[4]房昴为纬：二十八宿中，房宿在正东方，昴宿在正西方。纬，指横线。所以说由房至昴为纬。

[5]虚张为经：二十八宿中，虚宿在正北方，张宿在南方。经，指纵线。所以说由虚至张为经。

[6]房至毕为阳，昴至心为阴：指将二十八宿分为阴阳两部分，每部分十四宿。由东方的房宿经过南方至西方的毕宿，共

十四宿，因历经从早晨到傍晚的六个时辰（卯、辰、巳、午、未、申），故房至毕为阳。同样道理，由西方的昴宿经过北方至东方的心宿，共十四宿，因历经从傍晚至平旦的六个时辰（酉、戌、亥、子、丑，寅），故昴至心为阴。

【译文】

黄帝问于伯高说：我想听一听卫气的循行，以及在循行中出入阴阳之经的交会是怎样的呢？伯高说：一年有十二月，一昼夜有十二时辰，子午确定南北纵行的经线，卯酉确定东西横行的纬线。周天有二十八宿，东南西北四方各有七宿，四七二十八宿，东方的房宿至西方的昴宿为纬，北方的虚宿至南方的张宿为经。从东方房宿经过南方至西方的毕宿，经过白天的六个时辰，所以为阳；以西方昴宿经过北方至东方的心宿，经过黑夜的六个时辰，所以为阴。阳主白天，阴主黑夜。所以，卫气的循行是一昼夜在人身运行五十周次，白昼行于阳分二十五周，黑夜行于阴分二十五周，周流于五脏。

【原文】

是故平旦阴尽，阳气出于目[1]，目张则气上行于头，循项下足太阳，循背下至小指之端。其散者[2]，别于目锐眦，下手太阳，下至手小指之间[3]外侧。其散者，别于目锐眦，下足少阳，注小指次指之间。以上循手少阳之分，侧[4]下至小指之间[5]。别者以上至耳前，合于颔脉[6]，注足阳明，以下行至跗上，入五指之间[7]。

其散者，从耳下下手阳明，入大指之间[8]，入掌中。其至于足也，入足心[9]，出内踝下，行阴分，复合于目，故为一周。

【注释】

　　[1] 阳气出于目：平旦之时，卫气从足少阴肾经沿阴跷脉上出于足太阳膀胱经在目内眦的睛明穴。阳气，指卫气。

　　[2] 其散者：平旦之时，卫气出于睛明穴，沿足三阳经下行至足，其散行的部分，通过目外眦、耳前的手三阳经散行于手三阳。

　　[3] 之间：《太素》卷十二作"之端"。可从。指手小指端外侧的手太阳小肠经少泽穴。

　　[4] 侧：《太素》卷十二无。可从。

　　[5] 小指之间：《太素》卷十二作"小指次指之间"。可从。指足少阳胆经的窍阴穴。

　　[6] 颔脉：循行于颔部的经脉。颔，指腮下。

　　[7] 入五指之间：指足部的五个足趾的中央，即足次指外侧的足阳明胃经的厉兑穴。

　　[8] 入大指之间：指手大指与手次指之间的商阳穴。

　　[9] 入足心：指足少阴肾经。

【译文】

　　所以平旦阴尽阳受气时，卫气从足少阴肾经上出于足太阳膀胱经的睛明穴，人醒来目睁开之时，卫气即行于头部的手足三阳经，上行于头顶，循项下行足太阳，循背下行至足小趾之端的足太阳膀胱经至阴穴。卫气的散行部分，别于目外眦，向下沿手太阳小肠经循行，至手小指外侧端的少泽穴。还有一部分散行的卫气，从目外眦别出后，向下行于足少阳胆经，注于足小趾和足次趾之间的窍阴穴。散行于手三阳的，则从面部循行于手少阳三焦经，下行至手小指和次指之间的关冲穴。

卫气循行的别支，上至耳前，与颔部经脉会合，注于足阳明胃经，向下行至足背，入足次趾外侧的足阳明胃经厉兑穴。其散行的部分，从耳下下至手阳明大肠经，入于手大指和手食指的商阳穴，又入掌中。卫气向下行至足的部分，进入足心的足少阴肾经，又出于内踝的阴跷脉，沿阴跷脉上行，复出于足太阳膀胱经的睛明穴，这就是卫气白昼循行一周的顺序。

【原文】

是故日行一舍[1]，人气行一周与十分身之八；日行二舍，人气行三周于身与十分身之六；日行三舍人气行于身五周与十分身之四；日行四舍，人气行于身七周与十分身之二；日行五舍，人气行于身九周；日行六舍，人气行于身十周与十分身之八；日行七舍，人气行于身十二周在身与十分身之六；日行十四舍，人气二十五周于身有奇分与[2]十分身之二，阳尽于阴[3]阴受气矣。

【注释】

[1]日行一舍：日行，指地球自转，古人当时认为是太阳运转。舍，指星宿。一舍，指二十八宿中的一宿。日行一宿，古人认为指太阳运转一宿。实际上是指地球运转到一昼夜的二十八分之一的时候。

[2]与：应据《太素》卷十二删。

[3]于阴：《太素》卷十二作"而"，可从。

【译文】

因此，当日行一舍时，卫气在人身就运行了一周零十分之八；日行二舍时，卫气在人身运行了二周零十分之六；日行三舍时，卫气在人身运行了五周零十分之四；日行四舍时，卫气在人身运行了七周零十分之二；日行五舍时，卫气在人身运行了九周；日行六舍时，卫气在人身运行了十周零十分之八；日行七舍时，卫气在人身运行了十二周十分之六；日行十四舍时，卫气在人身运行了二十五周零十分之二。卫气在白昼行尽人体阳分之后，黑夜开始行于阴分。

【原文】

其始入于阴，常从足少阴注于肾，肾注于心，心注于肺，肺注于肝，肝注于脾，脾复注于肾为周[1]。是故夜行一舍，人气行于阴藏一周与十分藏之八，亦如阳行之二十五周，而复合于目。阴阳一日一夜，合有奇分十分身之四，与十分藏之二，是故人之所以卧起之时有早晏者，奇分不尽故也。

【注释】

[1] 脾复注于肾为周：《甲乙经》卷一第九及《太素》卷十二在"为"之后补"一"字，可从。卫气夜里行于阴，以五行相克之序周流五脏，肾→心→肺→肝→脾→肾，为一周。

【译文】

卫气开始入于阴分时，是从足少阴肾经入于肾脏，由肾注于心，由心注于肺，由肺注于肝，则肝注于脾，由脾又复注于肾，此为一周。所以夜行一舍时，卫气行于五脏一周零十分之八，一夜的循行周数与白昼的循行周数一样，也是二十五周，在次日平旦，又复注于目内眦的睛明穴。卫气运行于人身阳分阴分一昼夜中，余数共为十分之四，昼与夜各有余数十分之二。所以，人之所以卧起有早晚不同，是因为余数还没有循尽的缘故。

【原文】

黄帝曰：卫气之在于身也，上下往来不以期[1]，候气而刺之奈何？伯高曰：分有多少，日有长短，春秋冬夏，各有分理[2]，然后常以平旦为纪，以夜尽为始。是故一日一夜，水下百刻，二十五刻者，半日之度也，常如是毋已，日入而止，随日之长短，各以为纪而刺之。谨候其时，病可与期，失时反候者，百病不治。

故曰：刺实者，刺其来也；刺虚者，刺其去也。此言气存亡之时，以候虚实而刺之。是故谨候气之所在而刺之，是谓逢时。在[3]于三阳，必候其气在于阳而刺之；病在于三阴，必候其气在阴分而刺之。

【注释】

[1] 不以期：《甲乙经》卷一篇九作"其"，"其"字属下文。可从。

[2] 春秋冬夏，各有分理：指春秋冬夏四季的划分各有一定的规律。如春分、秋分昼夜的长短相等；冬至起日渐长，夜渐短；夏至起日渐短，夜渐长。

[3] 在：《甲乙经》卷一第九及《太素》卷十二在此前补"病"字。可从。

【译文】

黄帝说：卫气在人身的循行，上下往来没有休止，怎样候察卫气的循行而进行针刺呢? 伯高说: 天体运行的分度有多有少, 白昼与黑夜也有长短的变化, 春夏秋冬四季的划分各有一定的规律。候卫气循行的方法是以平旦之时为标准, 以夜尽为卫气行于阳分的开始。所以一日一夜水漏下百刻, 二十五刻, 是半天的度数, 这样环周不休, 虽然日有长短的不同, 但均以日入为标准, 日入之时卫气行于阴分, 以此作为划分日夜的标准并进行针刺。谨慎地候察其气的循行进行针刺, 疾病就可如期治愈。若不按其气循行的时间进行针刺, 则任何疾病都难以治愈。

所以说针刺实证时, 应迎其气来而夺之; 针刺虚证时, 应随其气去而补之。这就是说, 根据卫气来去的时间, 再候察疾病的虚实而进行针刺。因此, 候察卫气的循行部位而及时地进行针刺, 叫作逢时。即病在三阳经时, 必候其气在阳分时给予针刺; 病在三阴经时, 必候其气在阴分时给予针刺。

【原文】

水下一刻[1], 人气在太阳; 水下二刻, 人气在少阳; 水下三刻, 人气在阳明; 水下四刻, 人气在阴分[2]。水下五刻, 人气在太阳; 水下六刻, 人气在少阳; 水下七刻, 人气在阳明; 水下八刻, 人气在阴分。水下九刻, 人气在太阳; 水下十刻, 人气在少阳; 水下十一刻, 人气在阳明; 水下十二刻, 人气在阴分。水下十三刻, 人气在太阳; 水下十四刻, 人气在少阳; 水下十五刻, 人气在阳明; 水下十六刻, 人气在阴分。水下十七刻, 人气在太阳; 水下十八刻, 人气在少阳; 水下十九刻, 人气在阳明; 水下二十刻, 人气在阴分。水下二十一刻, 人气在太阳; 水下二十二刻, 人气在少阳; 水下二十三刻, 人气在阳明; 水下二十四刻, 人气在阴分。水下二十五刻, 人气在太阳, 此半日之度也。

【注释】

[1] 水下一刻：古代用铜壶滴漏计时，铜壶上有一百个刻度，一百刻度的水一昼夜漏尽。每刻约等于现代计时的十四分二十秒。

[2] 阴分：指足少阴肾经。

【译文】

用铜壶滴漏计时器来计算，水漏下一刻时，卫气在手足太阳经；水漏下二刻时，卫气在手足少阳经；水漏下三刻时，卫气在手足阳明经；水漏下四刻时，卫气在足少阴肾经，水漏下五刻时，卫气在手足太阳经；水漏下六刻时，卫气在手足少阳经；水漏下七刻时，卫气在手足阳明经；水漏下八刻时，卫气在足少阴肾经。水漏下九刻时，卫气在手足太阳经；水漏下十刻时，卫气在手足少阳经；水漏下十一刻时，卫气在手足阳明经；水漏下十二刻时，卫气在足少阴肾经。水漏下十三刻时，卫气在手足太阳经；水漏下十四刻时，卫气在手足少阳经；水漏下十五刻时，卫气在手足阳明经；水漏下十六刻时，卫气在足少阴肾经。水漏下十七刻时，卫气在手足太阳经；水漏下十八刻时，卫气在手足少阳经；水漏下十九刻时，卫气在手足阳明经；水漏下二十刻时，卫气在足少阴肾经。水漏下二十一刻时，卫气在手足太阳经；水漏下二十二刻时，卫气在手足少阳经；水漏下二十三刻时，卫气在手足阳明经；水漏下二十四刻时，卫气在足少阴肾经。水漏下二十五刻时，卫气在手足太阳经，这就是卫气在白天运行一半的过程。

【原文】

从房至毕一十四舍，水下五十刻，日行半度，回[1]行一舍，水下三刻与七分刻之四。大要日常以日之加[2]于宿上也，人气在太阳。

是故日行一舍，人气行三阳行[3]与阴分，常如是无已，天与[4]地同纪，纷纷纷纷[5]，终而复始，一日一夜，水下百刻而尽矣。

【注释】

[1] 回：《甲乙经》卷一第九作"日"。当从。

[2] 之加：加，《二十二子》本作"如"，今据《甲乙经》卷一第九改。之加，《甲乙经》卷一第九及《素问·八正神明论》王注均作"加之"。供参考。

[3] 行：应据《甲乙经》卷一第九及《太素》卷十二删。

[4] 天与：《甲乙经》卷一第九及《太素》卷十二作"与天"。当从。

[5] 纷纷纷纷（pā）：纷纷，繁杂貌。纷纷，有序貌。张介宾注："言于纷纭丛杂之中条理不乱也。"

【译文】

若按全日来计算，太阳从房宿运行至毕宿，历经十四宿，水也相应漏下五十刻，也就是太阳在一昼夜中运行的半数。日行一舍时，水漏下三又七分之四刻。

《大要》上说：日行二十八宿的每一宿时，卫气都是从手足太阳经开始运行。所以日行一舍，卫气也遍行了手足三阳经及足少阴肾经，就这样没有休止地运行，与天地的变化规律相一致，虽然纷繁复杂，但有条理，有规律，终而复始，历经一日一夜，水漏下百刻之时，卫气也在人身运行了五十周次。

九宫八风第七十七

合八风虚实邪正

【篇解】

九宫，指离、艮、兑、乾、巽、震、坤、坎八卦之宫，加上中央，合为九宫。九宫用来表示四方四隅及中央九个方位。八风，即八方之风，王冰："八风者，东方婴儿风，南方大弱风，西方刚风，北方大刚风，东北方凶风，东南方弱风，西南方谋风，西北方折风也。"本篇主要论述了北斗七星的斗柄顺时针依次移指八宫的时日，以及八方虚风对人体的危害，故篇名曰"九宫八风"。

本篇论述了北斗七星的斗柄在一年之中，顺时针依次移指八宫（除中央宫外）的时日，每一宫约三个节气，按次移指八宫的时日需三百六十五天有余，即二十四个节气，斗柄移行之日就是节气交换之时，观察此时的风向及气候变化可以提前预防疾病。同时，文中指出了八方虚风（即不与时令相符的邪风）的名称及其伤害人体所致的病证。

【原文】

太一[1]常以冬至之日，居叶蛰[2]之宫四十六日，明日[3]居天留[4]四十六日，明日居仓门[5]四十六日，明日居阴洛[6]四十五日，明日居天宫[7]四十六日，明日居玄委[8]四十六日，明日居仓果[9]四十六日，明日居新洛[10]四十五日，明日复居叶蛰之宫，日冬至矣。

太一日游，以冬至之日，居叶蛰之宫，数所在，日从一处，至九日，复反于一，常如是无已，终而复始。

太一移日[11]，天必应之以风雨，以其日风雨则吉，岁美民安少病矣，先之则多雨，后之则多汗[12]。

太一在冬至之日有变，占[13]在君；太一在春分之日有变，占在相；太一在中宫之日有变，占在吏；太一在秋分之日有变，占在将；太一在夏至之日有变，占在百姓。

所谓有变者，太一居五宫之日，病[14]风折树木，扬沙石。各以其所主占贵贱，因视风所从[15]来而占之。

【注释】

[1] 太一：指北极星。张介宾注："太一，北辰也。盖太者至尊之称，一者万数之始，为天元之主宰，故曰太一，即北极也。"北极星位居中央固定不动，斗七星围绕其外旋转，斗柄按次数移指十二辰，以建时节。

[2] 叶（xié）蛰：即叶蛰之宫，位于正北方坎位。张介宾注："斗杓所指之辰，谓月建，即气令所旺之方，如冬至节，月建在正北，故云太一居叶蛰之宫。叶蛰，坎宫也。"冬主蛰藏，冬至一阳始生，阳气初动，所以斗杓指叶蛰宫。

[3] 明日：在此指太一遍游各宫的次序。

[4] 天留：即天留之宫，位于东北方艮位。因艮有"山"之义，正而不动，故名天留。

[5] 仓门：即仓门之宫，位于正东方震位。因东方春令震动，大地万物开始播种，故名仓门。

[6] 阴洛：即阴洛之宫，位于东南方巽宫。因洛书认为翼主

四月，故名阴洛。

[7]天宫：即上天之宫，位于正南方离宫。因在上，主日月丽天，故名天宫。

[8]玄委：即玄委之宫，位于西南方坤宫。地道幽远柔顺，故名玄委。

[9]仓果：即仓果之宫，位于正西方兑宫。万物至秋结成果实，故名仓果。

[10]新洛：即新洛之宫，位于西北方乾宫。洛书认为，乾为一之始，新者始也，故名新洛。

[11]太一移日：太一，指北极星，北极星虽位于北斗七星的中央固定不动，但古人认为太一指挥着七星的旋转，故七星斗杓按次移指各宫也叫太一游宫。太一移日，指太一由一宫移向另一宫之口，也即节气交换之日。

[12]汗：《太素》卷二十八作"旱"。可从。

[13]占：应象、推测的意思。古人常据星象的变化，推测自然万物的吉凶变化。

[14]病：《太素》卷二十八作"疾"。可从。

[15]从：《二十二子》本无，今据《太素》卷二十八《九宫八风》补。

【译文】

太一进宫，通常从冬至日开始，冬至日斗柄指向叶蛰之宫，历经四十六日；立春日斗柄指向天留之宫，历经四十六日；春分日斗柄指向仓门之宫，历经四十六日；立夏日斗柄指向阴洛之宫，历经四十五日；夏至日斗柄指向上天之宫，历经四十六日；立秋日斗柄指向玄委之宫，历经四十六日；秋分日斗柄指向仓果之宫，历经四十六日；立冬日斗柄指向新洛之宫，历经四十五日。之后于冬至日斗柄复指叶蛰之宫。

太一游宫，是从冬至日斗柄指向叶蛰宫开始，逐日推算所在之宫，从叶蛰宫开始，顺时针，一岁游遍九宫，又复返于叶蛰宫，这样环周不休，没有止境，终而复始。

在太一从上一宫移向下一宫之日，天气必然有风雨与之相应。若在当日（即节气交换之日）有风雨，说明年景好，百姓平安而无病；若风雨在节气交换日之前出现，则多湿多雨；若风雨在节气交换之后出现，则少雨多旱。

太一在冬至日时，气候变化异常，可预测君主有变，太一在春分日时，气候变化异常，可预测宰相有变。太一在中宫日时，气候变化异常，可预测官吏有变。太一在秋分日时，气候变化异常，可预测将官有变。太一在夏至日时，气候变化异常，可预测百姓有变。

所说的气候变化异常，指太一分别居上述五宫之日，有疾风摧折树木，飞沙走石。各以其所主的方位，来预测受害者地位的高低贵贱，另外，还要根据风所吹来的方向来判定，这都可以帮助预测。

【原文】

风从其所居之乡来为实风[1]，主生，长养万物。从其冲后来为虚风[2]，伤人者也，主杀主害者。谨候虚风而避之，故圣人曰[3]避虚邪之道，如避矢石然，邪弗能害，此之谓也。

【注释】

[1] 实风：指来自当令的方位，与季节相适应的风。如春季

刮东风，夏季刮南风等。

　　[2]虚风：指来自与时令相反方位的风，与季节不相适应。如夏季刮北风，冬季刮南风等。

　　[3]日：疑"曰"之误。

【译文】

　　来自当令的方位，并与季节相适应的风，叫实风，主生之气，长养万物。来自与时令相反方位，并与季节不相适应的风，叫虚风，能伤害人体。其风主杀、主害。应谨慎地观察虚风的到来，并及时地躲避。所以圣人说，躲避虚邪，就好像及时躲避飞石一样，如此，则风邪不能侵害人体，就是这个道理。

【原文】

　　是故太一入徙立于中宫，乃朝八风，以占吉凶也。

　　风从南方来，名日大弱风[1]，其伤人也，内舍于心，外在于脉，气主热。

　　风从西南方来，名日谋风[2]，其伤人也，内舍于脾，外在于肌，其气主为弱。

　　风从西方来，名日刚风[3]，其伤人也，内舍于肺，外在于皮肤，其气主为燥。

　　风从西北方来，名日折风[4]，其伤人也，内舍于小肠，外在于手太阳脉，脉绝则溢，脉闭则结不通，善暴死。

　　风从北方来，名日大刚风[5]，其伤人也，内舍于肾，外在于骨与肩背之膂筋，其气主为寒也。

　　风从东北方来，名日凶风[6]，其伤人也，内舍于大肠，外在于两胁腋骨下及肢节。

风从东方来，名曰婴儿风[7]，其伤人也，内舍于肝，外在于筋纽[8]，其气主为身[9]湿。

风从东南方来，名曰弱风[10]，其伤人也，内舍于胃，外在肌肉，其气主体重。

此八风皆从其虚之乡来，乃能病人。

三虚相搏[11]，则为暴病卒死。两实一虚，病则为淋露寒热。犯其雨湿之地，则为痿。故圣人避风，如避矢石焉。其有三虚而偏中于邪风，则为击仆[12]偏枯矣。

【注释】

[1]大弱风：张介宾注："南方，离火宫也，凡热盛之方，风至必微，故曰大弱风。其在于人，则火脏应之，内舍于心，外在于脉，其病为热。"

[2]谋风：张介宾注："西南方，坤土宫也，阴气方生，阳气犹盛，阴阳去就，若有所议，故曰谋风。其在于人，则土脏应之，故内舍于脾，外在于肌，脾恶阴湿，故其气主为弱。"

[3]刚风：张介宾注："西方，兑金宫也，金气刚劲，故曰刚风。其在于人，则金脏应之，内舍于肺，外在皮肤，其病气主燥也。"

[4]折风：张介宾注："西北方，乾金宫也，金主所伤，故曰折风。凡风气伤人，南应在上，北应在下，故此小肠手太阳经受病者，以小肠属丙，为下焦之火府，而乾亥虚风，其冲在巳也，然西方之金，其气肃杀，北方之水，其气惨冽，西北合气，最伐生阳，故令人善暴死。"

[5]大刚风：张介宾注："北方，坎水宫也，气寒则风烈，

故曰大刚风。其在于人，则水脏应之，内舍于肾，外在于骨，肩背膂筋，足太阳经也，言肾则膀胱亦在其中，而病气皆主寒也。"

[6]凶风：张介宾注："东北方，艮上宫也，阴气未退，阳和未盛，故曰凶风。其在于人，则伤及大肠，以大肠属庚，为下焦之金府。而艮寅虚风，其冲在申也。两胁腋骨下，大肠所近之位；肢节，手阳明脉气所及。"

[7]婴儿风：张介宾注："东方，震木宫也，风生于东，故曰婴儿风。其在于人，则木脏应之，故病舍于肝，外在于筋纽，肝病则胆在其中矣，风木胜湿，而其气反为身湿者，以东南水乡，湿气所居，故东风多雨，湿征可见矣。"

[8]筋纽：筋会聚之处。

[9]身：据《甲乙经》卷六第一，应删。

[10]弱风：张介宾注："东南方，巽木宫也，气暖则风柔，故曰弱风。东南湿胜，挟木侮土，故其伤人，则内舍于胃，外在肌肉，其病气主体重也。"

[11]三虚相搏：三虚，乘年之衰，逢月之虚，失时之和。三虚相搏，指上述三种情况相互作用，使人发病。

[12]仆：《二十二子》本作"骨"，今据《甲乙经》卷六第一及《太素》卷二十八《九宫八风》改。

【译文】

因此，太一居于中央招摇宫，斗柄按次移指八宫，太一朝向八方，以定八风，并以此推测气候变化对自然万物的影响。

风从南方刮来，名叫大弱风，其伤人，内侵于心脏，外伤于血脉，其气主热。

风从西南方刮来，名叫谋风，其伤人，内侵于脾脏，外伤于肌肉，其气伤人，使人虚弱。

风从西方刮来，名叫刚风，其伤人，内侵于肺脏，外伤于皮肤，其气主燥。

风从西北方刮来，名叫折风，其伤人，内侵于小肠，外伤于手太阳经，若脉气绝则血溢，脉气闭阻不通，则人易暴死。

风从北方刮来，名叫大刚风，其伤人，内侵于肾脏，外伤于骨及肩背之膂筋，其气主寒。

风从东北方刮来，名叫凶风，其伤人，内侵于大肠，外伤于两胁腋骨之下部及上肢关节。

风从东方刮来，名叫婴儿风，其伤人，内侵于肝脏，外伤于筋纽，其气主湿。

风从东南方刮来，名叫弱风，其伤人，内侵于胃，外伤于肌肉，其气伤人使人身体困重。

此八风都是从与其时令方位相反的方向刮来，所以使人生病。

若体质虚弱之人，恰逢年之虚，月之虚，气候失常，三虚相合，则易使人患急重之病而突然死亡。若逢一虚两实，则易因触冒湿露而患寒热病。若久居雨湿之地，则易患肢体痿弱。所以圣人躲避虚邪贼风，犹如及时地躲避飞石。若有三虚，又中于风邪，则突然昏仆而患半身不遂之证。

九针论第七十八

【篇解】

九针，指镵、员、锃、锋、铍、员利、毫、长、大这九种与天地阴阳之极数相应的针刺用具。因本篇篇首即论述了九针的制法、形状、适应证及禁忌，所以篇名曰"九针论"。

本篇详细论述了九针命名的含义、制法、形状、适应证及禁忌，形志苦乐之病的治法，五脏气、六腑气、五味、五并、五恶、五液、五劳、五走、五裁、五发、五邪、五脏、五主的具体内容。讨论了六经气血有多少之别，故九针各有忌宜；解释了手足三阴三阳经的表里配属关系。

本篇所述的九针内容，与《灵枢·九针十二原》所载基本相同。本篇九针理论是现今中医针灸学的渊源。篇中"阳病发于冬、阴病发于夏"的观点，属于"四时五脏阴阳"理论的范畴。篇中六经气血多少的理论及应用，是"天人相应"整体观的又一体观。本篇理论对中医藏象理论及临床针灸理论发展具有重要的影响。

【原文】

黄帝曰：余闻九针于夫子，众多博大矣，余犹不能寤[1]，敢问九针焉生？何因而有名？岐伯曰：九针者，天地之大数[2]也，始于一而终于九。故曰：一以法[3]天，二以法地，三以法人，四以法时[4]，五以法音[5]，六以法律[6]，七以法星[7]，八以法风[8]，九以法野[9]。

【注释】

[1] 寤：同"悟"，明白的意思。

[2] 大数：指自然界的变化规律。

[3] 法：取法、效法的意思。

[4] 时：春、夏、秋、冬四时。

[5] 音：指角、徵、宫、商、羽五音。

[6] 律：泛指十二音律。古代用律管校正乐音，根据音的高低及奇偶之数，分为阳六律和阴六律，以成十二律，统称六律。

[7] 星：指日、月、木、火、土、金、水七星。

[8] 风：指八风，即东、西、南、北、东北、西北、东南、西南四方四隅之风。

[9] 野：指古时划分地域的九州之分野，即冀、兖、青、徐、扬、荆、豫、梁、雍。

【译文】

黄帝说：我听你讲过九针的道理，因其内容多且理论深奥，所以我还是不能完全理解，请问九针是怎样产生的？又是根据什么命名的呢？岐伯说：九针是根据自然界变化规律之数所制，自然界变化规律之数是始于一而终于九。所以说，第一种针取法于天，第二种针取法于地，第三种针取法于人，第四种针取法于四时，第五种针取法于五音，第六种针取法于六律，第七种针取法于七星，第八种针取法于八风，第九种针取法于九州。

【原文】

黄帝曰：以针应九之数奈何？岐伯曰：夫圣人之起天地之数

也，一而九之，故以立九野，九而九之，九九八十一，以起黄钟数[1]焉，以针应数也。一者天也，天者阳也，五藏之应天者肺，肺者五藏六府之盖也，皮者肺之合也，人之阳也。故为之治针，必以大其头而锐其末，令无得深入而阳气出[2]。

【注释】

[1]黄钟数：黄钟，六律之一，古代用以校正乐音的乐器之一，用以定五音中的宫音，应于上。用竹制成，管状，长九寸，古代长度计量单位的一寸是九个黍粒排列的纵长度，黄钟长九寸，为九九八十一个黍粒排列的纵长度，故黄钟数，即是八十一。张介宾注："自一至九，九九八十一而黄钟之数起焉。黄钟为万事之本，故针数亦应之而用变无穷也。"

[2]阳气出：阳邪之气排除。

【译文】

黄帝问：针应九之数的意义是什么呢？岐伯说：圣人计算天地之间万事万物的变化规律，都是从一至九计算，所以将地分为九野（九州之分野），每野又分为九，九九八十一，以应黄钟之数，针分为九者，也是以应其数。第一种针，应天，天属阳，人体五脏中，与天气相通应的是肺，肺为五脏六腑之华盖，位居最高，皮肤是肺之合，位于表，故属阳。所以治疗皮肤浅表部位病变的针，其形状必须是头大，末端尖锐，不能深刺，只是针刺浅表部位，以排除浅表部位的阳邪。

【原文】

二者地也[1]，人之所以应土者肉也。故为之治针，必筩其身而员其末[2]，令无得伤肉分，伤则[3]气得竭。

【注释】

[1]二者地也:《甲乙经》卷五第二在此后有"地者土也"四字。供参考。

[2]箭（tǒng）其身而员其末:箭，同"筒"。箭其身，指针身长圆而直。员其末，指针的末端呈圆形。

[3]伤则:《甲乙经》卷五第二作"则邪"，以与《灵枢·九针十二原》篇"以泻分气"义合。供参考。

【译文】

第二种针，应地，人身与土相应的是肌肉，所以治疗肌肉部位病变的针，其形状必须是针身长圆而直，针的末端呈圆形。

【原文】

三者人也，人之所以成生者血脉也。故为之治针，必大其身而员其末，令可以按脉勿陷，以致其气，令邪气独出[1]。

【注释】

[1]以致其气，令邪气独出:马莳注:"以致复其正气，令邪气独出耳。"

【译文】

第三种针，应人，人之所以能维持生命，全靠血脉的滋养。所以治疗血脉部位病变的针，其形状必须是针体大，针尖圆，可以用其按揉血脉而又不伤血脉，可以使正气恢复，邪气祛除。

【原文】

四者时也，时者四时八风之客于经络之中，为瘤[1]病者也。故为之治针，必筩其身而锋其末，令可以泻热出血，而瘤病竭。

【注释】

[1] 瘤:《甲乙经》卷五第二作"瘤"。可从。

【译文】

第四种针，应四时。四时是指四季中八方之邪气侵于经络，日久成为瘤疾。所以，治疗瘤疾的针，其形状必须是针体长圆而直，针尖锋利，可以用来泻热，刺络出血，使瘤疾祛除。

【原文】

五者音也，音者冬夏之分，分于子午[1]，阴与阳别，寒与热争，两气相搏，合为痈脓者也。故为之治针，必令其末如剑锋，可以取大脓。

【注释】

[1] 音者，冬夏之分，分于子午：音，即五音。在此五音比象于五，从一至九，五居中央。在九宫八风图中，一数为坎宫，位于北方，时令为冬至，地支为子；九数为离宫，位于南方，时令为夏至，地支为午；五数居中宫，位于坎离（子午）二宫之间，分南北阴阳于上下，所以说，冬夏之分，分于子午。

【译文】

第五种针，应五音，五音数五，五居中宫，分冬夏子午南北于上下，分别阴阳，阳证发热，阴证恶寒，寒热相互搏结，肉腐血败，化为痈脓，所以，治疗痈脓的针，其形状必须是针尖如剑一样锋利，以便切开痈肿，排出脓液。

【原文】

六者律也，律者调阴阳四时而合十二经脉，虚邪客于经络而为暴痹者也。故为之治针，必令尖如氂[1]，且员且锐，中身微大，以取暴气。

【注释】

[1] 氂（máo）：长毛。指针尖尖锐如毫毛。

【译文】

第六种针，应六律，六律指阳六律和阴六律，音律有高低阴阳之分，能协调四时阴阳，合于人身十二经脉，若虚邪侵犯于经络，则使人突发痹证。所以，治疗痹证的针，其针形必须是针尖尖锐如毫毛，而且光滑锐利，针身微粗，以祛除急暴之邪气。

【原文】

七者星也，星者人之七窍，邪之所客于经，而为痛痹，舍于经络者也。故为之治针，令尖如蚊虻喙[1]，静以徐往，微以久留，正气因之，真邪俱往，出针而养者也。

【注释】

[1]尖如蚊虻喙（huì）：喙，鸟兽之嘴。言针尖尖细如蚊虫、虻虫之嘴。

【译文】

第七种针，应七星，七星应人之七窍，邪气由七窍客于经脉，使人发生痹证，所以，治疗这类病证的针，其形状必须针尖尖细如蚊虻之嘴，轻微缓慢地进针，留针时间微长，使正气恢复，邪气祛除，使正胜邪衰，出针后经调养病愈。

【原文】

八者风也，风者人之股肱八节[1]也，八正之虚风[2]，八风[3]伤人，内舍于骨解腰脊节腠理之间，为深痹也。故为之治针，必长其身，锋其末，可以取深邪远痹。

【注释】

[1]股肱八节：股，指大腿。肱，指上臂。股肱八节，指两腋、两肘、两髀、两腘八个关节。

[2]八正之虚风：八正，指四立、二分、二至八个节气。八正之虚风，指四时八节反常的气候。

[3]八风：《甲乙经》卷五第二无。可从。

【译文】

第八种针，应八风，八风应人之腋、肘、髀、腘八个大关节，四时八节反常的气候侵犯人体，邪气客于骨缝、腰脊、关节与腠理，形成部位较深的痹证。所以，治疗这类病证的针，其形状必须是针体长，针尖锋利，以便治疗部位较深的痹证。

【原文】

九者野也，野者人之节解皮肤之间也，淫邪流溢于身，如风水之状，而溜不能过于机关大节者也[1]。故为之治针，令尖[2]如挺[3]，其锋微员，以取大气之不能过于关节者也。

【注释】

[1] 溜不能过于机关节者也：溜，即流的意思。言水气停留，不能通过大关节，外溢肌肤而成水肿。张介宾注："凡淫邪流溢于肌体，为风为水，不能过于关节而壅滞为病者，必用大针以利机关之大气，大气通则淫邪行矣。"

[2] 尖：《二十二子》本作"小大"，疑是将竖版一字分为两字之误。今据赵府居敬堂《灵枢经》影印本改。

[3] 挺：应据《灵枢·九针十二原》篇改为"梃"。

【译文】

第九种针，应九州之野，九野应人之关节、骨缝及皮肤，若水饮之邪流溢于人体，则其症状如同风水证，水气停留，不能通过大关节，水邪外溢皮肤而形成水肿。所以，治疗这种病证的针，其形状必须是针尖锋利略圆，针体大而如棒状，以治疗水邪不能通过大关节的水肿病。

【原文】

黄帝曰：针之长短有数乎？岐伯曰：一曰镵针者，取法于巾针，去末寸半[1]，卒锐之，长一寸六分，主热在头身也。

二曰员针，取法于絮针，筒其身则卵其锋，长一寸六分，生治分肉[2]间气。

三曰锃针，取法于黍粟之锐，长三寸半，主按脉取气，令邪出。

四曰锋针，取法于絮针，筒其身，锋其末，长一寸六分，主痈热出血。

五曰铍针，取法于剑锋，广二分半，长四寸，主大痈脓，两热争者也[3]。

六曰员利针，取法于氂，针微大其末，反小其身[4]，令可深内也，长一寸六分，主取痈痹者也。

七曰毫针，取法于毫毛，长一寸六分，主寒热痛痹在络者也。

八曰长针，取法于綦针[5]，长七寸，主取深邪远痹者也。

九曰大针，取法于锋针[6]，其锋微员，长四寸，主取大气不出关节者也。针形毕矣，此九针大小长短法也。

【注释】

[1]寸半：《甲乙经》卷五第二作"半寸"。可从。

[2]肉：赵府居敬堂刊本《灵枢经》无。考马莳注本、张志聪注本，"分"下有"肉"字。

[3]两热争者也：张介宾注："两热争者，言寒热不调，两气相搏也。"

[4]微大其末，反小其身：此言员利针的形状是针尖稍大，针体反小。但前段及《灵枢·九针十二原》篇云："且员且锐，中身微大，以取暴气。"两说正相反。而《甲乙经》卷五第二则两

说具载，云："且圆且锐，中身微大，长一寸六分，以取痈肿暴痹。一日尖如牦，微大其末，反小其身，令可深内也。故曰痹气暴发者，取以员利针。"待考。

[5]綦（qí）针：指长针。

[6]取法于锋针：前段及《灵枢·九针十二原》篇均作"取法于梃"。故此似当作"取法于梃"。

【译文】

黄帝问：九针的长短有一定的尺寸吗？岐伯说：第一种针叫镵针，模仿巾针而制造，在距针尖半寸处开始突然尖锐，针长共一寸六分，适应于热邪在头身部的疾患。

第二种针叫员针，模仿絮针而制造，针体圆而直，针尖呈卵圆形，针长共一寸六分，主治邪气在分肉间所致的病证。

第三种针叫锟针，模仿黍粟圆而微尖之形而制，针长共三寸半，主要用以按揉经脉，使气血畅通，祛除邪气。

第四种针叫锋针，模仿絮针之形而制，针体圆而直，针尖锋利，针长共一寸六分，主要用以刺切痈疡热毒，以排脓泻热，祛除瘀血。

第五种针叫铍针，模仿宝剑的剑锋之形而制，宽二寸半，长四寸，主要用以切开较大的脓疡以排脓，脓疡是因寒热两气相互搏结而致。

第六种针叫员利针，模仿毫毛细而长之形而制，针体细长，针尖细小而锐，可用于针刺病位较深的病变，针长共一寸六分，主要适用于痈肿及深远部的痹证。

第七种针叫毫针，模仿毫毛细而长之形而制，针长共一寸六分，主要用以治疗寒热之邪侵犯于络的痛痹。

第八种针叫长针，模仿綦针之形而制，针长其七寸，主要用以治疗病位较深、病程较长的痹证。

第九种针叫大针，模仿锋针之形而制，针尖微员，针长共四寸，主要用以治疗水饮之气不能畅通于关节、水液停留所致的水肿。

九种针的形状已介绍完全，这就是九针大小长短的标准。

【原文】

黄帝曰：愿闻身形应九野奈何？岐伯曰：请言身形之应九野也，左足应立春，其日戊寅己丑。左胁应春分，其日乙卯。左手应立夏，其日戊辰己巳。膺喉首头应夏至，其日丙午。右手应立秋，其日戊申己未。右胁应秋分，其日辛酉。右足应立冬，其日戊戌己亥。腰尻下窍应冬至，其日壬子。

六府膈下三藏[1]应中州，其大禁[2]，大禁[3]太一[4]所在之日[5]及诸戊己[6]。凡此九者，善候八正所在之处，所主左右上下身体有痈肿者，欲治之，无以其所直之日[7]溃治之，是谓天忌[8]日也。

【注释】

[1]膈下三脏：指肝、脾、肾三脏。

[2]大禁：大，重要的意思。大禁，重要的禁刺之日。

[3]大禁：《甲乙经》卷十一第九无。供参考。

[4]一：《二十二子》本作"乙"，今据赵府居敬堂《灵枢经》影印本改。

[5]太一所在之日：太一，即北斗星。太一所在日，即太一移居八宫之日，即八个节气（二至、二分、四立）交换之日。

[6]诸戊己：戊己，在十天干中属土，土位居中央，是中宫土旺之日，故每逢戊日、己日都是禁针之日。

[7]所直之日：直，同"值"。所值之日，指注释[4]、[5]所讲的太一移居八宫之日及每个戊己日。

[8]天忌：即天时的禁忌。

【译文】

黄帝问：我想听一听人身各部是怎样与九野相应的呢？岐伯说：请让我讲讲人身与九野相应的情况，左足应立春，所应之日是戊寅、己丑。左胁应春分，所应之日是乙卯。左手应立夏，所应之日是戊辰、己巳。胸膺、喉咙及头部应夏至，所应之日是丙午。右手应立秋，所应之日是戊申、己未。右胁应秋分，所应之日是辛酉。右足应立冬，所应之日是戊戌、己亥。腰部、尾骨部及前后二阴应冬至，所应之日是壬子。

六腑及隔下的肝脾肾三脏应中州，即中央宫，其大禁之日是太一移居各宫之日（八个节气交换之日），以及每个戊己日。除上述九种情况外，还要候察八方正风的方位，及其与人体上下左右的所属关系。身体有痈肿的人，若治疗必须先确定禁刺之日，即不要在太一所当值的日期（太一移居八宫之日及各个戊己日）针刺排脓，因为这是所说的天忌之日。

【原文】

形乐志苦，病生于脉[1]，治之以灸刺。形苦志乐，病生于筋[2]，治之以熨引。形乐志乐，病生于肉[3]，治之以针石。形苦志苦，病生于咽喝[4]，治之以甘药。形数惊恐，筋脉不通，病生于不仁，治之以按摩醪药[5]。是谓形[6]。

【注释】

[1]形乐志苦，病生于脉：马莳注："形在外，志在内，有等外形虽乐而内志则苦，故志属于心，心合于脉，所以病在于脉也。"形，形体。志，情志。乐，过逸。苦，过劳。

[2]形苦志乐，病生于筋：张介宾注："形苦者，身多劳。志乐者，心无虑。劳则伤筋，故病生于筋。"

[3]形乐志乐，病生于肉：张介宾注："形乐者逸，志乐者闲。饱食终日，无所运用，多伤于脾，脾主肌肉，故病生焉。肉病者，或为卫气留，或为脓血聚，故当用针石以取之。石，砭石也。"

[4]形苦志苦，病生于咽喝：喝，《素问·血气形志》篇作"嗌"。当从。张介宾注："形苦志苦，必多忧思，忧则伤肺，思则伤脾，脾肺气伤，则虚而不行，气必滞矣。脾肺之脉，上循咽嗌，故病生于咽嗌。"

[5]醪药：即药酒。

[6]是谓形：《素问·血气形志》篇作"是谓五形志也"。当从。

【译文】

形体过度安逸，情志过度忧伤，容易发生血脉的病变，治以灸刺之法。形体过劳，情志舒畅，则容易发生筋病，治以药熨及导引之法。形体过度安逸，精神愉快，则容易发生肌肉的病变，应以针灸、砭石来治疗。形体过劳，情志不遂，则容易发生咽嗌部位的病变，应以甘药进行调理。身体经常受到惊吓，则筋脉不通，容易肌肤麻木不仁，应以按摩、药酒来治疗。这就是所说的形体与情志的五种病变及治法。

【原文】

五藏气[1]：心主噫[2]，肺主咳，肝主语，脾主吞[3]，肾主欠[4]。

【注释】

[1]五脏气：指五脏气机失调。

[2]噫：嗳气。

[3]吞：吞酸。

[4]欠：哈欠。

【译文】

五脏气机失调的表现是：在心为嗳气，在肺为咳嗽，在肝为多语，在脾为吞酸，在肾为哈欠。

【原文】

六府气：胆为怒，胃为气逆哕，大肠小肠为泄，膀胱不约为遗溺，下焦溢为水。

【译文】

六腑气机失调的表现是：在胆为易怒，在胃为气逆所致的哕逆，在大肠、小肠为泄泻，在膀胱为遗尿，表现在下焦则水液泛溢发为水肿。

【原文】

五味[1]：酸入肝，辛入肺，苦入心，甘入脾，咸入肾，淡入胃[2]，是谓五味。

【注释】

[1] 五味：指五味分入五脏。

[2] 淡入胃：因淡味附于甘，属土；脾胃相表里，属土，故淡味入胃。

【译文】

五味入口，各走其所喜之脏，酸味入肝脏，辛味入肺脏，苦味入心脏，甘味入脾脏，咸味入肾脏，淡味入胃腑。

【原文】

五并：精气并[1]肝则忧，并心则喜，并肺则悲，并肾则恐，并脾则畏，是谓五精之气并于藏也。

【注释】

[1] 精气并：并，合并。五脏的精气，各藏其脏则不病；若合而并于一脏，则邪气盛而各显其脏之志。

【译文】

五脏功能失调，精气并于一脏的表现是：精气并于肝，则表现为忧；邪气并于心，则表现为喜；并于肺，则表现为悲；并于肾，则表现为恐，并于脾则表现为畏惧。这就是五脏之精气合并于一脏所表现出的情志变化。

【原文】

五恶[1]：肝恶风，心恶热，肺恶寒，肾恶燥，脾恶湿，此五藏气所恶也。

【注释】

［1］恶：厌恶。

【译文】

因五脏的作用及疾病变化各不相同，所以各有所恶。风邪易伤筋，肝主筋，故肝恶风；热邪易伤血脉，心主血脉，故心恶热；寒邪易伤皮毛，肺主皮毛，故肺恶寒；燥邪易伤精髓，肾主精髓，故肾恶燥；湿邪易伤肌肉，脾主肌肉，故脾恶湿。这就是五脏的各自所恶。

【原文】

五液：心主汗，肝主泣[1]，肺主涕，肾主唾，脾主涎，此五液所出也。

【注释】

［1］泣：《素问·宣明五气篇》《太素》卷六均作"泪"。当从。

【译文】

五脏各有所化生的液体，心主血，汗由血所化，故汗是心之液。肝开窍于目，泪出于目，故泪是肝之液。肺开窍于鼻，涕出于鼻，故涕是肺之液。肾脉挟舌，唾出舌下，故唾是肾之液。脾开窍于口，涎出于口，故涎是脾之液。这就是五液的来源。

【原文】

五劳：久视伤血，久卧伤气，久坐伤肉，久立伤骨，久行伤筋，此五久劳所病也。

【译文】

五种过度劳累，可损伤人体。久视能伤血，久卧能伤气，久坐能伤肌肉，久立能伤骨，久行能伤筋，这就是五种过度劳累所致的病证。

【原文】

五走[1]：酸走筋，辛走气，苦走血，咸走骨，甘走肉，是谓五走也。

【注释】

[1] 走：入的意思。

【译文】

五味各入所喜之五脏，又各有所走。酸入肝，肝主筋，故酸走筋。辛入肺，肺主气，故辛走气。苦入心，心主血脉，故苦走血。咸入肾，肾主骨，故咸走骨。甘入脾，脾主肌肉，故甘走肉。这就是五味所走。

【原文】

五裁[1]：病在筋，无食酸；病在气，无食辛；病在骨，无食咸；病在血，无食苦；病在肉，无食甘。口嗜而欲食之，不可多也[2]，必自裁也，命曰五裁。

【注释】

　　[1]裁：节制的意思。五味虽能滋养五脏五体，但过食五味也能损伤五脏五体，故对于五味的摄入，应当有所节制。

　　[2]也：《二十二子》本作"矣"，今据《太素》卷二《调食》改。

【译文】

　　五味的摄入，应当有所节制。筋病应少食酸味，气病应少食辛味，骨病应少食咸味，血病应少食苦味，肉病应少食甘味。即使是平时很喜欢吃的某种口味，也应加以控制，不要多食，必须根据自己所患的病证，在饮食口味方面加以节制，这就叫五裁。

【原文】

　　五发：阴病发于骨[1]，阳病发于血[2]，阴病发于肉[3]，阳病发于冬，阴病发于夏[4]。

【注释】

　　[1]阴病发于骨：肾为少阴主于骨，故阴病发于骨。

　　[2]阳病发于血：心为阳脏主于血，故阳病发于血。

　　[3]阴病发于肉：《太素》卷二十一《七邪传》作"以味发于气"。赵府居敬堂《灵枢经》影印本作"以味发于气"。今据《素问·宣明五气篇》改。脾为太阴主肉，故阴病发于肉。

　　[4]阳病发于冬，阴病发于夏：此言伏邪为病。肝为阳脏主

春季，故春阳之病发于冬，即冬伤于寒，春必温病。肺为阴脏主秋季，故秋阴之病发于夏，即夏伤于暑，秋必痎疟。

【译文】

五脏发病的规律是：肾属阴，主骨，故其病发生于骨。心属阳，主血，故其病发生于血。脾属阴，主肉，故其病发生于肉。肝属阳，主春季，故春温之病多因冬伤于寒。肺属阴，主秋，故秋季痎疟之病多因夏伤于暑。

【原文】

五邪：邪入于阳，则为狂；邪入于阴，则为血痹；邪入于阳，转[1]则为癫疾[2]；邪入于阴，转则为瘖；阳入之于阴，病静；阴出之于阳，病喜[3]怒。

【注释】

[1]转：《素问·宣明五气篇》及《太素》卷二十七均作"搏"。可从。下文从此。

[2]癫疾：指癫狂一类的病证。但另一说："癫"作"颠"，指颠顶之疾，即头部疾患。

[3]喜：《太素》卷二十七作"善"。可从。

【译文】

五脏受邪，有邪入阳分和阴分之别。病邪入于阳分，邪热炽盛，则发为狂；病邪入于阴分，使血脉凝涩，则发为血痹；病邪入于阳分，则发为癫疾；病邪入于阴分，损伤阴液，则发为喑哑；阳邪入于阴分，病人转为安静；阴邪出于阳分，病人变为易怒躁动不安。

【原文】

　　五藏：心藏神，肺藏魄，肝藏魂，脾藏意，肾藏精志[1]也。

【注释】

　　[1]肾藏精志：古人认为肾有二枚。左为肾，藏志；右为命门，藏精。

【译文】

　　五脏各有所藏。心主血脉，神舍于脉，故心藏神。肺主气，魄舍于气，故肺藏魄。肝藏血，魂舍于血，故肝藏魂。脾藏营，意舍于营，故脾藏意，肾藏精，志舍于精，故肾藏精志。

【原文】

　　五主：心主脉，肺主皮，肝主筋，脾主肌，肾主骨。

【译文】

　　五脏各有所主。心主血，血行于脉中，故心主脉；肺主气，卫气行于表，故肺主皮；肝藏血，血养筋，故肝主筋；脾能运化水谷精微以养肌肉，故脾主肌肉；肾藏精，精能化髓养骨，故肾主骨。

【原文】

　　阳明多血多气，太阳多血少气，少阳多气少血，太阴多血少气[1]，厥阴多血少气，少阴多气少血。故曰：刺阳明出血气[2]，刺太阳出血恶气^[3]，刺少阳出气恶血，刺太阴出血恶气^[4]，刺厥阴出血恶气，刺少阴出气恶血也。

【注释】

[1]太阴多血少气：六经气血的多少，除本篇外，在《素问·血气形志》《灵枢·五音五味》亦有记载，对阳经气血多少的论述基本一致，对阴经气血多少的记载多不一致。太阴多血少气，《素问·血气形志》作"太阴常多气少血"。

[2]出血气：指针刺阳明经时，既可出血，又可散气。

[3]恶气：指针刺时，不要散气。恶，禁止之意。

[4]刺太阴出血恶：《素问·血气形志》作"刺太阴出气恶血"。当从。即针刺手足太阴经可出气不可伤血。

【译文】

六经的气血有多少之别，手足阳明经多血多气，手足太阳经多血少气，手足少阳经多气少血，手足太阴经多血少气，手足厥阴经多血少气，手足少阴经多气少血。所以说，在针刺时，刺手足阳明经即可出血又可出气，刺手足太阳经可出血不可伤气，刺手足少阳经可出气不可伤血，刺手足太阴经可出血不可伤气，刺手足厥阴经可出血不可伤气，刺手足少阴经可出气不可伤血。

【原文】

足阳明太阴为表里，少阳厥阴为表里，太阳少阴为表里，是谓足之阴阳也。手阳明太阴为表里，少阳心主为表里，太阳少阴为表里，是谓手之阴阳也。

【译文】

　　足阳明胃经与足太阴脾经相表里，足少阳胆经与足厥阴肝经相表里，足太阳膀胱经与足少阴肾经相表里，这是足之阴阳经的表里配合关系。手阳明大肠经与手太阴肺经相表里，手少阳三焦经与手厥阴心包经相表里，手太阳小肠经与手少阴心经相表里，这是手之阴阳经的表里配合关系。

岁露论第七十九

【篇解】

岁露，泛指一年之中的反常气候变化。张志聪注："风者，天之气，雨者，天之露，故逢其风而遇其雨者，命曰岁露焉。"因篇中论述了立春之日感受风雨雾露之邪则使人生病，所以篇名曰"岁露"。

本篇阐释了疟疾的发病规律，指出疟疾发作时间的早晚与人体卫气的循行密切相关；讨论了四时八风与人体发病的关系，论述了三虚、三实与发病的关系，以九宫八风理论为基础讲解了外感病的发生是由于人体正气虚又遇风雨侵袭，即遇岁露；提出了分析正月初一天气变化，可以预测一年的疾病流行情况。

篇中疟疾发作与体内卫气循行密切相关的理论在《素问·疟论》中也有记载，这些理论及治疗方法为后世临床治疗疟疾奠定了基础。篇中三虚、三实的理论，强调了人体正气在发病过程中的重要作用。

【原文】

黄帝问于岐伯曰：经言夏日伤暑，秋病疟，疟之发以时，其故何也？岐伯对曰：邪客于风府，病循膂而下，卫气一日一夜，常大会于风府，其明日日下一节，故其日作晏[1]。此其先客于脊背也，故每至于风府，则腠理开，腠理开则邪气入，邪气入则病作，此所以日作尚晏也。卫气之行风府，日下一节，二十一日下至尾底[2]，二十二日入脊内，注于伏冲之脉[3]，其行九日，出于缺盆之中[4]，其气上行，故其病稍益至[5]。

【注释】

[1]日作晏：晏，晚也。日作晏，指疟疾发作的时间每日向后延迟。

[2]尾底：《素问·疟论》《甲乙经》卷七第五及《太素》卷二十五均作"骶"。可从。

[3]伏冲之脉：冲脉行于脊内的部分。张介宾注："冲脉亦入脊内，为伏冲之脉。"

[4]缺盆之中：两缺盆之中间，即天突穴处。

[5]至：《素问·疟论》《甲乙经》卷七第五及《太素》卷二十五作"早"。可从。

【译文】

黄帝问岐伯：医经中说，夏季伤于暑邪，至秋季则发疟疾，疟疾发作有时，这是什么原因呢？岐伯回答说：邪气侵犯风府，从风府循脊膂下行，卫气循行一日一夜后会于风府，因邪气每日沿脊背下行一节，距离风府日渐远，所以，其发作的时间一天比一天晚。邪气先客于脊背，所以卫气每次行于风府时，则腠理开，邪气乘虚而入，邪气入则疟疾发作，因此发作的时间每日向后迟延。卫气运行一日一夜后，大会于风府，邪气在脊内逐日下行一节，二十一日下行至骶骨，第二十二日入脊内，注于伏冲之脉，向上循行，第九日向上出于两缺盆之中，因其气上行，距风府穴日渐接近，所以，其疟疾的发作一天比一天早。

【原文】

其内搏于五藏，横连募原，其道远，其气深，其行迟，不能日作，故次日^[1]乃稽积而作焉。

黄帝曰：卫气每至于风府，腠理乃发，发则邪入焉。其卫气日下一节，则不当风府奈何？岐伯曰：风府^[2]无常，卫气之所应，必开其腠理，气之所舍节^[3]，则其府也。

黄帝曰：善。夫风之与疟也，相与同类，而风常在，而疟特以时休何也？岐伯曰：风气留其处，疟气随经络沉以内搏，故卫气应乃作也。帝曰：善。

【注释】

[1]次日：《素问·疟论》《甲乙经》卷七第五及《太素》卷二十五均作"间日"。当从。

[2]风府：在此指风邪侵犯的部位。

[3]节：《素问·疟论》《甲乙经》卷七第五及《太素》卷二十五均无。

【译文】

邪气若向内搏结于五脏，横连于募原，这样邪气循行路途较远，邪气侵犯部位较深，其运行速度也较迟缓，所以不能每日发作，而是积至隔日发作一次。

黄帝说：卫气每次行至于风府，则腠理开发，邪气乘虚而入，使疟疾发作。但卫气与邪气相遇之外，逐日下移一节，并不正当风府穴，而仍然照常发作，这是为什么呢？岐伯说：风邪侵犯的部位不是固定的，只要卫气运行到邪气侵入之处，则腠理开发，所以邪气所侵入之处，就是发病之所在。

黄帝说：讲得好。风邪与疟疾，两者相互有联系，其邪气相类似，但风邪致病则持续而无间歇，而疟疾发作的特点是时作时止，这是为什么呢？岐伯说：风邪侵犯人体，常停留在侵犯之处，而疟邪则是随经络渐渐入侵于内，搏结内脏，所以与卫气循行相遇时就发作。黄帝说：讲得好。

【原文】

黄帝问于少师曰：余闻四时八风之中人也，故有寒暑，寒则皮肤急而腠理闭，暑则皮肤缓而腠理开。贼风邪气，因得以入乎？将必须八正虚邪，乃能伤人乎？少师答曰：不然。贼风邪气之中人也，不得以时。然必因其开也，其入深，其内极病[1]，其病人也卒暴；因其闭也，其入浅以留，其病也徐以迟。

黄帝曰：有寒温和适，腠理不开，然有卒病者，其故何也？少师答曰：帝弗知邪入乎？虽平居，其腠理开闭缓急，其故常有时也。

【注释】

[1] 病：《甲乙经》卷六第一及《太素》卷二十八作"也疾"。可从。

【译文】

黄帝问少师说：我听说四时八风侵害人体，有感寒暑之别。感于寒，则皮肤拘紧，腠理闭合；感于暑，则皮肤松缓，腠理开泄。贼风邪气，是因为自然界的寒暑变化侵犯人体的，还是因感受四时八节的虚邪而侵犯人体的呢？少师回答说：都不是。贼风

邪气侵害人体，并不按一定的季节，但必须是人体虚弱，腠理开
发之时，邪气趁机而入所致，若邪气侵犯的部位较深，则在内里
很快引起病变，所以发病也突然、急暴；若腠理致密，即使邪气
有所侵犯，其部位也较浅，发病也较缓慢。

黄帝说：有的人能够适应气候的寒温变化，腠理致密，但也
有突然发病的，这是什么原因呢？少师回答说：你不知道邪气的
侵入规律吧，虽然人们日常生活中感觉不到什么变化，但腠理的
开张与闭合、皮肤的松缓与紧密，是随着自然界的阴阳变化而变
化的。

【原文】

黄帝曰：可得闻乎？少师曰：人与天地相参也，与日月相应
也。故月满则海水西盛[1]，人血气积[2]，肌肉充，皮肤致，毛发
坚，腠理郄[3]，烟垢著[4]。当是之时，虽遇贼风，其入浅不深。
至其月郭空，则海水东盛[5]，人气血虚，其卫气去，形独居，肌
肉减，皮肤纵，腠理开，毛发残，膲理[6]薄，烟垢落。当是之
时，遇贼风则其入深，其病人也卒暴。

【注释】

[1]月满则海水西盛：月为阴，西为阴。张介宾注："月满
则海水西盛者，阴得其闰，阴之实也，在人应人，则血气亦实，
故邪风不能深入。"

[2]积：《太素》卷二十八作"精"。与《素问·八正神明
论》"月始生则血气始精"相合。可从。

[3]腠理郄：郄，同"郤"，闭合的意思。腠理郄，即腠理
致密。

［4］烟垢著：烟垢，指皮肤表面的油脂。著，显也。言血实体肥之人，皮肤表面油脂较多。张介宾注："烟垢，垢腻如烟也。血实则体肥，故腻垢着于肌肤，表之固也。"

［5］月郭空，则海水东盛：月为阴，东为阳。张介宾注："月郭空则海水东盛者，阴失其位，阴之衰也，在人应之，则血气亦虚，故邪风得以深入，而为卒暴之病。"

［6］腠理：即皮肤肌肉的纹理。

【译文】

黄帝问：可以讲给我听一听吗？少师说：人体与自然界是密切相关的，与日月的变化规律相通应。所以月圆时海水盛于西方，人体也气血充盛，肌肉坚实，皮肤致密，毛发坚固，腠理闭合，皮肤表面滋润而有一层油脂。此时虽然遇到贼风侵袭，其侵入的部位也是很浅。到了月缺之时，海水盛于东方，人体也气血亏虚，卫气不固，形体独存，肌肉消瘦，皮肤弛纵，腠理开张，毛发残缺，皮肤肌肉的纹理疏薄，皮肤枯槁不泽，此时，若遇贼风侵袭，则邪气侵入的部位也较深，其导致的病证也急暴。

【原文】

黄帝曰：其有卒然暴死暴病者何也？少师答曰：三虚[1]者，其死暴疾也；得三实者，邪不能伤人也。黄帝曰：愿闻三虚。少师曰：乘年之衰，逢月之空，失时之和，因为贼风所伤，是谓三虚。故论不知三虚，工反为粗。

帝曰：愿闻三实。少师曰：逢年之盛，遇月之满，得时之和，虽有贼风邪气，不能危之也。命曰三实[2]。

黄帝曰：善乎哉论！明乎哉道！请藏之金匮。然此一夫之论也。

【注释】

[1]三虚:《甲乙经》卷六第一及《太素》卷二十八在此二字前有"得"字。可从。

[2]命曰三实:赵府居敬堂《灵枢经》影印本在"请藏之金匮"下。《灵枢经》刘衡如校本注云:"命曰三实,应移往上文'不能危之也'之后"。《黄帝内经太素》萧延平本注云:"平按:命曰三实《灵枢》在黄帝曰上。"

【译文】

黄帝问:有的人突然暴死,或急暴发病,这是为什么?少师回答说:体质虚弱,又逢三虚,这样的人容易突然暴死或急暴发病。若逢三实,则邪气不能侵害人体。黄帝说:我想听你讲一讲三虚。少师说:在岁运不及的年份,遇月缺之时,又遇反常的四时气候,易被贼风所伤害,这就叫三虚。若不知三虚的理论及道理,就是粗工。

黄帝说:我想听你讲一讲三实。少师说:在岁运有余之年,遇月圆满之时,又逢四时气候调和,虽有贼风邪气的侵袭,也不能危害人体。这就是三实。

黄帝说:多么好的论述啊!多么明白的道理啊!请将它藏于金匮之中。然而这只是一家之言。

【原文】

黄帝曰:愿闻岁之所以皆同病者,何因而然?少师曰:此八正之候也。

黄帝曰：候之奈何？少师曰：候此者，常以冬至之日，太一立于叶蛰之宫，其至也，天必应之以风雨者矣。风雨从南方来者，为虚风[1]，贼伤人者也。其以夜半至也，万民皆卧而弗犯也，故其岁民少病。

其以昼至者，万民懈惰而皆中于虚风，故万民多病。虚邪入客于骨而不发于外，至其立春，阳气大发，腠理开，因立春之日，风从西方来，万民又皆中于虚风，此两邪[2]相搏，经气结代[3]者矣。

故诸逢其风而遇其雨者，命曰遇岁露[4]焉。因岁之和，而少贼风者，民少病而少死；岁多贼风邪气，寒温不和，则民多病而死[5]矣。

【注释】

[1] 风雨从南方来者，为虚风：叶蛰之宫位居正北，冬至之日太一居叶蛰之宫。上天之宫位居正南，南北对冲，若冬至之日风雨从南方来，不符合时令季节，则称虚风。

[2] 两邪：冬季入客于骨而不发于外的伏邪与春季新感的邪气。

[3] 经气结代：指经气运行不畅。

[4] 岁露：泛指一年中反常气候变化。具体指立春之日感受了风雨雾露之邪。

[5] 死：《太素》卷二十八作"多死"。可从。

【译文】

黄帝说：我想听一听，在一年之中，很多人都患同样的病，是什么原因造成的呢？少师说：这是四时八节气候的变化所致。

黄帝问：怎样测候一年的气候变化呢？少师说：测候的方法是这样，通常在冬至之日，即北斗七星的斗柄指向正北方叶蛰宫之日，这一天天气必然有风雨变化。若风雨从南方来，为不符合时令季节，故是虚风，是伤人的贼风。若虚风在半夜吹来，因此时人们皆已安卧，所以不冒犯人体，因此这一年人们也较少生病。

若虚风在白昼袭来，人们正处于劳作倦怠之中，故大都被虚风所伤，所以生病的人也较多。若冬季虚邪入侵于骨而不发作，至立春时，阳气生发，腠理开泄，又感受了从西方吹来的虚风，内里伏邪与新感之邪两种邪气相互搏结，使经脉之气运行不畅。

若多次感受了风雨雾露之邪，这就叫作遇岁露。若岁气调和，少有贼风，则人们很少患病，也很少死亡。若岁气不调和，贼风邪气屡次侵袭，致使气候失常，则人们大都患病，并且死亡人数也较多。

【原文】

黄帝曰：虚邪之风，其所伤贵贱何如？候之奈何？少师答曰：正月朔日[1]，太一居天留之宫，其日西北风，不雨，人多死矣。

正月朔日，平旦北风，春，民多死。正月朔日，平旦北风行，民病多[2]者，十有三也。

正月朔日，日中北风，夏，民多死。

正月朔日，夕时北风，秋，民多死。终日北风，大病死者十有六。

正月朔日，风从南方来，命曰旱乡，从西方来，命曰白骨，将国有殃，人多死亡。

正月朔日，风从东方来，发屋，扬沙石，国有大灾也。正月朔日，风从东南方行，春有死亡。

正月朔[3]，天和[4]温不风，籴贱[5]，民不病；天寒而风，籴贵[5]，民多病。此所谓候岁之风[6]，戕[7]伤人者也。

二月丑不风，民多心腹病。三月戌不温，民多寒热。四月巳不暑，民多瘅病。十月申不寒，民多暴死[8]。

诸所谓风者，皆发屋，折树木，扬沙石，起毫毛，发腠理者也。

【注释】

[1]正月朔日：朔日，农历每月的初一。正月朔日，指农历正月初一。

[2]多：《太素》卷二十八作"死"。可从。

[3]正月朔：《甲乙经》卷六第一及《太素》卷二十八作"正月朔日"。可从。

[4]天利：《甲乙经》卷六第一及《太素》卷二十八作"天和"。可从。

[5]籴（dí）贱、籴贵：籴，买谷米的意思。贱、贵，指谷米价格的高低。在本文，籴贱，指气候正常没有贼风的丰收年。籴贵，风雨不调贼风侵袭的灾害年。

[6]风：《太素》卷二十八作"虚风"。可从。

[7]戕：字书无"戕"字。明清注家多认为同"残"，《说文》："残，贼也。"《太素》卷二十八作"贼"。当从。

[8]二月丑不风，民多心腹病。三月戌不温，民多寒热。四月巳不暑，民多瘅病。十月申不寒，民多暴死：张介宾注："二三四月以阳王之时，而丑日不风，戌日不温，巳日不暑，阴

气胜而阳不达也，故民多病。十月以阴王之时，而申日不寒，阳气胜而阴不茂也，故民多暴死。"

【译文】

黄帝说：虚邪之风伤人，所致的疾病有轻有重，这是为什么呢？怎样测候疾病的轻重呢？少师回答说：每年的正月初一，太一移居天留宫，这一天若刮西北风，不下雨，则预测这一年会有很多人患重病而死。

正月初一，若平旦时刮北风，则可推测在当年春季有很多人患重病而死。正月初一，若平旦时刮北风，则生病及死亡人数占十分之三。

正月初一，若中午刮北风，则在当年的夏季有很多人患病而死。

正月初一，若傍晚时刮北风，则在当年的秋季有很多人患病而死。正月初一，若整日刮北风，这一年则大病流行，生病及死亡人数占十分之六。

正月初一，若有风从南方吹来，叫作旱乡，若有风从西方吹来，叫作白骨，国家将有灾难，人们多患病死亡。

正月初一，若有风从东方吹来，大风摇撼房屋，飞沙走石，国家将有大的灾难。正月初一，若有风从东南方刮来，春季则有些人会患重病而死。

正月初一，若天气温和，无风，说明这一年风调雨顺，年岁丰收，米价便宜，人们也不患什么病。若这一天天气寒冷而有风，说明这一年风雨不调，年岁欠收，米价昂贵，人们多患病。这就是所说的测候岁首之日风向，以推测虚邪贼风对自然及人体的影响。

若二月的丑日不刮风，人们多患心腹病。若三月的戌日不温暖，人们多患寒热病。若四月的巳日气候不热，人们多患痒热。若十月的申日不冷，人们多暴死。

上述所说的各种风，都是指摇掀房屋、摧折树木、飞沙走石、使人毫毛竖起、腠理开泄的异常之风。

大惑论第八十

【篇解】

惑，眩惑，即眩晕而心中烦乱的病证。大，严重之意。因该篇篇首即论述了登高而惑的道理，所以篇名曰"大惑论"。

本篇论述了人登高而惑的道理。叙述了眼睛的构造，以及眼睛与五脏六腑的关系；解释了善忘、善饥、失眠、嗜睡等病证发生的机理及治则。

篇中"五脏六腑之精气，皆上注于目而为之精"的理论，为后世眼科学的发展奠定了基础，是后世眼科学"五轮"学说的理论渊源，也是中医望诊中望目诊病的理论依据。五轮学说认为上下胞睑为肉轮，属脾，脾与胃相表里，故肉轮疾患多与脾胃相关；两眦血络为血轮，属心，心与小肠相表里，血轮疾患多与心或小肠相关；白睛为气轮，属肺，肺与大肠相表里，气轮的疾患多与肺或大肠相关；黑睛为风轮，属肝，肝与胆相表里，风轮的疾患多与肝或胆的病变有关；瞳仁为水轮，属肾，肾与膀胱相表里，水轮的疾患多与肾或膀胱病变有关。篇中"五脏六府之精气，皆上注于目而为之精"的理论对临床诊治目系相关疾病具有重要指导意义。篇中对善饥、失眠、嗜睡等病证病机的论述，对临床治疗具有重要指导意义。

【原文】

黄帝问于岐伯曰：余尝上于清泠之台[1]，中阶而顾，匍匐而前则惑[2]。余私异之，窃内怪之，独瞑独视，安心定气，久而不解。独博[3]独眩，披发长跪，俯而视之，后久之不已[4]也。卒然自上[5]，何气使然？

【注释】

[1] 清泠之台：《灵枢集注》卷九注："清泠之台，东苑之台名也。"可从。

[2] 惑：眩晕而心中烦乱的病证。

[3] 博：《太素》卷几十一七作"转"，与后文"目系急则目眩以转"义合。可从。

[4] 已：《几十几子》本作"巳"，今据《太素》卷二十七及《甲乙经》卷十二改。

[5] 自上：《甲乙经》卷十二第四、《太素》卷二十七均作"自止"。可从。

【译文】

黄帝问岐伯：我每次登上清泠之台，登到台阶的中段向四周环顾时，便觉得眩晕而心中烦乱，只好俯身低头前行。我自己也觉得有些诧异，有些奇怪，便独自闭上眼睛，之后再睁开眼睛，极力想使自己安心镇定下来，但过了很久，这种感觉仍然没有消除，觉得头晕目眩，我只好披开头发，长跪在台上，俯身向下望去，很久之后仍不见好转。不知过了多久，突然眩晕停止了。这是什么原因造成的呢？

【原文】

岐伯对曰：五藏六府之精气，皆上注于目而为之精[1]。精之窠为眼[2]，骨之精[3]为瞳子[4]，筋之精[5]为黑眼[6]，血之精[7]为络[8]，其窠[9]气之精[10]为白眼[11]，肌肉之精[12]为约束[13]，裹撷[14]筋骨血气之精而与脉并为系[15]，上属于脑，后出于项中。

故邪中于项，因逢其身之虚，其入深，则随眼系以入于脑，入于脑则脑转，脑转则引目系急，目系急则目眩以转矣。邪[16]其精，其精所中不相比[17]也则精散，精散则视歧，视歧见两物。

目者，五藏六府之精也，营卫魂魄之所常营也，神气之所生也。故神劳则魂魄散，志意乱。是故瞳子黑眼法于阴[18]，白眼赤脉法于阳[19]也，故阴阳合传[20]而精明[21]也。目者，心使也，心者，神之舍也，故神精乱而不转[22]，卒然见非常处，精神魂魄，散不相得，故曰惑也。

【注释】

［1］为之精：精，同睛。指眼睛的视物功能。张介宾注："为精明之用也。"

［2］精之窠为眼：指五脏六府之精气汇聚于目，使眼睛发挥正常功能。窠，窝穴；在此引申为聚集。

［3］骨之精：指肾之精。

［4］瞳子：即瞳孔，又名瞳神。

［5］筋之精：指肝之精。

［6］黑眼：即黑睛。张介宾注："黑眼，眼黑珠也。"

［7］血之精：指心之精。

［8］络：眼睛的脉络。

［9］其窠:《甲乙经》卷十二第四无，疑衍。当从。

［10］气之精：指肺之精。

［11］白眼：指眼球的白色部分。

［12］肌肉之精：指脾之精。

［13］约束：指上下眼睑。

［14］裹撷：包裹网罗的意思。指眼胞具有包裹眼睛的作用。

［15］系：即目系，指连于眼球、通于脑的脉络。

［16］邪：《太素》卷二十七作"邪中"。可从。

［17］不相比：不相协调。

［18］瞳子黑眼法于阴：瞳子是肾精之气上注之处，黑眼是肝精之气上注之处。此言瞳子和黑眼分别属肾肝两脏，且属阴。法，取法。

［19］白眼、赤脉法于阳：白眼是肺精所注，赤脉是心精所注。言白眼、赤脉分别属肺、心两脏，且属阳。

［20］阴阳合傅：张志聪注："阴乃肝肾，阳乃心肺""故阴阳相合，传于目而为精明也。"

［21］精明：指眼睛的视物功能。

［22］转：《太素》卷二十七作"传"。可从。

【译文】

岐伯回答说：五脏六腑的精气都上注于目，使眼睛有视物的功能。眼睛是五脏六腑之精气聚集之处，肾之精注于瞳子，肝之精注于黑眼，心之精注于眼睛的脉络，肺之精注于白眼，脾之精注于上下眼睑。五脏六腑的精气汇集于目，并与眼的脉络相联系，而成为目系，目系上连于脑，向后出于头项中。

所以若邪气侵入头项中，又逢身体正气虚弱，邪气得以入侵，并随眼系入于脑，则觉脑旋转而头晕，牵引目系，使目系拘急，目系拘急则目眩，视物好像在转动。若邪气中于目，因为目是脏腑精气之所注，使脏腑之精气不相协调，目中精气耗散，精气耗散则视歧，视歧就是视物有重影。

眼睛是五脏六腑精气聚集之处，也是营卫、魂魄经常通会之处，是在神气的作用下而有视物的功能。所以若神志过劳，则魂魄耗散，志意混乱。因此，瞳子属肾，黑眼属肝，两者皆属阴；白眼属肺，赤脉属心，两者皆属阳。因此，若阴阳功能正常，合精上注于目，则目的视物功能正常。眼睛的运动及功能，受心神的支配；心是藏神的处所，所以神气、精气紊乱，则精气不能传注于目，眼前就会突然看见异乎寻常的景象，使精与魄、神与魂不相附随而离散，所以容易导致眩晕、心中烦乱的病证。

【原文】

黄帝曰：余疑其然。余每之东苑[1]，未曾[2]不惑，去之则复，余唯独为东苑劳神乎？何其异也？岐伯曰：不然也。心有所喜，神有所恶[3]，卒然相惑[4]，则精气乱，视误故惑，神移乃复。是故间者[5]为迷，甚者为惑。

【注释】

［1］东苑：高台的名字，即前段之"清泠之台"。

［2］曾：《甲乙经》卷十二第四及《太素》卷二十七均作"尝"。可从。

［3］心有所喜，神有所恶：张介宾注："偶为游乐，心所喜也，忽逢奇异，神则恶之。夫神有所恶，则志有不随，喜恶相感于卒然，故精气为乱，去之则神移，神移则复矣。"

［4］惑：《太素》卷二十七作"感"。可从。

[5]间者：指病情轻的。

【译文】

黄帝说：你讲的这些，我还是有些疑惑。我每次登上东苑，没有一次不感到不眩晕的，但是离开东苑后，就恢复正常，难道我一到东苑就特别劳神吗？为什么会有这样异常的感觉？岐伯说：不是那样。偶尔外出游乐，心情非常好，但忽遇奇异，精神上立即感到厌恶，突然间的喜恶相感，则使精气散乱，看东西也看不清，所以眩晕而心中烦乱，离开此处之后，注意力转移，就恢复正常。因此感觉较轻的为迷，比较严重的为惑。

【原文】

黄帝曰：人之善忘者，何气使然？岐伯曰：上气[1]不足，下气[2]有余，肠胃实而心肺虚，虚则营卫留于下，久之不以时上，故善忘也。黄帝曰：人之善饥而不嗜食者，何气使然？岐伯曰：精气并于脾，热气留于胃[3]，胃热则消谷，谷消故善饥。胃气逆上，则胃脘寒[4]，故不嗜食也。

【注释】

[1]上气：指心肺。

[2]下气：指肠胃。

[3]精气并于脾，热气留于胃：张志聪注："脾主为胃行其津液者也。精气并于脾，则脾家实而不能为胃转输，则热气留于胃而消谷善饥矣。"

[4]寒：《甲乙经》卷十二作"塞"。当从。

【译文】

黄帝问：有的人健忘，是什么原因使他那样的？岐伯说：上部脏气不足，下部脏气有余，即肠胃气盛，心肺气虚，心肺气虚则营卫之气留滞于下，久留于下而不能上注，营卫虚于上，所以健忘。黄帝问：有的人容易饥饿，却又不想吃东西，是什么原因造成的？岐伯说：水谷之精气并聚于脾，使脾气塞滞而不能为胃转输，热气留滞于胃，胃热则消谷快，消谷快则容易饥饿。若胃气逆上，失调和而壅塞，则胃脘部胀满不适，所以虽觉饥饿，但并不想吃东西。

【原文】

黄帝曰：病而不得卧者，何气使然？岐伯曰：卫气不得入于阴，常留于阳。留于阳则阳气满，阳气满则阳跷盛，不得入于阴则阴气虚，故目不瞑[1]矣。

黄帝曰：病目而[2]不得视者，何气使然？岐伯曰：卫气留于阴，不得行于阳。留于阴则阴气盛，阴气盛则阴跷满，不得入于阳则阳气虚，故目闭[3]也。

【注释】

[1]阴气虚，故目不瞑：阴气，指阴经中的卫气。卫气入于阴经，入则睡眠；若卫气不得入于阴经，则不能入眠。

[2]目而：《太素》卷几十七作"而目"。可从。

[3]阳气虚，故目闭：阳气，指阳经中的卫气。卫气行于阳经，人则清醒，精力充沛；若卫气不能行于阳经，则人目闭不欲睁。

【译文】

黄帝问：有的病人不能安睡，是什么原因造成的？岐伯说：卫气昼行于阳，夜行于阴。若卫气不得入于阴经，而留滞于阳经，使阳经之气盛满，阳经气满则阳跷脉也充盛，卫气不得入于阴分，使阴分卫气虚少，所以不能安睡。

黄帝问：有的病人目闭不欲睁，这是什么原因导致的？岐伯说：卫气在白天仍留滞于阴分，而不得于阳经。留于阴分则阴经气盛满，阴经气盛则阴跷满盛，不得入于阳经，使阳经卫气虚少，所以病人目闭不欲睁。

【原文】

黄帝曰：人之多卧者，何气使然？岐伯曰：此人肠胃大而皮肤湿^[1]，而分肉不解焉。肠胃大则卫气留久^[2]，皮肤湿则分肉不解，其行迟。夫卫气者，昼日常行于阳，夜行于阴，故阳气尽则卧，阴气尽则寤。故肠胃大，则卫气行留久；皮肤湿，分肉不解，则行迟，留于阴也久，其气不清^[3]，则欲瞑，故多卧矣。其肠胃小，皮肤滑以缓，分肉解利，卫气之留于阳也久，故少瞑焉。

黄帝曰：其非常经^[4]也，卒然多卧者，何气使然？岐伯曰：邪气留于上焦，上焦闭而不通，已食若饮汤，卫气留久于阴而不行，故卒然多卧焉。

【注释】

[1] 湿：《甲乙经》卷十二及《太素》卷二十七均作"涩"，以与后文"皮肤滑"相对应，可从。本段中"湿"均同此。

　　［2］肠胃大则卫气留久：肠胃在内，属阴。肠胃大，指肠胃肥大，故卫气行于阴分的时间就长。张介宾注："人之藏腑在内，内者阴也；皮肤分肉在外，外者阳也。肠胃大则阴者迂远，肉理湿滞不利，则阳道舒迟，故卫气之留于阴分者久，行于阳分者少，阳气不精，所以多瞑卧也。"

　　［3］清:《甲乙经》卷十二、《太素》卷二十七均作"精"。可从。

　　［4］非常经：即非经常，而是偶然。

【译文】

　　黄帝问：有的病人多卧嗜睡，这是什么原因使他那样的呢？岐伯说：这种人肠胃肥大，而皮肤涩滞，肉理不滑利。因肠胃肥大，使卫气行于肠胃的时间过久，皮肤涩滞，肉理不滑利，则使卫气入行于阳分也迟缓，所以卫气行于阳分的时间就较短。卫气的循行是白昼行于阳分，黑夜行于阴分，阳气遍行于阳分后，行于阴分时，人就处于睡眠状态；卫气遍行于阴分后，出行于阳分时，人就处于清醒的状态。所以如果肠胃肥大，卫气在肠胃（阴分）循行的时间就长，皮肤涩滞，肉理不滑利，则卫气入行于阳分也较迟缓，在阳分循行的时间也较短，卫气在阴分循行的时间过久，循行于阳分的时间较短，则使阳气不清，所以人总想闭目多卧而嗜睡。如果人的肠胃较小，皮肤润滑弛缓，肉理通畅，则卫气循行于阳分的时间就较长，所以其人睡眠少。

　　黄帝问：有的人偶然间突然多卧嗜睡，是什么原因使他那样呢？岐伯说：是邪气留于上焦所致，邪留于上焦，使上焦闭塞不通，加上饱食之后又饮汤，使卫气留于阴分，而不能行于阳分，所以突然间多卧嗜睡。

【原文】

黄帝曰：善。治此诸邪奈何？岐伯曰：先其藏府，诛[1]其小过，后调其气，盛者泻之，虚者补之，必先明知其形志之苦乐，定乃取之。

【注释】

[1] 诛：驱除的意思。诛，伐也。

【译文】

黄帝说：讲得好。上述各种病证怎样治疗呢？岐伯说：先视察病在何脏何腑，驱除较轻的病邪，然后再调其正气。邪气盛者用泻法，正气虚者用补法。诊治时，必须先察明病人身体之劳逸及情志状况，了解清楚之后才能正确地给予诊断和治疗。

痈疽第八十一

【篇解】

痈疽，指疮疡一类的病证。其中，表皮薄而光泽、表面红肿焮热疼痛、病变浅、排脓后疮口易愈合者，为痈；表皮肤色不变、病变深而坚硬不热、溃后疮口难以愈合或内陷而成败证者，为疽。因本篇讨论了痈疽的病因、病机、症状、治则及预后，所以篇名曰"痈疽"。

本篇叙述了痈疽的病因、病机、症状及预后。讨论了痈与疽的鉴别。说明了各种痈疽的名称，发病部位、症状特点、治疗宜忌及预后。

本篇是古代医家长期临床实践经验的总结，是论外科痈疽的专篇，也是现存外科疮疡的最早文献。篇中"与天同度，与地同纪"，以及"天宿失度，日月薄蚀"对人体气血影响的理论，体现了《内经》"人与天地相参"的整体观，对于在痈疽发病的不同时期给予不同药物及方法治疗具有重要指导意义。篇中痈与疽的鉴别，以及各种痈疽的论述对临床诊治痈疽具有重要指导意义。

【原文】

黄帝曰：余闻肠胃受谷，上焦出气，以温分肉，而养骨节，通腠理。中焦出气如露[1]，上注谿谷，而渗孙脉，津液和调，变化而赤为血，血和则孙脉先满溢，乃注于络脉，皆盈，乃注于经脉。阴阳已张，因息乃行[2]，行有经纪，周有道理，与天合同，不得休止。切而调之，从虚去实[3]，泻则不足，疾则气减，留则先后。从实去虚[4]，补则有余。血气已调，形气[5]乃持。余已知血气之平与不平，未知痈疽之所从生，成败之时，死生之期，有远近，何以度之，何得闻乎？

【注释】

[1] 中焦出气如露：气，营气。言营气出于中焦，像雨露一样，滋养周身。

[2] 阴阳已张，因息乃行：张，充盈的意思。息，指呼吸。意言人身阴阳诸经气血充盛，并随着呼吸有规律地运行着。

[3] 从虚去实：指治疗虚中夹实之证时，应从虚中去实，用泻法，但又不可伤其正气，所以要用疾入疾出之法。

[4] 从实去虚：指治疗实中夹虚之证时，应从实中补虚，用补法，但又不可助邪，所以先留针，之后应用或先泻后补、或先补后泻之法。

[5] 气：《太素》卷二十六作"神"。可从。

【译文】

黄帝说：我听说肠胃受纳腐熟水谷，所化生的精微与呼吸之气相合成为宗气，宗气出于上焦，有温养分肉、滋养骨节、通利腠理的作用。中焦之气化生的营气，像雨露一样滋养周身，注于肌肉之豁谷，渗灌于孙脉，和调津液，经气化之后，变为赤色的液体——血。血液充足，首先满溢于孙脉，再注于络脉，络脉盈满，再注于经脉，人身阴阳诸经脉气血充盛，并随呼吸而有规律地运行，其环绕周身循行有一定的度数和规律，并与日月的动转相应，环周不休，没有止境。所以治疗时，要切合病情而调理，对虚中夹实之证，当从虚中去实，过用泻法则伤正气。故针刺时应快出针，以泻邪气，若留针，不能及时泻邪，则使病情在治疗的前后没有什么变化。对实中夹虚之证，当从实中去虚，过用补法则助邪。调整虚实后，血气运行正常，形与神的功能也正常。对于气血阴阳虚实的道理，我已经知道了，但我还不知道痈疽的产生、形成、变化及预后，怎样诊治这种病证，可以讲给我听一听吗？

【原文】

岐伯曰：经脉留[1]行不止，与天同度，与地合纪[2]。故天宿失度，日月薄蚀，地经失纪，水道流溢，草萱[3]不成，五谷不殖，径路不通，民不往来，巷聚邑居，则别离异处，血气犹然，请言其故。

夫血脉营卫，周流不休，上应星宿，下应经数。寒邪客于经络之中则血泣，血泣则不通，不通则卫气归之，不得复反，故痈肿。寒气化为热，热胜则腐肉，肉腐则为脓，脓不泻则烂筋，筋烂则伤骨，骨伤则髓消，不当骨空[4]，不得泄泻，血枯空虚，则筋骨肌肉不相荣，经脉败漏，熏于五藏，藏伤故死矣。

【注释】

[1] 留：《甲乙经》卷十一第九作"流"。可从。

[2] 与天同度，与地合纪：度，度数，太阳每天移动一度，周天为三百六十五有奇。纪，指规律。言人的整个生命活动与自然界天体运行的规律相应相合。

[3] 草萱：《甲乙经》卷十一第九作"草薁"。草薁，杂

草也。

[4] 不当骨空：当，作"在"字解。骨空，骨节交会的空隙处。张志聪注："骨空者，节之交也，痈肿不当骨空之处，则骨中之邪热不得泄泻矣。"

【译文】

岐伯说：经脉中的气血流行不止，环周不休，与天度地纪的运转规律相应相合。所以若周天运转失其度数，则出现日蚀或月蚀；地纪失去其规律，则江河之水泛溢，草木不长，五谷不生，道路堵塞，人们不能相互往来，只能聚居于巷邑，或别离家乡，迁往异处。血气的运行也是如此，请让我讲讲其中的道理。

人身的营卫气血在体内的运行是环周不休的，并与星宿、地纪的变化规律相通应。若寒邪客于经脉之中，则血行涩滞，涩滞则不通，不通则卫气归聚于一处，不能继续环行，所以形成痈肿。日久则寒气化为热，热毒熏蒸，则肌肉腐烂，肉腐则成为脓，若脓不及时排除，则腐烂筋膜，筋膜烂则损伤于骨，骨伤则骨髓消减。若痈肿不在骨节交会之处，则脓毒邪热不能及时排除，因而消耗血液，消弥骨髓，筋骨肌肉得不到营养，经脉败坏，热毒熏于五脏，五脏被伤则死亡。

【原文】

黄帝曰：愿尽闻痈疽之形，与忌日[1]名。岐伯曰：痈发于嗌中，名曰猛疽[2]，猛疽不治，化为脓，脓不泻，塞咽，半日死；其化为脓者，泻则合豕膏[3]，冷食[4]，三日而已。

发于颈，名曰天疽[5]，其痈大以赤黑，不急治，则热气下入渊腋^[6]，前伤任脉，内熏肝肺，熏肝肺十余日而死矣。

　　阳留^[7]大发，消脑留项，名曰脑烁^[8]。其色不乐，项痛而如刺以针，烦心者死不可治。发于肩及臑，名曰疵痈^[9]，其状赤黑，急治之，此^[10]令人汗出至足，不害五藏，痈发四五日逞焫之^[11]。

【注释】

　　［1］忌曰:《太素》卷二十六、《千金翼》卷二十三作"忌日"。当从。忌日，指生死忌日。

　　［2］猛疽:病名。指发于咽喉部的病势凶猛急骤、预后险恶的痈疽。

　　［3］合豕膏:合，《太素》卷二十六、《千金翼》卷二十三均作"含"。当从。豕膏，煎熬去滓、冷却而凝的猪油。言口含豕膏，使豕膏覆于疽上。

　　［4］冷食:《千金翼》作"无食"。可从。

　　［5］夭疽:病名。生于颈部或耳后的毒性峻烈、预后险恶的痈疽。

　　［6］渊腋:穴名，属足少阳胆经。位于胸侧部腋中线上，当第五肋间隙处。

　　［7］留:《甲乙经》卷十一、《太素》卷二十六、《千金翼》卷二十二均作"气"。当从。

　　［8］脑烁:脑烁，也即脑疽，又名"对口疽""脑后发""项中疽"。指发于脑后的因阳热之气入脑、消烁脑髓所致的痈疽。

　　［9］疵痈:病名。发于肩臑部的痈疽。

　　［10］此:指前句"急治之"之治法。

　　［11］逞焫:逞，急也，迅速、快速的意思。焫，指灸法。

言痈初起，尚未成脓之时，可快速灸之，使气血流通，痈肿消散。

【译文】

黄帝说：我想听你详尽地讲一讲各种痈疽的形状、名称及生死忌日。岐伯说：痈发于咽喉，名叫猛疽。猛疽的初期，若不及时治疗，则化脓，若脓液不能及时排除，则闭塞咽喉，使人呼吸困难，甚至半日内窒息而死。若在猛疽脓成时，刺破排脓之后，再让病人含服煎炼后冷却的猪油，三日后便痊愈。

痈发于颈部，名叫夭疽，痈肿较大，色赤黑，若不急治，则毒热之邪下注于足少阳胆经的渊腋穴，并向前伤于任脉，向内熏蒸于肝肺，肝肺被熏，十日后便死亡。

颈项部的痈毒严重，可连及于脑，消烁脑髓，名叫脑烁，痈疽色泽晦暗，刺痛难忍，烦躁不安者，说明邪毒侵入五脏，预后不良。痈发于肩臑部，名叫疵痈，其色赤黑，当在初起及时用汗法，让病人汗出至足，使痈毒外出而不致内陷五脏，待痈发四五天时，还应及时用灸法，使气血流通，痈疡消散。

【原文】

发于腋下赤坚者，名曰米疽[1]，治之以砭石，欲细而长，疏砭之[2]，涂以[3]豕膏，六日已，勿裹之。其痈坚而不溃者，为马刀挟瘿[4]，急治之。发于胸，名曰井疽[5]，其状如大豆，三四日起，不早治，下入腹，不治，七日死矣。发于膺，名曰甘疽[6]，色青，其状如榖实菰蒌[7]，常苦寒热，急治之，去其寒热[8]，十岁死，死后出脓。发于胁，名曰败疵[9]，败疵者女子之病也，灸[10]之，其病大痈脓，治之[11]，其中乃有生肉，大如赤小豆，剉陵翘草根[12]各一升，以水一斗六升煮之，竭为取三升，则强饮厚衣，坐于釜上，令汗出至足已。

【注释】

[1] 米疽：病名。指发于腋下、局部红赤坚硬、小如米粒、部位较深的痈疽。又叫腋疽。

[2] 疏砭之：用砭石疏而不密地贬刺其处。

[3] 以：《二十二子》本作"已"，并注云："已疑作以"。今据《太素》卷二十六痈疽、《甲乙经》十一第九下及赵府居敬堂《灵枢经》改。

[4] 马刀挟瘿：病名。即瘰疬。常成串而生，质地较坚硬，形长者为马刀，生于耳下、颈项及腋下。生于颈部者为挟瘿。瘿，作婴；婴，通"缨"。

[5] 井疽：病名。发于前胸、病位较深、病势较重、初起如豆、发展较快的痈疽。

[6] 甘疽：病名。发于胸部两侧足阳明经所过之处，色青，形如瓜蒌，常伴发寒热，因脾胃属土，在味为甘，故名甘疽。

[7] 穀实菰蒌：菰蒌，即栝蒌，亦称瓜蒌。穀实瓜蒌，言痈疽的形状如栝蒌实。

[8] 寒热：《甲乙经》卷十一在此二字之后有"不急治"三字。可从。

[9] 败疵：病名。指生于胁肋部的痈疽，女子生于乳房部。

[10] 灸：《千金翼方》卷二十三、《外台》卷二十四均作"久"。可从。

[11] 治之：《甲乙经》卷十一、《千金翼方》卷二十三及《外台》卷二十四均移至"大如赤小豆"之后。供参。

　　[12] 蓤䕡草根：马莳注："蓤䕡，今之连翘也。"指连翘的草及根。

【译文】

　　痈发于腋下，色赤坚硬，名叫米疽，当用砭石来治疗，砭石的形状细而长，疏而不密地砭刺其处，之后再涂以煎炼后冷却的猪油，六日后则愈，痈处不可包裹。痈坚硬而不溃者，叫马刀挟瘿，当紧急治疗。

　　痈发于胸部，名叫井疽，其形状如大豆，三四日后，若不及时治疗，则向下深入腹内，不易治愈，七日左右即死。

　　痈发于胸膺部，名叫甘疽，痈处色青，其形状如瓜蒌实，常发寒热，当及时治疗，祛除寒热，若治疗不及时，为不治之证，十年后死亡，死后痈溃脓出。

　　痈发于胁部，名叫败疵。败疵多发于女子，病久则痈大成脓，切开排脓时，可见溃疡面有如赤小豆大小的新生肉芽组织。治疗用连翘的草和根各一升，用水一斗六升煎煮，煎好后取药汁三升，趁热饮下，衣服穿得厚一些，坐于热锅上发汗，令病人汗出至足，则病愈。

【原文】

　　发于股胫，名曰股胫疽[1]，其状不甚变，而痈脓搏骨，不急治，三十日死矣。

　　发于尻，名曰锐疽[2]，其状赤坚大，急治之，不治，三十日死矣。

　　发于股阴，名曰赤施[3]，不急治，六十日死，在两股之内，不治[4]，十日而当死。

发于膝，名曰疵痈^[5]，其状大痈，色不变，寒热，如坚石，勿石^[6]，石之者死，须其柔，乃石之者生。

【注释】

[1] 股胫疽：病名。即今之附骨疽。病位较深、结聚于骨际的痈疽。初起多见寒热往来，表面漫肿不红，疼痛彻骨，溃后脓水清稀，不易收口。

[2] 锐疽：病名。发于尾骶骨的痈疽。其痈红肿坚实而大。

[3] 赤施：病名。发于大腿内侧的痈疽。因其痈是火毒施于阴部，故名赤施。

[4] 在两股之内，不治：痈发于两侧大腿内侧，左右对称，为邪毒甚极，故不治。

[5] 疵痈：《甲乙经》卷十一、《太素》卷二十六等均作"疵疽"。可从。

[6] 勿石：指痈疽（包括疵痈）初起，坚之较硬，脓未成时，不可用砭石刺破，以免邪毒内陷发生死亡。若脓已成，按其较柔软时，才可切开排脓。

【译文】

痈发于股胫部，名叫股胫疽，其肿状不很明显，但向内侵蚀的部位较深，附着于骨，若不紧急治疗，三十天便死。

痈发于尾骶部，名叫锐疽，其形状红肿坚硬而大，当紧急治疗，若不及时，三十天便死。

痈发于大腿内侧，名叫赤施，若不紧急治疗，六十天便死，若左右两侧大腿内侧皆发赤施，为不治之证，十天便死亡。

痈发于膝部，名叫疵痈，其痈较大，皮表颜色不变，病人发热恶寒，其痈初起坚硬如石时，是脓尚未成，不可用贬针刺破，若刺则邪毒内陷，发生死亡。必待其脓已成，按之柔软，才可用贬针刺之，切开痈肿，排除脓液，使之痊愈。

【原文】

诸痈疽之发于节而相应[1]者，不可治也。发于阳者，百日死；发于阴者，三十日死。

发于胫，名曰兔啮[2]，其状赤至骨，急治之，不治害人也。

发于内踝，名曰走缓[3]，其状痈也，色不变，数石其输[4]，而止其寒热，不死。

发于足上下，名曰四淫[5]，其状大痈，急治[6]之，百日死。

发于足傍，名曰厉痈[7]，其状不大，初如[8]小指发，急治之，去其黑者，不消辄益[9]，不治，百日死。

发于足指，名脱痈[10]，其状赤黑，死不治；不赤黑，不死。不衰，急斩之[11]，不[12]则死矣。

【注释】

[1] 相应：指左右对称。

[2] 兔啮（niè）：病名。啮，咬的意思。兔啮，指发于足胫部的痈疽，色赤溃烂如兔咬，病位深至骨。

[3] 走缓：病名。也叫内踝疽。因痈疽发于内踝，致使行走缓慢，故名走缓。

[4] 数石其输：屡次用砭石治痈肿之处。

[5] 四淫：病名。四，指两足的上、下。淫，浸淫。痈毒浸淫两足上下，故名四淫。

[6] 急治：《甲乙经》卷十一、《太素》卷二十六等均在此二

字前补"不"字。可从。

［7］厉痈:《太素》卷二十六、《千金翼方》卷二十三等均作"厉疽"。可从。厉疽,病名。发于足傍,痈肿不大,若不及时治疗,则日益增大,预后不良。

［8］如:《甲乙经》卷十一、《千金翼方》卷二十三等均作"从"。可从。

［9］不消辄(zhé)益:辄,副词。就、即的意思。言发于足傍的痈肿,若不及时消除,则可日益发展加重。

［10］名脱痈:《甲乙经》卷十一、《太素》卷二十六、《千金翼方》等均作"名曰脱疽"。可从。

［11］急斩之:尽快折截患肢。

［12］不:同"否"。

【译文】

大凡痈疽上下左右相对称地发于肢体关节的,是不治之证。痈疽发于阳,则百日死;发于阴,则三十日死。

痈发于胫,名叫兔啮,痈处红肿,且深至骨,必须紧急治疗,若不及时治疗,则危害生命。

痈发于内踝,名叫走缓,其表现主要是痈肿,皮肤色泽无明显改变,当用砭石屡次砭刺患处,使发热恶寒的症状消除,不一定死亡。

痈发于两足的上、下,名叫四淫,其痈范围很大,若不紧急治疗,百日则死。痈发于足傍,名叫厉疽,开始痈肿不大,始发于足小趾,当紧急治疗,祛除发黑坏死的部分,若治疗不及时,则痈疽日益发展加重,不能治疗,百日则死。痈发于足趾,名叫锐疽,患处赤黑者,预后不良,患处不赤黑的,不一定死亡,经治疗仍不见好转的，当紧急斩截患肢，否则，危及生命而死亡。

【原文】

黄帝曰：夫子言痈疽，何以别之？岐伯曰：营卫[1]稽留于经脉之中，则血泣而不行，不行则卫气从[2]之而不通，壅遏而不得行，故热。大热不止，热胜则肉腐，肉腐则为脓。然不能陷[3]，骨髓不为燋枯，五藏不为伤，故命曰痈。

黄帝曰：何谓疽？岐伯曰：热气淳盛，下陷肌肤，筋髓枯，内连五藏，血气竭，当其痈下，筋骨良肉皆无余，故命曰疽。疽者，上之皮夭[4]以坚，上如牛领之皮[5]。痈者，其皮上薄以泽。此其候也。

【注释】

[1]营卫：《甲乙经》作"营气"。营行脉中，卫行脉外，且下文"卫气从而不通"，故当作"营气"为胜。

[2]从：《甲乙经》卷十一、《千金翼方》卷二十三作"归"，本篇首段也作"归"。可从。

[3]然不能陷：《太素》《甲乙经》中本句下均有"于骨髓"三字，可参。

[4]夭：指色泽不明润。张介宾注："夭以色言，黑黯不泽也。此即皮色之状，可以辨其浅深矣。"

[5]牛领之皮：指皮肤较厚，如牛的颈部之皮。由于疽深在肉里，表皮不红不泽，无甚改变之故。

【译文】

黄帝问：你讲的痈和疽，怎样鉴别呢？岐伯说：营气稽留于经脉之中，则血涩滞，运行不畅，致使卫气也涩滞不通，壅遏而不得运行，所以发热。大热不止，热胜则肌肉腐烂，肌肉腐烂则为脓，但热毒不至内陷骨髓，骨髓不被火烁，故不焦枯，也不能伤害五脏，所以称为痈。

黄帝问：什么是疽？岐伯说：热毒之气极盛，侵于肌肤，内陷骨髓，伤于五脏，使血气衰竭，其病变位置较痈更深，筋骨肌肉皆被损，所以称为疽。疽，其表皮色暗不泽，皮厚坚硬，如牛颈之皮。痈，其表皮薄而光泽。这就是痈和疽的症状鉴别。

本书主要参考书目

1. 灵枢经（赵府居敬堂刊本影印本）[M].北京：人民卫生出版社，1956.

2. 灵枢经 [M].北京：人民卫生出版社，1964.

3. 灵枢经（刘衡如校勘本）[M].北京：人民卫生出版社，1964.

4. 黄帝内经素问 [M].北京：人民卫生出版社，1963.

5. 二十二子·黄帝内经灵枢（黄以周总校）[M].上海：上海古籍出版社影印本.

6. 晋·皇甫谧.《针灸甲乙经》[M].北京：人民卫生出版社，1984.

7. 隋·杨上善.《黄帝内经太素》[M].北京：人民卫生出版社，1965.

8. 明·张介宾.《类经》[M].北京：人民卫生出版社，1965.

9. 明·马莳.《黄帝内经素问注证发微》《黄帝内经灵枢注证发微》[M].北京：学苑出版社，1900.

10. 清·张志聪.《黄帝内经素问集注》《黄帝内经灵枢集注》[M].上海：上海科学技术出版社，1958.

11. 张珍玉.灵枢经语释 [M].济南：山东科技出版社，1983.

12. 河北医学院.灵枢经校释 [M].北京：人民卫生出版社，1984.

13. 南京中医学院.黄帝内经灵枢译释 [M].上海：上海科技出版社，1986.

14. 郭霭春.黄帝内经灵枢校注 [M].北京：人民卫生出版社，1992.

15. 苏颖.黄帝内经灵枢译注 [M].哈尔滨：黑龙江人民出版社，2003.

16. 苏颖.内经选读 [M].北京：高等教育出版社，2015.

17. 苏颖.内经选读 [M].上海：上海科技出版社，2018.